AF474844

MALADIES DU FOIE

Ouvrages du Dr Paul RODET

Traité de la Goutte, traduit de l'anglais (sous presse).

Manuel de Thérapeutique et de Pharmacologie, in-18, 730 pages. Paris, Steinheil, 1884.

Les Médecins a Pougues aux xve, xvie et xviie siècles, 2 vol. de 300 pages chaque, avec tirages sur Japon et Hollande. Paris, A. Lemerre, 1887.

Traité des tumeurs de l'ovaire et de l'utérus, par sir Spencer Wells, traduction française, in-8, 500 pages. Paris, G. Masson, 1883.

La pratique des accouchements chez les peuples primitifs (en collaboration avec G. Engelmann), in-8°, 300 pages avec 83 figures. Paris, J.-B. Baillière, 1886.

Mœurs obstétricales de l'Océanie, in-Archives de Tocologie, 1885.

La pratique de l'Obstétrique chez les chinois, traduit de l'anglais. Paris, 1881.

De l'intervention chirurgicale dans les maladies des voies biliaires. *Mémoire récompensé par l'Académie de Médecine* (Prix Amussat. 1887).

De l'Hématocèle étudiée au point de vue de sa génèse, in-8°, 70 pages. Paris, 1880.

De la Duodéno-Cholécystotomie, par Gaston, traduction française. Paris, 1883.

Des progrès accomplis dans la chirurgie des voies biliaires, mémoire communiqué à la Société médicale des Vosges, 1888.

La Thérapeutique médico-chirurgicale, de 1885 à 1889, 5 volumes de 600 pages chaque.

Le Travail des enfants dans l'industrie aux États-Unis, in-8o. Paris, 1882.

Rapport médico-légal sur Guiteau, l'assassin du président Garfield. Paris, 1882.

Etude comparative de l'action des eaux de Vittel et de celles de Vichy dans le traitement des coliques hépatiques, mémoire communiqué à la Société de Médecine de Nancy, 1888.

Traitement de la constipation par l'eau de la source salée de Vittel, in-Bulletin médical des Vosges, 1887.

Traitement des coliques hépatiques par les eaux de Vittel, in-Journal de Médecine de Paris, 1886.

Vittel médical, pittoresque et anecdotique, in-18, 250 pages, 3e édition. Paris, O. Doin, 1890.

De l'action des eaux de Vittel sur la nutrition et de leur influence dans les maladies par ralentissement de la nutrition. *Mémoire récompensé par l'Académie de Médecine.* Paris, 1889.

TRAITÉ

DES

MALADIES DU FOIE

PAR LE Dr GEORGES HARLEY
PROFESSEUR A "L'UNIVERSITY COLLEGE" DE LONDRES

Traduit de l'anglais et augmenté d'un Mémoire

SUR L'INTERVENTION CHIRURGICALE

DANS LES MALADIES DES VOIES BILIAIRES

Récompensé par l'Académie de Médecine (*Prix* AMUSSAT, *1887*)

PAR LE Dr PAUL RODET
MÉDECIN CONSULTANT A VITTEL (VOSGES)
MEMBRE DE LA SOCIÉTÉ DE MÉDECINE PRATIQUE
MEMBRE CORRESPONDANT DE L'ACADÉMIE ROYALE DE MÉDECINE ET DE CHIRURGIE DE BARCELONE
DES SOCIÉTÉS MÉDICALES DE CONSTANTINOPLE, DE NANCY, DE L'AUBE, DU NORD, ETC.
RÉDACTEUR EN CHEF DES "ARCHIVES D'HYDROLOGIE", OFFICIER D'ACADÉMIE

PRÉCÉDÉ D'UNE PRÉFACE

DU Dr TAPRET
MÉDECIN DES HÔPITAUX DE PARIS

PARIS
GEORGES CARRÉ, ÉDITEUR
58, RUE SAINT-ANDRÉ-DES-ARTS
—
1890

PRÉFACE

Comme l'auteur prend soin de nous en prévenir lui-même, l'ouvrage de M. Harley n'est pas un traité didactique : « le but de ce travail est surtout d'exposer « mes propres vues, et de montrer comment la chimie et « la physiologie modernes ont jeté une lumière nouvelle, « non seulement sur la pathologie de l'ictère et des « autres états morbides liés aux maladies du foie, mais « aussi sur le traitement. »

Le lecteur est donc averti qu'il ne devra pas chercher dans ce volume une étude complète, minutieuse, de chacune des affections hépatiques. Nombre d'entre elles sont volontairement laissées dans l'ombre avec à peine une courte notice.

D'autres questions, celle de l'ictère en particulier, sont au contraire étudiées avec force détails, à tel point que l'ouvrage pourrait, semble-t-il, porter ce titre : étude de l'ictère, son étiologie, sa pathogénie, ses rapports avec les divers états morbides dans lesquels on l'observe.

Œuvre personnelle et non simple monographie sur les maladies du foie, telle est, en somme, la caractéristique du livre, et aussi son mérite. On y reconnaît le médecin consciencieux, doublé d'un savant distingué, qui s'attache à décrire ce qu'il a lui-même observé, soit au lit du malade, soit dans son laboratoire.

Dans les premières pages, nous trouvons des notions sur le volume du foie, son poids, ses dimensions et les difficultés qu'il y a souvent à les apprécier, et aussi sur les modifications que subit cet organe suivant l'âge, le sexe, le régime, les maladies.

Les fonctions hépatiques sont étudiées avec soin, surtout la sécrétion biliaire : M. Harley pose en principe que, sous l'empire du système nerveux, le foie préside tout ensemble à la sécrétion et à l'excrétion de la bile, fabriquant lui-même certains de ses éléments, en trouvant d'autres, les pigments, tout formés dans le sang. Cette théorie, que nous voyons signalée dès maintenant, nous la retrouverons plus détaillée à propos de la pathogénie de l'ictère.

La première partie se termine par des considérations thérapeutiques qui, bien que présentées à un point de vue général, offrent un réel intérêt. Préoccupé du rôle important de la bile dans la digestion, « l'absence prolongée de la bile amène la mort par inanition lente due à ce que les aliments ne peuvent plus subir les modifications nécessaires à leur assimilation, » il étudie avec détails l'action des cholagogues et en particulier des mercuriaux.

Les travaux modernes ont, en effet, démontré que tous les composés hydrargyriques ont une influence élective sur le foie, en même temps qu'une puissante action antiseptique (antisepsie intestinale) et parasiticide. La thérapeutique empirique d'autrefois est aujourd'hui rationnelle, et le mercure est certainement à l'heure présente le meilleur médicament hépatique connu.

Les pages consacrées aux alcalins et aux acides sont aussi fort intéressantes. L'auteur constate leur utilité dans beaucoup de cas, et fournit des renseignements précis sur leur mode d'emploi, le moment où ils doivent être donnés. Avant les repas, quand l'estomac est vide, « les alcalins excitent la sécrétion acide, et déterminent immédiatement le flux du suc gastrique, » et, « c'est l'excès du suc gastrique qui, en arrivant dans le duodénum, non seulement accélère la sécrétion de la bile, par action sur les cellules hépatiques, mais hâte aussi son excrétion hors de la vésicule. Après les repas, au contraire, tandis que les alcalins neutralisent l'acidité de l'estomac, les acides minéraux favorisent la production d'un suc gastrique chargé de son acide prorpe, Hcl.

Plus loin, M. Harley vante les propriétés décongestionnantes du chlorure d'ammonium administré à pleine dose, montre l'utilité du podophyllin comme stimulant hépatique quand il y a atonie du foie avec insuffisance de sécrétion biliaire, là précisément où le mercure serait nuisible, et préconise les benzoates de soude, d'ammoniaque et de potasse, pour faire rapidement disparaître la pigmentation ictérique.

Après quelques mots sur le danger de l'opium et du plomb, qui retardent, du fer, qui entrave le travail des cellules hépatiques, viennent de sages remarques sur le soin que l'on doit apporter à l'emploi des germicides, et surtout des germicides-poisons qui, judicieusement appliqués, peuvent être de véritables spécifiques, alors qu'administrés d'une manière intempestive, ils ajoutent leur action perturbatrice à celle des agents infectieux, déjà par eux-mêmes grands réducteurs de la vitalité organique.

Le chapitre du traitement se termine par l'hygiène et le régime de l'hépatique.

La seconde partie de l'ouvrage, la plus importante, traite de l'ictère. Selon M. Harley, l'ictère se produit de deux façons : ou par arrêt de la sécrétion biliaire, ictère par suppression, ou par obstacle à l'écoulement de la bile qui continue à se former, ictère par obstruction.

Le premier est de beaucoup le plus intéressant, et c'est à son étude que s'attache surtout l'auteur. Il en établit tout d'abord l'existence réelle en s'appuyant sur quelques autopsies, une en particulier faite par Moxon, dans laquelle la vésicule et les canaux biliaires étaient non-seulement complètement vides de bile, mais remplis de leur propre sécrétion muqueuse, alors que le sujet avait présenté pendant sa vie une jaunisse intense.

M. Harley n'éprouve d'ailleurs aucune difficulté à concevoir la possibilité de l'ictère en cas d'arrêt de la sécrétion de la bile : « les pigments biliaires existent tout formés dans le sang; si, par défaut de fonctionnement du foie, ils ne servent plus à constituer la bile, nécessairement ils imprègnent tous les tissus et colorent en jaune la peau et les humeurs. »

On nous permettra de rappeler cependant que la présence des pigments biliaires a été constatée à l'état normal *seulement* dans le foie et la bile, et que jamais ils ne s'accumulent dans le sang et les organes après l'extirpation du foie (recherches de Kunde, de Moleschott, etc.)

Passant en revue toute la pathologie du foie, sauf dans certains cas d'obstruction des voies biliaires où l'accumulation de la bile en amont de l'obstacle est indiscutable, partout l'auteur croit possible de démontrer, sans trop de difficultés, l'arrêt de la sécrétion biliaire. Il invoque, pour arriver à ce résultat, des modes pathogéniques divers :

Tantôt c'est l'action suspensive du système nerveux par paralysie vaso-motrice; l'ictère émotif qui appartient à cette catégorie est le type parfait de l'ictère par suppression : le foie stupéfié cesse momentanément d'accomplir sa tâche.

Dans d'autres cas, c'est l'afflux du sang qui, dans un foie inextensible, amène par compression la gêne fonctionnelle des cellules hépatiques; c'est ainsi que les choses se passent dans la congestion des pays chauds, par exemple.

Ailleurs, enfin, c'est la désorganisation du tissu, l'altération du parenchyme, qui, comme dans l'atrophie jaune aiguë, les empoisonnements, etc., détermine la suspension définitive de la fonction sécrétoire.

Les chapitres consacrés à l'ictère par obstruction ne comportent, on le conçoit aisément, que très peu de développement, puisque la plupart des cas, y compris l'ictère catarrhal, rentrent dans la première variété, l'ictère par suppression.

La même remarque peut s'appliquer à l'étude clinique, presque partout fort écourtée, on pourrait presque dire un peu sacrifiée. Nous ferons cependant quelques réserves au sujet de considérations intéressantes, celles par exemple qui ont trait à l'ictère congénital, à celui de la grossesse, aux ictères d'origine toxique, etc.

A propos de ces derniers, nous regrettons que M. Harley n'ait pas cru devoir faire mention des recherches si importantes entreprises depuis quelques années par Schiff, Heger et surtout H. Roger, et grâce auxquelles nous savons que le foie possède sur les substances toxiques, minérales, végétales ou organiques, une action incontestable, action élective d'ailleurs, certains poisons, la digitaline, par exemple, traversant librement son parenchyme, alors que d'autres, la nicotine, la morphine, les toxines du tube digestif s'y arrêtent, s'y emmagasinent et s'y transforment.

L'ouvrage est cependant écrit à un point de vue tout moderne, les microbes n'y sont pas oubliés, avec des aperçus originaux, un peu trop peut-être, sur le rôle qu'ils jouent dans le développement de la fièvre, des troubles cérébraux, etc.

Le dernier chapitre renferme sur les excrétions, les odeurs pathologiques dans les affections du foie des renseignements qui seront avantageusement consultés par les praticiens.

Le livre de M. Harley est, en résumé, intéressant et pratique. Il serait à désirer qu'un plus grand nombre de médecins, à son exemple, nous fissent profiter de leur expérience personnelle, et nous ne saurions trop remercier le traducteur, M. Rodet, qui vient de mettre cet ouvrage entre les mains du public médical français.

PRÉFACE DE L'AUTEUR

Près de trente ans se sont écoulés depuis que j'ai publié ma première monographie sur l'ictère, et, pendant ce long espace de temps, mon expérience du diagnostic et du traitement des affections où l'on rencontre ce symptôme s'est beaucoup accrue ; aussi, je viens aujourd'hui présenter au public médical le fruit de cette expérience. J'espère ainsi contribuer à faire apprécier tous les avantages que l'on peut retirer de la chimie biologique pour le diagnostic et le traitement des maladies et arriver à en répandre de plus en plus les applications parmi les médecins.

Cet ouvrage contient, sous une forme condensée, la plus grande somme de matériaux cliniques et scientifiques qui ait jamais été rassemblée par un auteur dans un seul volume, en même temps les données anciennes de la clinique sont présentées sous une forme moderne, ce qui leur donne un regain de nouveauté.

En outre, comme je sais que le temps est au moins aussi précieux pour les médecins que pour les hommes d'affaires, j'ai cherché à présenter mon sujet de la façon la plus concise, sans nuire à la clarté. Comme cet ouvrage ne s'adresse ni aux étudiants, ni aux savants, je n'aï pas voulu perdre de temps à faire une longue bibliographie, ni à entrer dans des discussions aussi oiseuses qu'assommantes sur les théories du mécanisme de l'ictère dans les maladies du foie, je me suis borné simplement à exposer mes opinions. Cependant, afin de leur donner plus de poids aux yeux du lecteur, j'ai pris soin de les appuyer sur des observations publiées par des médecins de tous pays.

J'ajouterai que, comme l'objectif de toute théorie et le but de toute science est d'arriver à faire adopter une pratique sage, je désire appeler tout particulièrement l'attention sur le chapitre consacré à la chimie biologique des excreta, car je suis persuadé que c'est une ère nouvelle qui s'ouvre pour la médecine et qui sera féconde en résultats pratiques. Je signalerai également à mes lecteurs le chapitre relatif au traitement, ainsi que celui sur le diagnostic général des maladies du foie par lequel se termine l'ouvrage, car je crois qu'en adoptant les principes que j'énonce relativement aux méthodes physiques et chimiques de diagnostic, ainsi que ceux concernant le mode d'action des médicaments et leur mode d'administration, on se conduira d'une façon plus logique, et, par suite, on obtiendra des résultats meilleurs que par les anciens procédés.

Georges HARLEY.

PREMIÈRE PARTIE

GÉNÉRALITÉS

CHAPITRE I.

ÉTUDE CHIMIQUE, PHYSIQUE ET PHYSIOLOGIQUE DU FOIE.

Dans chaque affection hépatique, il arrive un moment où le foie subit des modifications dans son poids, sa densité et son volume; il est donc tout à fait indispensable pour le médecin d'avoir des notions précises relativement à ces divers facteurs dans l'état normal et dans l'état de maladie.

Composition chimique du foie.

Il n'existe pas d'organe dont la composition chimique soit aussi variée, à l'état normal, que celle du foie, ce qui se comprend facilement si l'on songe un instant à la diversité de ses fonctions. Pour éviter des répétitions, je renvoie à l'article où j'en ai fait l'étude complète. Je me bornerai à faire remarquer ici que le foie est un organe qui a les rapports les plus étroits avec le développement et la nutrition des tissus, et que son rôle est bien plus important dans la jeunesse que dans l'âge avancé. Aussi, à mesure que l'on avance en âge, voit-on le foie diminuer de poids et de volume. En outre, comme il joue un rôle très important en préparant les aliments à être assimilés, le contenu des cellules hépatiques varie d'heure en heure, non-seulement selon l'état de la digestion, mais aussi selon la qualité et la quantité des aliments ingérés. Par exemple, après l'ingestion d'aliments gras, les cellules hépatiques sont gorgées de globules graisseux; après celle d'aliments amylacés, on y trouve du sucre et de l'amidon en excès; après celle d'aliments albuminoïdes, elles sont surchargées de glycogène, substance fabriquée par le foie lui-même en dehors de toute ingestion d'albuminoïdes ou autres. Il est donc impossible de déterminer exactement la composition chimique du foie à une période quelconque de la vie ou même du jour. Cependant, l'état de l'organe diffère tellement dans la maladie, particulièrement dans les cas de dégénérescences amyloïde et graisseuse, que je vais donner une analyse du foie normal pour servir de point de comparaison avec celle de l'état pathologique. Cette analyse a été faite par le professeur Lionel Beale chez un individu mort subitement à la suite d'un accident.

100 parties de foie frais donnent

Eau	68.58
Solides	31.42

On trouve dans :	100 parties de tissu hépatique	100 parties de matières solides desséchées
Matières grasses	3.82	12.16
Albumine	4.67	14.86
Matières extractives	5.40	17.18
Sels alcalins	1.17	3.72
Sels terreux	0.33	1.05
Vaisseaux, etc., insolubles dans l'eau.	16.03	51.01

Le docteur Marcet a fait une analyse comparative du foie normal du mouton et de celui de l'homme à l'état graisseux. Desséchés, ces organes ont donné pour 100 :

	Foie du mouton	Foie gras de l'homme
Carbone	44.00	62.99
Hydrogène	9.12	9.00
Graisse	24.90	35.30
Carbone de la graisse	19.00	27.18

Poids spécifique du foie.

Les mêmes facteurs qui influencent la composition chimique du foie agissent également sur son poids spécifique.

Celui-ci augmente à mesure qu'on avance en âge, par suite d'une augmentation de densité du tissu hépatique. Cependant, dans toutes les périodes de la vie, le poids spécifique du foie est sujet à de grandes variations à l'état de maladie, ce qui tient en grande partie à la quantité de globules graisseux emmagasinés dans les cellules hépatiques. Ce fait ressort d'une façon très nette, si l'on compare le poids spécifique du tissu hépatique à l'état normal et à l'état de dégénérescence graisseuse.

Poids spécifique du tissu hépatique normal..................	1.50 = Eau, 100
— — — — en dégérescence graisseuse	1.03

En outre, le poids spécifique du foie normal diffère beaucoup, selon que l'individu est gras ou maigre, dans la proportion de 1.3 à 1.5. On comprend facilement que la graisse puisse modifier le poids spécifique du foie normal, si l'on se rappelle qu'on a vu des foies flotter sur l'eau et contenir jusqu'à 65 pour 100 de matières grasses.

Poids du foie.

Le poids absolu du foie ne varie pas seulement, comme celui des autres organes, aux différentes périodes de la vie; mais, ce qui est étrange, c'est qu'il varie également dans son poids relatif par rapport au poids total du corps, aux diverses époques de la vie. De même que les organes fœtaux, bien qu'à un moindre degré, son poids relatif diminue par rapport au poids total du corps, en raison directe de ce que l'individu avance en âge et de la diminution d'activité des processus vitaux ; on peut s'en rendre compte d'après le tableau suivant, qui donne les poids moyens du foie et du corps depuis la naissance.

A la naissance,	le poids	du foie	est comme	1	est à	18	du poids	du corps.
Dans l'enfance,	—	—	—	1	—	20	—	—
A la puberté,	—	—	—	1	—	30	—	—
A l'âge adulte,	—	—	—	1	—	35	—	—
Au milieu de la vie,	—	—	—	1	—	40	—	—
Dans la vieillesse,	—	—	—	1	—	50	—	—

Cela montre que l'enfant a, en raison de sa masse totale, un foie deux fois et demi plus volumineux que le vieillard au seuil du tombeau, ce qui prouve que quelques-unes au moins de ses fonctions doivent avoir une importance bien plus grande dans l'enfance que dans la vieillesse. Quelles sont ces fonctions? On n'a pas encore cherché à le savoir. Aussi, je me hasarde à risquer l'hypothèse que ce doit être la fonction glycogénique qui est la plus importante fonction du foie, ainsi que j'aurai bientôt l'occasion de le montrer. En lui attribuant la cause de la diminution du poids relatif dans la vieillesse, je m'appuie sur ce fait que, dans l'enfance, tandis que les tissus sont en pleine phase de développement, tous les processus vitaux sont plus actifs, et c'est alors que l'économie exige le plus de sucre. C'est ce qui explique que les enfants aiment tant les sucreries et que ce goût diminue à un degré plus ou moins grand à mesure que l'on avance en âge et que le développement du corps cesse. Cependant, je ne m'attarderai pas à discuter ici ce point, et je vais donner un tableau du poids du foie aux différents âges.

Poids du foie proportionnellement à l'âge et au poids du corps.

Entre 1 et 4 semaines,	avec un poids du corps de			3^{k} 750	il est de	180^{gr}
1 et 4 mois.	—	—	—	7	—	210
4 et 8 —	—	—	—	14	—	240
8 et 12 —	—	—	—	17	—	300
1 et 2 ans,	—	—	—	20	—	360
2 et 4 —	—	—	—	23	—	540
4 et 8 —	—	—	—	28	—	900
8 et 16 —	—	—	—	34	—	1200
16 et 30 —	—	—	—	50	—	1500
30 et 60 —	—	—	—	75	—	1660
60 et 70 —	—	—	—	60	—	1380
70 et 80 —	—	—	—	55	—	1140
80 et 90 —	—	—	—	50	—	1020

Je ferai remarquer que ces chiffres ne donnent aucun renseignement relatif au poids du foie dans les maladies ; car, tandis qu'on peut trouver un foie d'adulte ne pesant pas plus de 300 grammes, on peut aussi en rencontrer un du poids énorme de 12 kilos. Le Dr Gordon a rapporté un cas de ce genre, relatif à un individu de 50 ans, atteint de cancer encéphaloïde. Le foie avait entièrement perdu sa forme et ressemblait à une grosse boule, parsemée de nodules encéphaloïdes, saillant à la surface.

D'après ces considérations, nous pouvons dire que le poids normal du foie, proportionnellement au poids total du corps, est comme 1 est à 3.

Dimensions du foie.

Les dimensions du foie normal, récemment enlevé du corps, chez un homme bien développé, de taille moyenne, de 1^{m} 50 par exemple, est habituellement de 28 centimètres dans le diamètre transversal, 15 dans le diamètre antéro-postérieur, en y comprenant les portions les plus larges de l'organe, et 8 dans sa partie la plus épaisse, de haut en bas. Sa masse totale représente environ un volume de 1,5 décimètre cube, et son poids moyen est de 1500 grammes. Chez une femme bien portante, de 1^m 50, il mesure habituellement 26 centimètres, dans son diamètre transversal, 15 centimètres dans son diamètre antéro-postérieur, et pèse 1350 grammes.

Mais, comme nous ne pouvons extraire le foie d'un homme vivant pour le mesurer, le peser, etc., il faut chercher d'autres moyens pour y arriver. Le foie étant un corps solide, compact, volumineux, bien délimité, entouré d'organes creux (les poumons, l'estomac, l'intestin), nous pouvons, par la percussion, obtenir une appréciation assez exacte, non seulement de sa situation relative, mais de ses dimensions. Il donne, en effet, à la percussion, un son mat, tandis que les organes qui l'entourent donnent, sinon du tympanisme, du moins de la résonnance très nette, ce qui permet d'arriver à délimiter parfaitement l'organe.

On sait maintenant très bien, par exemple, que la zone de matité hépatique, chez les individus bien portants, commence habituellement à 5 centimètres au-dessous du mamelon droit; par conséquent, c'est sur la ligne mamelonnaire que l'on devra percuter pour apprécier les dimensions du foie de haut en bas, le malade étant dans le decubitus dorsal. Dans ces circonstances, chez un individu de 1^m 50, on trouve habituellement une matité de 8 centimètres; chez un de 1^m 80 ou davantage, on considère que la matité doit atteindre 11 centimètres sur la ligne mamelonnaire.

Chez tous les individus grands ou petits, le bord gauche de la matité hépatique finit en un point situé à environ 37 millimètres à gauche du bord inférieur du cartilage xyphoïde. Cette limite est souvent incertaine, en raison du voisinage de l'estomac, qui est généralement distendu ou tympanique, et qui masque la matité du bord gauche du foie qui est très mince.

Heureusement que, dans la grande majorité des cas où il est nécessaire de connaître la situation exacte de ce bord, le parenchyme hépatique est si dur et ce bord si épaissi et arrondi, en même temps que l'organe est tellement augmenté de volume, que le bord gauche donne un son mat très distinct et qu'il ne peut être masqué par la résonnance de l'estomac.

Nous ne dirons pas la même chose dans une autre catégorie de cas où il serait également important de connaître la situation de ce bord gauche; je veux parler de l'atrophie du foie. C'est alors que l'estomac vient s'interposer devant le foie et s'opposer à la détermination des dimensions latérales de l'organe. Mais heureusement, le processus d'atrophie s'accomplit uniformément dans tout l'organe, de sorte que, si l'on est arrivé à obtenir une des mesures avec exactitude, on peut en déduire les autres d'après une règle de trois.

Supposons, par exemple, que la matité absolue du foie atrophié soit, sur la ligne mamelonnaire, de 6 centimètres, on peut trouver le diamètre transversal de la façon suivante :

$$\frac{10}{6} = \frac{28}{x}$$

et le diamètre antéro-postérieur ainsi :

$$\frac{10}{6} = \frac{15}{x}.$$

Ces calculs de mensuration ne peuvent cependant s'appliquer qu'à un nombre de cas très limités, où l'on sait que la diminution du foie s'opère d'une façon uniforme. Ils sont tout à fait inapplicables aux cas tels que le cancer, les abcès, les hydatides, où il n'existe aucune uniformité dans le développement de la zone morbide. Comme il arrive dans ces cas que certaines portions sont atteintes tandis que les autres sont parfaitement normales, il faut alors pratiquer la percussion dorsale, axillaire et antérieure.

Je ne dois pas négliger ici d'appeler l'attention sur ce fait que la zone de matité constatée à la percussion ne donne pas, dans tous les cas, les dimensions exactes du foie; car cet organe peut très bien avoir une capacité cubique, normale, et cependant la zone de matité peut être trouvée augmentée ou diminuée de ce qu'elle aurait dû être, si cette matité représentait les limites exactes du foie. Je vais en donner la raison dans l'article qui suit.

A. Des conditions susceptibles de donner lieu à la production de signes pouvant faire croire à une diminution de volume du foie.

La situation du foie, à l'état normal, présente quelquefois des variations très grandes, pour des raisons que nous allons passer en revue.

1° Le foie n'occupe pas la même situation chez l'homme et chez la femme, ce qui tient à la différence de conformation de la poitrine. Chez la femme, il est situé à 37 millimètres plus bas dans l'hypochondre droit, et à une distance du mamelon droit presque égale à celle qui existe chez les hommes bien développés. Je ne parle que des femmes civilisées, qui se déforment la poitrine et l'abdomen en se serrant dans leur corset; ce sont, du reste, les seules qui nous intéressent, car il est probable que mes lecteurs ne seront jamais appelés à traiter des maladies du foie chez les sauvages.

2° Certaines personnes ont les ligaments suspenseurs du foie tellement lâches, que le foie est flottant dans la cavité abdominale, au point qu'on lui a donné le nom impropre de « foie mobile. » Il ne faut pas perdre de vue la possibilité d'un état semblable, lorsqu'on cherche à déterminer l'étendue de la zone hépatique, parce qu'alors, dans ces cas, le foie s'enfonce en bas et en arrière, lorsque le patient est dans le décubitus dorsal. Quelquefois même, ce déplacement est assez marqué pour éloigner complètement sa face antérieure de la paroi abdominale : il arrive alors que l'intestin vient s'interposer entre lui et cette paroi, et que sa résonnance tympanique masque complètement la matité hépatique. Dans les cas de ce genre, il peut se faire que l'on perçoive seulement une zone très limitée de matité incomplète, qui pourrait faire croire à un état d'atrophie du foie, bien que cet organe ait conservé ses dimensions normales. Aussi, dans tous les cas de foie mobile, doit-on percuter l'organe dans la position debout. Car, bien que l'atrophie du foie ne soit pas une affection rare, il n'est pas rare non plus de rencontrer une laxité anormale des ligaments suspenseurs chez les individus de constitution délicate.

3° La situation du foie dans l'abdomen varie chez le même individu, dans la même journée, par suite de causes physiologiques. Par exemple :

a. L'estomac, en état de plénitude, repousse le foie en bas et en arrière, en l'éloignant des parois abdominales ;

b. Dans l'état de vacuité, l'estomac permet au foie de se relever et de revenir en avant;

c. L'inspiration abaisse le foie ;

d. Pendant l'expiration, le foie s'élève dans l'abdomen.

Dans la station debout, le bord antérieur est situé de 25 à 35 millimètres plus bas que dans le décubitus dorsal.

4° L'accumulation de gaz dans l'estomac, l'intestin ou la cavité péritonéale, pourrait contribuer à faire croire à l'existence d'un état d'atrophie du foie. On évitera cette cause d'erreur en comparant la matité hépatique dans la position debout et dans le décubitus dorsal.

B. Des causes qui peuvent faire croire à une augmentation de volume du foie qui n'existe pas.

Cette erreur peut provenir des causes suivantes :

1° Une accumulation de matières fécales durcies dans le côlon transverse, donnant lieu à une matité continue au niveau de la face inférieure du foie ; on pourrait alors croire à une augmentation de volume de cet organe, tandis qu'au contraire il y a alors plutôt une diminution.

2° La présence de tumeurs abdominales empiétant sur le foie est une cause fréquente d'erreurs. Cela se rencontre surtout chez les femmes grasses, qui ont une tumeur utérine ou ovarienne du côté droit. Chez l'homme, on a vu la rate hypertrophiée et déplacée, de même qu'une hydronéphrose, en imposer pour une hypertrophie du foie.

3° Ainsi que je l'ai dit en parlant des dimensions du foie chez la femme, lorsqu'on le soupçonne d'atrophie, il faut toujours tenir compte de la constriction exercée sur l'organe. Il en est de même lorsqu'on le suspecte d'être hypertrophié, car l'effet des longs corsets, joints à ceux de la constriction, déplacent le foie par en bas. En même temps, l'organe étant incliné sur son axe, sa face supérieure arrive au contact de la paroi abdominale et peut faire croire à une augmentation de volume de l'organe. J'ai observé à l'hôpital un cas où cette erreur de diagnostic fut commise, et où l'on traita la malade pour une hypertrophie idiopathique du foie, ce qui n'avait rien d'étonnant, car le bord antérieur du lobe droit atteignait la crête iliaque. A l'autopsie, on trouva le foie divisé transversalement par un sillon profond qui lui donnait l'aspect d'un sablier et qui pouvait très bien faire naître l'idée d'une hypertrophie hépatique très marquée. Il ne pesait que 1200 grammes, c'est-à-dire 150 grammes de moins qu'à l'état normal ; la femme était âgée de 60 ans.

4° Chez les ouvriers, de même que chez les matelots, qui se servent d'une ceinture au lieu de bretelles, il n'est pas rare de trouver le foie coupé par un sillon transversal, comme chez les femmes.

5° Les affections de la base du poumon droit et de la plèvre peuvent donner lieu à des erreurs relatives à la limite supérieure du foie. Le bord supérieur de la matité hépatique arrive normalement à 5 centimètres du mamelon, et, dans les cas d'induration de la base du poumon droit, par suite de pneumonie, d'infiltration cancéreuse, etc., de même que lorsqu'il existe un épanchement de liquide dans la cavité pleurale, la matité de cette base présente parfois une telle continuité avec celle du foie, qu'on peut très bien les confondre. On croit alors que le foie est augmenté de volume et remonte dans la poitrine.

6° On peut aussi prendre un foie petit, antéversé, pour une hypertrophie de l'organe.

Le Dr Griffith a rapporté le cas d'un homme de 54 ans, « *dont la matité hépatique s'étendait de deux travers de doigt au-dessus du mamelon jusqu'à la crête iliaque et en partie dans la fosse iliaque, représentant ainsi une longueur de 20 centimètres* ». Cependant, à l'autopsie, on ne trouva, comme mensuration, que 25 centimètres transversalement et 20 dans le sens antéro-postérieur ; il pesait 1680 grammes. Cet état anormal était dû, dit-il, à ce que « la face inférieure du foie touchait la région lombaire ; le bord antérieur du lobe droit plongeait dans la fosse iliaque. L'organe avait subi une torsion sur son axe transversal, ou, en d'autres termes, il était antéversé, de telle sorte qu'on sentait sa face supérieure sous les côtes. »

7° En palpant le foie chez les individus atteints d'affection cardiaque, surtout d'insuffisance tricuspide, il arrive souvent qu'on perçoit des battements systoliques distincts, ce que l'on a pris quelquefois pour un anévrysme. Quant à moi, je crois que, lorsqu'on perçoit des pulsations à la région du foie, dans les maladies du cœur, elles sont plutôt transmises à la main par l'aorte que par les artères hépatiques. On a beaucoup disserté, et très inutilement selon moi, sur ce fait, qu'on appelle la pulsation hépatique.

J'ai eu la bonne fortune de trouver les considérations suivantes dans le *Traité des Maladies du cœur* de Milner Fothergill (p. 85) : « Toutes les branches de la veine cave sont distendues. Le foie devient gorgé de sang et on y perçoit des battements par suite de la régurgitation du sang du ventricule droit ». La pulsation hépatique, par pléthore veineuse, conduit à l'augmentation du volume de l'organe et amène l'induration du tissu. Lorsque cet état existe, le foie subit facilement des perturbations à propos du moindre excès alimentaire ; aussi doit-on surveiller son régime avec la plus grande attention. Il se fait un épanchement de sérosité, provenant de l'état de réplétion des veinules, dans les canaux biliaires, ce qui a fait donner par Oppolzer le nom d' « albumicholie » à cet état ; il ajoute qu'il existe alors une congestion de la muqueuse de ces canaux, avec de l'ictère. »

8° Il arrive parfois qu'on prend pour de la matité hépatique celle qui est donnée par les muscles droits contractés. Il suffit, je crois, d'appeler l'attention sur ce fait, pour prévenir toute erreur de ce genre.

Enfin, on doit toujours penser à la coexistence d'une affection des organes voisins pouvant modifier considérablement la situation du foie. L'existence de liquide dans la cavité péritonéale est toujours un obstacle à la délimitation précise du foie par la percussion.

Je pense que les diverses remarques que je viens de présenter pourront donner une idée de la différence qui existe dans les dimensions du foie à l'état sain et à l'état morbide. Mais je me hâte d'ajouter qu'il faut avoir acquis une certaine habitude pour pouvoir les apprécier convenablement.

Fonctions du foie et étude chimique de ses sécrétions.

Comme on le sait, non seulement le foie est la glande la plus volumineuse, mais il a, en outre, le privilège d'être situé à la partie centrale du corps et d'être en relation étroite avec les systèmes digestif et respiratoire. Il est relié au premier par un système veineux spécial, et au second par le système veineux général. Il reçoit directement du tube digestif certaines parties des aliments (albuminoïdes et sucres) qui ont subi les modifications nécessaires pour leur permettre d'être absorbées par les capillaires-portes, et indirectement du système respiratoire les aliments gras qui ont déjà subi une transformation par l'oxydation à laquelle ils ont été soumis dans les capillaires pulmonaires.

L'importance du foie ressort encore de ce fait que, dans la vie intra-utérine, c'est par cet organe que passe le sang placentaire. Le rôle du foie est, en réalité, le plus important de tous ceux qu'ont à remplir les organes glandulaires, car ses fonctions sont multiples et consistent :

1° Dans la fonction glycogénique ;

2° Dans la transformation des graisses ;

3° Dans la fonction thermique ;

4° Dans la sécrétion de la bile.

Comme il est essentiel de connaître ces fonctions à l'état normal pour pouvoir en apprécier les perturbations, nous allons les étudier en détail.

I°. Fonction glycogénique du foie.

Tous les physiologistes savent parfaitement qu'aucun animal vertébré ne peut vivre sans une certaine quantité de matière sucrée qu'il doit pouvoir fabriquer dans son organisme, dans le cas où il ne la trouve pas dans sa nourriture. Ainsi, tandis que les herbivores trouvent le sucre, dont ils ont besoin, dans le genre d'aliments qui leur est propre, les carnivores, au contraire, sont obligés de le fabriquer, par suite de l'absence de ce principe dans les aliments qu'ils ingèrent. C'est au foie qu'a été dévolu ce rôle. C'est, en effet, le seul organe qui puisse transformer les albuminoïdes en sucre.

En outre, il peut fabriquer deux variétés de sucre très distinctes : un sucre non cristallisable, analogue au sucre de raisin, et un sucre cristallisable, auquel les chimistes donnent le nom de sucre de lait, parce qu'on le trouve normalement dans le lait de tous les animaux. L'existence de ce principe dans le lait est, du reste, la meilleure preuve que tous les animaux possèdent, dans leur organisme, un organe qui peut le fabriquer, car les carnivores ne peuvent, en aucune façon, le trouver dans leurs aliments.

Bien que les glandes mammaires secrètent cette forme cristallisable de sucre, rien ne prouve qu'elles le fabriquent, tandis qu'au contraire tout démontre que le foie en est le seul producteur, et que ce sont les matières albuminoïdes qui lui fournissent les éléments de sa production.

Le sang de l'homme, s'il ne contient pas toujours du sucre, renferme toujours du glycogène. Ceci se démontre facilement en ajoutant une solution d'iode et d'iodure de potassium au sang placé sous le microscope ; on voit alors les globules blancs prendre immédiatement une teinte rouge brunâtre, indice de la présence du glycogène.

La fonction glycogénique du foie est un des sujets qui ont le plus particulièrement attiré mon attention. En 1853, j'ai communiqué à la Société de Biologie de Paris des expériences prouvant qu'on peut produire artificiellement le diabète simplement en excitant le foie de façon à amener une production excessive de sucre, à l'aide d'ammoniaque, de chloroforme, d'éther et d'alcool injectés dans la veine porte. En 1859, j'ai rapporté à la Royal Society, de Londres, une autre série d'expériences d'où j'ai tiré les conclusions suivantes :

1° Le sucre est un des constituants normaux du sang, dans la circulation générale ;

2° Le sang porte d'un animal soumis à un régime mixte contient du sucre;

3° Le sang porte d'un animal privé de nourriture, de même que celui d'animaux nourris exclusivement de viande, est privé de sucre;

4° Le foie des chiens contient du sucre, que leur régime soit animal ou végétal;

5° Dans des circonstances favorables, le glycogène peut se trouver dans le foie d'un animal, après trois jours de jeûne absolu;

6° Le sucre trouvé dans le corps des animaux soumis à un régime mixte, provient en partie des aliments, en partie du foie lui-même;

7° Le foie des animaux carnivores possède la propriété de fournir du glycogène qui, du moins en partie, est transformé en sucre dans le foie, ce qui ne l'empêche pas de se transformer également en d'autres principes, de même que l'amidon dans l'organisme végétal;

8° Lorsqu'on trouve le sucre dans le foie, après la mort, sa présence ne peut être considérée comme une modification cadavérique, mais bien comme le résultat d'un état physiologique.

D'autre part, quand la fonction glycogénique du foie présente une activité anormale, et qu'il est fabriqué plus de sucre qu'il n'en est besoin, la quantité qui se trouve en excès est excrétée par le rein et constitue la glycosurie ou le diabète. C'est donc là le diabète par excès de formation du sucre dans l'organisme.

II°. Du foie comme agent modificateur des graisses.

Tandis que nous venons de voir le foie fabriquer le sucre nécessaire à la nutrition, nous allons voir maintenant qu'il ne fait que modifier simplement les subtances grasses, et cela seulement après qu'elles ont été oxydées dans le poumon.

La grande différence qui existe dans la faculté que le foie possède de préparer les diverses variétés d'aliments en vue de l'assimilation, pouvait être pressentie, d'après les dispositions anatomiques qu'il présente. Ainsi, tandis que les principes sucrés et albuminoïdes arrivent directement aux capillaires portes et de là aux cellules hépatiques, les matières grasses sont absorbées dans l'intestin par un système spécial de vaisseaux, les chylifères. Ceux-ci les déversent, par le canal thoracique, dans la circulation générale, en un point qui leur permet d'arriver de suite aux capillaires pulmonaires et d'y subir l'action oxydante de l'oxygène de l'air avant d'arriver de suite au contact du tissu hépatique, où ils doivent subir les dernières modifications qui les rendent propres á l'assimilation.

On ne sait pas encore exactement comment les cellules hépatiques agissent sur les matières grasses. Tout ce que nous savons, c'est que ces cellules possèdent la propriété d'extraire les globules de graisse qui se trouvent à l'état libre dans le sang, et, non seulement de les emmagasiner dans leur intérieur, mais encore de les transformer en une substance cristalline blanche appelée cholestérine.

Lorsqu'il existe une perturbation dans cette fonction modificatrice des graisses, elle se traduit par un état morbide du foie appelé « foie gras », qui consiste dans une accumulation de globules graisseux dans les cellules hépatiques.

III°. Fonction thermique du foie.

Bien que l'on comprendrait peut-être mieux la raison d'être de cette fonction, si j'avais reculé son étude après celle de la sécrétion biliaire, je vais cependant en dire ici quelques mots.

Tout le monde sait qu'aucune fonction ne peut être accomplie sans modification chimique, accompagnée d'une oxydation plus ou moins marquée, et qu'aucune forme d'oxydation, quelle qu'elle soit, ne peut survenir sans la production d'une quantité de chaleur directement proportionnelle à l'activité et au degré de l'oxydation. De ce que la quantité de chaleur développée est proportionnelle à l'activité et au degré de l'oxydation, il s'ensuit, comme conséquence naturelle, que plus l'énergie des modifications chimiques sera grande, plus élevée sera la température de l'organe dans lequel elles ont lieu. D'après ce que nous venons de voir relativement au foie, on ne sera pas étonné d'apprendre qu'il est l'organe où la température est la plus haute. Cela n'est pas dû à un processus vital particulier, mais c'est simplement la conséquence directe du nombre et de la variété des processus chimiques et physiologiques de transformation, de modification et d'assimilation qui se passent dans les cellules hépatiques, et qui s'accompagnent d'absorption d'oxygène et de dégagement de chaleur. Le degré de chaleur ainsi produite est suffisant pour élever la température de l'organe d'un degré au-dessus de celle du reste du corps. Il n'est donc pas étonnant que les physiologistes considèrent le foie comme l'organe de calorification par excellence.

Ces conclusions ont été, depuis, confirmées par beaucoup

d'autres observateurs. Von Wittich a constaté que la bile absolument fraîche possédait la propriété de convertir l'amidon bouilli en sucre. Ainsi, si l'on introduit dans un tube à essai vingt à quarante gouttes de bile fraîche et de l'amidon bouilli, puis qu'on le maintienne à la température ordinaire pendant une heure, la solution donne, avec le réactif cupro-potassique, la couleur caractéristique du sucre. Il est possible que ce soit le ferment existant dans la bile qui convertisse le glycogène hépatique en sucre, tandis qu'il est encore dans le parenchyme hépatique. S'il en était ainsi, on s'expliquerait facilement la raison d'être de la fonction glycogénique du foie.

Quand une cause quelconque vient suspendre la fonction glycogénique du foie, la transformation des albuminoïdes en glycogène et celle du glycogène en sucre sont également suspendues ; les cellules hépatiques se remplissent de matières albuminoïdes, qui devraient devenir du glycogène, et il se produit alors un état morbide désigné sous le nom de foie amyloïde.

IV°. De la fonction biliaire du foie.

Pour qu'il soit possible de comprendre la nature des troubles qui proviennent de l'arrêt de la sécrétion de la bile, il est nécessaire d'étudier les propriétés physiques et chimiques des principaux éléments qui entrent dans sa composition.

Nature de la bile. — On peut considérer la bile comme renfermant les substances suivantes :

1° La biliverdine, matière colorante, azotée, verte, amorphe, analogue à la chlorophylle des plantes et donnant, à l'incinération, des cendres distinctement ferrugineuses, comme je l'ai montré le premier (1). La matière colorante de la bile semble, comme l'urohématine et les autres pigments animaux, dériver directement de l'oxydation simple de la matière colorante du sang, et non, comme quelques-uns l'ont supposé à tort (Frerichs), de la transformation des acides biliaires en substance pigmentaire.

La bile humaine, fraîche et normale, est habituellement d'une couleur brun-jaune verdâtre, plus ou moins foncée, selon le degré de concentration, selon l'état général et selon le genre d'alimentation.

Relativement à cette dernière influence, d'après les expériences

(1) *Pharmaceutical journal*, nov. 1852.

que j'ai faites sur les chiens, je dirai que la nourriture animale tend à donner à la bile une couleur jaune, et la nourriture végétale une teinte plus ou moins verdâtre.

Dans quelques cas, la couleur des aliments se communique à la sécrétion biliaire. Ainsi, on a remarqué que, lorsqu'on nourrissait les bœufs avec des substances rouges, comme cela se fait en France, la bile prend une teinte rouge très nette. Cela a de l'importance, et vient confirmer mon opinion, à savoir que la matière colorante de la bile n'est pas formée par le foie, mais provient du sang, car naturellement la couleur rouge de la bile lui est donnée par la garance, par l'intermédiaire du sang, qui la prend directement dans le tube intestinal. Nous en reparlerons plus en détail au chapitre de la chimie des excrétions.

2° Les acides glycocholique et taurocholique, donnant, par leur combinaison avec la soude, le premier un sel cristallisable, le second un sel amorphe. L'acide taurocholique diffère en outre du premier, en ce qu'il contient une grande quantité de soufre qui, sous l'influence de l'acide chlorhydrique, se convertit en taurine, substance cristalline d'un beau blanc de neige. Elle se transforme dans l'organisme en cystine, matière soufrée, jaune verdâtre, qu'on trouve dans certains calculs urinaires, plus fréquemment en Angleterre que dans tout autre pays.

3° La cholestérine, matière grasse, cristalline, blanche. Elle n'est cependant pas spéciale à la bile, car on la retrouve dans divers autres tissus et sécrétions du corps, comme la substance cérébrale, le liquide ovarien, etc.... ; nous en reparlerons au chapitre des calculs biliaires.

4° Une substance résineuse brune, ayant l'aspect et la consistance de la cire de cordonnier, à laquelle j'ai donné le nom de *Résine hépatique*.

5° Le sucre, que j'ai trouvé dans la bile, aussi bien chez l'homme que chez les animaux inférieurs. Une fois même, j'ai observé des torules vingt-quatre heures après que la bile avait été enlevée de la vésicule, lesquelles provenaient naturellement de la fermentation du sucre.

6° Des substances minérales, représentées surtout par de la soude, de la potasse et du fer.

A. Le poids spécifique de la bile varie selon la quantité des éléments solides qu'elle contient. D'après ce que j'ai observé, je considère que la bile a un poids spécifique moyen de 1020, et renferme environ 6 pour 100 de matières solides, dont 5 pour 100 sont minérales et 1 pour 100 organiques. A l'état morbide, le poids spécifique peut s'abaisser à 1012 ou s'élever à un degré qu'on ne peut mesurer, car elle peut devenir aussi épaisse que du goudron.

B. La réaction de la bile fraîche est presque toujours neutre, mais, par le repos, elle prend rapidement une réaction alcaline, en raison de la fermentation alcaline qui s'y développe.

Sécrétion de la bile. — Il faut se souvenir que c'est un aphorisme indiscutable en physiologie : 1° que toute sécrétion glandulaire peut être accélérée, retardée ou arrêtée temporairement pendant la vie ;

2° Que l'accélération, le retard ou l'arrêt peut s'accompagner ou non de modifications visibles dans le tissu glandulaire ;

3° Que toutes les sécrétions glandulaires sont sous l'influence immédiate du système nerveux ;

D'après ces données, je vais essayer de démontrer l'influence du système nerveux sur la sécrétion de la bile. Tout le monde connaît celle de ce système sur la sécrétion salivaire. Il suffit d'éprouver une frayeur pour voir celle-ci arrêtée complètement. C'est même sur ce phénomène qu'est basé le moyen de reconnaître les voleurs aux Indes. Lorsqu'un objet a disparu d'une maison, on rassemble les domestiques en rond et on leur distribue une poignée de riz qu'ils doivent introduire dans leur bouche et manger. La croyance populaire est qu'un coupable ne peut jamais accomplir cet acte. Cela tient simplement à ce que la crainte d'être reconnu détermine un arrêt de la sécrétion salivaire et qu'il lui est, en effet, impossible de mâcher et d'avaler le riz non humecté de salive.

Il existe une affection appelée ischurie rénale, et qui consiste dans un arrêt de la sécrétion urinaire, non par suite de l'influence du système nerveux, mais par suite d'un état morbide du parenchyme rénal. Voici donc deux exemples de suspension d'une sécrétion glandulaire provenant de deux causes différentes. Or, si cela peut se produire pour les glandes salivaire et rénale, il n'y a pas de raison pour que les mêmes phénomènes ne se produisent pas dans le foie.

Au chapitre de l'Ictère par cause nerveuse, je cite un exemple de l'influence de la crainte sur l'arrêt de la sécrétion biliaire chez le chien. J'appelle ici l'attention sur ce fait, que Cl. Bernard a le premier démontré, à savoir que, si l'on caresse un chien porteur d'une fistule biliaire, la sécrétion de la bile continue à s'effectuer d'une façon active, tandis que si on lui fait une peur brusque, la sécrétion s'arrête instantanément, et qu'au contraire on la voit reparaître dès qu'on se met à le caresser de nouveau. Ici l'émotion exerce son influence sur les nerfs du foie et, par leur intermédiaire, sur les cellules sécrétoires de l'organe. Si de pareils effets surviennent chez le chien, on comprendra facilement qu'ils se produisent également chez l'homme, dont l'organisme est de beaucoup supérieur. J'ai été témoin d'un exemple remarquable des effets de l'influence du système nerveux sur l'arrêt de la sécrétion hépatique, causée par une émotion combinée à un traumatisme. J'étais en train de recueillir de la bile d'une fistule chez un chien, quand cet animal se précipita tout d'un coup sur un rat blanc apprivoisé qui se promenait dans le laboratoire, et avec lequel il était habitué à vivre dans de bons termes. Le rat se réfugia près de moi, et j'administrai au chien une correction en le frappant sur la tête; il alla se réfugier dans sa niche. Peu de temps après, allant pour recueillir de nouveau la bile qui devait s'être écoulée depuis ce temps, je fus tout surpris de n'en pas trouver une goutte. Une heure après environ, la sécrétion était rétablie.

C'est là un exemple frappant de l'influence nerveuse jointe à un un traumatisme cérébral qui, par l'intermédiaire du pneumogastrique, a pu arrêter complètement la sécrétion biliaire. Mais comme, dans aucun de ces cas, l'ictère n'a été le résultat de cette suppression, je vais maintenant appeler la pathologie à mon aide pour démontrer que cette suppression détermine de l'ictère. Pour cela, je dois démontrer que, lorsque le foie ne sécrète plus de bile, la peau du malade prend une couleur jaune, comme quand il en existe une quantité excessive dans tout l'organisme. J'ai relaté plus loin un exemple de ce genre, auquel je renvoie le lecteur, afin d'éviter les répétitions.

C. Les auteurs ne sont pas d'accord sur le chiffre représentant la quantité moyenne de bile sécrétée chaque jour par un homme adulte; les uns disent 600 grammes, d'autres vont jusqu'à 1500 grammes. Si j'en juge d'après les expériences que j'ai faites sur des chiens soumis à une nourriture mixte, afin de rapprocher autant que possible les conditions de celles de l'homme, j'estime que la quantité moyenne doit s'approcher du cinquantième du poids du corps. Ainsi, une personne pesant 50 kilos, doit sécréter 1 kilo de bile par jour.

D. Pendant longtemps, on a cru que la bile existait préformée dans le sang et que le foie ne faisait que l'excréter comme les reins le font pour l'urine. D'après une autre opinion, ce serait au contraire le foie qui, non seulement excréterait la bile, mais en serait aussi l'organe formateur. Pour moi, ces deux hypothèses sont fausses et la vérité se trouve entre les deux.

On peut démontrer facilement que le foie fabrique certains principes de la bile et qu'il ne fait qu'en excréter d'autres, qui se

2

trouvent préformés dans le sang. Ainsi, on ne trouve les acides glycocholique et taurocholique nulle part que dans le foie et la vésicule biliaire, et, si l'on extirpe le foie d'un animal, il est impossible d'en déceler la moindre trace dans un organe quelconque. La cholestérine, au contraire, qui n'est pas spéciale au foie, mais qu'on trouve dans plusieurs autres organes, peut toujours être constatée dans le sang, indépendamment de la présence ou de l'absence du foie. La biliverdine existe dans le sang normal et ne paraît être rien autre chose qu'un état d'oxydation peu avancée des substances ferrugineuses albuminoïdes qui constituent l'hématine, la matière colorante normale du sang. Il n'est pas douteux que ce pigment biliaire existe préformé dans le sang, car, comme nous le verrons plus loin, lorsque la sécrétion biliaire est arrêtée, non seulement le sérum sanguin prend une teinte jaune, due à l'accumulation du pigment biliaire, mais la sérosité abdominale, l'urine et même parfois le lait deviennent jaunes, comme chez les individus atteints d'ictère par obstruction. L'ensemble de ces faits prouve clairement que le foie est un organe formateur et excréteur pour certains principes biliaires, et simplement excréteur pour d'autres.

Enfin, on admet généralement que la sécrétion biliaire est intermittente et que, de même que les sucs gastrique et pancréatique, la bile ne se forme que pendant la digestion. Si cela était exact, à quoi servirait alors la vésicule biliaire? Son but n'est-il pas d'emmagasiner la bile sécrétée dans l'intervalle de la digestion, pour la faire servir au moment utile. Il existe certainement des animaux qui n'ont pas de vésicule, tandis que d'autres de la même famille en possèdent deux, ainsi que le Dr Crisp l'a constaté chez des girafes (1).

Chez les animaux qui ne possèdent pas normalement de réservoir biliaire, il existe une disposition particulière de l'appareil digestif qui rend inutile la présence d'une vésicule biliaire. En réalité, il est facile de démontrer que la sécrétion biliaire est continue, car si chez un animal possédant une vésicule, on établit une fistule et qu'on surveille attentivement la façon dont se fait la sécrétion de la bile, on voit qu'elle n'est jamais intermittente, mais qu'elle est simplement plus active à certains moments qu'à d'autres. Le minimum d'activité est pendant le sommeil, et le maximum pendant la période digestive. La quantité de bile sécrétée dans les vingt-quatre heures est assez uniforme : elle est, en moyenne, de 1500 grammes chez l'adulte, bien que ce chiffre soit légèrement influencé par le

(1) *Medical examiner*, 1850.

genre de nourriture. En effet, Arnold (1) a trouvé que les chiens nourris avec du pain sécrétaient plus de bile que ceux nourris avec de la viande.

Composition de la bile. — Les proportions relatives des divers éléments constitutifs de la bile varient considérablement, non seulement selon les individus, mais, chez la même personne, aux différentes périodes de la vie, selon le genre d'alimentation et selon les phases du travail digestif; de sorte qu'on ne peut donner aucun chiffre absolument fixe de la constitution quantitative de la bile. Cependant on peut arriver à des données approximatives, et je reproduis ci-dessous deux analyses faites par des auteurs différents, et donnant la constitution de la bile à l'état normal chez des individus presque du même âge, de sexe et de nationalité différents.

La première a été faite par moi chez une domestique robuste, âgée de 20 ans, qui se suicida parce qu'elle devint enceinte. La seconde a été faite par Frerichs chez un Allemand, âgé de 22 ans, qui se tua par accident.

Composition de la bile d'une femme âgée de 22 ans (G. Harley.)

Eau			929.2
Matières solides :			
Pigment	Matières organiques..	60.3	70.8
Mucus			
Acide glycocholique			
— taurocholique			
Graisse biliaire			
Soude	Substances minérales	10.5	
Potasse			
Chaux			
Fer			
			1000.00

Composition de la bile d'un Allemand âgé de 22 ans (Frerichs.)

Eau		859.2
Matières solides :		
Glycocholate et taurocholate de soude	91.4	140.8
Pigment biliaire et mucus	29.8	
Graisse	9.3	
Sels	7.7	
Cholestérine	2.6	
		1000.00

N. B. — Comparez ces analyses avec celles de la bile des vieillards, données plus loin.

(1) *Zur physiologie der Galle*, Mannheim, 1854.

Certains physiologistes ont prétendu que la bile n'était pas essentielle à la vie, se basant sur ce fait que des animaux, porteurs d'une fistule biliaire, avaient pu vivre plusieurs mois sans qu'une goutte de ce liquide ait pénétré dans leur organisme. Cela est vrai, mais il faut bien savoir que, dans ces conditions, ces animaux deviennent maigres, émaciés et très faibles. Leurs poils tombent, les fonctions intestinales sont irrégulières, et il se fait un dégagement presque constant de gaz intestinaux fétides. Puis, après un temps plus ou moins long, l'animal s'affaisse et meurt. On peut cependant retarder la terminaison fatale en augmentant la ration alimentaire. Car la mort par absence de bile, comme on le voit chez l'homme, n'est autre chose qu'une inanition lente, due à ce que les aliments ne peuvent subir les modifications nécessaires à leur assimilation.

On ne devra pas perdre de vue ce fait que l'augmentation de la ration alimentaire peut prolonger la vie, car il pourra être mis en pratique dans les cas d'obstruction des canaux biliaires.

Cela nous conduit tout naturellement à passer en revue les différents usages de la bile dans l'économie animale.

Les conditions de la vie exigent que certaines parties de notre organisme meurent et soient continuellement remplacées par des substances de même nature. C'est dans ce but que nous possédons un appareil digestif, grâce auquel les aliments subissent les modifications physiques et chimiques nécessaires à leur absorption et à leur assimilation.

La bile est le premier liquide avec lequel les aliments, sous forme de chyme, se trouvent en contact à leur arrivée dans l'intestin. Le chyme, qui est acide, en présence de la bile alcaline, forme une émulsion floconneuse, que les auteurs décrivent sous le nom de précipitation de l'albuminose (albumine digérée). Mes recherches, et celles d'autres auteurs, m'ont cependant montré que ce n'est pas la bile qui précipite l'albuminose, mais l'acide du chyme qui, en réalité, devient libre et précipite certains éléments de la bile alcaline. Dans la majorité des cas, ce n'est pas une véritable précipitation, car en filtrant ce prétendu précipité, il ne reste presque rien sur le filtre. De plus, si l'on sépare l'albuminose du chyme et qu'on mette le chyme au contact de la bile, le même précipité floconneux, laiteux, apparaît. En outre, en mêlant partie égale de bile de mouton fraîche et de suc gastrique provenant de l'estomac d'un chien en pleine digestion, le précipité floconneux apparaît encore, bien que l'acidité du suc gastrique ne soit pas neutralisée.

Bien que la bile puisse convertir l'amidon en sucre, son rôle principal, dans l'acte de la digestion, n'est pas tant d'influencer les substances albumineuses ou amylacées que d'aider à l'absorption des graisses.

Puisque je suis en train d'étudier les propriétés de la bile, je puis dire ici que, bien que la bile n'ait pas de pouvoir digestif (à proprement parler) sur les matières albuminoïdes, cependant, quand on l'injecte dans le tissu cellulaire d'un animal, j'ai constaté qu'elle se frayait un chemin à travers la peau, tout comme le suc gastrique ou l'acide lactique, et même que les muscles avec lesquels elle se trouve en contact présentent des traces de digestion.

Quand on mêle de la bile fraîche avec de la graisse neutre, on observe peu de modifications ; mais, quand on la met en contact avec des acides gras, il se fait immédiatement une émulsion. Lenz et Marcet (1) ont montré comment les graisses neutres de notre organisme sont transformées en acides gras pendant leur séjour dans l'estomac; Bidder et Schmidt (2) ont fait voir, par des expériences sur les chiens, la part importante que la bile joue dans l'absorption. Un chien qui, dans l'état normal, absorbe en moyenne 3 gr. 50 de graisse pour 1 kil. de son poids, n'en absorbe plus que 15 ou même 5 centigrammes lorsqu'on empêche la bile d'arriver dans l'intestin par la ligature du cholédoque.

Ces auteurs ont trouvé que, tandis que le chyle contenu dans le canal thoracique d'un chien bien portant renferme 32 parties de graisse pour 1000, celui d'un chien auquel on a lié le cholédoque n'en contient plus que 2 pour 1000. De quelle façon la bile agit-elle donc dans l'absorption des matières grasses? Comme chacun le sait, les graisses n'ont aucune tendance à se mélanger à l'eau, ce qui rend impossible le passage endosmotique à travers une membrane d'un liquide aqueux et huileux. Matteucci a cependant montré qu'on pouvait rendre ce passage facile, en frottant les deux côtés d'une membrane animale avec une solution faible de potasse. Il a également observé que, lorsque les parois de l'intestin sont humectées de bile, elles se laissent traverser par l'huile, ce qui n'a pas lieu autrement. Pour étudier cette propriété de la bile, j'ai fait les expériences suivantes.

1° Un morceau de duodénum, lié à ses deux bouts, était rempli d'huile et suspendu dans l'eau tenant en solution une petite quantité d'albumine. Celle-ci n'était ajoutée à l'eau que pour imiter légèrement le sang albumineux. Vingt-quatre heures après, pas une goutte d'huile n'avait traversé la paroi intestinale.

---

(1) *Journal of the Chemist Soc.*, Octob. 1882.

(2) *Die Verdanungssäfte und der Stoffwechsel*, Leipsick, 1852.

2° Une autre partie d'intestin était humectée à sa face interne avec de la bile de mouton, avant d'y introduire de l'huile. On la traitait ensuite comme précédemment, et, au bout de vingt-quatre heures, on constatait qu'une petite quantité d'huile avait passé à travers la paroi intestinale.

3° Dans une autre portion d'intestin on versait parties égales de bile de mouton et de chyme provenant de l'estomac d'un chien en pleine digestion, et on la traitait comme les deux autres. Au bout du même temps, on distinguait très nettement les matières grasses du chyme qui avaient passé à travers l'intestin et qui formaient une écume flottant à la surface de l'eau albumineuse. De plus, elles n'étaient pas sous forme de graisse pure, mais de substance savonneuse.

La bile possède une des propriétés les plus remarquables du suc pancréatique, l'émulsion des graisses. Il existe cependant cette différence remarquable entre le mode d'action de ces deux liquides, que la bile se borne à émulsionner et à saponifier les parties alimentaires qui arrivent dans le duodénum sous forme d'acides gras, tandis que le suc pancréatique possède, outre cette propriété, celle d'agir de la même façon sur les graisses neutres ; il paraît même porter sa principale action sur elles. Il s'ensuit que les deux sécrétions sont indispensables pour compléter la digestion et l'absorption des matières grasses.

On attache une importance bien inutile à ce fait qu'une partie de la bile déversée dans l'intestin est résorbée dans le processus de la digestion, passe dans le sang et est éliminée par le rein. Mais il en est de même des autres sécrétions, telles que la salive, le suc gastrique, le suc pancréatique. En réalité, la quantité de bile ainsi résorbée est insignifiante, et la plus grande partie est évacuée avec les excréments.

La bile est employée comme condiment par les indigènes du sud de l'Afrique. Il semble, de prime abord, étrange qu'un liquide aussi amer et aussi nauséabond puisse être pris avec plaisir par un être humain. Il est possible que ces peuplades n'y recherchent que le chlorure de sodium qu'elles ne peuvent trouver ailleurs. Il existe, en outre, chez les Cafres, une superstition, relativement à ce breuvage, qui les mettrait à l'abri des effets mortels des morsures de serpent et des flèches empoisonnées.

CHAPITRE II.

SYMPTOMATOLOGIE DES AFFECTIONS HÉPATIQUES

Bien que j'aurai soin de décrire, à propos de chaque cas de maladie du foie, les signes et les symptômes qui lui sont propres, je vais présenter ici un tableau d'ensemble des plus importants, me réservant d'insister sur certains d'entre eux, à propos de chaque cas pris séparément.

Langue. — L'état de la langue est souvent très caractéristique dans les maladies du foie. Tout malade présentant un état bilieux a une langue chargée, blanchâtre, souvent jaune, surtout vers la partie postérieure où la teinte jaune devient brunâtre.

Dans les abcès du foie, la langue est écarlate et présente au début la couleur de la viande crue; plus tard, elle devient chargée. Mais cela ne veut pas dire que, lorsqu'on se trouve en présence d'une langue qui a la couleur de la viande crue, on doive diagnostiquer un abcès du tissu hépatique, car cet aspect de la langue n'est pas rare dans les états simplement inflammatoires du foie.

Goût. — Le goût est souvent altéré dans les affections du foie, le malade éprouve une sensation d'amertume qui est due à ce que le sang est chargé d'acide taurocholique, qui donne à la bile sa saveur amère, et qui se trouve amené au contact des papilles de la langue par les capillaires de la bouche.

Intestin. — L'état des intestins est très variable. Il. existe de la constipation ou, au contraire, de la liberté du ventre, selon la quantité de bile secrétée. Par exemple, dans toutes les formes d'obstruction du canal cholédoque où la bile ne peut arriver dans l'intestin, la constipation est inévitable. Lorsqu'au contraire, la sécrétion biliaire est excessive, on observe de la diarrhée, car la bile possède, entre autres propriétés, celle d'être purgative, c'est-à-dire qu'elle stimule l'action péristaltique de l'intestin ; c'est ce que les auteurs anciens et les gens du monde appellent « diarrhée bilieuse ». Dans ces cas, il y a cependant quelque chose de plus qu'une hypersécrétion de bile ordinaire, car les selles sont non seulement noires, mais contiennent une grande quantité de mucus intestinal. Cela prouve, ou bien que la sécrétion biliaire possède des propriétés irritantes qu'elle n'a pas habituellement, ou bien qu'il existe en même temps un état inflammatoire du canal intestinal qui détermine une hypersécrétion de mucus; mais il est probable que la première hypothèse est plutôt la vraie.

A. La couleur argileuse des selles est due uniquement à l'absence du pigment biliaire et non à la présence de quelque substance étrangère. On l'observe dans deux ordres de cas :

1° Quand il y a un arrêt de la sécrétion biliaire ;

2° Quand il existe un obstacle à l'écoulement de la bile dans l'intestin.

B. On peut rencontrer des garde-robes noires comme du goudron, paraissant colorées par la bile, sans qu'une seule goutte de ce liquide se soit écoulée dans l'intestin. Cette circonstance a souvent donné lieu à des erreurs de diagnostic. On observe des selles de cette nature dans l'atrophie aiguë du foie, alors que la fonction biliaire est complètement suspendue, de même que dans la fièvre jaune. Dans ces cas, la couleur noire des excrétions est due à la présence du sang.

L'hémorrhagie intestinale ne survient pas seulement dans beaucoup de formes aiguës de maladies du foie, en particulier quand le parenchyme hépatique est ramolli, mais aussi dans les affections chroniques où il est induré, comme dans la cirrhose et dans toutes les affections hépatiques où il y a un obstacle à la circulation porte. C'est précisément la même cause qui conduit à la formation d'hémorrhoïdes internes qui, elles-mêmes, donnent souvent lieu à des hémorrhagies profuses dans les cirrhoses avancées. L'hémorrhagie intestinale s'observe encore lorsqu'un calcul biliaire, en perforant l'intestin, a ulcéré un ou plusieurs vaisseaux sanguins.

L'existence de garde-robes noires, dans les cas où il ne pénètre pas de bile dans l'intestin, peut aussi être due à des aliments ou à des médicaments.

FLATULENCE. — La flatulence intestinale est un symptôme non seulement commun, mais parfois très inquiétant dans les affections hépatiques. La bile, en effet, joue un rôle anti-putréfiant dans la digestion intestinale; or, lorsqu'elle est absente ou secrétée en quantité insuffisante pour permettre à la digestion intestinale de s'accomplir d'une façon normale, le contenu intestinal subit la fermentation putride, il se forme un dégagement gazeux abondant qui, ne passant pas dans la circulation pour être éliminé par le poumon, est évacué par en haut et par en bas, et cause au malade la plus grande gêne.

Urine. — La sécrétion rénale est plus ou moins affectée dans les maladies du foie.

Dans les formes inflammatoires et fébriles, l'urine est non seulement rare et foncée, mais chargée d'urates colorées en brun, jaune, rose ou vermillon.

Dans les cas d'atrophie, elle contient deux substances anormales, la leucine et la tyrosine. Dans la congestion chronique, elle renferme un excès d'oxalates et d'urates. Dans le cancer, il y a un excès d'acide urique. Dans tous les cas d'ictère, l'urine devient couleur safran, parce qu'elle contient un excès de pigment biliaire. Quand il existe un obstacle à l'écoulement de la bile dans l'intestin, on trouve des acides biliaires dans l'urine. Quand, dans le cours d'une affection hépatique, on voit apparaître le sucre dans l'urine, c'est habituellement le signe précurseur d'une terminaison fatale.

Les calculs urinaires, ceux même qui contiennent de la cystine et de l'hypoxantine, sont, en grande partie, dûs à des troubles de la fonction hépatique.

Pouls. — Dans toutes les formes aiguës de maladies du foie, le pouls est rapide. Dans les formes torpides ou chroniques, il est normal ou un peu ralenti.

Température. — Elle est élevée dans les maladies aiguës et abaissée dans les formes chroniques. Dans le cours ordinaire des troubles légers du foie, les malades éprouvent souvent des frissons, ce qui s'explique facilement par la perturbation apportée dans la fonction thermogène de cet organe, de même que dans sa fonction biliaire.

Troubles oculaires. — Les troubles de la vision sont assez fréquents dans tous les cas de rétention biliaire. Les matières biliaires, circulant dans le sang, agissent comme agents toxiques sur le système nerveux et donnent lieu à des mouches volantes, etc.....

Vertiges. — Les vertiges sont communs chez les bilieux. J'ai vu des individus obligés de se tenir aux meubles de leur appartement pour pouvoir le traverser, lorsqu'ils étaient en proie à une attaque bilieuse. Cet état peut même être assez marqué pour empêcher les malades de pouvoir même se tenir debout.

Céphalalgie. — On la retrouve toujours dans les affections du foie. La douleur est habituellement frontale et siège surtout au-dessus des yeux; quelquefois, cependant, derrière les oreilles et même à l'occiput.

Hépatalgie. — Dans toutes les variétés d'inflammations, on constate une douleur continue et aiguë au niveau du foie, soit quand il y a simplement de la congestion, soit quand il y a de la suppuration.

Une douleur sourde, continue, accompagne toutes les formes de tumeurs du foie, excepté les tumeurs hydatiques qui sont, en général, indolentes. Les douleurs paroxystiques sont l'indice de l'enchâtonnement dans un des canaux biliaires de calculs, de bile épaissie, d'entozoaires ou de tout autre corps étranger.

Douleur de l'épaule. — Autrefois on attachait une grande importance comme valeur diagnostique à la douleur de l'épaule droite, dans les maladies du foie. On l'expliquait en supposant qu'il existait une anastomose d'une petite branche des nerfs sus-claviculaires avec le pneumogastrique droit. J'ai, depuis longtemps, cessé d'y attacher la moindre importance, car il manque souvent dans les cas où il devrait exister si la théorie était exacte, et on le constate encore plus souvent sans qu'il y ait la moindre affection du foie.

Le Dr Vidal (1) prétend que, dans les affections du foie, il existe un point douloureux au niveau de l'apophyse épineuse de la quatrième vertèbre dorsale; dans la pérityphlite, à la jonction de la seconde et de la troisième, du côté gauche; dans l'ulcère de l'estomac, au niveau de la sixième. Je n'ai pas encore pu contrôler ce qu'il y avait d'exact dans cette assertion.

Névralgie hépatique. — On trouve quelquefois, dans certains auteurs, des affections du foie décrites sous le nom de « névralgie hépatique. » Pour moi, cette névralgie n'existe pas. Il ne s'agit évidemment que d'une douleur ordinaire, qui peut être le résultat d'une hépatite, d'un cancer, de la lithiase biliaire, etc., ou de tout autre état morbide du foie et de ses annexes.

Aménorrhée hépatique. — Cette aménorrhée que, dans certains traités de maladies des femmes, on qualifie d'hépatique, me semble encore moins logique que la névralgie hépatique. Après avoir étudié cette question, j'en suis arrivé à conclure que le rôle du foie, par rapport à la menstruation, était des plus douteux. On entend quelquefois parler d'aménorrhée comme étant la conséquence d'un foie gras, mais, comme l'aménorrhée s'observe dans beaucoup d'autres états pathologiques, je ne vois aucune raison d'attribuer un rôle causal à la dégénérescence graisseuse du foie.

---

(1) *Progrès médical*, 1879.

Est-ce que l'aménorrhée n'est pas une manifestation ordinaire de la phthisie? et la phthisie, quand on la traite par l'huile de foie de morue, n'est-elle pas souvent associée à un état graisseux du foie ?

N'est-il donc pas plus logique alors d'attribuer l'aménorrhée à l'existence de la phthisie. Il n'est pas rare non plus d'entendre des accoucheurs parler de la congestion du foie comme étant le *résultat direct de l'aménorrhée.* Cette opinion est une pure hypothèse. Si ses partisans réfléchissaient un seul moment aux conditions anatomiques qui sont essentielles pour produire l'hypérémie, ils n'énonceraient pas de pareilles théories. Car, bien qu'il soit évident qu'on constate de l'aménorrhée dans l'état graisseux du foie comme dans l'hypérémie de cet organe, cela ne veut pas dire qu'il y ait une relation de cause à effet. En réalité, il y a des cas qui sembleraient indiquer le contraire, car on voit souvent survenir des ménorrhagies profuses chez les malades atteints de congestion chronique du foie. Matthews Duncan (1) a publié l'observation d'une femme de 31 ans qui était atteinte d'une ménorrhagie causée par une congestion du foie qu'il appelle hépatite chronique.

PEAU. — De même que pour les reins, les fonctions de la peau ont des relations avec celles du foie et, dans les maladies de cet organe, elles subissent des perturbations dont la plus apparente est l'ictère. Cependant, on ne l'observe pas dans toutes les affections du foie; mais, comme il est très fréquent et qu'on ne le rencontre que dans les affections hépatiques, je vais insister un peu sur ce signe.

De certains signes ou symptômes qui accompagnent l'ictère.

A. Dans toutes les variétés d'ictère, on trouve invariablement de l'urine safran, verdâtre ou noirâtre, qui tache le linge depuis le jaune pâle jusqu'à l'orange foncé.

B. Il existe de la constipation et les garde-robes ont habituellement une couleur argileuse et sont très fétides. Lorsque, dans un cas d'ictère, on voit des selles noires, cette couleur est due au sang qui s'est épanché dans le canal intestinal.

C. La sueur a également la couleur safran et tache le linge en une belle couleur jaune d'or.

D. La langue est sale et l'appétit défectueux.

---

(1) *Medical Times and Gazette,* 18 janvier 1879.

E. Il n'y a jamais élévation de température, excepté quand il y a une complication fébrile. En général, la température est plutôt diminuée, surtout dans les formes chroniques où il y a une occlusion du cholédoque.

F. Le pouls suit la température : il est accéléré quand elle est élevée, ralenti quand elle est abaissée.

G. Il existe parfois un trouble de la vision, qui consiste à faire voir tous les objets colorés en jaune : c'est ce qu'on appelle la xanthopsie. Ce symptôme est bien plus commun dans l'empoisonnement par la santonine que dans l'ictère, et, comme cette substance colore également l'urine en jaune, on devra se tenir en garde contre une erreur de diagnostic qu'on évitera du reste facilement en s'entourant de tous les renseignements nécessaires.

H. Dans les formes graves de l'ictère, on constate des troubles cérébraux, tels que délire, convulsions, coma; mais c'est surtout dans les cas de fièvre jaune et d'atrophie jaune aiguë du foie, ainsi que dans ceux d'arrêt brusque de la fonction biliaire d'ordre nerveux, causé par une émotion, par exemple, ou par un agent toxique.

I. Toutes les fois que l'écoulement de la bile dans l'intestin est arrêté, il existe des troubles de la digestion et de l'assimilation. Non seulement une certaine partie des corps gras cesse d'être émulsionnée et absorbée, mais il se développe une fermentation putride accompagnée du dégagement de gaz fétides très gênants, dont la fétidité reconnaît une double cause : ils sont d'abord par eux-mêmes d'une odeur infecte, et de plus les matières fécales ont une odeur des plus nauséabondes.

K. La peau ne prend pas sa couleur jaune immédiatement après que la bile a cessé de couler dans l'intestin; quelquefois même il se passe trois, quatre et six jours avant que cela n'arrive. Habituellement, dans l'espace de soixante-quatorze heures, on commence à apercevoir une teinte citron très distincte.

L. Les conjonctives et la peau deviennent jaunes presque simultanément, mais généralement les premières d'abord.

M. L'urine devient safran avant que la peau ne soit jaune; c'est ordinairement trente-six heures après que la bile a cessé d'arriver dans l'intestin.

N. Dans des cas très rares, comme celui de Bleicher (1), la muqueuse buccale est colorée en bleu au lieu de l'être en jaune. On a de même noté cette coloration de l'urine dans des cas d'ictère, comme dans d'autres maladies. Cela provient d'une simple modification dans le degré d'oxydation du pigment biliaire. Selon

(1) Schmidt Jahrbücher, 1839, p. 48.

que ce degré est plus ou moins marqué, le pigment peut être jaune, vert, bleu, pourpre ou rouge.

Nota. Quand on fait la ligature du cholédoque chez les animaux, on voit toujours apparaître une coloration jaune de la muqueuse buccale dans les 74 heures qui suivent l'opération, mais on n'observe pas une teinte ictérique distincte avant le huitième jour. L'urine et les garde-robes traduisent les effets de la ligature beaucoup plus tôt que la muqueuse buccale.

O. Dans tous les cas d'ictère, le pigment biliaire se répartit inégalement sur le corps. La peau de l'abdomen est généralement la partie la plus foncée, puis la face. Parmi les viscères, le foie, dans les cas d'ictère par obstruction, est l'organe qui présente la teinte de beaucoup la plus foncée, quelquefois même il est d'un vert noirâtre. Toutes les parties en contact avec la vésicule et les gros canaux biliaires participent à la coloration générale. Le tissu adipeux présente également une coloration marquée.

P. Quelquefois l'ictère (de même que la sueur) se limite à une moitié du corps. Le Dr Frank a relaté un cas de ce genre sous le nom d' « *icterus dimidiatus.* » Pour moi, il est facile d'expliquer ce phénomène, car l'excrétion cutanée du pigment biliaire est sous l'influence du système nerveux, de même que la sécrétion de la sueur. C'est pourquoi l'ictère unilatéral est sous la dépendance des nerfs excréteurs d'un côté du corps qui se trouvent en état d'hémiplégie. En 1853, j'ai observé un cas étrange d'hémi-transpiration chez un malade de l'hôpital de Würtzbourg, qui fit naître de suite dans mon esprit la théorie de la « paralysie hémiplégique des nerfs excréteurs », et si cette théorie était vraie pour la sueur, elle pourrait l'être pour l'hémi-ictère.

Q. Outre l'urine et la sueur, il existe d'autres sécrétions normales, telles que la salive, le lait et même les larmes, qui peuvent être colorées en jaune dans les cas d'ictère intense.

Legg a constaté sur le cadavre que la sérosité, aussi bien du thorax que du reste du corps, donnait les réactions de la bile par l'acide nitrique, même dans les cas d'ictère léger, alors que l'urine la décelait à peine. Non seulement j'ai vu la sérosité, dans les cas d'ictère avec ascite, assez colorée pour tacher le linge en jaune, mais même le sérum sanguin produire le même effet.

Ce que je viens de dire du sérum sanguin, à propos des cas d'ictère par obstruction, s'applique également à ceux par suppression, ainsi que je l'ai noté plus loin. Cela provient de ce que le pigment biliaire n'est pas fabriqué par le foie, mais seulement excrété par lui du sang où il est formé. Le pigment biliaire n'est, en effet, comme je l'ai déjà dit, qu'un état d'oxydation de l'hématine.

R. Un autre phénomène qui accompagne l'ictère, est le xanthelasma, que certains auteurs appellent vitiligo, et qui consiste dans une tuméfaction et une coloration de la peau dans certaines parties du corps, surtout les paupières, le scrotum et les mains, phénomène dont je me suis occupé plus loin.

S. Le prurit, le zona, l'urticaire accompagnent assez souvent les troubles des fonctions biliaires. Mais, parmi tous ces symptômes, ce qu'il y a de plus pénible, ce sont des démangeaisons très intenses, sans aucune éruption, qui surviennent dans les cas d'ictère. Elles sont plus fortes pendant la nuit, peu de temps après que le malade vient de se coucher ; elles peuvent atteindre un degré tel, qu'elles font endurer au patient « des tourments de damné » ; ceux-ci se déchirent la peau avec leurs ongles jusqu'à faire couler le sang abondamment. Bien souvent les calmants les plus énergiques, administrés soit par la bouche, soit en injections sous-cutanées, sont impuissants à apporter du soulagement.

Nota. Les bains alcalins peuvent faire diminuer un peu le prurit. Mais le meilleur traitement consiste dans l'administration d'une demi-cuillerée à café de bicarbonate de soude et de 5 à 10 centigrammes d'iodure de potassium dans 180 grammes d'eau, pris juste avant de se mettre au lit. Comme le prurit cutané est dû à l'irritation des extrémités nerveuses de la peau, causée par la présence des acides biliaires dans le sang, le bicarbonate de soude se combine avec ces acides pour former des sels non irritants, les glycocholate et taurocholate de soude.

Ce qui me confirme dans cette opinion, relativement à la cause du prurit, c'est qu'il est toujours plus marqué dans les cas d'obstruction du cholédoque où l'ictère est amené par la résorption biliaire, et, en second lieu, que, parmi les matières biliaires que j'ai injectées sous la peau des chiens, les acides biliaires ont toujours produit l'irritation nerveuse la plus marquée.

T. Dans le cours de l'ictère, les règles sont quelquefois supprimées; on a même rapporté des cas où l'ictère apparaissait au lieu de la menstruation, pendant trois ou quatre jours, à chaque période cataméniale. Ces faits ont conduit le Dr Hirschberg (1) à émettre l'hypothèse que l'ictère pouvait, dans quelques cas, être une simple forme de menstruation supplémentaire. Tout ce que j'ai pu observer c'est que la fonction menstruelle est souvent

(1) Société médicale de Berlin, 1872.

supprimée dans beaucoup d'autres maladies, de même qu'elle l'est dans le cas d'ictère, et qu'à ce propos tout le monde a remarqué qu'elle s'accompagnait souvent d'une teinte jaunâtre qui arrive presque à celle de l'ictère.

U. De plus, on a bien souvent rapporté des observations d'ictère survenant à la suite d'une hémorrhagie.

W. Smith a publié le cas d'un mineur robuste et bien portant, âgé de 24 ans, qui, en tuant un canard, s'enfonça le couteau dans le poignet et se blessa l'artère radiale. L'hémorrhagie fut très abondante, la plaie se cicatrisa parfaitement, puis, huit jours après l'accident, le pouls s'accéléra, la peau devint chaude, il eut des frissons alternant avec des nausées et de l'anorexie. Il se développa de l'ictère qui dura ainsi pendant trois semaines. La peau et les conjonctives étaient d'une teinte jaune foncé, les selles décolorées et l'urine teinte en jaune par le pigment biliaire. Il existait de la constipation; mais, après la disparition de l'état fébrile, tout revint dans l'ordre. Le traitement consista simplement en effervescents, en acides minéraux et en huile de ricin.

Le même auteur a rapporté un cas très semblable au précédent, si ce n'est que l'hémorrhagie était veineuse au lieu d'être artérielle. Un fermier, âgé de 56 ans, souffrait beaucoup de varices; l'une d'elles s'ulcéra, ce qui donna lieu à une abondante perte de sang. Les choses se passèrent à peu près de la même façon que dans le cas précédent. Il se développa une réaction fébrile avec ictère, vers le cinquième jour, et la guérison se fit de la même manière.

Outre ces observations, il cite des cas d'ictère survenus chez une dame après une épistaxis grave et chez une autre après une métrorrhagie. Mais ce dernier cas est quelque peu douteux, car la malade ne fut prise d'ictère qu'un mois après l'accouchement, ayant eu, les premiers jours, des frissons, de la céphalalgie et des symptômes se rapprochant beaucoup de l'état fébrile. La teinte jaune de la peau, les selles décolorées et l'urine bilieuse durèrent une semaine environ. Le traitement consista en 10 centigrammes de calomel et une dose d'huile de ricin chaque matin, et trois fois par jour une tasse de tisane de pissenlit avec de l'acide nitrique.

Moi aussi j'ai bien souvent observé la teinte jaune de la peau après des hémorrhagies; mais cela n'a rien de commun avec l'ictère.

États de la peau qu'on pourrait confondre avec l'Ictère.

1° Le teint jaune des chlorotiques et des anémiques. Nous venons de voir en effet que l'ictère peut survenir après une hémorrhagie profuse; mais il faut bien savoir aussi que les pertes de sang s'accompagnent d'une teinte jaune de la peau, même sans qu'il y ait ictère.

2° La teinte bronzée de la peau chez les individus qui ont habité longtemps les pays chauds.

3° La teinte jaune terreuse des cancéreux.

4° Celle de la syphilis aiguë.

5° Celle du mercurialisme.

6° Beaucoup de nouveau-nés ont la peau jaune, sans autre symptôme d'ictère; ce pseudo-ictère infantile a reçu le nom d'ictère des nouveau-nés, que nous étudierons à l'article « Ictère intra-utérin. »

7° L'application sur la peau de diverses matières colorantes peut lui donner une coloration jaune qui ressemble tout à fait à de l'ictère. Mais avec de l'eau et du savon on a vite élucidé le diagnostic.

8° Certaines substances telles que le picrate de potasse et la santonine peuvent colorer en jaune, non seulement la peau, mais l'urine. La santonine peut même être une cause de confusion réelle, car j'ai vu un médecin intelligent et instruit qui, dernièrement, m'a amené un malade dans ces conditions comme atteint d'ictère; du reste, je ne pus en faire le diagnostic qu'après avoir fait la recherche du pigment biliaire dans l'urine, et le résultat négatif m'amena alors à déclarer que ce n'était pas un cas d'ictère réel.

Quand on ajoute de la potasse caustique à de l'urine contenant des matières colorantes végétales, telles que rhubarbe, santonine, etc., et qu'on soumet le liquide à l'ébullition, il devient rouge, tandis qu'avec le pigment biliaire il devient brun. En outre, l'addition d'acide nitrique fait donner à l'urine une coloration verte lorsqu'elle contient de la bile, tandis qu'on n'obtient aucune réaction avec les pigments végétaux.

Nota. Mais le meilleur réactif pour toutes les formes d'ictère faux, c'est l'inspection des matières fécales. Si elles sont couleur d'argile, on peut affirmer l'ictère. Si elles sont noires, cela ne prouve pas qu'il ne s'agit pas d'ictère, car la couleur noire peut être due à du sang ou à des médicaments. Tous les métaux dont les sulfures sont de couleur foncée, tels que le mercure, le fer, le bismuth, deviennent noirs dans les cas d'ictère, par suite du dégagement de l'hydrogène sulfuré que produit la fermentation putride qui s'accomplit dans l'intestin pendant la digestion des aliments non imprégnés de bile. Ces sulfures, devenus noirs, peuvent donner cette coloration à des excréments de couleur argileuse et conduire ainsi à une erreur de diagnostic.

Il faut donc toujours s'assurer que la coloration noire des selles n'est due ni au sang ni à des sulfures, avant de conclure que la teinte jaune de la peau n'est pas de l'ictère parce que les garde-robes sont noires.

CHAPITRE III

TRAITEMENT GÉNÉRAL DES MALADIES DU FOIE.

Afin d'éviter des répétitions qui seraient inévitables à propos de chaque affection en particulier, je vais passer en revue les différents médicaments dits hépatiques.

Lorsque je parlerai de leur mode d'administration, mes remarques s'appliqueront à tous les états morbides du foie.

Pour moi, la thérapeutique d'expectation est tout à fait inadmissible, et je la condamne tout autant que la thérapeutique de routine. Dans bien des cas, elles sont toutes deux aussi dangereuses et ne peuvent s'expliquer que par une fausse appréciation des circonstances suivantes.

1° Il n'y a pas deux cas d'affections du foie qui suivent la même marche.

2° Il n'existe pas une seule forme de maladie du foie, excepté l'hépatite, qui, de même que la variole ou une fièvre quelconque, guérisse d'elle-même.

3° Des maladies du foie qui, de prime abord, paraissent identiques par leur anatomie pathologique et leurs symptômes, et, par conséquent, semblent réclamer les mêmes traitements, ont une marche tout à fait différente lorsqu'on les observe avec plus d'attention, et sont justiciables de traitements différents. Il n'y a là rien d'étonnant, quand on songe combien le foie est un organe complexe aux points de vue anatomique et physiologique.

Aussi, je ne veux pas ici donner des règles spéciales pour le traitement de chaque affection, je vais simplement présenter une revue d'ensemble des médicaments dits hépatiques, en y ajoutant quelques observations personnelles qui pourront trouver leur utilité au lit du malade; mais, auparavant, je veux prémunir les jeunes médecins contre certaines erreurs.

1° L'erreur si commune qui consiste à croire que les malades atteints d'une affection du foie ont une tolérance plus grande pour les médicaments que ceux qui sont atteints d'une autre maladie.

2° J'appellerai, en outre, leur attention sur ce fait que certains médicaments, exerçant une action spéciale sur plusieurs organes ou tissus en même temps, peuvent avoir un effet utile sur l'un et nuisible sur l'autre. Par exemple, la belladone, qui agit sur la pupille et sur le larynx; l'iodure de potassium sur les glandes salivaires et sur les reins; le mercure sur le foie, l'intestin et les glandes salivaires.

3° Le traitement des maladies du foie doit être à la fois général et spécial, et, pour le premier, on doit plutôt s'occuper des symptômes généraux, tandis que, pour le second, on portera surtout son attention sur le siège et les localisations de la maladie.

Des mercuriaux.

Ces médicaments si anciens sont encore cependant ceux auxquels le médecin a le plus souvent recours dans les maladies du foie. Autrefois, on les donnait indistinctement dans toutes les affections de cet organe, mais, aujourd'hui, on est devenu un peu plus réservé à leur égard. On croyait qu'ils provoquaient la sécrétion de la bile, mais, depuis que l'expérimentation est venue prouver le contraire, on est arrivé à les regarder comme sans utilité, et certains auteurs prétendent que les selles noires qui suivent leur emploi sont simplement le résultat de la formation d'un sulfure de mercure dans l'intestin.

Il existe deux camps très opposés. Les cliniciens affirment que le mercure est un cholagogue puissant, tandis que les physiologistes déclarent le contraire. On ne peut concilier ces deux opinions sur une base scientifique, qu'en admettant que le mercure exerce sur le foie des chiens une action différente de celle qu'il produit sur celui de l'homme. On sait, en effet, que certaines substances toxiques ont une intensité différente et une action complètement opposée lorsqu'on les administre sous la même forme et de la même façon aux diverses espèces animales. Ainsi, les chèvres broutent la ciguë impunément, tandis que les moutons sont empoisonnés par cette plante. De plus, le lait des chèvres nourries de ciguë est doué de propriétés toxiques pour l'homme, tandis qu'il est inoffensif pour le chevreau.

Cette explication par analogie ne me satisfait pas complètement, car je ne suis pas encore convaincu que le mercure agisse différemment chez l'homme et chez le chien. Mes expériences sur les effets toxiques du mercure, donné à doses élevées d'une seule fois, et à faible dose tous les jours, pendant une durée variant de 14 à 120 jours, m'ont au contraire conduit à admettre une action identique sur le foie du chien et sur celui de l'homme. Car, quelle que soit la façon dont le mercure agisse sur le foie, je maintiens que si l'on administre une dose élevée de mercure à un chien aussi bien qu'à un homme en bonne santé tous deux, on détermine une augmentation considérable de la sécrétion biliaire appréciable dans les garde-robes par les réactifs qui décèlent le pigment et les acides biliaires.

Je suis convaincu que presque toute la discussion repose sur une confusion entre les mots sécrétion et excrétion. Je ne suppose pas qu'aucun de ceux qui y ont pris part puisse nier qu'après l'administration du mercure les garde-robes paraissent surchargées de bile, ce qui cause parfois à l'orifice anal une sensation de cuisson due simplement à la présence d'un excès des acides biliaires. De plus, on sait très bien qu'on a pu observer une augmentation dans l'écoulement de la bile par une fistule biliaire accidentelle, après l'administration d'un purgatif mercuriel. Personne n'admettra, je pense, qu'une augmentation dans l'élimination de la bile par les garde-robes ou par une fistule prouve qu'il y a eu une augmentation de la *sécrétion* biliaire de la part du foie, mais bien qu'il y a eu simplement dans l'*excrétion* de ce liquide une augmentation provenant, non du foie, mais bien de la vésicule biliaire où il était en réserve.

La bile peut être secrétée en grande quantité et cependant ne pas être excrétée, parce que la vésicule aura une capacité suffisante pour l'emmagasiner entièrement; mais il peut arriver qu'une grande quantité de bile soit excrétée, alors même qu'il y en a peu ou pas de secrétée, quantité provenant tout simplement de la vésicule biliaire qui la gardait jusqu'à ce que le moment favorable à son excrétion se soit présenté. D'après moi, l'excrétion de la bile ainsi emmagasinée dans la vésicule peut se faire sous l'influence du mercure de la façon suivante.

L'expulsion de la bile hors de la vésicule s'opère par le simple effet mécanique de sa contraction, qui n'est elle-même mise en jeu que par un phénomène réflexe. A l'état normal, celui-ci est provoqué par le stimulus périodique développé sous l'influence des contractions péristaltiques du duodénum au moment où le chyme traverse cette portion de l'intestin. L'effet stimulant du chyme acide sur la paroi musculaire de l'intestin est transmis par action réflexe le long du cholédoque, en partant de son orifice duodénal, jusqu'à la paroi musculaire de la vésicule biliaire, qui alors se contracte et chasse dans l'intestin la quantité de bile nécessaire à la digestion. Mais cette contraction de la vésicule peut, dans des circonstances anormales, au lieu de chasser la bile dans le cholédoque, l'expulser au dehors à travers une fistule cutanée. Les expérimentations des physiologistes viennent contredire, de prime abord, cette dernière théorie à propos des mercuriaux qui, d'après eux, n'auraient aucun effet sur la quantité de bile éliminée par une fistule biliaire chez le chien. Pour moi, ce n'est simplement qu'un malentendu. Que nous disent, en effet, les physiologistes? que, lorsqu'on donne une dose de calomel à un chien porteur d'une fistule biliaire, après avoir lié le canal cholédoque pour empêcher toute issue de bile dans l'intestin, on n'observe aucune augmentation dans la quantité de bile qui s'écoule par la fistule. Cela ne veut pas dire que l'administration du calomel ne donne pas de selles bilieuses, mais simplement qu'il n'y a pas augmentation de la fonction sécrétoire du foie, ce qui est tout à fait différent. Une dose de calomel peut bien déterminer l'évacuation de la vésicule distendue, mais jamais le calomel ne pourra exercer sur le foie une action de stimulation suffisante pour lui faire *secréter* de la bile.

Comment alors concilier l'opinion négative des physiologistes avec l'opinion positive des médecins qui affirment qu'une dose de calomel augmente le flux de la bile chez les individus porteurs d'une fistule biliaire. Les fistules biliaires expérimentales sont, dans leurs rapports anatomiques, tout à fait différentes de la plupart des fistules biliaires qui sont le résultat d'un état pathologique. Les fistules qu'on pratique chez le chien s'ouvrent directement au fond de la vésicule, ce qui la transforme en un véritable tube et ne permet pas à la bile de s'accumuler dans sa cavité. Elle cesse donc de constituer un réservoir pour la bile, aussi aucune dose de calomel ne pourra jamais augmenter l'évacuation de son contenu, pour l'excellente raison qu'elle ne contient rien. Chez l'homme, au contraire, la fistule s'ouvre généralement sur la paroi latérale de l'organe, de sorte que, dans le cul de sac qui existe entre cette ouverture et le fond de la vésicule, la bile peut se collecter en quantité considérable. Dans ces conditions, si l'on administre une dose de calomel, on détermine l'expulsion de la bile à l'extérieur, exactement de la même façon que si la vésicule était dans son état normal.

La bile ainsi évacuée n'est pas *secrétée*, au moment de son expulsion, mais simplement *excrétée* de son réservoir par la stimulation communiquée du duodénum à la vésicule biliaire et provoquée par la contraction péristaltique énergique que détermine le mercure.

Il n'y a peut-être pas plus d'un malade sur dix qui possède cette forme particulière de fistule biliaire permettant l'accumulation de la bile dans la cavité vésiculaire, de sorte que chez les neuf autres on constatera les mêmes résultats négatifs que dans le cas de fistule biliaire artificielle chez le chien. Telle est la seule manière de concilier les deux opinions opposées.

Après avoir ainsi tranché le différend, je vais maintenant donner mon opinion relativement à l'action du mercure administré à dose purgative chez un bilieux.

Tout médecin a observé dans ce cas qu'il se produit des garde-robes abondantes, noires comme du goudron. Voyons maintenant l'effet du calomel sur les selles d'un enfant, encore au sein. Normalement elles sont d'une couleur jaune paille claire : si l'on donne du mercure, elles prennent de suite une teinte verte distinctement bilieuse. Dans bien des cas, la bile est en quantité suffisante et assez concentrée pour causer une sensation de cuisson à l'anus pendant la défécation. Cependant la bile ainsi évacuée n'est pas de la bile qui vient d'être sécrétée, mais une accumulation de bile épaissie, qui se trouve dans la vésicule depuis plusieurs jours et même plusieurs semaines. L'expulsion brusque est causée par les contractions péristaltiques du duodénum provoquées par l'effet stimulant du mercure sur cette portion de l'intestin. Cette stimulation est transmise de là à la vésicule par l'intermédiaire du cholédoque et amène ainsi l'expulsion de la bile dans l'intestin, ce qui donne lieu aux garde-robes de couleur goudron.

Telle est mon opinion sur l'action immédiate du mercure. Mais là ne se borne pas son mode d'action dans le traitement des affections hépatiques, car il possède des effets thérapeutiques au moins aussi importants et bien plus difficiles à expliquer dans les différentes formes de congestions du foie et par conséquent dans tous les cas d'ictère de nature congestive.

J'admets que l'expérimentation fournit des preuves suffisantes permettant de refuser au mercure tout pouvoir de stimuler le foie à l'état normal au point de lui faire sécréter de la bile. Je vais maintenant essayer de prouver que, dans certains cas de maladies du foie où la sécrétion biliaire est diminuée ou même suspendue, par suite d'un état congestif du parenchyme hépatique, le mercure possède une action très énergique, quoique indirecte, pour rétablir la sécrétion de la bile, et cela non seulement chez l'homme, mais aussi chez le chien, le bœuf et le cheval. Selon moi, il doit cette propriété à son action antiphlogistique sur les capillaires hépatiques ; en modérant, sinon en dissipant la congestion vasculaire, il soulage les tissus secrétants de la pression mécanique provenant de la congestion des vaisseaux qui empêche les cellules hépatiques de secréter la bile.

Si cette hypothèse de l'action des mercuriaux dans la congestion hépatique est conciliable avec l'explication que nous avons donnée de leur action dans l'évacuation de la vésicule, nous aurons élucidé deux points importants qui nous permettront d'essayer maintenant de saisir leur mode d'action dans les diverses autres formes d'affections hépatiques.

Les principaux effets des mercuriaux, dans un grand nombre d'autres formes de maladies du foie, me semblent présenter toute leur énergie lorsqu'on les administre à doses répétées, même faibles. Leur action porte sur les globules rouges. Une dose élevée de mercure, en donnant des selles liquides, non seulement diminue le volume du sang, mais agit comme altérant sur les parois des hématies. Les doses faibles, non assez élevées pour purger, bien qu'elles ne puissent réduire le volume du sang, agissent cependant sur lui en l'appauvrissant. C'est du moins l'opinion que je me suis faite, d'après les résultats de mes expériences sur les mercuriaux. Sir Thomas Watson a dit, d'une façon très poétique, que le mercure transformait le « rose des pommettes en la blancheur du lys », et rien n'est plus exact. Là, j'ai constaté bien souvent, dans mes expériences, que l'usage prolongé du mercure diminuait le nombre des globules d'une façon très sensible, au moins d'un quart. Cela explique comment il agit dans les affections inflammatoires, et, comme dans la majorité des cas d'ictère par suppression, l'arrêt de la sécrétion biliaire est dû à la congestion active du foie, le mercure se montre très efficace dans ce cas, non pas en stimulant directement la sécrétion biliaire arrêtée, mais simplement en faisant disparaître la cause qui mettait obstacle à cette sécrétion, c'est-à-dire la congestion hépatique.

A l'appui de cette théorie, concernant l'action des mercuriaux dans l'ictère de nature congestive, je vais rapporter l'observation suivante (1).

Observation. — Alex. E...., âgé de 48 ans, entra à St-Bartholomew's Hospital, dans le service du Dr Farre, le 17 octobre 1861. Il avait eu de l'ictère pendant six semaines, et il racontait qu'il était survenu une tumeur à l'épigastre en même temps que de l'ictère. En l'examinant, on constate une saillie à la région épigastrique, se continuant avec le foie, donnant une sensation de fluctuation peu nette. Les gardes-robes étaient décolorées et l'urine semblait être de la bile pure. On prescrivit une pilule mercurielle de

(1) *Intense congestion of the Liver simulating an abdominal tumour* (Lancet, 7 déc. 1861).

15 centigrammes, chaque soir, et deux pilules d'aloës. Le 25, la tumeur hépatique avait diminué et l'ictère avait disparu.

Le 4 novembre, l'urine était plus claire et renfermait des urates en grande quantité. Les conjonctives avaient seules gardé la teinte jaune.

Le 11 novembre, bien qu'on ait continué de donner les pilules mercurielles jusqu'à ce moment, il n'y avait plus de salivation. L'urine et les garde-robes étaient normales, et le malade était convalescent. Quelques jours après, il quittait l'hôpital. La marche et la terminaison de l'affection prouvèrent clairement que la tuméfaction était le résultat d'une congestion du foie très prononcée et que l'ictère en était également la conséquence.

Dans ce cas, il est évident que le mercure a porté son action tout d'abord sur la congestion hépatique, en la diminuant, et personne n'oserait jamais prétendre que ce résultat soit dû à la propriété spéciale que le mercure posséderait de stimuler le foie à sécréter de la bile. Alors, si les idées thérapeutiques exprimées ci-dessus, relativement à l'action des mercuriaux, sont justes, on comprendra facilement comment ces agents seront efficaces dans les cas d'ictère par congestion hépatique et comment, au contraire, ils seront préjudiciables dans ceux d'obstruction permanente du canal cholédoque.

Comme beaucoup d'autres praticiens, j'ai une prédilection marquée pour trois agents mercuriaux, dont l'énergie va en décroissant, et qui ont des indications différentes selon les âges, les sexes, les constitutions.

En tête vient le Calomel, à la dose de 15 à 30 centigrammes, puis les Pilules bleues et enfin la Poudre grise (1). Tous trois doivent être administrés au moment de se mettre au lit, *mais ne doivent jamais être suivis d'un purgatif le matin*, comme c'était encore la pratique, il y a quelques années, à moins qu'il n'y ait pas d'évacuation intestinale dans les douze heures qui suivent. J'ai bien souvent constaté que les purgations énergiques, non seulement n'étaient pas indiquées, mais même étaient nuisibles, excepté chez les individus gras, pléthoriques. Le seul effet que l'on doive demander au mercure, à moins qu'on ne veuille obtenir la salivation, c'est d'amener une évacuation intestinale abondante, et non pas cinq ou six garde-robes, chiffre que l'on regardait autrefois comme indispensable pour que l'effet utile fût produit. Aussi, avant de prescrire un laxatif le matin à la suite d'une dose de mercure prise la veille, je m'informe toujours si les intestins fonctionnent facilement et, dans le cas contraire, je m'abstiens de toute prescription de cette nature, à moins qu'il ne s'agisse d'une personne

(1) La Poudre grise est une préparation de la pharmacopée anglaise qui renferme une partie de mercure pour deux parties de craie.

dont la constitution rentre dans la catégorie ci-dessus décrite. Lorsque je considère que l'administration d'un purgatif est indiquée, le lendemain matin je donne ordinairement la préférence à celui que le malade prend le plus habituellement, en en modifiant la dose selon les circonstances, mais en recommandant toujours de ne pas prendre ce purgatif en même temps que le mercure. Quant à moi, je crois que, quelle que soit la forme sous laquelle on donne cet agent, c'est toujours lui qui produit l'effet le plus favorable sur la fonction biliaire du foie, grâce à son action directe sur le sang, lorsqu'on l'administre seul. Cependant, lorsqu'il s'agit d'un accès bilieux léger, je néglige cette règle et je prescris une pilule de 25 centigrammes contenant parties égales de coloquinte et de mercure à prendre en se couchant. Mais toutes les fois que je veux agir sur la fonction biliaire du foie d'une façon complète, je donne le mercure seul, en administrant ensuite un purgatif quand cela est nécessaire, huit ou dix heures après, simplement dans le but d'augmenter les contractions péristaltiques du duodénum et, par acte réflexe, d'exciter la vésicule biliaire à se contracter d'une façon plus énergique, ce qui lui permet de mieux expulser la bile qu'elle renferme. En outre, précisément pour la même raison, c'est-à-dire parce que cela n'apporte pas d'obstacle à l'action cholagogue du mercure, je préfère le donner lorsque l'estomac est vide. Car, lorsque celui-ci est à l'état de plénitude au moment où on prend le médicament, ou si l'on ingère des aliments après avoir pris du mercure et avant qu'il n'ait eu le temps de produire son action thérapeutique sur le foie, par l'intermédiaire du sang, l'effet obtenu est moitié moindre que dans le cas contraire.

Des alcalins dans les maladies du foie.

Bien que le mercure n'ait pas la faculté d'exciter directement le flux biliaire, il existe cependant des substances qui ont ce pouvoir. Parmi celles-ci, les acides minéraux et les alcalins solubles tiennent le premier rang. Il peut sembler étrange de voir des acides et des bases agir dans le même sens, mais nous allons de suite en donner la raison.

D'après une loi physiologique, les substances acides ont le pouvoir d'exciter des sécrétions alcalines, et réciproquement.

La bile étant une sécrétion alcaline, nous n'aurons donc pas de peine à comprendre comment les acides minéraux agissent, dans les cas d'ictère par suppression d'origine nerveuse. Ils ne font que stimuler tout simplement la sécrétion de la bile. Claude Bernard l'a démontré par l'expérimentation, car il a constaté que l'acide acétique, appliqué sur l'orifice duodénal du canal cholédoque, détermine immédiatement l'évacuation de la bile contenue dans la vésicule.

Toutefois, il n'est pas aussi facile de saisir l'action des alcalins dans des cas semblables. Pour moi, voici comment ils agissent. Leurs effets sont tout différents, selon qu'on les prend lorsque l'estomac est à l'état de vacuité ou lorsqu'il est à l'état de plénitude. Dans ce dernier cas, et pendant la digestion, l'estomac contient une grande quantité de suc gastrique; et, si l'on ingère des alcalins à ce moment, ils neutralisent cet acide. Dans l'état de vacuité, au contraire, ils se conforment à la loi générale, c'est-à-dire qu'ils excitent la sécrétion acide et déterminent immédiatement le flux du suc gastrique. Aussi, je crois que c'est l'excès du suc gastrique qui, en arrivant dans le duodénum, non seulement stimule la sécrétion de la bile par action sur les cellules hépatiques, mais qui excite aussi son excrétion hors de la vésicule. C'est exactement ce que font les acides minéraux dans des circonstances semblables. Cependant, nous devons ajouter une remarque. Il faut que la dose des alcalins employée soit faible, car si elle était élevée, la sécrétion du suc gastrique se trouverait augmentée, et l'acide de ce suc, à mesure qu'il serait secrété, viendrait neutraliser la plus grande partie des alcalins ingérés. En outre, nous poserons comme règle générale que, lorsqu'on veut augmenter le flux de la bile au moyen d'un acide minéral, il faut l'administrer après le repas. Lorsque, d'autre part, on donne la préférence aux alcalins, il faut les administrer avant le repas.

Pour les raisons que nous venons d'énumérer, les alcalins et les acides sont contre-indiqués dans les cas d'ictère résultant d'une congestion active du foie. Il est clair également qu'ils sont inutiles dans le cas d'ictère par occlusion du canal cholédoque où l'on doit plutôt chercher à diminuer qu'à augmenter la sécrétion de la bile.

Je crois que les effets contradictoires relatés par les expérimentateurs au sujet des effets du carbonate de soude sur l'excrétion de la bile chez le chien, sont dus à ce qu'ils n'ont pas apporté une attention suffisante à ces données physiologiques. Ainsi, le Dr Fraser (1) dit que les doses élevées de carbonate de soude font diminuer à la fois les éléments solides et *liquides* de la bile, lorsqu'on les administre à un chien porteur d'une fistule biliaire. Il n'y a là rien d'étonnant, car, s'il avait donné une haute dose de

(1) *Edinburgh medical journal,* avril 1871.

sel marin, il serait arrivé au même résultat, précisément pour la même raison que le sel diminue la quantité de liquide contenue dans le sang — ce qu'il est facile de constater par l'augmentation de la soif qu'on éprouve dans ce cas — et, par conséquent, enlève aux cellules secrétoires du foie l'élément qui leur est nécessaire; de là une diminution dans la quantité de liquide qui sort par la fistule biliaire.

Ce que je critique, ce ne sont pas les faits avancés par Fraser, Nassi ou Rohrig « sur la prétendue action du carbonate de soude sur la sécrétion biliaire chez le chien, » mais les théories qu'ils en déduisent. Les résultats obtenus par Rutherford (1) sont même opposés aux leurs, car il a constaté, dans des cas semblables, une légère augmentation de la sécrétion biliaire.

Les alcalins, ou tout au moins quelques-uns, possèdent d'autres propriétés, en dehors de celles dont nous venons de parler, qui peuvent être mises à profit dans le traitement de l'ictère par obstruction calculeuse. Nous en reparlerons à ce sujet.

Chlorure d'ammonium.

J'appellerai l'attention sur l'action spéciale du chlorure d'ammonium, car certains auteurs de mérite ont prétendu que, dans les affections hépatiques des pays chauds, elle était égale en efficacité à celle du mercure, sans en posséder les propriétés toxiques. Le chlorure d'ammonium est surtout indiqué dans les cas de congestion hépatique qu'il fait disparaître très-rapidement, lorsqu'on l'administre à pleine dose, c'est-à-dire de 1 gramme à 1 gr. 50, trois ou quatre fois par jour. La douleur disparaît rapidement, et le volume du foie diminue dans les quarante-huit heures qui suivent son administration. Le Dr William Stewart est le premier qui ait signalé en Angleterre les propriétés du chlorure d'ammonium dans les congestions hépatiques. J'ai souvent prescrit ce médicament selon les indications qu'il avait données et j'en ai retiré les plus heureux résultats. Il soulage rapidement la douleur, excite l'appétit et augmente la diurèse; mais j'ignore quel est son mode d'action sur le foie, dont il fait disparaître l'état congestif qui est naturellement la cause de la douleur. Il semble être un stimulant des systèmes nerveux et circulatoire; c'est pour cette raison, je pense, que le Dr Stewart le considère comme contre-indiqué lorsque la peau est sèche et chaude.

---

(1) *British medical journal*, 1879, p. 105.

Des végétaux dans les affections hépatiques.

Tous ceux qui s'occupent des maladies du foie savent que beaucoup de médicaments hépatiques ont été dernièrement importés d'Amérique, tels que le podophyllin et d'autres substances dont nous allons nous occuper. Mais, bien avant cela, nous possédions dans notre pharmacopée une grande quantité d'agents minéraux et végétaux très réputés pour les mêmes affections, tels que le taraxacum, l'aloès, la coloquinte, l'huile de croton, la rhubarbe, le colchique, la scammonée, le séné, l'ipéca, le jalap. Parmi les plus connus dans le règne minéral nous citerons le mercure, le sulfate de soude, le sulfate de magnésie, les bicarbonates de soude et de potasse. Parmi ceux de nature semi-organique, semi-inorganique, nous signalerons le chlorure d'ammonium, les benzoates de soude et de potasse et le salicylate de soude. Tous sont des stimulants plus ou moins énergiques de la sécrétion biliaire. Certains d'entre eux ont cependant une action, non seulement particulière, mais spéciale. Aussi, je vais maintenant les étudier au point de vue de leurs effets thérapeutiques.

Nous commencerons par le podophyllin ou pomme de mai *(may-apple)*, comme l'appellent les Américains. C'est lui qui partage avec le mercure les propriétés curatives si remarquables dans les cas de torpeur du foie avec ictère par suppression de la sécrétion biliaire.

Podophyllin.

Ce médicament a été introduit dans la thérapeutique, il y a à peu près vingt-cinq ans, par un médecin américain qui lui attribuait les propriétés altérantes et purgatives du mercure. Comme altérant, il recommandait la résine à la dose de 7 à 15 milligrammes trois fois par jour; comme purgatif, à la dose de 15 à 60 milligrammes en une seule fois. J'ai expérimenté ce médicament assez souvent et, bien qu'il me paraisse très utile comme purgatif dans les affections hépatiques, pour accroître la sécrétion biliaire, je l'ai trouvé passible de deux objections : d'abord, son action est incertaine, et de plus, chez les femmes délicates, il donne lieu bien souvent à des coliques. On peut cependant faire disparaître cet inconvénient en l'associant à l'hyoscyamine. En somme, je préfère le mercure à la résine de podophyllin et je n'emploie celle-ci que dans les cas d'ictère léger, lorsque les mercuriaux sont contre-indiqués.

Par exemple, lorsqu'il existe un état d'atonie du foie avec insuffisance de sécrétion biliaire par insuffisance d'influx nerveux, le podophyllin rendra de grands services, tandis que le mercure sera contre-indiqué. En outre, le podophyllin peut être associé avantageusement aux végétaux toniques, et, lorsqu'on l'administre avec la gentiane et la strychnine, il constitue un stimulant hépatique admirable dans et état qu'on désigne sous le nom de torpeur du foie *(torpid liver)*.

Le meilleur moyen d'administrer le podophyllin c'est de le dissoudre dans l'alcool, dans la proportion de 5 centigrammes pour 30 grammes, en y ajoutant 1 gr. 50 d'essence de gingembre. On en fait prendre une cuillerée à café, dans un verre de vin coupé d'eau, tous les soirs ou tous les deux ou trois jours. On évitera ainsi les inconvénients des pilules.

Je ne puis m'empêcher de présenter ici quelques remarques au sujet de l'emploi non judicieux du podophyllin, bien que j'aurai à revenir sur ce sujet à propos du traitement de la lithiase biliaire. De même que les nouveaux remèdes hépatiques que j'ai cités plus haut, le podophyllin a failli tomber en discrédit, par suite d'un excès de zèle de ses partisans qui le prescrivaient aveuglément dans toutes les maladies du foie. Il est bien certain que, dans un grand nombre de ces maladies, il est inutile, pour ne pas dire nuisible. Ainsi, dans les cas d'ictère, ces médicaments peuvent être très utiles et très nuisibles. Ils seront nuisibles dans tous les cas d'ictère par obstruction, et utiles dans ceux par suppression.

Dans tous les cas d'affections hépatiques indépendantes d'une diminution de la sécrétion de la bile, tous les stimulants hépatiques sont contre-indiqués, car ils augmentent l'état morbide causé par un excès de sécrétion biliaire. Si la bile, dont ils ont excité la sécrétion, peut être déversée dans l'intestin, quand bien même ils en provoqueraient une hypersécrétion, ils sont tout à fait inoffensifs. Dans le cas contraire, lorsqu'il y a occlusion du cholédoque, ils sont nuisibles, car la bile secrétée et non excrétée vient s'ajouter à celle déjà accumulée dans la vésicule, dont la consistance s'accroît de plus en plus par suite de la résorption de ses parties aqueuses, résorption qui s'effectue par un processus d'osmose capillaire qui ne cesse qu'avec la disparition de l'obstruction. Lorsque, dans les intervalles de la digestion, le foie secrète simplement la quantité de bile suffisante pour les besoins du repas suivant, quand le travail digestif est terminé, la vésicule s'est vidée complètement et se trouve prête à recevoir un nouvel apport. Tandis que, lorsque le foie secrète une quantité de bile plus abondante qu'il n'est nécessaire, l'excès reste dans la vésicule et les canaux biliaires, et, par sa présence, conduit tôt ou tard à la désorganisation complète du tissu du foie par un effet de compression qui s'exerçe sur les cellules hépatiques.

Taraxacum.

Le taraxacum a été très employé dans les affections hépatiques avec ictère et convient très bien, je crois, surtout dans les cas où il existe de la congestion. Comme en général je l'administre associé avec des médicaments plus énergiques, je n'ai pas une expérience suffisante de ce remède employé seul pour que mon opinion puisse avoir une valeur réelle. Mais, en revanche, je puis dire qu'il rend des services lorsqu'on l'associe avec un alcalin tel que la soude ou la potasse.

Je prescris habituellement la formule suivante :

Suc de taraxacum	65	grammes.
Bicarbonate de soude	12	—
Sulfate de soude	24	—
Infusion de colombo	180	

Prendre trois fois par jour une cuillerée à café dans 200 grammes d'eau.

Chionanthus virginica (barbe de vieillard).

Le Dr Washington attribue à ce médicament le premier rang dans toutes les formes de maladies du foie d'origine paludéenne. D'après lui, non seulement il stimule la sécrétion biliaire, mais il améliore les fonctions digestives et assimilatives, ce qui lui donne des propriétés toniques et le rend très utile dans les hydropisies qui accompagnent l'ictère paludéen dans ses formes aiguës ou chroniques. On en donne une cuillerée à café d'extrait aqueux concentré trois ou quatre fois par jour. Cet auteur prétend qu'il réussit dans les formes les plus invétérées d'intoxication paludéenne, lorsque la quinine a échoué.

Outre ces végétaux stimulants hépatiques, il en existe d'autres plus nouveaux qu'on prescrit aux doses suivantes :

Baptisin (indigo sauvage)	10 à 20	centigrammes.
Evonymin (wahoo)	5 à 10	—
Iridin (drapeau bleu)	10	—
Juglandin	10	—
Phylotaccin	1 à 6	—
Leptandrin	10	—

Tous ces médicaments se trouvent dans le commerce sous forme de capsules ou de perles.

Quelques-uns des stimulants hépatiques ci-dessus mentionnés possèdent une double action salutaire dans les cas d'état bilieux, en excitant non seulement la sécrétion de la bile, mais aussi son excrétion par l'intestin, tandis que d'autres bornent leur action à la stimulation des cellules hépatiques. Ainsi, le taraxacum, l'ipéca, le colchique, le leptandrin et le benzoate de soude agissent simplement sur le foie. L'aloès, la coloquinte, le calomel, le podophyllin, le jalap, le salicylate de soude, les sulfates de potasse et de soude excitent non seulement la sécrétion de la bile, mais, par leurs effets purgatifs, déterminent son expulsion par l'intestin et produisent ainsi un double effet sur l'état bilieux.

Germicides

Le terme de germicide peut paraître étrange, appliqué aux affections du foie. Mais il semblera tout naturel, si l'on se reporte aux découvertes qui ont été faites relativement au rôle que les germes jouent dans les maladies du foie qui revêtent un caractère paludéen et épidémique.

Le but que la thérapeutique doit poursuivre est la découverte des spécifiques. Parmi ceux que nous possédons, on ne compte guère que des parasiticides. Je ne parle, bien entendu, que des médicaments internes. Dans cet ordre d'idées, je vais donner l'énumération de ceux qui sont plus ou moins infaillibles.

Huile de fougère mâle contre le ver solitaire.
Quinine contre la malaria.
Perchlorure de fer contre l'érysipèle.
Santonine contre les ascarides.
Mercure contre la syphilis.
Huile de chaulmoogra contre la lèpre.
Salicylate de quinine contre la fièvre typhoïde.
Huile de foie de morue contre la scrofule.
Belladone contre l'asthme.
Conine contre les spasmes nerveux.
Salicylate de soude contre le rhumatisme fébrile.
Opium contre la colique de plomb.

Presque toutes ces substances sont, en effet, de véritables spécifiques lorsqu'on les emploie dans des cas appropriés.

Il est certain qu'à cette liste viendront s'ajouter bientôt un grand nombre d'autres. Car, jusqu'à présent, l'étude de l'action thérapeutique des médicaments se limitait à celle de leurs effets physiologiques sur l'organisme sain des animaux inférieurs ou sur celui de l'homme en état de maladie. Nous savons maintenant qu'un grand nombre d'affections sont dues à l'action de micro-organismes ; on les englobe sous la dénomination d'affections parasitaires. Nous devons donc chercher quels sont les agents qui peuvent détruire les germes, tout en respectant l'organisme. A ce point de vue, nous appellerons l'attention sur les points suivants.

1° Le développement des colonies de germes dans les tissus ou les vaisseaux du corps ;

2° La fermentation du sang causée par la contamination générale et le développement de germes dans tout l'organisme;

3° La fièvre qui résulte de leur développement;

4° Les symptômes cérébraux et les autres symptômes nerveux provenant de la circulation dans le sang de produits toxiques engendrés par la fermentation des éléments solides et liquides du corps ;

5° Les conséquences de l'épuisement du pouvoir vital du malade.

Il est facile de tuer les germes, mais malheureusement il n'est pas aussi facile de le faire rapidement et sans danger pour l'individu. La raison en est très simple : c'est que ces germes sont doués d'un remarquable pouvoir de réduction sur la vitalité humaine. Il leur suffit de quelques jours, de quelques heures même, pour détruire la vie. Il arrive souvent, dans le cours des affections hépatiques parasitaires, que la mort survient tout d'un coup, presque sans avertir. Le médecin doit donc apporter le plus grand soin dans le choix des médicaments, dans ces cas. Un remède qui pourrait être pris impunément, sinon avantageusement, dans certains cas d'ictère, aura des effets funestes si le malade est épuisé par le fait de germes morbides. Je ne serais même pas étonné qu'un certain nombre de cas de morts subites puissent être attribués avec quelque apparence de raison à l'administration non judicieuse de remèdes contre-indiqués. C'est ce qui arrive dans la fièvre typhoïde. Lorsque la vie ne tient plus qu'à un fil, il suffit d'une faible dose d'iodure de potassium pour déterminer un collapsus mortel.

Parmi toutes les substances médicinales, les germicides sont celles qui réclament l'emploi le plus judicieux. Pour s'en convaincre, il suffit de lire les observations où la mort est survenue à la suite de simples pansements de plaie avec une de leurs solutions.

Dans le *British medical journal* de 1881 se trouvent deux cas de ce genre relatifs à une intoxication par l'acide phénique. Comme ce sont des faits qui ne sont pas rares, il serait utile d'en rechercher la cause afin d'en prévenir le retour. C'est dans ce but que je vais exposer une théorie qui peut aider à la solution du problème concernant l'intolérance remarquable qui se manifeste, dans certains états morbides, à l'égard de certaines formes spéciales de médicaments. Je dirai d'abord que la mort subite est due à l'épuisement du système nerveux, qui existait avant l'administration du médicament, cause de la mort, épuisement provenant des effets débilitants de la dénutrition (les éléments constitutifs du sang étant altérés par la présence des germes et se trouvant ainsi mal préparés pour l'assimilation).

Ma théorie repose sur les données suivantes :

1° Magendie a démontré, il y a longtemps déjà, que si l'on tirait du sang d'un animal sain, on le rendait extraordinairement susceptible à l'égard des effets toxiques des poisons. Il a constaté, par exemple, que le quart de la dose mortelle de presque tous les poisons minéraux tuait un animal plus rapidement que lorsqu'on lui administrait la dose entière sans lui avoir extrait du sang.

2° Lorsque le sang, quand bien même il est abondant, possède des éléments mal appropriés aux processus d'assimilation et de nutrition, il ne sert absolument à rien. On démontre ce fait en liant la patte d'un moineau qu'on a privé de nourriture pendant vingt-quatre heures; on le voit alors mourir instantanément, par suite des effets déprimants qu'une douleur, même faible, détermine sur son système nerveux déjà débilité.

3° Je crois que les germes, en désorganisant le sang, comme je l'ai montré dans mes expériences relatées dans *The Lancet*, 1881, annihilent complètement ce liquide par rapport à la nutrition, et qu'un animal qui possède dans ses vaisseaux du sang vicié par les germes, se trouve dans le même état que le chien qu'on a saigné ou que le moineau qu'on a inanitié, c'est-à-dire qu'il est rendu incapable de résister aux effets toxiques de faibles doses de poison. Il faut se souvenir que presque toutes les substances sont des médicaments en même temps que des poisons. La dose à laquelle on les donne permet seule de les ranger dans une catégorie ou dans l'autre. Selon moi, c'est la seule explication logique qu'on puisse donner de l'intolérance à l'égard des remèdes actifs qui se manifeste parfois dans les affections parasitaires.

J'arrive maintenant à l'étude des germicides.

Acide salicylique. — Salicine. — Salicylate de soude.

Je dirai tout d'abord que l'acide salicylique diffère de la salicine et du salicylate de soude, de même que l'acide sulfurique diffère du soufre et du sulfate de soude, et qu'en prescrivant ces médicaments on doit tenir compte de ce fait. L'acide salicylique est un poison énergique et ne doit, par conséquent, être administré qu'à petites doses. Le salicylate de soude, au contraire, doit être prescrit à haute dose, non-seulement sans inconvénient, mais même avec avantage. Parkinson (1) dit que, dans les cas de rhumatisme articulaire aigu où il l'a administré, il a constaté que seul il faisait disparaître le délire, l'insomnie et l'élévation de la température, tandis que le chloral et les bromures se bornaient à modérer ces symptômes.

Ce que je disais plus haut, relativement à la différence d'action des médicaments salicylés, est si vrai que j'ai constaté expérimentalement leur manière d'être respective en présence des germes cultivés dans différentes solutions de matières animales et végétales. L'acide salicylique agit presque invariablement à leur égard comme un poison énergique, tandis que la salicine et le salicylate de soude ne produisent aucun effet, tant qu'ils ne subissent pas de décomposition. La chimie a montré, en outre, qu'au lieu d'être un germicide, la salicine est un aliment pour les germes; car, dans certaines circonstances, elle devient fermentescible et se comporte comme la fibrine et le sucre. Sous diverses influences, telles que l'acide sulfurique ou le courant électrique, elle se transforme en glycose. En outre, non seulement la salicine est un isomère du benjoin, mais encore on peut en retirer de l'acide benzoïque et de l'acide phénique. Les trois acides phénique, salicylique et benzoïque peuvent se transformer l'un en l'autre, et cette transmutation s'accomplit si facilement que l'acide salicylique du commerce, au lieu d'être retiré, comme cela devrait être, de l'essence de winter-greenn, est en réalité extrait artificiellement de l'acide phénique. J'ajouterai, simplement pour mention, qu'on peut aussi le retirer très facilement du benzoate de cuivre et l'obtenir en très belles aiguilles (2).

Une fois introduite dans l'estomac, la salicine est décomposée, et l'acide salicylique est un des produits de décomposition auxquels elle donne lieu. Il est facile de s'en rendre compte en traitant l'urine par le perchlorure de fer qui donne une belle coloration pourpre avec l'acide salicylique, ce qui ne se produit pas avec la salicine.

L'acide salicylique est un germicide puissant; mais son action ne s'exerce que sur les germes animaux, tels que les vibrions, les

(1) *British medical journal*, 7 mai 1881.

(2) *American chemical journal*, t. II, p. 338, 1881.

spirilles, etc..... Il est sans action sur les bactéries et les micrococcus. L'acide benzoïque, au contraire, tue les germes végétaux.

Les salicylates de quinine ou de soude ne paraissent avoir aucun effet sur les germes, de quelque nature qu'ils soient. Müller a signalé également les effets non antiseptiques du benzoate de soude.

Le sulfate de quinine tue rapidement les germes, comme l'acide phénique. Mais, comme l'acide salicylique, il porte son action principalement sur les germes animaux. Je trouve cependant que les effets de ces germicides sont, à un certain point de vue, influencés par la nature des liquides qui leur servent de culture. Le lait, le sang, l'urine modifient chacun le degré de toxicité des germes qu'on y cultive.

Le salicylate de soude s'est introduit dans la thérapeutique des affections du foie, de même que dans celle du rhumatisme, mais je crains qu'il ne jouisse que d'une vogue éphémère; non pas tant parce qu'il est dénué de propriétés thérapeutiques que par l'emploi peu judicieux qu'en font certains de ses partisans trop ardents. J'ai déjà vu de hautes doses produire dans certains cas du délire, et dans d'autres un assoupissement comateux. La dose convenable dans les maladies du foie est de 90 centigrammes à 1 gramme, trois fois par jour. On doit en cesser l'administration dès qu'apparaissent des symptômes céphaliques.

Acide benzoïque et benzoates.

J'appellerai tout particulièrement l'attention sur l'acide benzoïque et ses sels, qui sont applicables au traitement de l'état bilieux et de l'ictère lorsqu'on veut faire disparaître les taches de la peau produites par le pigment biliaire.

L'acide benzoïque a été préconisé pour la première fois par un médecin allemand, il y a vingt-cinq ans environ; depuis lors je l'ai largement employé, moins contre l'ictère que contre les macules que cet état laissait à la peau. J'ai observé qu'en associant l'acide benzoïque aux alcalins, sous forme de benzoate de soude, d'ammoniaque ou de potasse par exemple, on obtenait facilement la résorption des pigments biliaires accumulés dans le derme, à la dose de 50 centigrammes à 1 gramme. J'ai soigné une dame qui exprimait très bien ce mode d'action, en disant que ce médicament la « blanchissait » ; ce terme est tout à fait exact, car le médicament agit en faisant disparaître le pigment, et non pas seulement en le masquant à la vue.

Un de mes élèves, le Dr Green, suivant mes conseils, emploie souvent avec grand succès l'acide benzoïque à la dose de 30 centigrammes en pilules, répétée trois fois par jour, lorsque la cause de l'ictère a complètement disparu. Il m'a signalé un cas très remarquable. Un homme atteint d'ictère consécutif au delirium tremens vit la peau reprendre sa couleur normale, après avoir ingéré de l'acide benzoïque pendant huit jours.

Je pourrais rapporter un grand nombre d'observations personnelles confirmant le fait dont je viens de parler. D'après ce que j'ai pu constater, l'acide benzoïque agit surtout en faisant disparaître la pigmentation produite par l'ictère dû à une cause nerveuse ou à une congestion active, mais il est sans action tant que les symptômes aigus n'ont pas disparu. Je serais bien embarrassé d'expliquer la façon dont le médicament agit; je me borne à constater qu'il hâte la résorption du pigment biliaire et son élimination. J'ai échoué complètement dans un cas où j'ai employé l'acide benzoïque contre un ictère consécutif à un accès de fièvre intermittente; la quinine, associée aux mercuriaux, m'a paru être le seul remède. Lorsqu'on administre l'acide benzoïque à haute dose, on constate l'apparition de l'acide hippurique dans l'urine.

Au lieu de l'acide benzoïque, on peut faire usage du benzoate d'ammoniaque, soluble dans l'eau dans la proportion de 1 pour 5.

En général, je prescris le benzoate d'ammoniaque à la dose de 1 gramme à 1 gr. 50, répétée trois fois par jour, sous forme de mixture. Quelquefois, voulant combiner l'acide benzoïque à un alcali plus fort, je prescris 8 grammes d'acide benzoïque dans 30 grammes de liqueur de potasse ou de soude qu'on fait dissoudre en portant à l'ébullition, et que l'on étend ensuite avec 180 grammes d'eau. J'en fais prendre une cuillerée à potage trois fois par jour dans un quart de verre d'eau. Parfois, afin d'avoir une mixture claire, l'acide benzoïque étant très peu soluble dans l'eau (1 pour 300) et très soluble dans l'alcool (1 pour 4), j'ajoute un peu de teinture aromatique de cardamone, qui a le double avantage de rendre la potion agréable au goût et à l'œil.

Du mercure et de la quinine dans les maladies du foie.

Ces deux substances administrées séparément, ou en même temps, ont une efficacité très remarquable dans les maladies du foie. Car, tandis que la quinine porte son action sur l'élément paludéen, et, par conséquent, agit comme germicide, le mercure, d'autre part, outre ses effets cholagogues, agit comme spécifique contre le virus syphilitique. Cette association du mercure et de la quinine produit les effets les plus heureux dans les cas d'hépatite paludéenne et peut-être dans ceux d'hématurie paroxystique d'origine hépatique, dont nous parlerons plus loin. Pour moi, ces deux médicaments tuent le germe de la même façon que dans le coryza, lorsqu'on les insuffle dans les narines. Crace Calvert a publié une série d'expériences très intéressantes dans le but d'étudier l'efficacité respective des différentes substances au point de vue de la prévention du développement des germes. Il est arrivé aux conclusions suivantes.

Les acides prussique, phénique, crésylique, empêchent le développement des champignons dans une solution d'albumine; il en est de même de la quinine, du poivre, de la chaux caustique. Le chlorure de zinc et le sulfo-carbonate de zinc n'exercent aucune influence sur les germes végétaux, mais préviennent le développement des organismes animaux, tels que les vibrions. La quinine et l'acide phénique sont les deux seules substances qui agissent à la fois sur les germes animaux et végétaux.

Dans une autre série d'expériences, faites en employant la gélatine, il a constaté qu'avec l'acide arsénieux les germes animaux apparaissaient au bout de deux jours, tandis qu'on n'apercevait pas trace d'organismes végétaux. Avec le protosulfate de fer, on ne voit ni végétaux, ni animaux. L'acide crésylique est l'agent qui tue le plus sûrement les vibrions. Après lui, et par ordre de puissance, on trouve l'acide phénique, le sulfate de quinine, le chlorure de zinc, les acides sulfurique, picrique, le sulfo-carbonate de zinc, le chlorure d'ammonium, les acides sulfurique et prussique.

Le sel marin, le chlorure de calcium, le chlorate de potasse, les sulfite et bisulfite de chaux, le phosphate de chaux, l'hyposulfite de soude, la térébenthine, le poivre, sont sans action sur les germes animaux. La chaux, le charbon, le permanganate de potasse, les phosphates de soude et d'ammoniaque favorisent la reproduction des vibrions et, par suite, éloignent la putréfaction.

Outre ces faits intéressants, Crace Calvert a montré que le blanc d'œuf, en état de décomposition, ne donne lieu au développement d'aucun organisme vivant lorsqu'on l'expose à un courant d'azote, d'hydrogène ou d'acide carbonique, tandis que c'est tout le contraire si on le soumet à l'action de l'oxygène ou de l'air atmosphérique. Il a constaté, en outre, que les organismes animaux développés sous l'influence de la putréfaction, lorsqu'on les conserve dans des tubes clos, exhalent assez d'acide carbonique, non seulement pour arrêter leur propre développement, mais encore pour mettre obstacle à leur propre existence, tout comme le ferait un animal ou un homme qui serait enfermé pendant un temps suffisant dans un espace clos, renfermant une quantité limitée d'oxygène.

Mode d'action des eaux minérales.

Les carbonates alcalins augmentent la sécrétion de la bile, neutralisent le suc gastrique et rendent l'urine alcaline. Les chlorures agissent surtout en augmentant l'élimination des substances organiques et minérales par le rein. Les sulfates exercent une action plus ou moins puissante sur l'intestin et augmentent, non seulement le nombre des selles, mais la quantité même des matières fécales excrétées à un moment donné.

Nous allons passer en revue la façon dont ces diverses actions chimiques manifestent leur pouvoir thérapeutique sur l'économie.

1° Le degré d'intensité des effets purgatifs varie selon la quantité de sulfates qu'elles contiennent.

2° En général, les eaux minérales augmentent plus ou moins la quantité journalière des excréments. La raison en est bien simple. L'action purgative des eaux augmente les contractions péristaltiques de l'intestin, et le chyme est expulsé avant que tous ses principes nutritifs aient pu être absorbés par les chylifères, ce qui fait que les matières fécales contiennent plus d'éléments féculents qu'elles ne le devraient si le chyme avait séjourné plus longtemps dans l'intestin.

3° Les principes salins contenus dans les eaux minérales, en augmentant la soif, déterminent une ingestion plus grande de liquides, et plus la quantité de liquides ingérés est grande, plus elle dissout de matières solides. Or comme la plus grande partie des liquides ingérés est éliminée par le rein, la sécrétion urinaire s'en trouve augmentée, tant pour les éléments solides que pour les liquides.

4° Bien que les premiers effets des eaux minérales salines et alcalines soient d'augmenter la quantité des éléments solides organiques éliminés dans les vingt-quatre heures, cet effet ne tarde pas à cesser de se produire pour celles de ces eaux qui possèdent des propriétés purgatives. Je dirai même qu'après en avoir fait usage pendant quelques jours, la quantité des éléments solides organiques éliminés par le rein, dans les vingt-quatre heures, est diminuée. Cela vient de ce que les matières alimentaires ne font qu'un séjour très court dans l'intestin, et, par suite, comme une quantité moindre est absorbée et passe dans le sang, il y en a moins d'éliminées par l'urine. L'augmentation passagère est due, sans doute, à l'élimination d'un excès de principes nutritifs organiques qui s'étaient accumulés dans le sang avant qu'on ait commencé l'usage des eaux minérales.

5° L'usage des eaux minérales, surtout de celles qui ne sont pas purgatives, augmente beaucoup la quantité des éléments minéraux éliminés par le rein. L'augmentation des sulfates, des chlorures, des phosphates est en raison directe de la proportion relative de ces sels contenue dans chaque verre d'eau ingérée.

6° Toutes les eaux minérales alcalines rendent l'urine alcaline, plus ou moins rapidement, selon la quantité de carbonates alcalins qu'elles contiennent.

Ces données chimiques, physiologiques et thérapeutiques ne permettent pas de mettre en doute l'action bienfaisante des eaux salines, purgatives et alcalines dans le traitement de certaines affections non organiques du foie, je veux dire de celles qui ne s'accompagnent pas d'une modification du tissu du parenchyme hépatique, telles que les congestions du foie, les inflammations aiguës et chroniques.

Les eaux minérales auxquelles on a le plus souvent recours, dans cet ordre d'idées, sont celles de Vittel, de Vichy et de Carlsbad.

Dans les états congestifs du foie, deux indications s'imposent :

1° Rétablir la circulation intra-hépatique, en faisant disparaître les stases;

2° Favoriser la diminution de volume du foie.

Pour cela, il faut agir sur la circulation porte, en déterminant des exonérations intestinales abondantes. On obtiendra facilement ce résultat à l'aide de la Source Salée de Vittel, qui établira chaque jour des exonérations intestinales suffisantes pour diminuer la stase hépatique, mais trop faibles pour produire l'irritation de l'intestin et débiliter l'individu, comme cela arrive après l'emploi de purgatifs répétés. L'usage concomittant de douches froides favorise beaucoup la régression du foie.

Les eaux de Vichy, grâce à leur thermalité, donnent également de bons résultats, mais elles demandent à être employées avce beaucoup de circonspection, surtout chez les malades atteints de congestion palustre et déjà anémiés par l'infection paludéenne.

Quant à celles de Carlsbad, elles n'ont aucun avantage sur les précédentes.

Des médicaments contre-indiqués dans les maladies du foie.

Nous venons de passer en revue les différents médicaments qui stimulent la sécrétion biliaire d'une façon plus ou moins énergique. A côté de cela, il en existe d'autres qui ont une action tout à fait opposée. Nous allons nous occuper des plus importants d'entre eux, afin d'empêcher qu'on ne les prescrive dans les cas de torpeur du foie, à moins que d'autres symptômes n'en rendent l'emploi tout à fait urgent. Celui qui arrête le plus énergiquement la sécrétion biliaire est l'acétate de plomb ; et, contrairement à ce que l'on croit, les opiacés ont sur le foie la même action que sur le rein, c'est-à-dire qu'ils en retardent la sécrétion d'une façon marquée. Tout le monde a pu observer l'aspect bilieux des individus qui prennent de l'opium pour la première fois. Ce médicament, de même que l'acétate de plomb, lorsqu'on l'administre aux malades qui sont sous le coup des effets déprimants de l'état bilieux, doit être prescrit, autant que possible, associé à un stimulant hépatique végétal ou minéral qui annihilera son action funeste sur la sécrétion biliaire.

On ne fera usage du fer que dans des cas exceptionnels. Chez les individus prédisposés, il suffit de faibles doses pour arrêter le travail des cellules hépatiques et donner lieu à une attaque bilieuse grave et même à un léger ictère. J'ai si souvent constaté les fâcheux effets du fer sur le foie, que je ne le prescris que dans les cas très rares d'hydropisie idiopathique, avec trouble du côté du foie, dont j'aurai l'occasion de parler plus loin.

Personne n'a pu, jusqu'à présent, expliquer l'action pernicieuse du fer sur le foie. Tout ce que nous savons, c'est qu'il diminue la transformation normale de l'acide urique insoluble en urée soluble effectuée par le foie, et que les cas où il est surtout contre-indiqué sont ceux où il existe une perturbation de la circulation capillaire, c'est-à-dire dans toutes les affections congestives et inflammatoires du foie. Cela n'a rien qui doive nous étonner, si l'on se souvient que le fer n'est d'aucune utilité dans les affections inflammatoires des autres organes du corps. En général, on s'abstiendra même d'associer la quinine au fer dans les maladies du foie.

Du régime dans les maladies du foie.

Si l'on se souvient du rôle capital que le foie joue dans la transformation des aliments gras et amylacés, on comprendra quelle place importante doit occuper le régime dans les maladies de cet organe. On sait que le foie, outre qu'il préside à la sécrétion biliaire, est encore un organe glycogénique et modificateur des graisses. On peut donc, tout d'abord, en induire qn'une ingestion excessive de l'un de ces éléments doit évidemment réagir d'une façon marquée sur cette glande, lorsqu'elle est dans un état morbide. Comme je l'ai déjà dit, lorsqu'on donne aux animaux une quantité excessive d'aliments gras et amylacés, on détermine très facilement des états pathologiques du foie, et, de plus, les dégénérescences graisseuse et amyloïde, qui en sont la conséquence, suivent une marche rapide sous l'influence de la chaleur et du manque d'exercice.

Je ne surprendrai donc personne en disant que la cause qui amène le plus facilement l'état bilieux, chez l'adulte comme chez l'enfant, est l'habitude d'ingérer des graisses, du sucre et des féculents. Les individus prédisposés à l'état bilieux ont souvent une attaque immédiatement après une seule ingestion de graisses. C'est surtout dans la saison chaude, alors qu'on ne prend pas assez d'exercice pour brûler l'excès d'hydrocarbures que ces aliments contiennent. Dans cette saison, en effet, le corps étant soumis à la chaleur extérieure, sa température n'exige pas, pour se maintenir à son niveau normal, des oxydations intraorganiques énergiques, comme cela doit avoir lieu dans la saison froide, époque où ce sont précisément les oxydations internes qui doivent entretenir la chaleur du corps. Aussi, pendant l'été, l'activité pulmonaire et cutanée étant diminuée, l'excès d'hydrocarbures introduit dans la circulation, sous forme d'aliments, n'est naturellement pas consommé et s'emmagasine dans les cellules hépatiques. Lorsqu'elles arrivent à un état de réplétion complète, il survient alors un accès bilieux.

Ce ne sont pas seulement les aliments, mais aussi les boissons qui produisent ce résultat. Chez les individus prédisposés, il suffit parfois de l'ingestion d'une bouteille de bière forte, pendant l'été, pour amener un état bilieux.

Malheureusement, ce n'est pas toujours un résultat passager. La richesse de l'alimentation, surtout dans les climats chauds, détermine fréquemment de la congestion, de l'inflammation et de la suppuration du tissu hépatique.

Je puis dire que près de la moitié des affections hépatiques des pays chauds que nous voyons en Europe proviennent d'une alimentation habituelle trop riche jointe à une existence trop sédentaire. Heureusement pour le foie des Européens qui habitent les pays chauds, la mode, qui consiste à boire de la bière forte à toute heure du jour, au lieu de vin de Bordeaux, a des conséquences moins funestes. De plus, le lawn-tennis et les autres sports ont très avantageusement remplacé les longues heures passées sur les chaises longues. Il en est résulté naturellement une diminution dans le nombre des affections hépatiques des pays chauds que nous voyions en Europe, et celles que nous observons présentent un caractère bien plus atténué qu'il y a vingt ou trente ans. Il faut également tenir compte de ce fait que, les communications avec les pays les plus lointains étant maintenant bien plus faciles, les colons peuvent revenir en Europe dès qu'ils se sentent malades, ce qui diminue beaucoup les dangers du séjour aux colonies. Je dois cependant reconnaître que les affections hépatiques des pays chauds sont encore bien plus nombreuses qu'elles ne devraient l'être, si l'on surveillait davantage le régime alimentaire et si l'on s'astreignait un peu plus à des exercices physiques. Bien que l'hygiène ait fait de grands progrès dans ces pays, elle en a encore de sensibles à accomplir. Je suis donc en droit d'affirmer que c'est moins la surélévation de la température que l'on doit incriminer que les excès alimentaires joints à l'inactivité.

Beaucoup d'affections hépatiques des pays chauds, surtout chez les femmes, reconnaissent pour cause l'usage habituel de boissons soporifiques et calmantes, car rien n'arrête les fonctions hépatiques comme les narcotiques et le chloral. Quelques centigrammes d'opium suffisent pour déterminer une attaque bilieuse d'une façon très rapide, et, si l'on en fait un usage prolongé, on arrive à produire des congestions actives et passives du foie. Bien souvent, on ne peut donner le fer comme tonique, sans troubler les fonctions hépatiques. Tous les médecins ont pu observer que beaucoup de personnes ne peuvent habiter le bord de la mer plus de quinze jours ou trois semaines sans souffrir d'un état bilieux ou d'une congestion active du foie. On incrimine généralement, dans ce cas, les effets stimulants de l'air de la mer, mais je soupçonne fort que ce n'en est pas la cause directe, mais bien plutôt une augmentation de l'appétit qui sollicite à ingérer une quantité d'aliments bien plus grande que celle à laquelle on est habitué. Le foie, se trouvant obligé d'accomplir un travail qui dépasse ses forces, se trouve surmené, comme un cheval auquel on impose une charge lourde, et qui ne peut venir à bout de la traîner tant qu'on ne l'a pas soulagé du poids qui était en excès. Que de fois n'ai-je pas guéri des bilieux en les soumettant simplement à un ou deux jours de diète.

Dans la plupart des affections hépatiques les aliments les plus nuisibles sont les féculents et tous ceux qui se transforment en sucre. Les pâtes et le lard forment à eux seuls plus de calculs biliaires que toutes les autres substances réunies. Je crois être le premier qui ait appelé l'attention sur ce fait. J'en parlerai, du reste, d'une façon plus étendue.

Dans le traitement de toutes les affections hépatiques, j'attache une grande importance au régime, ce que l'on comprendra facilement en se rappelant la triple fonction que le foie est obligé d'accomplir chaque jour comme agent glycogène, modificateur des graisses et sécréteur de la bile. Aussi, lorsqu'une de ces fonctions est troublée, les aliments dont la modification en dépend ne peuvent être ingérés impunément, même en quantité ordinaire, ni à plus forte raison en excès.

En outre, on sait que les bilieux sont sujets à des idiosyncrasies alimentaires plus que tous autres. Par exemple, beaucoup d'individus ne peuvent ingérer du lait ou des œufs sans être malades. D'autres tolèreront le lait, mais non les œufs. Chez d'autres, le blanc d'œuf sera bien digéré, tandis que le jaune produira l'effet d'un vomitif.

Les bilieux présentent également des idiosyncrasies bizarres au point de vue du thé et du café. Il en est qui peuvent prendre les deux avec plaisir et sans le moindre inconvénient. Pour d'autres, le thé seul est digéré, tandis que le café agit non seulement comme émétique, mais comme purgatif. Dans ce cas, j'ai vu le chocolat produire l'effet inverse et arrêter instantanément la diarrhée causée par le café. Comment se fait-il qu'une petite quantité de caféine trouble autant l'économie, tandis qu'une grande quantité de théine, substance presque identique, agit favorablement? Je crois qu'il n'en faut chercher la cause que dans les principes aromatiques différents qui entrent dans la composition de ces deux boissons. C'est pour la même raison que le whisky, le gin, le rhum produisent des effets physiologiques et pathologiques différents, bien que la base qu'on croit la plus active soit la même, c'est-à-dire l'alcool.

Les coquillages et les crustacés produisent également des effets très anormaux chez les individus bilieux. Les uns pourront en manger de toutes sortes, sans inconvénient. D'autres n'en tolèreront que d'une ou de deux espèces. Chez certains, l'odeur du homard ou la vue des huîtres provoqueront des nausées, tandis qu'ils digèreront très bien le crabe, qui est si indigeste. Je crois qu'en réalité les mêmes particularités de constitution, qui créent une tendance aux troubles hépatiques, donnent lieu aux idiosyncrasies alimentaires les plus anormales, de sorte que, chez les bilieux, il faut avoir soin, plus que pour les autres malades, de bien spécifier la nature des aliments qu'ils peuvent manger. En général, je me base sur les règles suivantes.

1° Réduire au minimum toutes les substances grasses. S'abstenir complètement de beurre et de lard.

2° Exclure tous les aliments épicés et salés, tels que le bœuf salé, le jambon, le saucisson, le hareng, la morue et tous les autres poissons salés.

3° Eviter les poissons de rivière, surtout le saumon, la truite, l'anguille. D'autre part, tous les poissons de mer blancs, tels que la morue, la sole, la limande, le turbot, l'éperlan, le merlan peuvent être mangés sans inconvénient. Mais le maquereau, le pilchard, les harengs frais devront, en général, être supprimés.

4° La pâtisserie, les sucreries, et en général tous les aliments féculents lourds, devront être exclus. On pourra autoriser l'arrow-root, le tapioca, le sagou, et en général tous les mets farineux légers.

5° Le maigre de bœuf ou de mouton est la meilleure alimentation, car elle est plus nourrissante et plus digestible que la volaille ou le gibier. Le porc, l'agneau, le veau, étant moins fortifiants, seront employés moins souvent.

6° Les bières, le porto, le madère, le xérès sont plus nuisibles que le gin faible, le whisky, l'eau-de-vie, le bordeaux, le tokay ou le champagne.

Toutes les boissons alcooliques doivent être données en petite quantité et diluées dans des eaux gazeuses.

On permettra la glace en été, mais non en hiver.

Comme le champagne joue un grand rôle dans le traitement des affections du foie les plus déprimantes, je vais donner mon opinion à son sujet. J'espère changer, si cela est possible, l'habitude pernicieuse qu'ont actuellement les Anglais de boire du vin sûr baptisé du nom de champagne sec, que l'on croit avoir subi naturellement cette transformation par suite de l'âge. Quant aux différents degrés de *dry, very dry, extra dry* (sec, très sec, brut), ce sont simplement des champagnes arrivés à différents degrés d'acidité. Si l'on en doute, il suffit de plonger un papier de tournesol dans ce merveilleux vin sec, et l'on sera tout étonné de voir la teinte qu'il prendra. Ce sera exactement comme si on le plongeait dans du vinaigre pur. Cela tient à ce que la saveur que l'on croit due à l'état sec du vin n'est due qu'à la présence d'un acide. Cela tient à ce que l'état sec, pour me servir du terme absurde qu'on emploie, n'est que le résultat d'une transformation lente du sucre en alcool, comme cela a lieu pour le porto de vingt, trente, quarante ans. Mais les marchands de vin ne feraient pas leurs affaires s'ils conservaient le champagne jusqu'à ce que le sucre se soit transformé en alcool et que la saveur douce ait disparu. Ils se débarrassent de celle-ci d'une façon bien plus prompte, en développant tout simplement une fermentation acétique rapide, au lieu d'une fermentation alcoolique lente, ce qui a pour effet de détruire en quelques mois toute la matière sucrée. Ils emploient encore un autre moyen : au moment du *dégorgement,* au lieu d'ajouter 8 pour 100 de sirop, ils n'en ajoutent que 4. Il existe encore bien des manières de travailler le champagne, de façon à lui donner la saveur qui plaît tant au goût si dépravé des Anglais. Je dis des Anglais, car je ne connais pas de nation assez stupide pour boire du vin sûr, en croyant que ce vin est bon, simplement parce que l'étiquette porte les mots *sec, très sec, brut.*

On pourra trouver que ces termes sont un peu durs, mais qu'on s'informe si je n'ai pas dit l'exacte vérité, et l'on reconnaîtra que je n'ai rien exagéré. L'anecdote suivante pourra vous édifier relativement à l'opinion d'un marchand de champagne français sur la façon dont les Anglais savent apprécier le bon champagne.

J'importe moi-même directement mon champagne, comme le font, du reste, tous mes amis. Le commis-voyageur à qui j'ai généralement à faire, en inscrivant ma commande, fit suivre le nom du vin du mot *continental,* en le soulignant. Je lui en témoignai ma surprise en lui demandant si tout son champagne n'était pas *continental.* — Oh! non, me répondit-il, nous n'envoyons jamais maintenant de vin continental en Angleterre. — Qu'envoyez-vous donc, alors? — Il me répondit en souriant : « Du champagne anglais travaillé, car vous devez savoir que tout le champagne sec est préparé spécialement pour la consommation anglaise, et nous n'en pourrions pas vendre une bouteille sur le continent, car c'est du vin tout à fait sûr. » Aussi maintenant, quand j'ordonne du champagne à mes malades, je leur recommande de ne boire aucun de ceux qui passent pour *secs, très secs, bruts,* mais bien le champagne qu'on boit en France, qui n'est pas le champagne doux qu'on boit en Russie, mais bien un vin d'une saveur exquise.

Remarques générales sur certains traitements spéciaux.

Après avoir passé en revue la thérapeutique et la diététique des maladies du foie, je vais maintenant dire quelques mots de certaines formes spéciales de traitement. Je vais, d'abord, donner quelques règles, destinées à servir de ligne de conduite générale, qui devront être modifiées naturellement selon les circonstances et les individus.

1° Au début de toutes les affections hépatiques, en général, éviter une alimentation azotée trop riche. Ne pas donner d'aliments solides, et n'administrer les aliments azotés que sous forme de beef-tea ou de lait. Les fruits, tels que raisins, oranges, etc., sont très favorables.

2° Boissons abondantes. Plus le malade boit, mieux cela vaut, car cela favorise l'élimination par les reins, la peau et les poumons. Dans tous les cas où il y a de la fièvre, donner du beef-tea et du lait glacés. Le jus de citron dans de l'eau gazeuse est une boisson très agréable.

3° Si la température du corps est élevée, on l'abaissera en appliquant des sacs de glace sur les extrémités, ou même sur l'abdomen, mais jamais sur la poitrine, en ayant soin de les changer de place pour éviter les accidents du côté de la peau.

Cette pratique est préférable à celle des bains froids, qui affaiblissent le malade. Lorsqu'on peut se procurer un matelas d'eau, on en fera usage en le renouvelant fréquemment.

Lorsque ces procédés seront inapplicables, on enveloppera le malade dans des feuilles d'ouate. Ecarter les objets de laine : faire deux ou trois fois par jour, avec une éponge, des ablutions sur tout le corps avec du vinaigre aromatique, du lait ou de l'eau de Cologne. Il faut avoir soin de ne découvrir que successivement chaque partie du corps à mesure qu'on fait l'ablution.

4° Quand le pouls est fort, on donne quelques gouttes de teinture d'aconit ou vingt gouttes de teinture de digitale; mais on cessera ces médicaments dès que le pouls tombera à 80, pour les reprendre ensuite si cela est nécessaire.

5° Combattre les vomissements à l'aide d'effervescents salins, tels que les citrates de potasse, de soude, de magnésie, et le citrate de caféine.

6° En cas de diarrhée, administrer de la craie préparée, du krameria, du kino ou tout autre astringent.

7° Hémorrhagies. — Comme les causes des hémorrhagies intestinales qui surviennent dans le cours des maladies du foie sont très variables, et qu'on les rencontre dans les perforations dues à des calculs biliaires, dans la fièvre jaune, dans l'atrophie chronique ou aiguë du foie, il faut d'abord faire un diagnostic précis. On peut dire en général que, tandis que dans l'hémorrhagie hépatique d'origine traumatique on doit appliquer des vessies de glace sur l'abdomen, dans la plupart des autres formes on pourra prescrire la potion suivante :

Poudre d'alun	50 centigrammes
Sulfate de fer	5 —
Sirop de Tolu	60 grammes

On donnera également, avec grand avantage, de l'hamaméline à la dose de 30 gouttes.

8° Quand apparaissent des symptômes cérébraux, il faut appliquer sur la tête des vessies de glace et administrer de l'acétate d'ammoniaque à haute dose.

9° Ne *jamais* administrer d'opiacés comme hypnotiques, en raison de l'action d'arrêt qu'ils exercent sur le foie, sur les reins et les intestins. On essaiera d'abord le bromure ou le chlorure d'ammonium, et, si l'on échoue, on donnera du chloral, du lupulin ou de la jusquiame.

10° Maintenir le malade dans une chambre aussi tranquille que possible et éloigner les visiteurs. Boucher les oreilles avec du coton, et fermer les persiennes pour éviter la lumière, dès qu'il existe le plus petit symptôme cérébral.

11° La température sera toujours maintenue vers 18°. En été, on évitera la chaleur en plaçant près des portes et des fenêtres des stores de calicot imbibés d'eau phéniquée. En hiver, on entretiendra en permanence du feu dans la cheminée, on en interceptera l'éclat en plaçant un écran imbibé d'eau phéniquée.

12° Favoriser la transpiration à l'aide d'esprit de nitre, d'esprit de genièvre, de scille, de digitale, car la peau est un émonctoire très énergique pour les matières biliaires.

13° Surveiller l'action des reins. Les mêmes médicaments qui agissent sur la sécrétion de la sueur remplissent le même but sur celle de l'urine.

14° Maintenir les fonctions intestinales à l'aide de purgatifs. Il faut non seulement évacuer les matières fécales, mais aussi favoriser les fonctions du foie et des reins en faisant disparaître la congestion de ces organes à l'aide du calomel, qui possède cette triple action. Plus le malade est pléthorique, plus il faut élever la dose. Les individus affaiblis obtiendront les mêmes effets à l'aide de faibles doses.

15° Comme toutes les excrétions présentent un caractère infectieux dans les maladies du foie, il ne faut jamais les conserver dans la chambre. La transpiration elle-même est désagréable, non seulement pour les assistants, mais pour les malades eux-mêmes, aussi faut-il les changer de linge deux fois par jour. Dans tous les cas dont nous venons de parler, où l'ictère survient en même que la fièvre, la pyohémie et la septicémie, la transpiration est si infecte qu'il faut l'éponger avec de l'eau phéniquée tiède ou tout autre désinfectant. Le lavage de la peau a le grand avantage, non seulement d'atténuer l'odeur désagréable, mais de favoriser la sécrétion de la sueur et l'élimination des matières biliaires et, par là, d'aider à la convalescence.

16° Pour les mêmes raisons, on doit placer dans la chambre et sous le lit du malade des désinfectants.

17° Quand il existe une inflammation aiguë du foie, on appliquera soit des sangsues, soit des ventouses. Dans les affections parasitaires, on ne devra jamais tirer du sang. Dans certains cas, il vaudrait même mieux faire la transfusion. On pourra, dans ce but, se borner à injecter du sang dans la cavité abdominale, de façon à le laisser résorber par le péritoine.

18° Une langue sèche et noire indique l'emploi de l'alcool, même si le malade a le délire; car cette substance nettoie la langue en même temps qu'elle atténue les symptômes cérébraux. Le carbonate d'ammoniaque, à la dose de 50 centigrammes, est un excellent stimulant dans les affections du foie accompagnées de délire, surtout si on l'associe à l'esprit de Mindererus. Dans les cas de délire, on tiendra la tête du malade élevée, tandis qu'au contraire, on l'abaissera s'il y a tendance à la syncope ou à la somnolence.

19° Le café et le thé sont d'excellents stimulants dans les affections hépatiques, et pourront être administrés froids, au moment de la période d'acmé de la fièvre, alors que l'alcool est contre-indiqué. La convalescence est l'époque la plus favorable pour l'administration de l'alcool, surtout sous forme de vins, tels que porto, champagne, etc., qui ont l'avantage de nourrir le malade tout en le stimulant.

20° Dans les cas graves, on donnera, toutes les demi-heures, alternativement des médicaments et des aliments par quantités fractionnées. Mais s'il survient du sommeil, on le respectera, car il sera réparateur, à moins que ce ne soit un état de somnolence permanent.

21° Le hoquet est quelquefois un symptôme très désagréable. Il survient parfois dans les cas graves, et on observe alors que l'affection hépatique est presque toujours accompagnée d'une maladie infectieuse telle que la pyohémie, la septicémie ou la fièvre typhoïde.

Le traitement qui m'a le mieux réussi consiste dans l'emploi de l'acide cyanhydrique ou de quelques gouttes de chloroforme avec de la belladone, de l'aconit ou de la morphine; mais, comme le hoquet résiste parfois à ces moyens, je me propose d'essayer des inhalations de la mixture suivante, qui m'a rendu de grands services dans les accès d'asthme spasmodique :

Nitrite d'amyle	2	grammes
Sirop d'éther	25	—
Esprit d'ammoniaque aromatique (1)	30	—

Dès qu'on s'est rendu maître de la maladie, surtout si elle était infectieuse, il faut soumettre le malade à un régime fortifiant.

---

(1) L'esprit d'ammoniaque aromatique est une préparation de la pharmacopée anglaise, qui a la formule suivante :

Carbonate d'ammoniaque	250	grammes.
Solution officinale d'ammoniaque	120	—
Essence de muscade	15	—
— citron	25	—
Alcool rectifié	3.600	—
Eau	1.800	—

Distiller pour amener le produit à 4200 grammes.

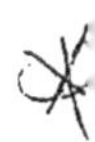

DEUXIÈME PARTIE

DE L'ICTÈRE

ET DES AFFECTIONS DU FOIE OÙ IL SE RENCONTRE

CHAPITRE IV

DE L'ÉTAT BILIEUX

Le premier trouble hépatique qui mérite d'appeler notre attention est ce que tout le monde connaît sous le nom d'*état bilieux,* d'*attaque bilieuse,* d'*atonie* ou de *torpeur du foie,* termes que l'on applique à des symptômes que l'on suppose causés par le même état pathologique. Les médecins emploient souvent à tort l'expression de *troubles hépatiques fonctionnels* pour désigner les troubles du foie que l'on comprend sous le terme générique d'état bilieux, dans le même sens et avec la même idée erronée que les troubles hépatiques fonctionnels non-seulement constituent par eux-mêmes un état morbide, mais que tous les troubles hépatiques fonctionnels proviennent d'un même état pathologique.

Je vais essayer de réagir contre ces erreurs.

Bien que l'état bilieux soit considéré comme si commun et si facile à prévenir, je crois cependant qu'il mérite qu'on en fasse une étude séparée, surtout au point de vue des trois états morbides qui y donnent lieu, et que je désigne ainsi :

1° Etat bilieux aigu — dû à l'hypersécrétion de la bile.

2° Etat bilieux subaigu — dû à une diminution de sécrétion de la bile.

3° Etat bilieux chronique — dû à une sécrétion imparfaite, tant en quantité qu'en qualité, de la bile.

C'est à cette forme seule qu'on peut appliquer le terme de torpeur du foie.

Etiologie. — La cause fondamentale des trois formes d'état bilieux est sans doute une prédisposition héréditaire aux troubles hépatiques. Parmi les causes efficientes les plus notables sont les écarts de régime, l'insuffisance d'exercice musculaire, les climats chauds, la constipation habituelle.

Nous avons déjà dit comment les quatre premiers facteurs agissaient; nous allons maintenant examiner l'influence de la constipation.

Comme nous l'avons vu plus haut, plus l'action péristaltique de l'intestin est marquée, et plus grand est l'effet de stimulation réflexe exercé sur la tunique musculaire contractile de la vésicule et des canaux biliaires. Plus les contractions sont énergiques, et plus la bile est sécrétée et excrétée dans l'intestin avec facilité. Inversement, plus les fonctions intestinales sont torpides, plus l'excitation réflexe est transmise avec lenteur à la vésicule, et, par conséquent, plus faible est la quantité de bile expulsée. En outre, l'action torpide de l'intestin ralentit la circulation porte, et crée un état congestif du foie très favorable à l'accumulation de la bile dans les voies biliaires, ce qui amène indirectement l'état bilieux. C'est un fait commun de voir des individus présenter un foie torpide en même temps que de l'atonie intestinale. Celle-ci détermine, en retour de la constipation, de la flatulence, de la céphalalgie, de l'affaiblissement et l'état bilieux.

Si nous rappelons ce que nous avons dit au sujet du ralentissement des fonctions du foie avec l'âge, nous comprendrons de suite que la fréquence de l'état bilieux sera en raison inverse de l'âge. Ainsi, toutes les différentes formes d'états bilieux paraissent survenir à toutes les époques de la vie; cependant, chacune d'elles semble avoir une prédilection pour chaque âge en particulier. La forme aiguë est plus commune chez l'enfant; la forme subaiguë dans la jeunesse; la forme chronique dans l'âge adulte, surtout chez ceux qui ont habité les pays chauds. En outre, j'ajouterai que la gravité des attaques bilieuses, chez les sujets prédisposés, diminue graduellement après la puberté. Les deux premières formes ne se rencontrent jamais, on peut dire, au-delà de 40 ans. La forme aiguë s'observe le plus souvent chez les enfants et les jeunes femmes, surtout les brunes, à la période de la puberté, où elles ont souvent de la céphalalgie avec vomissements bilieux.

Tout cela n'arrive que chez les individus qui ont une prédisposition héréditaire ou acquise.

Symptomatologie. — Les symptômes présentés par les trois formes d'état bilieux diffèrent complètement. Dans la forme aiguë seule il existe des vomissements bilieux ou de la diarrhée.

Dans la forme subaiguë, la céphalalgie est le symptôme dominant.

La forme chronique est surtout caractérisée par une teinte sale de la peau et un état particulier du malade qui ne se sent « propre à rien ».

Dans la première forme, l'attaque dure environ 48 heures; dans la seconde, 4 jours; dans la troisième, elle peut durer des mois.

Quant aux autres caractères qui distinguent ces trois formes, nous y insisterons lorsque nous les étudierons séparément. Cependant, je vais maintenant présenter l'ensemble des symptômes que l'on croit généralement accompagner une attaque et que chacun s'imagine pouvoir diagnostiquer facilement parce qu'il est familiarisé avec eux.

Les symptômes généraux sont habituellement précédés de vomissements bilieux ou de céphalalgie frontale. La forme de céphalalgie est en général très significative, car elle siège habituellement au-dessus des yeux, la moitié supérieure des globes oculaires étant douloureuse à la pression. Quelquefois, la céphalalgie est plus ou moins pariétale et plus rarement occipitale.

Lorsque la céphalalgie n'est pas très marquée, on observe souvent de l'assoupissement, comme signe concomitant de l'attaque bilieuse. D'autre part, lorsqu'il existe de la céphalalgie, il y a presque toujours en même temps de l'insomnie.

La céphalalgie d'origine bilieuse est souvent associée à une intolérance complète des sensations lumineuses, pouvant aller jusqu'à la photophobie. Dans la plupart des cas, il y a une sorte d'obscurcissement de la vision, pouvant aller jusqu'à une cécité partielle. Les malades ne peuvent lire, à la distance de la vision distincte, les mots semblant chevaucher les uns sur les autres. L'apparition de mouches volantes est alors un fait commun.

Outre cela, on observe des vertiges, une grande lassitude, de l'inappétence et une sensation d'amertume dans la bouche. En même temps, la peau prend une teinte sale, variant depuis la teinte grisâtre jusqu'à la couleur jaune, assez prononcée pour mériter la dénomination d'ictère léger.

Les formes subaiguë et chronique, au point de vue pathologique, ne sont plus ou moins que des formes d'ictère par suppression, ne différant simplement de l'ictère vrai, comme degré, qu'en ce que la peau ne prend pas une teinte suffisamment jaune pour mériter d'être considérée comme une teinte ictérique.

Après avoir ainsi présenté un exposé sommaire des symptômes généraux de l'état bilieux, je vais maintenant examiner les caractères spéciaux de chacune des trois formes.

1° *Forme aiguë.* — La forme aiguë, qui provient d'une hypersécrétion de la bile, et qui est si commune chez les enfants et les jeunes femmes, reconnaît pour cause des écarts de régime chez les sujetsprédisposés. Tout le monde sait que, dans ces conditions, l'ingestion exagérée de pâtisserie est une des causes qui produisent le plus facilement l'état bilieux chez les sujets prédisposés, et le même effet peut se produire chez l'adulte à la suite d'une cause passagère. J'ai observé ce fait chez une femme, à la suite de l'ingestion d'un gâteau au fromage, et chez un homme qui avait mangé un pâté de saumon accompagné d'une bouteille de champagne. Cette forme d'attaque bilieuse aiguë est brusque dans son début, rapide dans sa marche, et transitoire dans sa durée. Les symptômes principaux et caractéristiques sont des vomissements bilieux avec ou sans diarrhée. La peau est d'une couleur jaune sale légère, les selles n'ont qu'une décoloration légère, et, bien que l'urine soit rare et fortement colorée, elle ne contient pas, au début du moins, une quantité anormale de pigment biliaire. La langue est chargée. Le pouls n'est pas modifié, quelquefois même il est ralenti, par suite de la prostration nerveuse qui accompagne l'attaque.

Dans cette forme aiguë, la céphalalgie n'est pas le symptôme capital, excepté chez les gens dont le système nerveux est affaibli, et il n'existe jamais d'autres symptômes cérébraux en dehors de la dépression nerveuse dont nous venons de parler. Bien souvent, j'ai observé que la céphalalgie disparaissait dès que les vomissements avaient commencé. Cela me fait croire que la céphalalgie ne reconnaît pas toujours pour cause l'empoisonnement biliaire, mais simplement la douleur produite par l'impression que cause l'augmentation du liquide sanguin sur la substance cérébrale en état d'hyperesthésie, lors des efforts de vomissements violents et répétés. C'est ce qui explique que les jeunes femmes appellent ces attaques « sick-headaches » (1). Bien souvent, il est vrai, un vomissement brusque semble annoncer l'attaque. Après avoir ressenti des malaises indéfinissables pendant quelques heures, le malade se plaint de nausées, puis se précipite sur la cuvette et

(1) Expression impossible à traduire, et qui veut dire littéralement : céphalalgie avec vomissements (*Note du traducteur*).

évacue ce qu'il avait dans l'estomac. Puis, après des efforts continus et répétés, il vomit une certaine quantité de bile jaune verdâtre, quelquefois bleuâtre, reconnaissable à la saveur amère qu'elle cause et à son apparence. Si le médecin pouvait avoir quelques doutes relativement à la nature de ce liquide, il suffirait d'ajouter quelques gouttes d'acide nitrique concentré, qui produiraient de suite la série de colorations, indice de la présence du pigment biliaire.

Physiologie pathologique. — La physiologie pathologique de l'état bilieux aigu est très simple si l'on se reporte aux données physiologiques. Ainsi que je viens de le dire, les symptômes de cette forme sont dus à une hypersécrétion de bile. Pour moi, le mécanisme est le suivant. Chez un individu prédisposé, des boissons ou des aliments indigestes déterminent subitement une congestion capillaire hépatique temporaire. Ou bien, pendant la saison chaude, une alimentation habituelle, composée de principes gras ou sucrés, jointe à une insuffisance d'exercice physique, détermine un excès d'hydrocarbures dans le sang et aboutit au même résultat. La pénétration dans la circulation porte d'éléments nutritifs anormaux, soit en quantité, soit en qualité, détermine la congestion des capillaires hépatiques de la même façon, bien que naturellement d'une manière plus atténuée, comme lorsque l'on introduit artificiellement dans le système porte de l'ammoniaque, de l'alcool, de l'éther ou du chloroforme. Par suite de cette congestion capillaire temporaire, les cellules sécrétoires du foie reçoivent plus de sang que d'habitude, et il en résulte une suractivité fonctionnelle qui aboutit à une hypersécrétion de bile. La quantité de bile secrétée étant supérieure à celle que peuvent contenir les voies biliaires, la vésicule se trouve dans un état de réplétion complète, et alors, sous l'influence d'une cause insignifiante, elle déverse cette surcharge dans le duodenum, qui se révolte contre cette intrusion de bile irritante et se contracte énergiquement pour l'expulser. Ces contractions péristaltiques exagérées remontent jusqu'à l'estomac, déterminent des nausées, puis de violents efforts de vomissements qui finissent par aboutir à l'acte du vomissement, qui évacue presque toute la quantité de bile déversée dans le duodenum. Celle qui reste dans l'intestin ne tarde pas à passer dans l'iléon, où elle exerce son action purgative sous forme de diarrhée bilieuse.

Cette forme aiguë se termine ainsi la plupart du temps aussi brusquement qu'elle avait éclaté, sans qu'aucun traitement soit nécessaire.

2° *Forme subaiguë.* — Nous allons maintenant étudier cette

variété, qui est causée par une diminution de la sécrétion biliaire. La cause efficiente immédiate n'est pas un simple écart de régime, mais bien une alimentation habituelle continue, composée de principes gras et sucrés. Bien souvent on peut y rattacher une ingestion excessive de liqueurs alcooliques. Cependant, il ne faudrait pas croire que les individus atteints d'un état bilieux subaigu sont forcément des gloutons ou des ivrognes. Il suffit, en effet, chez les individus prédisposés, d'une insuffisance d'exercice dans la saison chaude, pour qu'ils soient atteints de cette forme subaiguë, malgré leurs habitudes de sobriété. Pour moi, cela est facile à comprendre, car cette forme subaiguë n'est que l'effet direct de la forme subaiguë de la congestion capillaire hépatique chronique. En réalité, ce n'est qu'une forme atténuée de l'ictère par suppression, bien que, ce qui est assez étrange, ce soit exactement la même cause qui détermine également la forme aiguë dont nous venons de parler plus haut, c'est-à-dire l'hypersécrétion biliaire. Cela doit sembler paradoxal. Cependant c'est un fait pathologique évident, dont nous allons chercher à donner l'explication.

La première phase de la congestion capillaire hépatique détermine une hypersécrétion de bile, mais son action prolongée aboutit inévitablement à une seconde phase *de diminution de sécrétion biliaire* qui est amenée de la façon suivante. Les capillaires hépatiques regorgent d'abord de bile, puis, au bout d'un certain temps, les canaux biliaires sont eux-mêmes complètement remplis de bile sécrétée et non excrétée. Cette réplétion détermine une compression des cellules sécrétoires du foie, qui les empêche d'accomplir leur tâche. Il s'ensuit une diminution considérable dans la quantité de bile sécrétée. La matière colorante et les autres principes biliaires que le foie tire du sang restent dans la circulation, s'y accumulent peu à peu et donnent lieu à l'ensemble de symptômes que l'on comprend sous le nom générique d'attaque bilieuse, c'est-à-dire une coloration de la peau d'un jaune sale, en raison de la surcharge du sérum sanguin par le pigment biliaire non éliminé, de la céphalalgie, des vertiges, des troubles de la vision, des vomissements, de la prostration. Ces derniers symptômes sont le résultat de l'action toxique que ces matières biliaires, circulant dans le sang, exercent sur le système nerveux. En réalité, cette seconde forme d'état bilieux n'est, ni plus ni moins, qu'une phase atténuée de l'ictère au début. On ne peut pas cependant la considérer comme de l'ictère, car la quantité de pigment biliaire diffusée sous la peau est trop faible pour donner une teinte jaune distincte, et la suppression de la fonction biliaire n'est pas assez marquée pour priver complètement les selles de toute trace de bile et leur donner une couleur argileuse. Il y a, cependant, une quantité suffisante d'éléments biliaires, à l'état de rétention dans le sang, pour produire de légers symptômes d'intoxication, non pas sous une forme grave telle que le délire, les convulsions, le coma, mais sous une forme atténuée, telle que les vertiges, la confusion des idées, ou mieux l'absence de conceptions nettes, l'obscurcissement de la vision, l'intolérance pour les sensations lumineuses ou auditives. Il est très fréquent d'entendre dire d'un homme que sa bile « lui remonte »; de même qu'on dit d'un homme qu'il voit tout en jaune. Bien souvent, les dictons populaires reposent sur des idées plus justes qu'on ne le croit habituellement. Le terme d'hypocondriaques, appliqué aux dyspeptiques mélancoliques, est tout à fait exact, car le foie et le cerveau ont les connexions les plus étroites. L'abattement intellectuel, l'irritabilité de caractère, la maussaderie ne disparaissent-ils pas, si on exonère l'intestin à l'aide d'une dose de calomel? Combien de gens tristes, mécontents de tout, voient leur misanthropie disparaître après une évacuation de bile. Est-ce que les aliénistes ne donnent pas le nom de mélancolie à une forme de manie qui est souvent associée à des troubles hépatiques? La gaieté vient du ventre, a dit un sage, et c'est exact.

Heureusement, nous pouvons guérir ces cas rapidement et sûrement. Administrez une seule dose de calomel de 15 à 25 centigrammes, chez l'adulte, et vous verrez disparaître une attaque bilieuse comme par enchantement.

Le podophyllin et tous les autres stimulants hépatiques agissent assez bien dans les formes légères; mais le mercure, sous forme de calomel ou de pilules bleues, est le remède souverain contre les attaques bilieuses subaiguës. On peut ou non lui associer un purgatif, selon les cas.

3° *Forme chronique.* — Cet état, qui est dû à la torpeur du foie, survient presque toujours chez les adultes habitant les climats chauds, où la prédisposition aux congestions capillaires du foie peut reconnaître une cause héréditaire. La sécrétion de la bile, comme les autres sécrétions glandulaires, varie en quantité et en qualité aux différentes périodes du jour, mais elle est aussi sujette aux variations, en quantité et en qualité, des aliments, même chez les gens les mieux portants, aussi bien qu'aux différentes périodes de la digestion. Outre ces variations normales dans l'accélération de la sécrétion biliaire, dépendant de causes physiologiques, il existe d'autres fluctuations anormales, dans la quantité totale de la bile secrétée dans un temps donné, qui sont dues à des causes purement pathologiques.

J'ai signalé plus haut les effets de l'influence nerveuse sur la diminution et même sur l'arrêt complet de la sécrétion biliaire, et j'ai donné un exemple frappant des effets de l'inflammation sur l'arrêt total de la sécrétion glandulaire. Aussi est-il facile de comprendre comment un état de congestion capillaire chronique du foie peut donner lieu à un état également chronique de diminution de la sécrétion biliaire. Car, ainsi que je l'ai déjà montré, tandis que les effets primitifs de la congestion capillaire modérée consistent en une accélération, les effets secondaires consistent en une diminution de la sécrétion glandulaire. Aucun organe dont les capillaires sont dans un état de congestion chronique, ne déverse sa sécrétion en qualité et quantité normales, et le foie ne fait pas exception à cette règle. C'est ce qui explique que l'état torpide du foie amène une attaque bilieuse, ou un état sub-ictérique, comme on pourrait l'appeler, par une suppression partielle chronique de la sécrétion biliaire. Les symptômes sont les mêmes que ceux de la seconde forme; ils n'en diffèrent qu'en ce qu'ils revêtent un caractère plus chronique.

Traitement. — Les vomissements et la diarrhée, de nature bilieuse, de la forme aiguë, guérissent d'eux-mêmes.

Pour la forme subaiguë, il suffit d'administrer un purgatif mercuriel.

La troisième forme est un peu plus rebelle. Il faut s'attaquer à l'état de congestion chronique des capillaires; et, ici, ce n'est plus le mercure, mais les alcalins, surtout les alcalins purgatifs, qui rendent le plus de services. Si le malade a résidé quelque temps dans les pays chauds, il faut rechercher avec soin s'il n'aurait pas eu quelque fièvre paludéenne qui aurait amené un état congestif du foie. Dans ce cas, on devrait faire entrer dans le traitement la quinine, ou une décoction de *Chionanthus Virginica.*

Dans les cas ordinaires, on prescrira le traitement suivant.

D'abord, une seule dose d'un purgatif mercuriel, tel que le suivant, chez les adultes robustes :

Calomel	15	centigrammes.
Poudre de rhubarbe	20	—
Magnésie	60	—

Ensuite, afin de stimuler les fonctions sécrétoires du foie et de maintenir la bile à l'état fluide, en y favorisant la présence des glycocholate et taurocholate de soude, je fais prendre 30 grammes de la mixture suivante, trois fois par jour, dans l'intervalle des repas, dans un demi-verre d'eau :

Suc de taraxacum	60	grammes,
Sulfate de soude	25	—
Bicarbonate de soude	10	—
Infusion de columbo	180	—

Lorsqu'on s'est rendu maître de l'attaque, il faut en prévenir le retour. Pour cela, on prescrira un régime alimentaire convenable et de l'exercice. Il faut bien se rappeler que ce n'est pas seulement la qualité, mais aussi la quantité des aliments qu'il faut régler. Car un excès des meilleurs aliments suffit à donner une attaque bilieuse aux gens prédisposés. Il faut donc recommander aux malades de ne jamais manger plus qu'il n'est nécessaire. Lorsqu'il existe de l'embonpoint, on supprimera la bière, on réduira la dose de vin à un verre de tokay ou de bordeaux par jour.

Aux individus maigres, on se bornera à interdire les mets salés, le jambon, le lard, le hareng, etc., et toutes les conserves.

Pas de graisses d'aucune sorte.

Pas de crustacés, de mollusques, ni de pâtisserie.

Prendre autant d'exercice que cela est possible.

Chez les individus qui ont une tendance marquée à l'état bilieux avec sécrétion biliaire torpide, outre la congestion capillaire hépatique, il existe parfois un défaut d'influx nerveux. Les petits rameaux des nerfs sécréteurs semblent être littéralement endormis ; aussi, faut-il les réveiller par de petites doses de noix vomique ou de strychnine. L'action de ces substances est, en effet, la même dans ce cas que dans les cas légers de paralysie. Administrées dans les cas de torpeur du foie par suite d'un défaut d'influx nerveux, elles traduisent leurs effets stimulants par une augmentation de la sécrétion biliaire.

En outre, comme l'atonie de l'intestin accompagne souvent celle du foie, je combine la strychnine à la belladone et au taraxacum, sous forme de pilules :

Sulfate de strychnine.......	5	centigrammes.
Extrait de belladone........	30	—
Aloès	70	—
Extrait de taraxacum.......	10	grammes.

pour 35 pilules ; en prendre une tous les jours, au commencement du repas.

Je n'ai pas la prétention, dans ces quelques lignes, d'indiquer le traitement qui doit être employé dans chaque cas particulier. Les constitutions, les idiosyncrasies, présentent des indications spéciales. J'ai seulement voulu donner de grandes lignes, qui serviront dans la plupart des cas.

CHAPITRE V

ÉTIOLOGIE DE L'ICTÈRE

On pourrait peut-être bien s'étonner de me voir attacher tant d'importance à ce qui n'est qu'un symptôme. Pour moi, l'ictère est comme l'oxalurie, comme l'albuminurie, qui ne sont pas des maladies, mais bien les symptômes les plus saillants d'états pathologiques différents. Aussi, bien que l'ictère ne constitue pas une maladie, j'en ferai cependant l'étude complète, parce que c'est un chapitre qui doit figurer dans tout traité classique.

Bien que ce ne soit que la manifestation d'un processus morbide qui ne demande, pour être reconnu, ni habileté ni expérience, il est très important pour le médecin de savoir en saisir le mécanisme. Sans cela, il lui sera impossible de traiter, avec chance de succès, aucune des maladies dans lesquelles on l'observe. Bien plus, les médicaments administrés contre le symptôme ictère sont des armes à double tranchant; ils peuvent être très dangereux si on les administre mal.

Il existe des maladies avec lesquelles l'ictère a des connexions très étroites; d'autres, au contraire, qui en sont séparées presque par un abîme, à tel point qu'on ne peut découvrir à première vue quelle est l'origine de ce symptôme commun.

Nous trouvons l'ictère dans les maladies du foie, dans celles des organes du voisinage, dans les maladies générales, telles que les fièvres et la goutte. Dans certains états pathologiques, l'ictère apparaît au moment où on y pensait le moins. D'autres fois, il est absent alors qu'il devrait être présent. D'autre part, tandis qu'il y a des cas où l'ictère est simplement un symptôme, il y en a d'autres où il constitue presque une véritable maladie. Il y a de l'ictère temporaire causé par des troubles temporaires. D'un autre côté, il y a de l'ictère permanent lorsque les causes qui l'ont produit sont de cette nature. Il y a des cas où l'on peut, à l'autopsie, constater facilement la cause de l'ictère, tandis qu'il y en a d'autres où les recherches les plus minutieuses ne parviennent pas à la déceler.

Nous allons grouper ces variantes dans la table suivante.

MALADIES DANS LESQUELLES S'OBSERVE L'ICTÈRE

1° AFFECTIONS DU FOIE

Cancer.
Tuberculose.
Cirrhose.
Hépatite.
Atrophie.
Dégénérescence graisseuse.
— amyloïde.

2° AFFECTIONS DES CANAUX BILIAIRES

Absence congénitale.

Obstruction accidentelle par calculs, hydatides ou corps étrangers venant de l'intestin (tels qu'entozoaires, noyaux de cerises).

Cicatrice duodénale obstruant l'orifice du cholédoque.

Tumeurs du pancréas mettant obstable au cours de la bile.

3° AFFECTIONS DES AUTRES ORGANES QUI EXERCENT UNE INFLUENCE SUR LA SÉCRÉTION BILIAIRE

Maladies du système nerveux.
Maladies des poumons.
Maladies du cœur.
Troubles de la circulation extra-utérine.
Dyspepsie.
Atonie intestinale et accumulations fécales dans le côlon.
Grossesse.
Tumeurs ovariennes.

4° AFFECTIONS ZYMOTIQUES

Ictère épidémique.
Fièvre jaune.
Typhus.
Pyohémie.
Fièvres intermittentes.

5° COMME RÉSULTAT D'INTOXICATIONS

Morsures de serpents et autres animaux.
Intoxication par le phosphore.

Intoxication par le cuivre.
— — le plomb.
— — l'antimoine.
— — l'éther.
— — l'alcool.
— — le chloroforme, etc.

Peut-on, maintenant, s'étonner qu'un état si facilement diagnosticable soit si difficile à interpréter?

Malgré le peu de rapports qu'affectent entre elles les diverses maladies où se rencontre ce symptôme commun, j'espère, en rapprochant ces dissemblances, arriver à montrer que ce qui semble une cacophonie pathologique n'est, en réalité, qu'une « harmonie mal comprise ».

Tout le monde est d'accord pour admettre que l'état particulier de la peau, auquel on a donné le nom de jaunisse, est dû à un trouble de la fonction biliaire, dont la nature exacte représente la question en litige. Il serait trop long de rappeler ici tout ce qu'on a écrit sur l'ictère. Lorsque j'en étudierai la pathologie, je me bornerai à discuter les opinions anciennes et modernes qui méritent d'être prises en considération. Le but de ce livre est surtout d'exposer brièvement mes propres vues et de faire voir comment la chimie et la physiologie modernes ont jeté une lumière nouvelle, non seulement sur la pathologie de l'ictère et des autres états pathologiques liés aux maladies du foie, mais aussi sur leur traitement.

Frerichs (1), Murchison (2), Legg (3) attribuent la jaunisse aux causes suivantes :

1° Obstacle à l'écoulement de la bile ;

2° Ralentissement de la circulation du foie et, par conséquent, diffusion anormale. Chacune de ces conditions donnant lieu à une pénétration plus grande de la bile dans le sang, dans les deux cas, le foie se trouve plus ou moins touché par la maladie ;

3° Obstacles aux transformations de la bile dans le sang et diminution de la résorption.

On peut voir que l'opinion que professent ces auteurs à cet égard est tout à fait différente de ce que l'on enseignait jusqu'alors. Car, tandis qu'ils ont complètement laissé de côté la théorie de l'ictère par suppression, ils ont introduit deux éléments nou-

(1) Frerichs, *Traité des maladies du foie.*

(2) Murchison, *Leçons sur les maladies du foie.*

(3) W. Legg, *On Bile, jaundice and bilious diseases,* Londres, 1880.

veaux : la diffusion anormale et la diminution de la résorption. Cette dernière théorie est naturellement fondée sur l'hypothèse que la bile, après avoir rempli son rôle dans le processus digestif, est résorbée par le sang pour aller jouer un autre rôle dans l'économie, avant d'être définitivement excrétée de l'organisme, sous forme de déchet.

La théorie de l'ictère qui a, jusqu'ici, été adoptée le plus généralement en Angleterre, qui a été si bien exposée par le Dr Budd, et que j'ai défendue avec acharnement depuis vingt ans, c'est que ce symptôme se produit de deux façons :

1° Par une obstruction mécanique au passage de la bile dans l'intestin, ce qui détermine une résorption de ce liquide par le sang;

2° Par suppression de la sécrétion biliaire provenant de quelque état morbide du foie, qui empêche l'élimination des matières biliaires, les accumule dans la circulation, et enfin sous la peau. Bien que je n'admette pas les idées de Budd, relatives à l'origine et aux fonctions de la bile, sur lesquelles cet auteur a basé la théorie précédente, j'espère pouvoir démontrer la justesse des conclusions auxquelles il est arrivé, et, en même temps, prouver que la théorie de Frerichs est tout à fait incompatible avec les récentes découvertes d'anatomie pathologique et de physiologie expérimentale, qui sont venues éclairer l'étiologie de l'ictère.

Je vais donc essayer d'expliquer cette théorie d'une façon intelligible. Pour cela, je vais d'abord montrer que la sécrétion biliaire peut être retardée et même complètement arrêtée sans altération du parenchyme hépatique, puis je ferai voir que, lorsque le foie est surmené et ne secrète plus de bile, l'ictère en est la conséquence. Pour cela, je m'appuierai sur les données de la physiologie et de la pathologie. Je rapporterai des cas d'ictère où, à l'autopsie, la vésicule et les canaux biliaires étaient non seulement vides de bile, mais remplis de leur propre sécrétion muqueuse, et je placerai en regard une observation d'ictère par obstruction où, à l'autopsie, on trouva la vésicule et les canaux gorgés de bile pure. J'espère arriver ainsi à convaincre les plus sceptiques, que la théorie de l'ictère par suppression doit cesser d'être regardée comme un mythe.

Observation (Moxon). — *Rétrécissement du canal hépatique causant de l'ictère chronique* (1). — Un homme, âgé de 32 ans, entra à Guy's Hospital avec une teinte ictérique très prononcée. Il avait vécu sur mer depuis dix-huit ans et avait eu, il y a quatorze ans, une attaque de fièvre grave qui avait duré trois mois, alors qu'il était en station dans la Méditerranée.

(1) *Transactions of the Pathological Society*, t. XXIV.

Jamais il n'avait eu la syphilis, mais il avait des habitudes de boisson. Son état actuel avait débuté seize mois avant, époque où il perdit l'appétit et se sentit souffrant. Huit mois après cela, il eut un accès de coliques avec douleurs localisées au creux de l'estomac, et immédiatement après il devint jaune. Trois mois plus tard, il en eut une autre plus violente, et, bien qu'il n'ait jamais eu d'autre accès, il éprouve souvent de la sensibilité à l'épigastre. A son entrée à l'hôpital, il éprouvait beaucoup de démangeaisons. Bien que ne ressentant que peu de douleurs, il avait tous les autres symptômes de l'ictère par suppression, avec xanthelasma sur les mains, le scrotum et le dos.

Deux semaines avant sa mort, il eut de fréquentes hémorrhagies par les reins, l'intestin et la vessie, qui ne firent que s'accroître, et enfin il mourut d'épuisement. A l'autopsie, le foie, bien qu'ayant sa configuration normale, était volumineux et lobulé, comme dans la cirrhose ; à la surface se voyaient de nombreux canaux pleins d'un liquide muqueux, clair, aqueux, incolore. La vésicule biliaire était aplatie, vide, et ne contenait que du mucus incolore. Les canaux biliaires intra-hépatiques étaient très dilatés, de sorte qu'à la section du foie ils laissaient écouler une grande quantité de liquide blanchâtre, clair, qui contrastait tout à fait avec le sérum sanguin, qui était d'un jaune d'or. Les parois des canaux portaient des plaques de xanthelasma, c'est-à-dire des plaques d'un blanc opaque. Le canal hépatique, à son point de bifurcation, était gonflé par la présence d'une matière visqueuse de la forme d'une petite boule, ovale comme une amande. Ce canal était fléchi en deux et il était difficile d'y introduire un stylet. Cet épaississement était absolument limité au canal. La veine collatérale était saine. Le canal cholédoque était petit et normal ; il en était de même du canal pancréatique. La portion malade du conduit était d'environ vingt-cinq millimètres. Au microscope, l'épaississement n'était formé que par du tissu fibreux cicatriciel. Le rétrécissement, qui était situé dans le canal hépatique, à environ cinq centimètres de sa jonction avec le canal cystique, semblait être formé par du tissu cellulaire normal et ressemblait aux rétrécissements de l'urèthre.

Il s'agit donc bien ici d'un cas d'ictère, quoi que la fonction biliaire du foie n'ait pas été totalement supprimée, ainsi que le démontrait le mucus contenu dans la vésicule et les canaux distendus.

Ceux de mes lecteurs qui ne sont pas très familiarisés avec la physiologie normale des canaux biliaires, pourraient peut-être comprendre difficilement comment l'existence d'une sécrétion muqueuse blanchâtre, au lieu du liquide biliaire verdâtre, est une preuve évidente que l'ictère était dû à l'absence de sécrétion de la bile ; aussi, je vais expliquer brièvement la véritable nature et l'origine de cette sécrétion muqueuse.

Les canaux biliaires jouent un rôle passif, celui de permettre l'écoulement de la bile. Ils ne prennent aucune part active ni à la sécrétion, ni à l'évacuation de la bile. Leur seule fonction physiologique est donc de rester béants. Chacun d'eux possède une muqueuse qui secrète un mucus blanchâtre, visqueux, qui sert à lubréfier sa face interne et qui le protège contre l'action chimique que la bile pourrait exercer sur lui. Cette sécrétion muqueuse est tout à fait indépendante de la sécrétion biliaire du foie; elle se fait d'une façon continue, quelles que soient les fluctuations du flux biliaire, c'est-à-dire que l'écoulement se fasse normalement, ou qu'il soit stagnant, ou totalement absent. La seule différence qui existe dans ces trois conditions est la suivante.

a. Lorsqu'il y a écoulement de bile, l'excès de mucus est entraîné avec celle-ci.

b. Lorsqu'il y a stagnation de la bile, l'excès de mucus se mêle à celle-ci, se colore en jaune et reste stagnant dans le canal.

c. Lorsqu'il y a absence de bile, l'excès de mucus, alors non coloré par celle-ci, s'accumule jusqu'à ce que la quantité en soit assez grande pour donner lieu à un écoulement qui, s'il n'y a pas d'obstacle, va se déverser dans l'intestin.

Mais qu'arrive-t-il lorsque, la fonction biliaire étant supprimée, aucun atome de bile ne pénétrant dans les canaux, le mucus, continuant à être secrété, reste enfermé dans les canaux par un obstacle à son écoulement? Ce mucus s'accumule graduellement à l'intérieur et distend les canaux biliaires de la même façon que le ferait la bile dans les mêmes conditions.

Je vais maintenant prendre un cas tout à fait opposé et montrer que, dans l'ictère par obstruction, non seulement il n'y a pas de mucus dans les voies biliaires, comme cela arrive dans les cas de suppression, mais que, bien que les autres signes et symptômes d'ictère soient identiques dans les deux cas, les conduits biliaires sont, dans le dernier, complètement remplis de bile et non de mucus, comme dans le premier. J'insiste là-dessus, car le Dr Moxon, dans l'observation si intéressante que je viens de rapporter, considère « que ce cas prouve que, dans l'ictère par obstruction, la jaunisse est due à une suppression de sécrétion et non à une résorption de bile accumulée ». En effet, tandis qu'il croit que « la résorption survient dans les cas d'obstruction, il ajoute que la résorption n'est qu'un incident sans importance qui accompagne les premières périodes de la jaunisse et qui est causé seulement par la présence de la bile qui se trouve déjà dans les canaux, tandis que la véritable cause de l'ictère par obstruction est la suppression de la sécrétion et non la résorption.» Il prétend que « l'on peut nier absolument que la résorption de la bile soit une cause d'ictère ». C'est là une opinion que j'ai le regret de ne pouvoir accepter, car, comme nous le verrons dans la suite, elle n'est pas seulement en contradiction avec les données physiologiques modernes, mais encore avec les faits pathologiques connus de tout le monde. Mais, tout en n'étant pas d'accord avec le Dr Moxon, au point de vue des opinions qu'il a émises dans la dernière partie de son travail, je tiens cependant à reconnaître la justesse de ses vues, relativement à la pathologie du cas précédent, qu'il rapporte comme un exemple typique d'ictère par suppression, et je le fais d'autant plus volontiers que ses opinions, à cet égard, concordent tout à fait avec celles que je défends. Ainsi, il appelle tout particulièrement l'attention sur ce qu'il considère, à juste titre, comme important à noter, à savoir que le contenu des canaux biliaires distendus « était tout à fait clair et incolore, et qu'il n'y existait pas trace de pigment biliaire, tandis qu'au contraire, le sérum avait une teinte jaune d'or intense ». Après cette remarque très sagace, il se demande « comment il est possible que la bile, qui donne au sérum une couleur jaune foncé, ait pu provenir des canaux dans lesquels il n'en existait pas trace, » et il ajoute que « si l'on admet que l'ictère était dû réellement à la suppression de la sécrétion, on peut alors s'expliquer l'absence totale de bile dans le mucus contenu dans les canaux ».

Afin d'éloigner toute espèce de doute dans l'esprit du lecteur, relativement au mode de production de l'ictère par obstruction, je vais rapporter un cas de ce genre, où l'état anatomo-pathologique a été soigneusement noté, afin de le mettre en regard de ce qui existe dans l'ictère par suppression.

Observation. — Un homme de 50 ans vint me voir et me raconta qu'il avait eu déjà auparavant un ictère intense pendant plusieurs mois. Lorsque je le vis, sa peau était si fortement colorée qu'elle ne paraissait pas jaune, mais bien jaune verdâtre. Les garde-robes étaient décolorées depuis plusieurs mois et l'urine avait une teinte safran très prononcée. Tout d'abord, la matité du foie avait été augmentée, puis, comme dans tous les autres cas d'ictère par obstruction, elle diminua peu à peu au point de revenir à la normale. Mais ce processus de régression ne s'arrêta pas là, et, en raison de l'obstacle au cours de la bile, la compression exercée sur les éléments secrétoires continua et amena peu à peu une diminution de volume du foie, qui finit par aboutir à l'atrophie. Le malade mourut, et l'on fit, à l'autopsie, les constatations suivantes.

Foie. — Le foie était petit, fortement coloré en vert foncé par le pigment biliaire, non seulement par suite de la rétention prolongée de la bile dans l'organe, mais parce que celle-ci avait fini par imprégner tous les éléments du parenchyme hépatique.

Canaux biliaires. — Les canaux biliaires, même ceux intra-hépatiques, étaient très dilatés. Le cholédoque avait un volume huit ou dix fois supérieur à son calibre normal. Les canaux cystique et hépatique étaient aussi dilatés, mais dans de moindres proportions.

Vésicule biliaire. — La vésicule biliaire avait un volume au moins quinze fois supérieur à ce qu'il est habituellement. Celle-ci, de même que les canaux biliaires, était remplie de bile épaisse, noire, de la consistance du goudron.

L'obstacle était causé par une cicatrice siégeant à l'orifice duodénal du cholédoque, empêchant la bile de pénétrer dans l'intestin et, par conséquent, l'obligeant à s'accumuler dans le foie.

L'ictère n'était, par conséquent, pas dû à un arrêt de la sécrétion, puisque toutes les voies biliaires regorgaient de bile, mais à une résorption de la bile par un processus d'osmose capillaire.

Il s'agit donc bien ici d'un cas d'ictère par obstruction, que je vais rapprocher d'un cas semblable, observé par un médecin tout à fait étranger à la discussion actuelle, et, par conséquent, non suspect de partialité.

Observation (J. Morgan). — *Dilatation énorme des canaux biliaires causée par un rétrécissement du cholédoque* (1). — Un homme, âgé de 32 ans, plombier, mourut à St George's Hospital, avec un ictère intense. Il s'était bien porté jusqu'à quatre mois avant son admission à l'hôpital. A cette époque il s'enfonça une pointe dans la main, ce qui donna lieu à un abcès, accompagné de frissons, de diarrhée, et, au bout de quelques jours, d'ictère. A son entrée à l'hôpital, la peau et les conjonctives étaient jaunes, les garde-robes étaient décolorées et l'urine fortement chargée de bile. Il existait de la douleur à droite du cartilage ensiforme, mais pas d'augmentation de volume du foie. Au bout d'un mois, les démangeaisons étaient si fortes qu'il se grattait jusqu'au sang. Quelques semaines plus tard, le foie avait augmenté de volume. Les deux lobes faisaient une telle saillie en avant qu'on les aurait pris pour deux tumeurs. La mort survint dix semaines après son entrée à l'hôpital.

Autopsie. — Le foie était très volumineux; sa surface lisse présentait plusieurs légères saillies dont les parois, minces et transparentes, pouvaient faire croire à l'existence de kystes. On les observait surtout à la face inférieure du lobe gauche, et leur volume variait de six à vingt-cinq milimètres en circonférence. La vésicule biliaire était très distendue, elle mesurait de douze à quinze centimètres, et contenait de la bile épaisse, noire, mêlée à du mucus et de l'épithélium. Il existait un rétrécissement du cholédoque juste à son origine. Ce rétrécissement était causé par une bride fibreuse. Les canaux étaient très dilatés.

Cette observation présente, avec celle de Moxon, trois points communs : 1° l'ictère était intense ; 2° les canaux étaient tellement dilatés que leurs radicules ressemblaient à des kystes saillants à la surface du foie; 3° l'obstruction résultait d'un rétrécissement produit par un épaississement inflammatoire.

---

(1) *Transactions of the Pathological Society*, t. XXIV. p. 176.

C'est donc là un cas d'obstruction au cours de la bile, semblable à tous égards, au point de vue anatomo-pathologique, au cas d'ictère par suppression de Moxon. Dans l'un, c'est un rétrécissement du cholédoque qui était la cause de l'ictère ; tandis que, dans l'autre, l'ictère était *tout à fait indépendant du rétrécissement de ce canal*, car, en arrière de cette stricture, on ne trouvait que du mucus et non de la bile.

Je laisse maintenant le lecteur établir un parallèle entre ces cas typiques des deux variétés distinctes et indépendantes d'ictère, et en tirer la conclusion, pour ce qui regarde la justesse de la division de l'ictère, en deux grandes classes : l'un par suppression, l'autre par obstruction. Pour moi, cela est indiscutable, et le seul fait que dans un cas le liquide emmagasiné dans les voies biliaires est de la bile, tandis que dans l'autre c'est du mucus, établit d'une façon indubitable l'existence de l'ictère par suppression. Du reste, pour plus ample information, je renvoie le lecteur au chapitre où je traite de la distension de la vésicule par du mucus et aux observations de Wyss et de Ritter.

A la rigueur, une seule chose viendrait confirmer mon opinion, c'est que, dans le cas de Moxon, le sérum sanguin était, comme la peau, coloré par le pigment biliaire, bien que le foie ne secrétât pas de bile et que l'urine fût chargée de pigment biliaire, de même que dans mon cas d'ictère par obstruction.

L'état du sang, dans le cas de Moxon, vient également à l'appui de mon opinion, à savoir que la biliverdine n'est autre chose que de l'hématine oxydée, qui ne se forme pas dans le foie, mais que celui-ci extrait du sang au niveau des capillaires. La couleur naturelle jaune du sérum sanguin est due au pigment, que nous appelons biliverdine ou pigment biliaire, après qu'il a été extrait du sang par le foie.

Si l'on envisage la biliverdine sous ce jour, on comprend bien plus facilement toutes les diverses causes d'ictère. Ainsi, cela nous fait voir que l'ictère consécutif aux morsures de serpent peut être dû au pouvoir de transformation que possède le venin sur l'oxydation de l'hématine. Dans la fièvre bilieuse et dans la fièvre rémittente bilieuse, si nous ne regardons pas ces maladies comme des fièvres malignes accompagnées accidentellement d'ictère, et si nous adoptons ma théorie, nous les considérerons simplement comme des troubles hépatiques dus à la pénétration dans l'économie d'agents toxiques, sous forme de microbes pathogènes, causant l'ictère par suppression, et dès lors leur pathologie est considérablement simplifiée. Car, comme je vais le montrer, les poisons animaux, végétaux et même minéraux, possèdent la propriété de suspendre la sécrétion de la bile et de donner lieu à l'ictère. En outre, si nous examinons attentivement ce qu'on appelle les fièvres jaunes, nous verrons qu'elles ne diffèrent en rien des maladies des climats tempérés, causées par la pénétration de germes animaux et végétaux. La seule différence, c'est que la fièvre bilieuse est très contagieuse et que, de même que la fièvre bilieuse rémittente, on ne l'observe que dans les pays chauds.

J'aurais maintenant à présenter quelques remarques sur la pathogénie des formes d'ictère, dont nous venons de parler; mais, comme ce que j'ai à dire est également applicable à toutes les variétés d'ictère causé par la pénétration de poisons dans l'économie, j'approfondirai cette question après avoir étudié l'ictère résultant de l'atrophie jaune aiguë du foie, qui est due pour moi à la pénétration d'un agent toxique.

Pourquoi le pigment biliaire se localise-t-il dans la couche muqueuse du derme? Nous avons vu tout à l'heure que le pigment biliaire avait une origine hématique, je vais maintenant montrer que, tandis que, dans l'ictère par suppression, il est directement extrait de sa source originelle par la peau, dans l'ictère par obstruction, au contraire, il a d'abord été extrait du sang par les cellules sécrétoires du foie. Puis, après avoir été emmagasiné dans les voies biliaires avec tous les autres éléments de la bile, il a été ensuite résorbé par un processus d'osmose capillaire qui l'a fait pénétrer dans la circulation générale avant d'être enfin déposé dans la couche muqueuse du derme par lequel l'économie cherche à s'en débarrasser.

Pourquoi la peau devient-elle jaune? Les reins et la peau sont les deux grands émonctoires des corps étrangers non volatiles qui agissent non seulement conjointement, mais d'une façon supplémentaire, à tel point que, lorsque les fonctions du rein sont ralenties, l'excrétion sudorale subit une augmentation énorme, grâce à laquelle les sels solubles de l'urine, tels que l'urée, l'acide urique, etc., et même des sels insolubles, tels que l'oxalate de chaux, peuvent être excrétés.

A l'état normal, ce sont les reins qui doivent éliminer, à l'état de déchets, les pigments tels que l'hématine, la biliverdine, sous forme d'uro-hématine ; mais, dans l'état de maladie, la peau vient prendre sa part de ce rôle. Aussi, lorsque, dans l'ictère, par exemple, le sérum est chargé de pigment biliaire, la peau et les reins sont chargés de l'éliminer. Dans ce cas, lorsque les reins ont été soumis à cette élimination pendant longtemps, il arrive un moment où ils l'opèrent imparfaitement, et alors le pigment se dépose à leur surface externe et interne. Il en est de même pour la peau, dont la fonction n'est pas de donner passage aux pigments; lorsqu'elle remplit ce rôle, ce n'est jamais que d'une façon incomplète; aussi, une grande partie des pigments insolubles restent dans la couche muqueuse du derme, donnant ainsi cette teinte jaune que nous appelons l'ictère.

On voit, d'après cela, que je repousse tout à fait la théorie d'après laquelle les cellules de la couche muqueuse emmagasinent le pigment en exerçant une sorte de sélection, et que je considère qu'elle obéissent simplement à une nécessité absolue. Ne pouvant éliminer tout le pigment, elles ne tardent pas à en être remplies, d'où la couleur jaune de la peau.

Je dirai, en terminant, que les divers états pathologiques que l'on désigne sous le nom d'ictère ne sont pas spéciaux à l'homme. Tous les animaux peuvent en être atteints. J'ai observé l'ictère chez une poule, un mouton, un bœuf, et chez mon propre cheval. En général, il est plus difficile de le voir, parce que leur peau possède un revêtement de poils ou de plumes qui en masque complètement les modifications de couleur et que, d'autre part, on ne voit qu'une faible partie de leurs sclérotiques. Aussi ne peut-on reconnaître l'ictère chez eux qu'en examinant la langue et la face interne des lèvres. Chez mon cheval, la muqueuse buccale avait une teinte jaune très nette, ce qui m'a fait comprendre pourquoi les malades qui avaient de temps en temps de l'ictère accusaient toujours un goût de bile amer.

CHAPITRE VI

DE L'ICTÈRE PAR SUPPRESSION DE LA SÉCRÉTION BILIAIRE

On peut le diviser en trois catégories bien distinctes :

A. Ictère d'origine nerveuse.
B. — par trouble de la circulation hépatique.
C. — par absence de la substance secrétoire.

Quoiqu'il ne puisse y avoir de confusion au sujet de l'expression d'*ictère par suppression*, on pourrait cependant avoir quelque peine à comprendre comment la peau peut devenir jaune et l'urine fortement colorée lorsqu'il y a arrêt de la sécrétion biliaire. Pour cela, je renvoie à ce que j'ai dit ailleurs.

Je me bornerai à rappeler ici que, tandis que la fonction du foie est de fabriquer certains éléments de la bile aux dépens du sang, il doit, d'autre part, simplement en extraire certains autres qui existent préformés dans le liquide sanguin. Il est donc bien évident que, lorsque la sécrétion de la bile est arrêtée, les substances que le foie fabrique lui-même font seules défaut. Au contraire, celles qu'il tire du sang restent dans ce liquide et s'accumulent dans la circulation, exactement de la même façon que l'urée s'accumule dans le sang quand il y a un arrêt de la sécrétion urinaire.

Aussi, quand il y a un arrêt de la sécrétion biliaire, la biliverdine, substance que le foie extrait préformée du sang, s'accumule dans le sérum jusqu'à ce qu'il en soit saturé : c'est ce qui cause la teinte jaune de l'ictère.

La peau et les reins étant obligés de remplir alors les fonctions du foie, éliminent la biliverdine, aussi la sueur se colore en jaune et l'urine prend une teinte safran. En même temps, les cellules de la couche muqueuse du derme ne peuvent plus éliminer tout le pigment, elles en regorgent, et c'est ce qui détermine la coloration jaune de la peau,

Ces différents phénomènes se succèdent dans l'ordre suivant : le lendemain du jour où la sécrétion biliaire est arrêtée, l'urine devient fortement colorée. Un jour ou deux après, la peau et la sueur commencent à prendre une teinte jaune. Dans les cas graves, au bout d'une semaine ou deux, le lait, les larmes, la salive, de même que le sérum des cavités thoracique et abdominale se colorent nettement en jaune.

D'après cela, on voit que je regarde la coloration ictérique de la peau comme due simplement à la non-excrétion par le foie de la biliverdine du sang, et comme tout à fait indépendante de la présence ou de l'absence d'autres éléments constituants de la bile.

Nous allons maintenant passer à l'étude des trois catégories d'ictère par suppression.

A. *DE L'ICTÈRE D'ORIGINE NERVEUSE*

Il est un fait physiologique bien établi aujourd'hui, c'est que toutes les sécrétions sont sous l'influence directe du système nerveux. Si l'on excite un nerf glandulaire, la sécrétion de la glande est augmentée. Si l'on supprime l'action nerveuse en sectionnant le nerf, la sécrétion de la glande est arrêtée instantanément. De même que la volonté peut provoquer ou suspendre les mouvements musculaires, de même l'influence cérébrale peut hâter ou retarder la sécrétion glandulaire. Qu'il me suffise de donner, comme preuve à l'appui, la seule influence de la vue de mets savoureux qui excite la sécrétion salivaire d'un individu qui a faim, de même qu'une émotion, comme une mauvaise nouvelle, par exemple, la suspend. Cette même influence s'exerce sur la sécrétion biliaire. Claude Bernard a montré que, si l'on caresse un chien porteur d'une fistule biliaire, la sécrétion de la bile continue d'une façon active, que si, au contraire, on le maltraite, elle s'arrête de suite, et que l'on peut en provoquer la réapparition en caressant de nouveau l'animal. La sécrétion biliaire est donc sous l'influence immédiate du système nerveux. Tout le monde a pu remarquer comment une mauvaise nouvelle reçue pendant un repas supprime l'appétit et retarde la digestion. Ce fait, que tout le monde a pu observer sur lui-même, peut, chez certaines personnes, amener un ictère très marqué. J'ai soigné une jeune dame qui avait eu, à deux reprises différentes, de l'ictère, parce qu'elle avait vu son enfant en proie à des convulsions.

Dans le dictionnaire en trente volumes, on trouve deux

exemples remarquables d'ictère subit causé par une émotion. Le premier est celui d'un soldat qu'on avait empêché d'assouvir sa vengeance sur un homme qui l'avait insulté en public, qui devint ictérique tout d'un coup et mourut en quelques heures dans le délire et les convulsions. Le second est celui d'un prêtre qui fut effrayé par un chien enragé; il devint jaune tout d'un coup et mourut subitement.

Churton a rapporté le cas suivant.

Observation (1). — En 1868, je soignais une dame de 30 ans, atteinte d'ictère à la suite d'une fatigue physique et intellectuelle. Cela dura quelques semaines. Six mois après, elle recevait chez elle plusieurs hôtes, et ses devoirs de maîtresse de maison la tracassaient beaucoup. Au milieu de ces soucis, un de ses enfants, sujet à l'asthme, eut une attaque très grave. Le lendemain, je la trouvais assise sur son lit et se plaignant d'une douleur aiguë dans les régions hépatique et gastrique, avec quelques symptômes d'hystérie. Le lendemain, elle était complètement jaune et l'urine était acajou. Je prescrivis du podophyllin et du bromure. Deux jours après, la teinte ictérique de la peau et de l'urine avait disparu.

L'ictère d'origine nerveuse peut être regardé comme une des variétés les plus typiques de l'ictère par suppression, car il n'y a ni lésion de tissu, ni obstacle antérieur au flux de la bile. Il n'existe, en réalité, pas de cause apparente d'ictère. Le foie semble être « stupéfié » et il cesse d'accomplir sa tâche habituelle. La bile n'étant plus ni secrétée ni excrétée, l'ictère apparaît de suite. En même temps surviennent des symptômes cérébraux, convulsions, délire, coma, et la mort termine souvent la scène. Tout cela se produit sans qu'à l'autopsie on puisse relever aucune trace de lésion ni le moindre vestige d'une cause qui aurait déterminé ces phénomènes. Le champ est donc ouvert aux hypothèses. Nous savons que la matière colorante de la bile s'est accumulée dans le sang, et les symptômes nerveux nous font présager que la bile a joué un rôle toxique sur le sang. Nous croyons que cela a été l'effet direct du système nerveux. En dehors de cela, tout est douteux et obscur. Nous voyons, en effet, la peau prendre une teinte ictérique, et la mort s'en suivre quelques minutes après la mise en jeu de la cause qu'on suppose efficiente. Le temps est un élément négligeable, car le malade se portait bien ; un moment après il devient jaune et, quelques instants après, il est mort.

Dans l'*Annuaire de thérapeutique* de 1846 se trouve une observation d'ictère survenu chez un homme, à la suite d'une grande joie. Bien que je doute de l'exactitude du fait, en tant qu'étiologie,

(1) *British medical Journal*, 19 novembre 1870.

cependant j'en admets à la rigueur la possibilité, car, en médecine, les extrêmes s'observent très bien. En est-il un exemple plus frappant que l'influence du froid extrême qui fait éclater l'hydrophobie chez le chien, aussi bien que l'extrême chaleur.

La rapidité avec laquelle la peau prend la coloration jaune, dans les cas d'ictère subit, a été considérée jusqu'à présent comme un mystère inexplicable. Pour moi, cela n'a rien d'extraordinaire, si l'on se reporte à la physiologie de la sécrétion biliaire. La coloration de la peau n'est due qu'à la diffusion du pigment préformé dans le sang ; il est facile de comprendre, qu'en raison d'un grand choc nerveux, l'élimination du pigment par les cellules secrétoires du foie soit subitement arrêtée, et se fasse alors d'une façon supplémentaire par la peau, dont la couche muqueuse se colore alors en jaune.

De plus, ce qui fait encore mieux comprendre l'origine nerveuse de l'ictère, ce sont les effets paralytiques exercés sur les capillaires du foie, qui échappent à la vue et qui sont sans doute analogues, sinon exactement les mêmes que les phénomènes paralytiques nerveux que nous observons sur les capillaires de la face et des oreilles du lapin, après la section des filets de la huitième paire. On sait qu'il y a congestion et élévation de température dans tout le côté de la face et de la tête où l'on a fait la section.

Dès lors, il est logique d'admettre que les mêmes phénomènes doivent se passer du côté du foie dans les mêmes circonstances. Nous pourrons ainsi nous expliquer comment tout obstacle à l'influx nerveux du foie peut produire une congestion capillaire assez forte pour amener l'ictère. Si nous allions plus loin, ne pourrions-nous pas admettre que l'action nerveuse qui produit l'ictère est, en même temps, assez puissante pour exercer des effets paralytiques analogues sur les nerfs des capillaires cérébraux, et déterminer de la congestion, ce qui nous expliquerait les troubles cérébraux qui accompagnent le plus souvent l'ictère nerveux causé soit par le shock, soit par la pénétration d'agents toxiques dans l'économie. La congestion est, en effet, une des causes les plus puissantes de troubles cérébraux. Je sais très bien que cette théorie ne sera pas acceptée par tout le monde, car il y a, là-dessus, une grande divergence d'opinion. Les uns croient que les troubles cérébraux sont dus à l'accumulation dans le sang de ces substances qui, normalement, sont extraites préformées, ou qui en sont séparées par le foie pour être transformées par lui en matières biliaires. Les autres, négligeant cette théorie de l'empoisonnement biliaire, soutiennent que les troubles cérébraux sont dus simplement à l'élaboration et à l'élimination imparfaites des matériaux de déchet tels que l'urée, l'acide urique, l'uro-hématine et les autres principes de l'urine ; mais cela rentre dans les fonctions du rein et non dans celles du foie. Ils ajoutent que, dans la grande majorité des cas de fièvre jaune qui s'accompagnent toujours de troubles cérébraux très marqués, il existe toujours une diminution d'urée, et le Dr Blair a constaté un tel excès de carbonate d'ammoniaque dans l'air expiré et dans le sang, qu'il pense que l'ammoniémie (provenant de la décomposition de l'urée dans le sang) pourrait bien être, sinon la seule, du moins une des causes des troubles cérébraux.

Ces derniers n'envisagent seulement qu'un côté de la question ; ils ne voient que les symptômes cérébraux, et ne s'occupent pas de l'ictère qui les accompagne. Comme cela est souvent le cas, il est bien probable que la vérité se trouve entre ces deux opinions.

En même temps, il faut admettre que la rapidité avec laquelle, non seulement les symptômes cérébraux, mais l'ictère, surviennent à la suite d'émotions morales, est une raison suffisante pour adopter ma théorie de la congestion active des capillaires hépatiques et cérébraux sous l'influence d'un arrêt de l'influx nerveux.

Les émotions morales, surtout celles qui sont brusques et désagréables, peuvent, non seulement produire de l'ictère par arrêt de la sécrétion biliaire, mais aussi amener dans le foie des modifications de tissu très graves ; comme cela se produit, par exemple, à la suite d'une frayeur vive, dans l'atrophie jaune aiguë du foie. Les émotions peuvent même stimuler les contractions de la vésicule au point de lui faire expulser des calculs biliaires et de donner lieu à des accès de coliques hépatiques.

On a écrit aussi que, chez les gens prédisposés, le cancer primitif du foie pourrait être le résultat direct de soucis ou de chagrins prolongés.

Ce qui fait que l'ictère n'arrive pas plus souvent à la suite de grandes émotions, c'est qu'il faut une certaine quantité de pigment pour le produire, et que les effets produits par l'émotion sur la sécrétion biliaire sont rarement assez marqués ou assez prolongés pour permettre l'accumulation du pigment dans le sang. Cet effet peut se produire plus facilement lorsque l'émotion est causée après un repas, parce qu'à ce moment le foie, étant en état de congestion, favorise par là l'arrêt de la sécrétion. Un coup donné sur la tête amène souvent de l'ictère subitement, par le même processus je crois, que la frayeur.

CHAPITRE VII

B. *DE L'ICTÈRE PAR TROUBLE DE LA CIRCULATION HÉPATIQUE*

DE L'ICTÈRE PAR CONGESTION HÉPATIQUE

L'ictère par trouble de la circulation hépatique étant une des causes les plus fréquentes d'ictère par suppression, comme on en a décrit un grand nombre de variétés, je vais passer en revue chacune de ces formes séparément, afin de me faire mieux comprendre, en m'étendant sur chacune d'elles selon son importance clinique.

Dans tous les cas où la congestion du foie existe à un degré suffisant pour causer de l'ictère, on constate que l'organe est augmenté de volume d'une façon très appréciable.

Hépatite.

L'ictère est un des signes les plus frappants de l'hépatite, ce que l'on peut facilement expliquer par les données de la physiologie.

Toute glande qui se trouve en état de congestion, aboutissant ou non à l'inflammation, est incapable de secréter. Ainsi la congestion du rein s'accompagne d'anurie, et on voit la sécrétion se rétablir à mesure que l'état congestif disparaît. L'anurie est due sans doute à l'engorgement des capillaires qui comprime les tubes rénaux et anihile ainsi leurs fonctions. La même explication peut s'appliquer à la sécrétion biliaire et, comme pour le rein, il est extrêmement rare que la sécrétion soit tarie complètement. Aussi, nous constatons que ce phénomène est assez marqué pour donner à l'urine et à la peau une couleur ictérique, tandis que la décoloration des selles manque souvent dans ces cas, car il passe par l'intestin une quantité de bile suffisante pour colorer les garde-robes.

Sans doute on observe souvent une inflammation aiguë du foie sans ictère, même lorsque cet état va jusqu'à la suppuration ; aussi pourrait-on croire que la théorie précédente est en défaut dans ce cas. De prime abord cela paraît vraisemblable, mais, en y réfléchissant, on voit au contraire qu'elle se trouve confirmée par ces faits. Car, lorsque nous étudions les cas même graves d'hépatite aiguë sans ictère, nous voyons que ce sont ceux dans lesquels il n'y a qu'une portion du foie qui est affectée. Peu importe s'il y a un lobe ou deux, si c'est le centre ou la surface de l'organe qui est atteint ; la maladie est toujours circonscrite, et il reste assez de tissu hépatique à l'état normal pour empêcher les éléments constituants de la bile de s'accumuler dans le sang et de produire l'ictère. Cela peut arriver, et cela se voit souvent, même lorsque l'inflammation aboutit à la suppuration.

L'exemple le plus remarquable d'ictère causé par une congestion active s'observe dans les cas où il survient une attaque d'hépatite subaiguë, comme cela se rencontre dans les pays chauds où les habitudes d'une vie indolente favorisent la congestion porte. On l'observe parfois aussi en Europe, mais en général en même temps que des troubles gastriques très marqués.

J'ai eu dernièrement l'occasion de voir un cas typique de cette forme de congestion hépatique subaiguë chez un français qui, peu de temps après être débarqué à Londres, eut un ictère très intense. Il s'était livré à des excès de table qui, au bout de trois ou quatre jours, avaient donné lieu à des symptômes dyspeptiques et à de la sensibilité hépatique. En même temps, la couleur de la peau devenait plus foncée et arrivait bientôt à celle de l'ictère avec urine foncée et selles décolorées. L'urine donnait nettement la réaction du pigment biliaire, mais on n'y trouvait pas trace d'acides biliaires, point sur lequel j'insisterai bientôt comme étant d'une grande valeur pour le diagnostic des cas obscurs d'ictère. Au bout d'une semaine, tout disparaissait sous l'influence d'un régime convenable des pilules bleues et de l'acide benzoïque.

Les symptômes de toutes les variétés de congestion hépatique étant les mêmes, et ne présentant de différence que selon chaque cas individuel, je vais les énumérer une fois pour toutes, et j'appellerai l'attention sur les variantes qu'on peut observer dans certains cas particuliers, à mesure que j'en trouverai l'occasion.

Symptômes généraux des hépatites.

1° Sensation de plénitude et de gêne dans la région hépatique, pouvant arriver jusqu'à la douleur vraie.

2° Sensibilité à la percussion et douleur aiguë lorsqu'on exerce une pression forte.

3° Augmentation plus ou moins marquée de la matité sur la ligne mamelonnaire. Au lieu du chiffre normal de 10 centimètres, on trouve 15, 20 et même 25 centimètres dans les cas rares.

4° La peau est jaune, chaude et sèche, en même temps qu'il y a de la fièvre.

5° Les conjonctives sont jaunes, la langue est sale et le pouls rapide.

6° L'urine est rare, couleur safran, et laisse, en se refroidissant, déposer beaucoup d'urates d'une teinte ocre ou rouge variable ; elle contient parfois de l'albumine. La densité dépasse 1015, excepté lorsqu'il coexiste une affection du rein.

7° Les selles sont colorées très légèrement ou tout à fait décolorées.

Lorsque ces symptômes existent, on peut diagnostiquer sans hésitation « ictère par suppression dû à une congestion active du foie. »

Traitement général.

1° Repos absolu.

2° Régime alimentaire sévère et très modéré.

3° Evacuer l'intestin.

4° Appliquer sur la région du foie de larges cataplasmes de farine de lin chauds et épais.

5° S'il y a des signes d'inflammation aiguë, appliquer sur la région hépatique un mélange de sel et de glace, des sangsues ou des ventouses.

Il est étonnant parfois de voir comment une saignée locale peut apporter un soulagement rapide et complet.

Ainsi qu'on peut en juger, d'après mes observations sur la thérapeutique générale, le podophyllin et tous les purgatifs stimulants hépatiques sont absolument contre-indiqués dans tous les cas de congestion active du foie.

Ici, comme dans beaucoup de maladies du foie, le mercure est le grand remède à la fois comme purgatif et comme antiphlogistique.

Péri-hépatite.

On appelle ainsi les inflammations qui n'atteignent pas le parenchyme du foie, mais seulement la capsule qui l'enveloppe. Je doute fort que celle-ci puisse être enflammée sans que le parenchyme participe à cette inflammation. Je crois, au contraire, qu'il est fréquent de voir l'inflammation les atteindre tous deux, ce que l'on constate facilement au bruit de frottement que l'on perçoit en appliquant le stéthoscope sur la région du foie : ce bruit se produit pendant l'inspiration, par le frottement de la tunique séreuse du foie enflammé sur la tunique séreuse du diaphragme, qui participe également à l'inflammation. Le frottement qu'on constate à l'auscultation ressemble tout à fait à celui de la pleurésie aiguë.

Quand il existe un frottement hépatique sans ictère, on peut diagnostiquer une périhépatite. Quand il y a de l'ictère, cela prouve que le parenchyme du foie, aussi bien que sa capsule, est atteint, et qu'il existe alors de l'hépatite généralisée.

Hépatite sympathique.

L'inflammation sympathique du foie avec ictère s'observe dans la pneumonie de la base du poumon droit. La pathologie de cet état est très simple ; il ne s'agit pas évidemment d'un transport de matières morbides, mais simplement d'un processus inflammatoire sympathique qui, par l'intermédiaire du diaphragme, s'étend au foie par les nerfs pneumogastriques et sympathiques. Cela se comprend d'autant mieux que le foie et le poumon droit reçoivent tous deux des rameaux pneumogastriques, et nous savons que les communications nerveuses directes favorisent les inflammations sympathiques.

Cheadle (1) a rapporté un cas assez bizarre. Une fille, âgée de six ans, étant atteinte d'ictère, fut prise d'une pneumonie du lobe supérieur du poumon gauche. L'ictère disparut immédiatement, puis reparut dès que la pneumonie céda, et subsista encore pendant quelques semaines.

Jusqu'ici, on n'a pas encore pu expliquer convenablement les rapports de l'ictère avec les affections pulmonaires générales. Il existe beaucoup de théories et trop peu de faits pour que l'on puisse généraliser le sujet. Mais, à ce propos, j'appellerai l'attention sur un fait peu connu, signalé par Shaw, en 1842 (2), relatif à l'influence des mouvements respiratoires sur la circulation porte. La simple expansion et contraction des parois thoraciques suffit pour chasser le sang dans les vaisseaux portes, par une espèce

(1) *British medical journal*, 1868.

(2) *Medical Times*, 15 juillet et 30 septembre 1842.

d'aspiration. D'après cela, on comprend très bien que, dans les cas de pneumonie, lorsqu'il existe une gêne des mouvements thoraciques, il se fait dans le foie une stagnation du sang porte pouvant amener un engorgement hépatique suffisant pour produire de l'ictère. Cette observation de Shaw montre les effets bienfaisants d'un exercice violent, qui augmente l'énergie des fonctions respiratoires dans le cas de foie torpide.

Ce ne sont pas seulement les inflammations du thorax, mais aussi celles de l'abdomen qui peuvent affecter le foie d'une façon sympathique. Hervieux a montré que la péritonite puerpérale pouvait s'accompagner d'ictère. Dans un travail publié en 1867, sous le titre d'*Ictère puerpéral*, il rapporte l'observation d'une femme, âgée de 34 ans, qui, six jours après être accouchée, fut prise de péritonite aiguë avec ictère intense, et mourut deux jours après. A l'autopsie, on trouva le foie taché de jaune, mou, graisseux, et les cellules en état de dégénérescence granuleuse, comme dans l'atrophie aiguë, mais à un degré moins prononcé cependant. Les reins, comme le foie, étaient tachés de jaune par le pigment biliaire. Cette observation est tout à fait typique.

Hépatite interstitielle.

Cette prétendue variété d'inflammation du foie est ainsi appelée parce qu'il y a, dit-on, « une congestion inflammatoire hypertrophique du tissu cellulaire interlobulaire. » Mais, comme le tissu interstitiel, c'est-à-dire le tissu connectif de toute glande enflammée, présente le même état pathologique, et que l'hépatite ordinaire elle-même ne présente pas d'exceptions à la règle, le seul fait de trouver un excès de globules blancs dans le tissu connectif enflammé (qui est le seul caractère diagnostique de l'hépatite interstitielle) me paraît insuffisant pour permettre de regarder l'hépatite interstitielle comme un état inflammatoire spécial, surtout si l'on considère qu'il n'y a avec l'hépatite ordinaire qu'une simple différence de degré, et que les troubles biliaires sont absolument identiques, c'est-à-dire qu'on observe de l'ictère par suppression. Borelli (1), cependant, prétend pouvoir distinguer les deux formes d'hépatite, même pendant la vie, d'après cette circonstance que, dans l'hépatite interstitielle, la matité est augmentée en haut, du côté du mamelon, tandis que, dans l'hépatite ordinaire, elle l'est en bas vers l'abdomen. Il attribue cette particularité à la non résistance

(1) *Wurtzbourg Archiv. Med. Phys. Gesellschaft*, Bd VIII.

du diaphragme qui, atteint lui-même par l'inflammation interstitielle, voit s'affaiblir son pouvoir de résistance. Je reproduis cette théorie sans la commenter pour l'excellente raison que je ne la saisis pas bien.

Il existe quatre formes d'hépatite, dont les dénominations reposent sur de prétendus caractères pathologiques. Nous allons en étudier des variétés qui sont dénommées d'après leurs symptômes les plus saillants.

A un certain point de vue, elles se ressemblent toutes, en ce sens qu'on peut toujours trouver dans leur pathogénie la pénétration d'un agent toxique, c'est-à-dire d'un microbe, d'un miasme paludéen, ou du phosphore, du plomb, de l'antimoine, ou bien une morsure de serpent ou de poisson.

Avant d'étudier en détail chacun de ces facteurs des congestions actives du foie, je ferai remarquer qu'il y a des raisons sérieuses pour croire que toutes ces variétés d'affections du foie, si différentes à première vue, provenant de la pénétration dans l'économie d'agents toxiques si divers, pyogéniques, épizootiques, miasmatiques, minéraux, ont des caractères anatomo-pathologiques identiques, et cela, même lorsqu'elles revêtent des formes distinctes en apparence d'affections endémiques et sporadiques, épidémiques et contagieuses.

Cela est tout à fait évident lorsque l'on compare, par exemple, deux affections si différentes en apparence, telles que l'atrophie aiguë sporadique des climats tempérés et la fièvre jaune des tropiques. De prime abord, elles paraissent n'avoir rien de commun, mais, en les étudiant de plus près, on voit qu'en réalité ce sont de simples variétés du même état morbide, ne différant que par l'élément contagieux. L'atrophie aiguë, bien qu'en général sporadique, prend parfois une forme légèrement épidémique. De même la fièvre jaune, si épidémique habituellement, se montre parfois isolée et très peu contagieuse.

CHAPITRE VIII

DE L'ICTÈRE D'ORIGINE TOXIQUE

Certains agents toxiques organiques, tels que le venin de serpent et d'autres animaux, les champignons et toutes les substances septiques, comme les poisons minéraux, tels que le plomb, le cuivre, le mercure, l'antimoine, le phosphore, produisent de l'ictère; et, comme l'on ne sait pas encore au juste si ces agents toxiques agissent en supprimant la fonction biliaire ou en obstruant les conduits, nous allons chercher à élucider la question.

Virchow et ses élèves, non seulement nient que la teinte ictérique de la peau, qui survient après l'introduction de poisons dans le corps, soit due à la suppression biliaire, mais ajoutent même qu'elle provient d'un obstacle physique au flux de la bile dans l'intestin, causé soit par un bouchon de mucus dans les canaux biliaires, soit par une tuméfaction de ces canaux.

Quant à moi, je combats cette idée par les raisons suivantes.

1° L'ictère qui survient dans certains cas d'empoisonnement a un début extrêmement rapide, comme celui qui se produit après une émotion. Il suffit d'une heure ou deux pour voir la peau complètement jaune.

Dans les cas d'ictère par obstruction, au contraire, il faut au moins un jour ou deux pour voir apparaître une légère coloration jaune de la peau.

2° De même que dans les cas d'ictère par suppression, qui sont d'origine nerveuse, on observe dans l'ictère d'origine toxique l'apparition rapide de troubles cérébraux, en même temps qu'il y a absence de signes physiques indiquant un trouble du côté du foie, ce qui n'arrive jamais dans l'ictère par obstruction.

Aussi, pour moi, je crois que les agents toxiques déterminent de l'ictère par suppression parce qu'ils paralysent les nerfs qui se rendent aux cellules du foie et président à la sécrétion de la bile, de même que d'autres poisons paralysent les nerfs qui président aux contractions musculaires.

3° Certains auteurs invoquent, en faveur de la théorie de l'obstruction, l'existence occasionnelle de vomissements bilieux, ce qui n'est pas un argument, car on les rencontre dans toutes sortes de cas, même dans les maladies du cerveau.

4° Mes expériences sur les animaux qui peuvent être mordus par des poissons venimeux ont montré que l'aspect bilieux des garde-robes n'est pas dû à la présence de la bile, mais à celle du sang, et que les extravasations de ce liquide sont extrêmement communes, non seulement dans le canal digestif, mais aussi sous la peau, dans le péritoine et même dans les muscles (1).

5° En adoptant la théorie de Virchow, on se trouve en même temps forcé d'accepter une proposition qui n'est pas soutenable, l'intervention d'un état congestif inflammatoire des voies biliaires. Car, à l'état normal, il n'y a pas de bouchons de mucus dans les canaux; aussi, pour amener un épaississement du mucus, il faut bien admettre qu'il y a eu une inflammation antérieure, et celle-ci, à moins qu'elle n'ait été exactement limitée à l'orifice du cholédoque, suppose l'existence d'une hépatite. Mais nous avons vu que l'hépatite est un des états pathologiques qui donne lieu à l'ictère par suppression.

6° Nous invoquerons encore contre cette théorie de l'inflammation des canaux et de l'existence d'un bouchon, ce fait contradictoire que l'ictère survient chez les chiens empoisonnés par le phosphore, même quand il y a une fistule biliaire, par laquelle la bile, quand il y en a, peut s'écouler librement. La théorie de l'obstruction n'est donc pas soutenable.

Mais, en excluant tous les autres arguments, le seul fait de la rapidité du développement de l'ictère exclut la possibilité d'une obstruction et, au contraire, explique très bien celle d'une suppression, comme nous l'avons dit plus haut. Aussi je vais même plus loin, et j'affirme que nos connaissances actuelles m'autorisent à considérer comme dues à la suppression de la fonction biliaire toutes les variétés d'ictère qui proviennent de la pénétration de germes toxiques, soit d'origine animale, comme dans la fièvre jaune, la scarlatine, la fièvre typhoïde, etc., soit de nature végétale, comme dans les formes nombreuses d'ictère paludéen.

Pour moi donc, la théorie admise jusqu'à présent est fausse, et je vais essayer d'en donner une plus correcte.

---

(1) Harley. — *On the action of the Chemical substances on the blood.* — *Philosophical Transactions*, 1864-65, p. 687.

Le mode de production de l'ictère par les agents toxiques est très facile à comprendre, et ce que je viens de dire prouve clairement que l'ictère provient d'une suppression de la fonction biliaire. Car, comme nous l'avons montré, le sang peut être surchargé de pigment biliaire sans qu'une seule goutte de bile soit secrétée. D'autre part, Oscar Wyss (1) a démontré que les chiens empoisonnés par le phosphore deviennent ictériques, non seulement tandis que leur foie ne secrète pas de bile, mais tandis que les canaux biliaires regorgent de la sécrétion normale produite par leur muqueuse. Nous avons rapporté un cas exactement semblable observé chez l'homme. Lorsque le foie cesse d'extraire la biliverdine du sang, elle est éliminée alors par le rein et la peau, d'où l'urine safran et l'ictère.

Bien que cette théorie, comme beaucoup d'autres, ne soit pas à l'abri des objections, je l'accepte cependant parce que je n'en connais pas de meilleure. Même dans ce qu'on appelle les cas anormaux ou exceptionnels, je crois qu'il faut admettre, quitte à ne pas le saisir facilement, qu'il y a une suppression de la sécrétion biliaire par suite de la désorganisation des cellules hépatiques causée par les effets spécifiques du poison sur elles. Il paraît même qu'il y a certains poisons minéraux qui amènent l'ictère par suppression en faisant naître de l'hépatite, comme dans l'empoisonnement par le phosphore.

Le Dr Anspecht a démontré ce fait expérimentalement, de la façon suivante : il injecta dans le tissu cellulaire du dos du lapin une dose d'huile phosphorée à 1 pour 80, représentant trois milligrammes de phosphore. Sur 21 animaux mis en expérience, 13 moururent après une injection, 2 après deux, 3 après trois, et le reste après quatre, cinq et neuf. L'auteur en conclut que le phosphore ou un de ses composés, introduit dans le sang, détermine une série de modifications chimiques dans les cellules hépatiques avec formation de granules albuminoïdes et de granules graisseux dans leur protoplasma, bien que, au début, elles ne soient pas détruites. Si l'administration du phosphore est répétée trop souvent, il ne se forme plus de granules albuminoïdes ni graisseux, mais les cellules deviennent pâles, vitreuses, avec des noyaux distincts, et le tissu interstitiel est atteint. Les modifications qui se produisent sont les mêmes que celles qu'on observe dans le rein, après la ligature de l'uretère.

Quant à moi, j'ai constaté qu'en introduisant du chloroforme, de l'éther, de l'alcool ou de l'ammoniaque directement dans la circulation porte, l'urine évacuée était foncée, presque noire, comme

(1) *Archiv der Heilkunde*, 1867, p. 469.

dans les cas d'hématurie hépatique paroxystique, ce qui montre que l'extraction du pigment biliaire du sang par le foie a été suspendue par la simple introduction du poison dans les cellules sécrétoires, par l'intermédiaire des capillaires. Ce fait peut être considéré comme un argument en faveur de la théorie que je soutiens.

Au point de vue du traitement, je me bornerai à dire que ce qu'il faut combattre c'est la cause et non l'effet, et que les agents que l'on devra employer pour cela dépendront uniquement du genre de poison qui aura été introduit dans l'organisme. Cependant, on devra toujours provoquer une exonération intestinale et stimuler l'action du foie par des fomentations chaudes.

CHAPITRE IX

DE L'ICTÈRE INTRA-UTÉRIN CONGÉNITAL ET HÉRÉDITAIRE.

Les enfants peuvent avoir de l'ictère causé par les divers troubles hépatiques que nous venons d'étudier, non seulement à tous les âges, mais même dans la vie intra-utérine. Ce fait n'a rien de surprenant, si l'on songe que la sécrétion de la bile, comme celle de l'urine, commence, bien avant la naissance, dès que les cellules secrétoires du foie sont formées (1). Bien que les hépatites idiopathiques et paludéennes soient des causes fréquentes d'ictère intra-utérin, la cause la plus commune est un vice de conformation congénitale et une malformation des canaux biliaires.

Je vais commencer cette étude par cette forme fausse qu'on appelle à tort *ictère des nouveau-nés*. Ce qu'il y a d'étrange, c'est qu'il n'existe d'autre symptôme d'ictère qu'une légère teinte jaunâtre de la peau. Pas d'urine acajou. Pas de selles décolorées. Rien qui puisse indiquer un trouble de la fonction biliaire. La teinte de la peau ressemble à celle de la chlorose, de la syphilis et de toutes les toxémies. Quelles que soient les causes véritables de cet ictère des nouveau-nés, on peut avancer, du moins, que la principale est un défaut d'oxygénation de l'hématine, comme cela se voit dans la chlorose vraie.

Dans l'ictère des nouveau-nés, la peau n'est jamais jaune au moment de la naissance, comme dans la vraie jaunisse. Au contraire, elle a la teinte rosée habituelle, et ce n'est qu'au bout de vingt-quatre. et même de soixante-dix heures après la naissance qu'elle prend une coloration jaune. La couleur rosée devient

(1) Zweifel a trouvé, en effet, du pigment et des acides biliaires dans l'intestin d'un fœtus de trois mois (*Centralblatt*, 1874, n° 59).

d'abord d'un blanc sale, puis d'un jaune pâle sombre, absolument comme dans la chlorose de l'adulte. En même temps la santé de l'enfant se maintient comme elle était avant l'ictère.

Me basant sur la physiologie pathologique de cette affection, je lui ai donné le nom de *chlorose des nouveau-nés*, car on ne l'observe que chez les enfants faibles, venus avant terme, et, comme je l'ai déjà dit, elle est due à une oxygénation imparfaite du sang par suite d'insuffisance des fonctions respiratoires et peut-être aussi par respiration d'un air vicié, qui met obstacle à l'oxydation de l'hématine, surtout lorsqu'il vient s'y ajouter l'influence déprimante du foie sur le peu de résistance vitale que présente un enfant faible ou venu avant terme.

Cette opinion, au sujet de la pathogénie, est confirmée par ce fait que, dans les maternités, où on apporte grande attention à la température et à la ventilation, la chlorose des nouveau-nés est extrêmement rare. Dans les établissements, au contraire, où ces conditions hygiéniques sont négligées, l'ictère des nouveau-nés est très fréquent. On le distingue très bien de l'ictère congénital, car, bien que la teinte de la peau soit jaune, les conjonctives ne le sont pas, les urines ne sont pas couleur safran et les selles ne sont pas décolorées. Ces faits sont pleinement satisfaisants pour réfuter l'hypothèse qui attribue la chlorose des nouveau-nés à un trouble hépatique consistant soit en une suppression de la sécrétion biliaire soit dans un obstacle à son excrétion.

Un moyen bien simple de faire le diagnostic différentiel entre la chlorose des nouveau-nés et l'ictère congénital, c'est d'envelopper l'enfant dans des langes bien blancs et d'attendre qu'il ait uriné. Si l'urine laisse sur le linge une teinte jaune, il s'agit d'ictère vrai ; dans le cas contraire, on a affaire à la chlorose des nouveau-nés.

Ictère intra-utérin.

L'ictère intra-utérin et l'ictère congénital présentent presque autant de variétés que chez l'adulte, par la seule raison que les mêmes causes qui produisent l'ictère chez l'adulte sont également capables de le produire chez le fœtus. Cependant, ce dernier peut présenter des causes particulières qui n'existent pas chez l'adulte, par exemple une malformation congénitale par arrêt de développement, dont la forme la plus commune est l'absence complète ou l'imperméabilité du cholédoque. Je vais en rapporter un exemple.

Observation.— Une jeune femme, déjà mère de plusieurs enfants, accoucha d'un garçon dont la peau, au moment de la naissance, présentait une teinte ictérique très accusée. Avant qu'on ait sectionné le cordon il rendit une grande quantité d'urine safran qui tacha le linge en jaune citron. L'odeur de cette urine était très forte. L'enfant semblait bien portant, quoique non robuste. Il pesait 7 livres. Il prit le sein, et rien ne faisait prévoir un accident quelconque. Le quatrième jour après sa naissance, on le trouva mort à côté de sa mère. A l'autopsie, on trouva la vésicule distendue, atteignant le volume d'un petit œuf de poule. Le parenchyme hépatique était coloré en vert. Le contenu intestinal était de couleur crème. L'urine était foncée. On trouvait là tous les signes de l'ictère par obstruction. En en recherchant la cause, on trouva un canal cholédoque imperméable représentant un cordon de tissu fibreux, tandis que les canaux cystique et hépatique étaient augmentés de volume et pleins de bile liquide, comme la vésicule elle-même.

Comme beaucoup de formes d'affections hépatiques, et par conséquent d'ictères, sont souvent héréditaires, je ne surprendrai personne en disant qu'une mère ictérique peut engendrer un enfant ictérique. Le Dr Moxon en a rapporté un cas très remarquable.

Observation. — Un homme, âgé de 30 ans, racontait qu'il était né ictérique et qu'il n'avait jamais cessé de l'être depuis. Son frère l'était également, et tous deux passaient pour avoir hérité cela de leur mère qui était morte ictérique à l'âge de 54 ans.

En dehors de cela, la santé était parfaite. Non-seulement la peau, mais les conjonctives étaient jaunes. L'urine contenait du pigment biliaire et laissait déposer des urates. Il éprouvait des vertiges dès qu'il regardait en l'air, comme cela se voit chez beaucoup d'hépatiques. Son foie était augmenté de volume et mesurait 118 milimètres sur la ligne mamelonnaire ; ce n'était pas, à proprement parler, un foie gros, car beaucoup d'hommes présentent ce chiffre de mensuration qui est normal. Les deux frères avaient eu plusieurs enfants qui, tous, avaient été ictériques deux jours après leur naissance, mais cela avait disparu au bout d'un mois.

En 1752, Cooke (1) a rapporté chez un nouveau-né un cas d'ictère qu'il croyait avoir été transmis par les spermatozoïdes du père. C'est une observation assez curieuse pour mériter d'être reproduite in-extenso.

Observation. — Un homme de 22 ans épousa une femme à peu près du même âge. Peu après, il se rendit en Amérique et, au bout de sept ans, revint cachectique, ascitique, ictérique. Quelques mois après son retour, sa femme devint enceinte, pour la première fois, et accoucha à terme. L'enfant vint au monde ictérique et mourut six mois après, avec des symptômes d'ascite et d'ictère, que n'avait jamais présentés la mère. Peu après, et cependant avant que son mari ne fût complètement guéri, elle fut de nouveau enceinte ; au

---

(1) *Philosophical transactions*, 1752, p. 207.

bout de trois mois, elle devint jaune et resta ainsi tout le temps de sa grossesse et quelques mois encore après. L'enfant était né en parfait état de santé.

Ces cas d'ictère intra-utérin vrai doivent être considérés, dans l'état actuel de nos connaissances, comme des cas d'ictère par suppression, dû à quelque cause héréditaire inconnue.

West (1) a cité un cas plus facile à comprendre, peut-être, mais bien curieux également. Une femme perdit trois enfants, sur cinq, d'ictère, et, bien que, dans un cas seulement, on put constater une absence de canaux biliaires, il est bien probable que, pour obéir à la loi des malformations héréditaires, le même état existait chez les deux autres. Il raconte en outre avoir observé une femme dont l'enfant mourut ictérique avec une imperméabilité des canaux, et qui avait déjà perdu deux enfants dans les mêmes conditions. Et ce qui est assez étrange, et montre bien l'influence de l'hérédité, l'enfant de sa sœur mourut exactement dans les mêmes circonstances.

La plupart des auteurs qui ont écrit sur les maladies des enfants avancent que l'ictère infantile s'accompagne presque toujours d'hémorrhagie ombilicale. Cela paraît assez vraisemblable, car Grandidier a publié, en 1871, une monographie sur ce sujet, dans laquelle il relate quatre-vingts cas à l'appui de cette opinion.

J'incline volontiers à croire qu'il existe une connexion indéniable entre l'hémorrhagie ombilicale et l'ictère infantile. Cependant, cette relation n'est peut-être simplement due qu'à ce fait que l'ictère infantile survient habituellement chez les enfants nés avant terme ou dans un état de développement imparfait. Les tissus ombilicaux et les organes de ces petits êtres, bien que n'étant pas malformés, sont tout au moins dans un état de débilité qui dépasse beaucoup le degré habituel. Cet état s'observe non seulement dans les cas d'ictère par obstruction provenant d'un arrêt de développement des canaux biliaires, mais aussi dans ce que j'appelle la chlorose infantile. Dans ces conditions, il n'y a rien d'étonnant à ce que la chute du cordon donne lieu à une hémorrhagie.

A ce propos, je ne puis accepter l'opinion de West, qui prétend que « l'hémorrhagie dépend d'une malformation congénitale des canaux hépatiques. » Pour moi, l'hémorrhagie ombilicale, dans les cas de malformation congénitale des canaux biliaires, n'est pas due à un vice de conformationdu tissu de ces canaux, mais à une sorte de vice de constitution des vaisseaux ombilicaux et de l'ombilic.

En un mot, il existe un vice général dans le développement constitutionnel de l'enfant, vice qui amène un arrêt de développe-

(1) *Traité des Maladies des Enfants.*

ment des canaux hépatiques et des vaisseaux ombilicaux. Toutes ces parties ont des connexions tellement étroites dans la vie fœtale, au moyen du canal veineux et de la veine ombilicale, que l'on comprend de suite comment un arrêt de développement des canaux peut coïncider avec un vice semblable existant dans les tuniques des vaisseaux ombilicaux. Cette opinion se trouve confirmée par ce fait que, dans la plupart des cas d'hémorrhagie ombilicale où l'on a eu soin de relater l'état anatomique des parties, on signale une cicatrisation imparfaite de l'extrémité des vaisseaux sectionnés. Si, au contraire, ces tissus avaient été normaux, ils auraient été cicatrisés au bout de quatre à cinq jours.

Lorsque nous étudierons les diverses variétés d'ictère par obstruction, nous reviendrons sur ce sujet.

Traitement.

1° *Chlorose des nouveau-nés.* — Cet état ne s'observant que chez les enfants faibles ou nés avant terme, on comprendra facilement que le meilleur médicament soit le lait de la mère. En outre, on entretiendra une chaleur extérieure suffisante et une ventilation convenable, de façon qu'il y ait toujours de l'air frais, sec et chaud.

2° *Ictère congénital vrai.* — En général, il suffit d'une seule dose de mercure pour en triompher. Mais, au lieu de l'administrer à l'enfant, c'est à la nourrice qu'il faut le faire prendre. Il n'y a rien à craindre pour celle-ci, quand bien même on le donnerait dans les deux ou trois jours qui suivent l'accouchement.

Quant à l'ictère par vice de conformation des canaux biliaires, il est bien évident qu'il doit se terminer par la mort, au bout d'un temps plus ou moins court. Si l'on songe du reste combien la bile est essentielle à la digestion, on comprendra que l'enfant ne puisse survivre au-delà de quelques jours ou, au maximum, de quelques semaines. Toutefois, le docteur Nunneley a rapporté le cas extraordinaire d'un enfant, né ictérique, avec une malformation empêchant la bile de pénétrer dans l'intestin, et qui cependant vécut près de sept mois. Au moment où il mourut, il était d'une couleur jaune foncé et très émacié.

Toutefois, même dans les cas les plus désespérés, comme une erreur de diagnostic est possible, il est toujours bon d'essayer de faire prendre du mercure à la nourrice.

CHAPITRE X

DE L'ICTÈRE CAUSÉ PAR LES AFFECTIONS HÉPATIQUES D'ORIGINE MICROBIENNE.

On sait depuis longtemps que certains parasites de grande taille, tels que les hydatides, les ascarides, etc., peuvent déterminer des affections du foie ; il n'y a donc rien de surprenant à ce que des organismes plus petits produisent le même résultat.

Evans a constaté qu'une épidémie d'ictère chez les chevaux avait été causée par la présence de filaires dans le sang. Aujourd'hui j'ajouterai à cela d'autres faits intéressants faisant voir que des organismes végétaux ou animaux microscopiques peuvent donner lieu à des affections fébriles du foie.

Il en existe plusieurs formes, en apparence différentes, que je crois pouvoir attribuer à la pénétration de microbes dans le sang. Aussi, puisque nous en sommes sur ce sujet, j'appellerai l'attention sur le rôle que les microbes jouent, non seulement dans la production de beaucoup de maladies du foie, mais aussi dans le développement de la fièvre et des symptômes cérébraux qui accompagnent les affections du foie des climats chauds et tempérés, et qui s'associent aussi à la fièvre typhoïde, à la scarlatine, à la fièvre paludéenne, à l'atrophie aiguë du foie, à la septicémie, à la pyohémie, aux abcès métastatiques, etc. Pour moi, la fièvre jaune, l'atrophie aiguë des climats tempérés, l'hépatite pyohémique sont des affections microbiennes du type bacillaire. J'ai publié sur ce sujet un travail complet dans *The Lancet* de juin et juillet 1881.

Les diverses formes de jaunisse et d'hépatite paludéennes, au contraire, sont plutôt dues à des bactéries ou à des micrococci. Lorsque l'on envisage ainsi l'étiologie d'un grand nombre des affections du foie, les difficultés que l'on rencontre dans l'interprétation des formes sporadiques, aussi bien qu'épidémiques, cessent d'être insurmontables.

La théorie de la fermentation des germes albuminoïdes, avec son développement bien connu d'une foule de micro-organismes animaux et végétaux, explique d'une façon satisfaisante non seulement la cause de la période d'incubation, mais aussi le caractère intermittent de toutes les affections hépatiques épidémiques. Comme j'ai déjà traité ce sujet tout au long (1), je me bornerai ici à dire que les micro-organismes, une fois introduits dans le sang, demandent un certain temps avant de se développer et de se multiplier assez pour pouvoir produire des effets toxiques qui permettent de leur donner le nom de maladie. De plus, nous savons que, bien que la période d'incubation soit en général parfaitement limitée dans chaque forme de maladie, elle est cependant susceptible de variations bien plus grandes qu'on ne le croit habituellement. Pour ceux qui n'acceptent pas ma théorie des affections contagieuses du foie, ou qui ne sont pas familiarisés avec les études microbiologiques, je les étonnerai peut-être beaucoup en leur apprenant que les microbes qui produisent l'hépatite paludéenne séjournent souvent dans l'économie pendant un ou deux ans avant de manifester leur présence par le moindre signe. Pour plus ample information, je renvoie à mon travail sur ce sujet (2).

De l'ictère épidémique des climats tempérés.

Il est rare que l'ictère règne d'une façon épidémique sous la zone tempérée; cela se voit cependant quelquefois. Depuis plus d'un siècle on en a relaté des exemples. Martin (3) a donné la relation d'une épidémie qu'il a eu l'occasion d'observer parmi les artilleurs français en garnison à Pavie, dans la dernière guerre d'Italie. Elle avait débuté pendant les grandes chaleurs d'août et s'était terminée au mois d'octobre. Elle atteignit 71 individus sur un effectif de 1,022 hommes. Les causes qui provoquèrent la congestion du foie furent une chaleur extraordinaire, la fatigue due à de longues marches, l'abondance de boissons alcooliques et les miasmes paludéens.

Dans ces cas, on constate une hypertrophie notable du foie très souvent, mais invariablement celle de la rate. Il existe en outre de la douleur à l'épigastre et dans l'hypochondre. Quand on la voit apparaître, on peut prédire l'ictère à courte échéance.

(1) *Medical Times and Gazette*, novembre et décembre 1881.

(2) *Medical Times and Gazette*, 1881.

(3) *Recueil de mémoires de médecine militaire*, t. III, p. 374.

Aucun de ces cas n'est mortel. San Galli a signalé également une épidémie de cette nature qui sévit dans le même moment parmi les habitants de Pavie. Avant d'accepter la théorie de Martin, relative à la cause de l'épidémie parmi les soldats, je crois qu'il faut la soumettre à un certain examen. En effet, puisque les habitants furent également atteints par la maladie, on ne peut prétendre qu'ils aient été soumis aux mêmes influences que les soldats, et si, en outre, on admet ce que je vais démontrer, que la chaleur seule n'est pas un élément suffisant pour produire une épidémie d'ictère, il ne restera rien de la théorie de Martin.

Pour faire cette preuve, je m'appuierai :

1° Sur la relation d'une épidémie d'ictère qui dura six mois, et survint près d'Offenbach, dans l'hiver de 1874-1875. Klingelhoefer (1) rapporte que les deux sexes furent également atteints, bien qu'il n'y eut aucun malade au-dessous de 20 ans, et attribue l'ictère au catarrhe des voies biliaires.

2° Sur un article de la *Lancette* portant le titre de « La Santé à Rotterdam » (2), relatant « qu'à peine une épidémie grave de fièvre venait-elle de cesser qu'une autre moins sérieuse éclatait. Plusieurs personnes furent atteintes d'ictère, et maintenant il y en a encore au moins 150 qui en sont affectées. Aucune de celles qui payèrent leur tribut à l'épidémie précédente de fièvre n'eut à souffrir de l'épidémie actuelle. »

3° Dans les mois froids de janvier et de février 1869, éclata à Dublin une épidémie d'ictère qui fut signalée à la *Dublin medical Society* par le Dr Haydon, sous la dénomination « d'épidémie d'ictère, etc. »

On voit d'après cela que la chaleur, quelque rôle qu'elle puisse jouer, et elle en joue certainement un favorable, est loin d'être le facteur essentiel de l'ictère.

4° Corville a relaté une épidémie d'ictère, qui sévit parmi des prisonniers, en 1859, et qui donna 11 morts sur 47 cas, c'est-à-dire 23 pour 100, ce qui est presque la mortalité de la fièvre jaune.

5° Avant de terminer, je veux signaler la possibilité de l'ictère épidémique chez les femmes enceintes. Mais, comme l'ictère survient souvent dans la grossesse, sans revêtir le caractère épidémique, je vais d'abord en dire quelques mots.

---

(1) *Berliner Klinische Wochenschrift*, février 1876.

(2) *Lancet*, 21 février 1863.

De l'ictère dans la grossesse.

On a signalé, il y a longtemps déjà, la présence de l'ictère dans la grossesse. Gooch, dans son *Traité des maladies des femmes*, p. 56, rapporte l'observation d'une dame qui devint ictérique après trois grossesses consécutives. C'est un cas tout à fait particulier, car sa première attaque peut être attribuée à une émotion causée par un incendie qui éclata près de chez elle. La peur fut assez grande pour avoir provoqué un accès de manie temporaire, et par conséquent était très suffisante pour produire de l'ictère, ainsi que nous le verrons plus loin. Quinze mois après, elle était de nouveau enceinte et au bout de huit jours elle devenait de nouveau ictérique, mais sans présenter de symptômes cérébraux. Un peu avant son troisième accouchement, elle eut encore de l'ictère, dont elle se débarrassa à l'aide de purgatifs.

Il semble donc que la grossesse, fonction tout à fait physiologique, prédispose aux attaques d'ictère tout comme à celles de choléra. Il est juste de reconnaître, qu'à bien des égards, l'état particulier dans lequel se trouve l'économie, par le fait de la grossesse, semble créer une prédisposition aux troubles hépatiques graves. Ainsi, c'est un fait avéré que l'affection qu'on appelle atrophie jaune aiguë du foie, non seulement atteint plus souvent les femmes dans les premiers mois de la grossesse, époque où le système nerveux est plus apte à ressentir vivement les impressions physiques et morales, mais encore s'y accompagne plus souvent d'accidents mortels qu'en dehors de l'état gravide. J'aurai l'occasion de revenir sur ce sujet au chapitre de l'atrophie jaune aiguë. Outre cette affection du foie, il y en a beaucoup d'autres qui peuvent donner lieu à l'ictère commun au début de la grossesse. On peut donc affirmer qu'il existe un rapport évident entre les affections du foie et les modifications apportées à l'économie par la grossesse. Toute la question est de l'expliquer. Est-il dû à une influence nerveuse comme l'hépatite sympathique ou dépend-il d'une autre cause?

Frederic Barnes (1) soutient que l'ictère de la grossesse est dû à ce que « les forces vitales de l'économie sont insuffisantes pour l'accomplissement des fonctions normales. Le foie, en raison de sa proximité avec l'organe perturbateur, est exposé à des congestions locales et à d'autres troubles qui mettent obstacle à ses fonctions; il est en outre l'organe qui se laisse comprimer le plus facilement.

(1) *British medical journal*, 24 janvier 1880.

De sorte qu'un état général qui laissait tout d'abord à désirer devient pire, par suite des troubles hépatiques et digestifs qui finissent par compromettre la nutrition et créer un état chloro-anémique. »

D'autres auteurs vont même jusqu'à prétendre que la grossesse s'accompagne d'une dégénérescence parenchymateuse du foie. Cela est contraire à toutes les lois de la nature. Les rapports étiologiques de la grossesse avec les maladies du foie me paraissent devoir être recherchés dans les modifications du sang et du système nerveux auxquelles donnent lieu le développement du fœtus et l'augmentation de volume de l'utérus. Comme on le sait, c'est surtout dans les premiers mois de la grossesse qu'il existe une extrême irritabilité du système nerveux, associée à une impressionnabilité extrême pour les émotions. J'ajouterai que, non seulement une femme ictérique peut devenir enceinte, mais encore qu'une femme enceinte peut devenir ictérique sans qu'il y ait apparence de relations avec un trouble hépatique et le développement du fœtus. Il ne faut donc pas confondre l'ictère qui survient *pendant* la grossesse avec celui qui en est le *résultat*. Il est très important d'établir cette différence. Car, tandis que dans un cas c'est l'ictère seul qui devra attirer l'attention, dans l'autre ce sera l'utérus qu'il faudra surveiller, car l'avortement ou l'accouchement prématuré en est la conséquence. C'est malheureusement tout ce que nous savons sur ce sujet, car rien ne nous prouve que l'utérus agisse par lui-même d'une façon préjudiciable sur les fonctions du foie, soit mécaniquement, soit physiologiquement. On ne peut pas dire, en effet, qu'un utérus hypertrophié exerce une compression funeste sur le foie, même partiellement, sinon toutes les femmes enceintes auraient le foie compromis lorsqu'elles arrivent près du terme. En outre, les fibromes et les kystes ovariens volumineux devraient alors être accompagnés de troubles hépatiques, et cela est exceptionnel.

Il n'est pas étonnant de voir des gens qui croient encore que la compression de l'utérus gravide peut produire l'ictère, quand le Dr Litten l'attribue à la compression d'un rein mobile (1).

De l'ictère épidémique de la grossesse.

L'ictère peut survenir sous une forme épidémique chez les femmes enceintes, ainsi que l'a montré Saint-Vel qui, en 1858, fit

(1) *Charité-Annalen*, Bd. V. 1880.

la relation d'une épidémie de cette nature qui sévit à la Martinique sans cause appréciable et fut remarquable par sa gravité. Elle débuta à Saint-Pierre vers le milieu d'avril, atteignit son maximum vers juin et juillet, et se termina vers la fin de l'année. La maladie s'attaqua à toutes les races, mais surtout aux adultes. Il n'y eut aucune complication hépatique, ni rien qui put rappeler en quoi que ce soit la fièvre jaune. La terminaison fut fatale seulement pour les femmes, et surtout pour celles qui étaient en état de grossesse. Sur 30 femmes enceintes qui furent touchées par la maladie, 10 seulement arrivèrent à terme, sans présenter d'autres symptômes que l'ictère. Les 20 autres avortèrent ou accouchérent prématurément, de quinze jours à trois semaines après le début de la maladie, et moururent dans le coma quelques heures avant ou après l'expulsion du fœtus. Toutes celles qui moururent en étaient du 4e au 8e mois de la grossesse. Dans quelques cas le coma fut précédé d'un léger délire. Le coma ne fut jamais interrompu, et sa plus longue durée fut de vingt-quatre à trente-six heures, et dans deux cas seulement. Il ne fut précédé d'aucune modification notable de la sensibilité générale, de la respiration ou de la circulation. Il n'y eut d'hémorrhagie que dans un cas, avant l'expulsion du fœtus. Quand la mort n'arriva que trois ou quatre jours avant l'accouchement, les lochies restèrent normales. Presque tous les enfants étaient mort-nés. Il y en eut qui vécurent quelques heures ; un seul survécut. Aucun des enfants n'avait la teinte ictérique ni aucun autre signe d'ictère (1).

Bien que les épidémies d'ictère qui surviennent dans les climats tempérés ne soient pas limitées à la saison des chaleurs, et ne présentent pas habituellement de symptômes contagieux ou mortels, cependant, comme elles s'accompagnent parfois d'hémorrhagies stomacales et intestinales, elles peuvent être quelquefois contagieuses et présenter une mortalité élevée, 23 pour 100 par exemple. Aussi, je n'hésite pas à les ranger dans la même catégorie que la fièvre jaune, car je considère que c'est une forme de cette maladie, qui est atténuée parce qu'elle sévit dans les climats tempérés.

De la fièvre jaune.

Il existe deux formes distinctes d'ictère tropical que l'on décrit sous le nom de fièvre jaune.

A. La fièvre bilieuse qui est la fièvre jaune spécifique.

(1) *Gazette des hôpitaux*, 20 nov. 1862.

B. La fièvre bilieuse rémittente qui est la fièvre jaune paludéenne.

Ce qui distingue ces deux maladies, c'est que la première est un ictère épidémique qui s'accompagne d'une fièvre continue, d'origine microbienne, se propageant par contagion, dans les climats chauds comme dans les climats tempérés, et ne survenant qu'une fois dans la vie. La seconde forme est un ictère épidémique non contagieux, s'accompagnant de fièvre, au type rémittent, causée par des miasmes, pouvant être transportée par le malade dans les zônes tempérées, mais ne s'y développant pas, et pouvant récidiver chez le même individu.

Ces deux formes présentent les points de similitude suivants :

1° Elles prennent naissance dans les climats tropicaux.

2° Elles peuvent être transportées dans les climats tempérés par les individus affectés.

3° Le foie est l'organe glandulaire qui est principalement atteint.

4° Les reins sont affectés sympathiquement plus ou moins.

5° Elles s'accompagnent habituellement de vomissements noirs et de selles couleur goudron.

6° Les symptômes fébriles se ressemblent tellement que, lorsqu'un cas sporadique de l'une ou de l'autre forme survient dans une contrée tropicale, il est souvent impossible de distinguer à laquelle des deux on a affaire. Ce qu'il y a de plus extraordinaire c'est que, quoique possédant des symptômes fébriles communs, bien marqués, les causes en sont complètement opposées.

La fièvre jaune est due essentiellement à la pénétration dans l'économie d'un microbe contagieux.

La fièvre rémittente bilieuse, au contraire, est causée par un miasme paludéen non contagieux.

Enfin, je ferai observer que ces deux affections, distinctes au point de vue pathologique, ont reçu le même nom de fièvre jaune à une époque où leur pathologie était inconnue, et que ce nom ne leur était donné que parce qu'elles avaient deux manifestations communes, l'ictère et la fièvre.

Je vais maintenant essayer de montrer, en m'appuyant sur les recherches modernes, que ce qu'on appelle les fièvres jaunes des tropiques ne sont ni plus ni moins que des cas ordinaires d'ictère causé par une affection hépatique, revêtant une gravité plus grande que d'habitude, et que nous possédons en Europe ces mêmes maladies à l'état sporadique, ou tout au moins sous une forme épidémique atténuée, grâce à la température plus basse de nos pays. J'espère démontrer ce fait assez clairement pour que, si les

8

symptômes d'une forme ou l'autre de la maladie se présentaient à l'observation du lecteur, en dehors de toute idée de tropiques et de fièvre jaune, il put, de suite et sans hésiter, diagnostiquer un ictère par affection du foie, sans le rattacher à aucune idée de fièvre jaune. Aussi, je crois qu'il faut retrancher le mot « fièvre jaune » de la nosologie, parce qu'il exprime mal l'état morbide auquel on l'applique, et lui substituer celui d'*ictère*. Ainsi :

A. L'*ictère contagieux* remplacera l'appellation de fièvre jaune ;

B. L'*ictère paludéen* celle de fièvre rémittente bilieuse.

Je vais maintenant expliquer pourquoi je propose ces modifications.

a. La fièvre jaune, en ce qui regarde la teinte de la peau et des conjonctives, ressemble aux formes ordinaires d'ictère par suppression, non seulement par ce caractère, mais aussi par l'état de sensibilité et l'hypertrophie du foie.

b. La fièvre, le délire et l'anurie, qui passent pour être les signes caractéristiques de la fièvre jaune, ne sont pas rares dans les cas graves d'ictère des climats tempérés.

c. Dans certains cas graves d'atrophie aiguë, de morsures de serpents, d'ictère émotif, les symptômes sont parfois aussi brusques dans leur début, brefs dans leur marche, et rapidement mortels dans leur terminaison, que cela se voit dans les cas les plus sérieux de fièvre jaune.

d. Dans l'atrophie aiguë, dans les morsures de serpent, dans l'ictère émotif des climats tempérés, l'hémorrhagie stomacale et intestinale est un symptôme commun donnant lieu à des vomissements noirs et à des selles couleur goudron.

e. Dans l'atrophie aiguë, comme dans la fièvre jaune, la peau accapare tellement les fonctions du rein que la sueur prend une odeur distinctement urineuse.

f. Le seul point qui fait établir une différence entre l'atrophie aiguë et la fièvre jaune, c'est que la première survient sporadiquement dans les climats tempérés, tandis que la seconde se montre d'une façon épidémique sous les tropiques.

g. La fièvre jaune ressemble tout à fait à l'ictère qui accompagne la fièvre typhoïde et la scarlatine dans les zones tempérées, en tant que ces affections sont d'origine microbiennes.

h. La fièvre jaune ressemble, dans ses symptômes essentiels, aux formes fébriles graves de l'ictère qu'on observe dans certaines parties de l'Asie et de l'Afrique, où la fièvre jaune passe pour inconnue. Ce qui différencie ces deux formes, c'est que l'une est contagieuse et que l'autre ne l'est pas.

i. A l'appui de l'opinion que je suis en train de défendre, je vais rapporter une observation de Gabriel (1), où l'affection s'accompagnait non seulement d'hépatite mais d'abcès du psoas.

OBSERVATION. — Un matelot, âgé de 23 ans, souffrait d'une hépatite aiguë, qui fut vite enrayée par le traitement habituel. Le troisième jour, le malade n'éprouvait plus de douleurs, était gai, et pouvait se coucher dans toutes les positions. Le quatrième jour, le ventre était un peu distendu et le malade se plaignait de flatulence.

La palpation ne causait aucune douleur, une pression un peu forte, seule, déterminait un léger malaise. Pouls 100, faible. Le matin du sixième jour, survint une douleur violente dans l'abdomen. On fit des fomentations chaudes et on administra de l'alcool et de la morphine. Tout d'un coup la face prit un aspect comateux, il eut un vomissement marc de café et expira.

Autopsie. — Teinte ictérique généralisée qui n'existait pas avant la mort. Le péritoine était parsemé de plaques brillantes, indice d'un processus morbide récent. La cavité péritonéale contenait une grande quantité de liquide purulent : en arrivant à la région iliaque, on découvrit la source du pus. Le muscle grand psoas était représenté par une bande de tissu fibreux blanc très mou. Le muscle iliaque était dans le même état de dégénérescence. Les vertèbres étaient intactes. L'estomac était plein de matières noires.

La fièvre jaune n'était pas étrangère à cette maladie. A côté du bateau de ce matelot était amarré un bateau marchand qui avait à son bord 16 cas de fièvre, dont 9 avec vomissements noirs.

Avant cette maladie, le malade avait été traité pendant un mois pour un état hypertrophique des tissus des régions crurale et iliaque. Le pli de l'aine était oblitéré, et les tissus situés entre la partie supérieure de la cuisse et l'abdomen étaient presque sur le même plan. Le malade se plaignait seulement d'éprouver de la difficulté en montant.

j. Au point de vue de l'état anatomo-pathologique du foie, dans la fièvre jaune, je rappellerai que les Drs Leggat et Greenfield (2) ont rapporté le cas d'un militaire, âgé de 52 ans, qui mourut en Angleterre, et chez lequel la période d'incubation semble avoir été de 25 jours. Le foie présentait l'état suivant : les lobules étaient séparés en beaucoup d'endroits par une exsudation. Chaque lobule présentait des points jaunes brillants situés tantôt au centre, tantôt à la périphérie. Dans les espaces portes l'exsudation était constituée par des leucocytes. Quelques canaux biliaires étaient comblés par un gonflement de l'épithélium. Quelques cellules du foie avaient conservé leur forme et leur disposition normales, mais elles étaient très granuleuses et pigmentées. Dans

---

(1) *The Lancet*, 22 juin 1865.

(2) *Transactions of the clinical Society*, t. XI.

beaucoup d'endroits on ne voyait qu'une masse confuse de fragments, de cellules et de noyaux. Le nombre des noyaux paraissait être augmenté. Ces modifications paraissaient être le résultat d'une exsudation inflammatoire interstitielle simple (qui était très marquée à la périphérie des lobules), consistant en un gonflement des cellules, la multiplication des noyaux et la dégénérescence graisseuse et pigmentaire, avec désintégration des parois cellulaires — en réalité, c'était une véritable hépatite parenchymateuse et interstitielle. Cette description ressemble exactement à l'état histologique d'un foie en état d'atrophie aiguë.

k. Je vais maintenant appeler l'attention sur un autre état du foie, qui aidera à jeter quelque lumière sur la véritable nature de la fièvre jaune. Il a reçu le nom assez extraordinaire d' « Emphysème hépatique », et a été décrit par le Dr Meiggs (1), de Pensylvanie, comme une complication de la fièvre entérique régnant dans ce district.

Observation. — Un matelot, âgé de 25 ans, présentait des symptômes très nets de fièvre entérique ; il mourut après une hémorrhagie intestinale profuse. A l'autopsie, faite onze heures et demie après la mort, on trouva la partie supérieure du corps enflée par suite d'un emphysème sous-cutané, état qui n'existait pas avant la mort. Le foie était augmenté de volume, et son tissu était partout crébriforme, crépitant, spongieux, flottant sur l'eau. Le temps n'était pas très chaud, et il n'existait pas de décomposition cadavérique.

Dans son *Traité de la Fièvre typhoïde,* Louis dit qu'il n'a jamais vu cet état du foie, mais il l'a observé trois fois chez des malades qui moururent d'autres maladies aiguës. Frerichs parle de l'emphysème hépatique comme d'un processus local de désintégration, provenant de ces métamorphoses compliquées qui se passent dans le foie, par suite de la présence de grandes quantités d'hydrocarbures.

Traitement de la Fièvre jaune.

Les divers traitements qui ont été préconisés contre la fièvre jaune viennent confirmer mon opinion que cette maladie n'est qu'une simple forme d'ictère contagieux, qui, comme toutes les autres variétés d'ictère, prennent naissance dans un trouble de la fonction biliaire dépendant de modifications physiques survenues dans les cellules secrétoires du foie.

Ainsi, le Dr Blair propose un traitement abortif de l'attaque, en donnant un gramme de calomel et un de quinine, suivi d'un

(1) *Philadelphia medical Times.*

purgatif drastique composé de 60 grammes de sulfate de soude et 10 grammes de carbonate de magnésie. C'est un traitement énergique, on peut dire, mais je crois qu'il s'adresse plutôt aux nègres qu'aux blancs. Il va même jusqu'à dire qu'il faut parfois répéter la dose quatre fois dans les vingt-quatre heures, pour obtenir l'effet désiré. Je me borne à citer ce traitement pour faire voir combien il ressemble à l'ancien traitement de l'ictère en Europe, où la fièvre jaune passe pour inconnue. Quant au traitement de Blair, je conseillerais de diviser ses doses en quatre et de ne les administrer que toutes les six heures.

Cet auteur fait également une proposition non moins bizarre, c'est de donner de l'eau de gomme (60 grammes de gomme dans 200 d'eau) à boire pour apaiser la soif, jusqu'à ce que le malade s'en fatigue, et alors de donner une décoction faible d'arrow-root. Il recommande, en outre, d'envelopper le malade dans une couverture mouillée, ce qui a le double avantage d'apaiser la soif et d'abaisser la température. La sensibilité du foie, causée par l'hépatite, sera calmée avec des cataplasmes chauds.

Cependant, comme cela arrive souvent, lorsqu'il y a une inflammation du foie distincte, il faut appliquer des sangsues ou des ventouses scarifiées sur la partie sensible et douloureuse. Il faut s'abstenir de vésicatoires, car nous avons vu qu'il existait souvent une affection des reins de nature sympathique, créant une tendance à l'anurie. Dans ce cas, l'application d'un vésicatoire sur le foie serait suivie, presque certainement, d'une attaque de strangurie, ce qui serait une grave complication.

Comme je l'ai dit plus haut, le benzoate de soude agit très efficacement pour faire disparaître la teinte jaune de la peau; Klebs, Lehnebach et Letzerich ont constaté que c'était presque un spécifique de la fièvre puerpérale, aussi je recommanderais volontiers de l'essayer dans la fièvre jaune. Sur six cas de fièvre puerpérale, où deux malades succombèrent, malgré la quinine et les toniques, Lehnebach essaya le benzoate de soude dans les quatre cas restants. Le résultat fut si remarquable que, si son expérience était confirmée par d'autres, on devrait considérer ce médicament comme un spécifique de la fièvre puerpérale, au même titre que le salicylate de soude dans le rhumatisme.

L'acide benzoïque, de même que les acides phénique et benzoïque, est un véritable germicide, et, si j'ai raison de considérer la fièvre jaune comme une affection microbienne, on comprendra facilement le rôle du benzoate de soude. Les benzoates de potasse ou d'ammoniaque agiraient de même, je suppose. Quand la température est élevée, on pourrait donner en outre 50 centigrammes de quinine.

En 1854, il y eut une grande émotion à la Havane, quand le Dr Humboldt annonça qu'il avait trouvé dans le venin d'un serpent (dont il ne mentionnait pas l'espèce) un prophylactique certain contre la fièvre jaune. On le crut tellement que le gouvernement espagnol ordonna de soumettre les troupes à ce traitement. On inocula donc toute la garnison avec le venin de ce serpent, et Manzini (1) dit que 2,461 cas semblent avoir été favorablement influencés. Humboldt affirme que, dans les neuf années précédentes, sur 1,438 personnes qu'il avait inoculées, 7 seulement eurent la fièvre jaune et que, parmi celles-ci, 2 seulement moururent. Quoi qu'il en soit, si l'affection est microbienne, il est fort possible que le venin de serpent agisse en tuant les germes. On a même constaté que l'injection hypodermique de germicides avait produit de bons effets. Je n'y vois rien d'étonnant, à condition qu'on puisse les injecter en quantité suffisante et sans danger pour le malade.

Dans certains cas, je recommanderai fortement les germicides administrés par la bouche. Après avoir débarrassé l'estomac par un émétique suivi immédiatement, si cela semble nécessaire, d'un purgatif tel que le sulfate de soude (on s'abstiendra de mercure tout d'abord, car c'est un altérant, et il existe souvent dans ces cas une tendance aux hémorrhagies qu'il ne faut pas augmenter), on donne un germicide en même temps que de la quinine.

S'abstenir également du fer, car il augmente les troubles du foie qui est, en réalité, l'organe le plus atteint par la maladie. Il semble que les micro-organismes concentrent leurs attaques sur lui, d'abord en y développant de la congestion et de la sensibilité, puis en le rendant mou et petit, comme dans l'atrophie aiguë.

Quant aux symptômes nerveux, tels que le délire et les convulsions, on les combat à l'aide du chlorure d'ammonium, du bromure d'ammonium, de l'acétate d'ammoniaque et du carbonate d'ammoniaque, soit séparément, soit associés.

On a préconisé la morphine, mais, en raison de l'atonie des reins et de sa tendance à amener la suppression des fonctions rénales et biliaires, il ne faut l'employer qu'avec précaution et même seulement dans les cas exceptionnels.

On donnera, toutes les deux heures, des aliments légers, mais non alcooliques, et du bon bordeaux, si l'état du malade demande un peu de stimulation.

Pour plus amples détails relativement au traitement, voir plus loin.

---

(1) *Histoire de l'Inoculation préservatrice de la fièvre jaune*, 1858.

Je ne veux pas quitter ce sujet sans reproduire les paroles d'un homme intelligent, habitant Buenos-Ayres, auquel je donnais des soins. « Pour moi, disait-il, dans la fièvre jaune, le foie est intéressé plus que tout autre organe, et l'on peut guérir la maladie quand on peut le débarrasser de toute la bile qu'il renferme. » Il me raconta alors qu'étant à Buenos-Ayres, en 1871, il vit mourir 25,000 personnes de cette maladie, jusqu'à 1,250 dans un seul jour. L'épidémie avait débuté par un cas isolé, venant du Paraguay; la maladie se développa par le fait d'un système défectueux d'égouts, plutôt que par le fait même de la contagion, car elle n'attaqua personne habitant à 1,500 mètres de la ville, ni aucun des fossoyeurs vivant dans le pays à 8 kilomètres de la ville, bien qu'ils eussent l'habitude de s'asseoir, pour fumer leurs pipes, sur les cercueils, construits d'une façon tellement défectueuse que les odeurs des cadavres en décomposition s'échappaient de tous les côtés.

« Les premiers symptômes de la maladie, dit-il, étaient la céphalalgie, de la douleur à la nuque et à la partie inférieure de la colonne vertébrale. La seule manière d'arrêter immédiatement la maladie était d'administrer l'huile de ricin à haute dose, et de la répéter de façon à ce que l'intestin fût constamment à l'état de vacuité. Ce traitement amenait l'évacuation de quantités énormes de matières *noires comme du goudron.* et il se demandait même d'où pouvaient provenir toutes ces matières, eu égard à la faible alimentation que prenaient les malades. La purgation à outrance était pour lui le seul traitement curatif. Les matières goudronneuses, ainsi qu'il les appelait, ne sont pas du tout des selles bilieuses, mais bien des garde-robes hémorrhagiques. Lorsque le sang arrive dans l'intestin, il devient toujours noir et est bien souvent pris pour de la bile, non seulement dans les cas de fièvre jaune, mais aussi dans ceux d'atrophie aiguë de nos climats. « L'anurie, dit-il, était considérée comme un des symptômes les plus dangereux. Dans tous les cas mortels, elle survenait toujours de bonne heure; tant qu'elle subsistait, on considérait toujours le malade comme en danger, et dès qu'elle cessait, on était sûr de le voir se rétablir ».

Je pense avoir démontré d'une façon péremptoire que l'on doit rayer de la nosologie le terme de *fièvre jaune*. Je vais maintenant essayer de prouver que l'on doit faire de même à l'égard de celui de *fièvre jaune paludéenne,* qui n'est autre chose qu'une forme grave de l'ictère paludéen ordinaire.

Ictère paludéen ou Fièvre rémittente bilieuse.

La fièvre rémittente bilieuse est généralement décrite, dans les traités, de la façon suivante.

Forme paludéenne de fièvre jaune, survenant dans les contrées tropicales, bien que pouvant être importée dans les zones tempérées, mais ne pouvant se propager par contagion. Elle revient souvent chez le même malade, et sa marche est marquée par des rémissions et des exacerbations très distinctes. Elle ressemble à la fièvre jaune par ses symptômes les plus caratéristiques, à savoir l'ictère accompagné de vomissements noirs. Elle en diffère en ce qu'elle ne donne que rarement lieu aux garde-robes goudronneuses et à l'anurie, et, bien que la céphalalgie y soit un symptôme constant, on observe rarement du délire et des convulsions.

L'ictère paludéen, quelle qu'en soit la forme, intermittente, rémittente ou récurrente, s'accompagne toujours d'une augmentation de volume du foie plus au moins marquée. Toutefois, habituellement, la sensation de plénitude ou la sensibilité est moindre, et la région hépatique se laisse comprimer et percuter plus facilement que dans la majorité des cas d'ictère par congestion active du foie. En réalité, les symptômes présentent un degré atténué. La peau est moins jaune et moins chaude. La fièvre est moins élevée. Le pouls est moins rapide et ne dépasse pas habituellement 90. Les garde-robes, bien que pâles, n'atteignent pas cependant la teinte dite argileuse. L'urine, bien que rare et foncée, est rarement noirâtre ou safran foncé. Généralement, mais non toujours cependant, elle laisse déposer des urates par le repos.

Dans quelques cas, comme je vais bientôt le montrer, les symptômes urinaires sont ceux qui dominent dans l'ictère paludéen et sont assez importants pour que je consacre quelques pages à leur étude.

Des affections chroniques du foie d'origine paludéenne.

Sous ce titre, on comprend toutes les formes si variées d'ictère, d'états pathologiques du foie, produits par une attaque de fièvre intermittente chronique grave ou par de légères attaques aiguës, donnant lieu ou non à des symptômes fébriles intermittents, où la fonction biliaire du foie est atteinte, en partie ou entièrement, pendant un certain temps. Dans la majorité des cas de ce genre, il existe une augmentation de volume chronique du foie appréciable et, par conséquent, lorsqu'il y a de l'ictère bien distinct, en même temps que les autres symptômes, on peut, sans hésiter, considérer le cas comme un ictère par suppression causé par l'hépatite paludéenne. Parfois, cependant, on voit des cas où il y a de l'ictère paludéen sans signe bien net d'augmentation de volume du foie ni de dimution de bile dans les selles, bien que la peau et l'urine renferment manifestement du pigment biliaire. On peut dire que, dans ces circonstances, il n'y a qu'une suppression partielle de la sécrétion biliaire. Cependant, le cas peut être grave, car les troubles généraux sont assez marqués pour pouvoir amener une terminaison rapidement mortelle.

Je vais citer, à l'appui de ce que je viens de dire, l'observation suivante.

Observation. — Un capitaine de vaisseau, âgé de 46 ans, avait, avant de quitter la marine, été en station pendant trois ans dans la Méditerranée, où il avait eu de nombreux accès de fièvre. Il quitta la marine en 1873, et vint à Sierra Leone, où il séjourna trois mois, pendant lesquels il eut trois accès paludéens à peu près du même type que ceux qu'il avait eus dans la Méditerranée. Il rentra chez lui en 1875, très affaibli par les fièvres dont il avait subi les premières atteintes en 1857. Il vint donc habiter Norfolk, où sa santé s'améliora peu à peu et où il recouvra complètement la santé. En 1876, il subit un examen sanitaire devant une commission médicale de la marine, qui le déclara robuste et bien portant. En 1878, je le vis pour la première fois. Il était atteint d'ictère, sans fièvre, et sans avoir éprouvé *aucune douleur*. Il se sentait très faible, et était en proie à une inquiétude morale très grande. Après avoir subi mon traitement pendant deux mois, il alla consulter Sir J. Fergusson, qui lui dit que le foie était augmenté de volume et qu'il devait s'attendre à conserver son ictère encore pendant deux ou trois mois. Un mois après, le même médecin lui dit que le foie était redevenu normal et qu'il avait de la tendance à s'indurer. Il eut une légère attaque de fièvre intermittente au mois de juillet, et la première de ce caractère avait eu lieu six mois auparavant. Beaucoup de médecins auraient considéré ce malade comme n'étant pas en danger. Mais, connaissant le côté insidieux de ces cas, je portai un pronostic très réservé qui fut malheureusement trop bien confirmé, car il mourut quatre mois après. La terminaison fatale fut accélérée par l'hémorrhagie intestinale, qui arrive si souvent quand le foie s'atrophie après avoir subi une hypertrophie paludéenne prolongée.

L'hépatite paludéenne, dans ses formes aiguë, subaiguë et chronique, finit souvent par amener la suppuration du parenchyme hépatique. J'ai vu des cas où des abcès hépatiques se formaient vingt ans après que des paludéens étaient rentrés en Europe. On dirait que le poison paludéen des formes les plus graves sature les tissus et imprègne l'économie avec autant de ténacité que le virus syphilitique. Car celui qui a eu une attaque grave de fièvre paludéenne, ne peut jamais se considérer comme débarrassé de la maladie.

Observation. — Un homme, âgé de 70 ans, qui avait habité les Indes pendant longtemps, était revenu à Londres depuis près de vingt ans. Il avait été saturé par les poisons telluriques et paludéens et il en ressentait encore les effets. Son foie était hypertrophié perpendiculairement et latéralement. La matité sur la ligne mamelonnaire dépassait 15 centimètres, et elle avait diminué déjà, car, quatre semaines auparavant, elle descendait au-dessous de l'ombilic. Les commémoratifs, joints aux signes physiques qui permettaient de constater une vive douleur à la pression au niveau d'un espace circonscrit au milieu du bord inférieur du foie, jointe à une sensation de pesanteur, fit diagnostiquer un petit abcès chronique, et cela, bien que le malade ait été soustrait à l'influence paludéenne depuis près de vingt ans. J'appris, en outre, qu'outre les accès paludéens, il avait eu de la dysenterie sous la forme la plus grave.

Mais nous n'avons pas encore terminé avec les formes paludéennes des maladies du foie, car la malaria joue, dans les congestions hépatiques des pays chauds, un rôle bien plus grand que la chaleur seule. Comment, en effet, pourrait-on accuser la chaleur de donner lieu *par elle seule* à des congestions du foie, quand on voit des milliers d'Européens, habitant des contrées tropicales salubres et ne souffrant pas d'affections du foie dans une proportion plus élevée que ceux qui vivent dans les zones tempérées. De plus, si l'on songe que l'ipéca et la quinine sont les moyens les plus efficaces pour combattre les congestions hépatiques des tropiques, cela vient confirmer la justesse de l'opinion que j'émettais tout à l'heure, à savoir que la cause en est due à une influence miasmatique et non pas à la température.

Le poison paludéen produit des congestions, non seulement du côté du foie, mais aussi du côté du rein, et cette concomitance donne lieu à un ensemble de symptômes aussi obscurs qu'anormaux que j'ai signalés sous le nom d'*hématurie intermittente* (1), mais que je crois aujourd'hui devoir être appelés plutôt *hématurie hépatique paroxystique de nature congestive*, et que nous allons étudier.

Hématurie hépatique paroxystique de nature congestive.

Le caractère le plus remarquable de cette affection, c'est que bien que l'urine évacuée pendant les accès renferme tous les éléments constitutifs des globules rouges, c'est à peine si l'on peut

(1) *Transactions of the medical and chirurgical Society*, 1865, t. 48.

distinguer au microscope un seul globule entier, tandis que leurs débris peuvent se voir sur toute la préparation. Bien que, dans toutes les affections hépatiques, l'urine soit toujours plus ou moins anormale, dans aucune maladie du foie ni dans aucune autre maladie elle n'est aussi étrangement anormale que dans celle dont nous nous occupons. De plus, bien qu'étant fortement albumineuse, elle présente ce caractère remarquable d'avoir une densité très élevée combinée à une coagulabilité très grande, tandis que, dans l'albuminurie d'origine rénale, la densité est toujours inférieure à 1010; dans l'hématurie hépatique, elle est presque toujours supérieure à 1015.

Je ne puis donner une idée plus exacte de cette singulière affection hépato-rénale qu'en reproduisant la réponse d'un malade à qui je demandais ce qu'il avait : « Je ne puis vous le dire, mais chaque fois que j'ai froid aux pieds ou aux mains, mon urine est sanguinolente, tandis qu'en dehors de cela, elle est parfaitement normale. »

Dans l'observation suivante, les symptômes urinaires étaient moins sous la dépendance du froid que de l'empoisonnement paludéen.

Observation. — Un médecin qui avait résidé plusieurs années aux Antilles avait eu des accès de fièvre intermittente répétés, qui l'avaient obligé à cesser d'exercer et à revenir en Angleterre où, pendant les deux premières années de son séjour, il eut encore des accès intermittents. Un jour qu'il me consultait il me signala comme un fait étrange que parfois il évacuait 150 à 200 grammes d'urine foncée, couleur chocolat; cela arrivait une fois par jour pendant deux ou trois jours, puis disparaissait tout d'un coup comme cela était venu. Je le priai de m'envoyer de son urine à la première occasion. J'en reçus un jour trois échantillons. L'un, évacué à 8 heures du matin, était clair, pâle, d'une densité de 1025, acide, sans urates ni albumine, et, en réalité, absolument normal. L'autre, évacué à 2 heures de l'après-midi, couleur chocolat, opaque, trouble, d'une densité de 1032, acide, déposant des urates, contenant beaucoup d'albumine, un peu de sucre et un grand excès d'urée (3.6 pour 100). Le dépôt, examiné au microscope, renfermait de l'épithélium nucléaire, quelques cellules granuleuses et une grande quantité de granules brun rougeâtre, colorés par l'hématine, disséminés au milieu d'un nombre considérable de tubes rénaux. Ceux-ci présentaient quelques particularités remarquables, à savoir que la plupart étaient courts, larges, et remplis de pigment brunâtre. En outre, il existait un petit nombre de tubes longs, pâles, contenant seulement quelques granulations pigmentaires foncées, qui ressemblaient aux tubes rénaux débarrassés de leur épithélium qu'on observe lorsqu'on râcle une coupe de rein frais. On ne voyait aucun globule rouge. Le troisième échantillon provenait de l'urine du soir et présentait un contraste frappant avec le précédent. De couleur normale, il ne contenait pas d'albumine, et laissait déposer une petite quantité d'urates de coloration normale, parmi lesquels on ne voyait aucun tube rénal ni aucune cellule granuleuse. Sa densité était de 1021. La réaction était acide et la proportion d'urée exactement moitié de la précédente, soit 1.8 pour 100. Ces trois états différents de l'urine étaient évidemment très singuliers, car si l'on avait présenté à un médecin un échantillon du matin, il n'aurait jamais pu soupçonner l'existence d'une affection urinaire. D'autre part, en examinant le second échantillon seul, il aurait conclu à une affection rénale grave. En réalité, aucune de ces opinions n'eût été exacte.

Le malade dont je viens de parler, au moment où il présentait cet état particulier de l'urine, avait des troubles hépatiques, il était légèrement ictérique; ce qui était sans doute causé par le miasme paludéen dont il ne s'était pas encore débarrassé.

L'état différent des trois échantillons d'urine dénotait clairement une congestion intense des organes chylopoiétiques de nature périodique et transitoire. On administra les mercuriaux et la quinine pour combattre, d'une part, la congestion, d'autre part, la périodicité. Les résultats ont été très favorables, car il y a maintenant près de trente ans que ces faits se sont passés, et il n'y a plus jamais eu de symptômes urinaires. Ce médecin est maintenant bien portant et exerce sa profession.

Observation. — Le 16 décembre 1864, je vis un forgeron, âgé de 32 ans, qui, jusqu'à il y a deux ans, était considéré comme très bien portant. A cette époque, son urine était de temps à autre très foncée, tandis que les mictions qui précédaient ou qui suivaient avaient la couleur normale. Une année avant que je ne le voie, l'urine fut, pour la première fois, sanguinolente, ce qui l'alarma beaucoup, car cela se renouvela trois fois par semaine pendant tout l'hiver, puis environ une fois tous les jours. Quelquefois l'urine était sanguinolente pendant deux mictions consécutives, ce qui représente une période de quatre à cinq heures. Au printemps, comme la température devenait plus douce, les accès diminuèrent de fréquence graduellement, et cessèrent entièrement du mois de mai au mois de septembre. A ce moment, ils revinrent tous les dix jours environ, et, lorsqu'il vint me trouver, ils avaient reparu tous les deux jours, puis tous les jours, à des heures régulières, tantôt à dix heures du matin, tantôt à six heures du soir. La quantité d'urine émise était d'environ 200 grammes.

A sa première visite, il m'apporta deux bouteilles contenant l'urine qu'il avait évacuée à neuf heures du matin et à deux heures de l'après-midi la veille. Le premier échantillon était clair, transparent et d'aspect normal; le second, était couleur rouge foncé. Il me raconta qu'il rendait habituellement de l'urine semblable une heure après qu'il avait ressenti du froid, et que souvent elle ne reprenait ses caractères normaux qu'au bout de deux ou trois mictions, lorsque sa vessie avait été complètement vidée. Il me dit qu'étant dans mon salon d'attente, il s'était refroidi et qu'il venait d'évacuer 150 grammes d'urine sanguinolente. Je lui demandai d'en rendre de nouveau devant moi : il put en uriner 60 grammes, qui avait la même couleur rouge foncé. Comme il se plaignait d'éprouver un froid très vif, bien qu'il fut assis devant un bon feu, je pris sa température dans la paume de la main, elle n'était que de 15° 5 ; dans l'aisselle, elle était de 35°. Il avait toujours habité Londres, et n'avait jamais eu de fièvre intermittente. Il avait seulement éprouvé de temps en temps des frissons pendant la nuit, mais sans qu'ils aient été suivis d'une période de chaleur.

Il présentait un teint jaune sale, coloration due à des troubles hépatiques. Il avouait être bilieux, mais niait toute espèce d'affection hépatique antérieure ayant pu lui causer de l'ictère.

Ces deux observations présentent beaucoup de points communs. La seule différence c'est que, tandis que dans le premier on pouvait très facilement retrouver l'origine paludéenne, le second semble être simplement le résultat des effets du froid et de l'humidité sur une constitution prédisposée. Telle est l'opinion que je me fis au moment où je soignais ce malade, aussi j'abandonnai le traitement habituel de l'hématurie de nature paludéenne. J'instituai un traitement qui fut très efficace, car, au bout de quarante-huit heures, les symptômes urinaires avaient disparu et n'ont jamais reparu depuis. Le malade vint à l'hôpital une fois par semaine, tout l'hiver jusqu'à l'été ; j'ai donc pu en constater les effets complets.

Je pourrais terminer ici ces remarques, mais, comme je crois que la pathologie de ces cas a tout à gagner de l'observation clinique, je vais dire quelques mots de l'état de l'urine dans cette affection.

Je fis conserver par cet homme toute son urine pendant quarante-huit heures, en lui faisant mettre le produit de chaque miction dans une bouteille séparée.

En l'examinant, je constatai que l'échantillon de huit heures trente du matin était de couleur normale, sans sédiment, du volume de 200 cent. cub., acide, d'une densité de 1010. Il renfermait 1,75 pour 100 d'urée, des traces de sucre, mais pas d'albumine.

Celui de deux heures du soir était rouge foncé, paraissant presque noir, du volume de 180 cent. cub., d'une densité de 1017, laissant déposer par le repos un abondant précipité d'urate de soude fortement coloré ; le liquide surnageant, tout à fait clair, avait la couleur du porto. Il contenait 2,5 pour 100 d'urée, était très coagulable par la chaleur et l'acide nitrique, et présentait des traces de sucre. Au microscope, on trouvait à peine un seul globule rouge, mais il y avait un grand nombre de tubes rénaux granuleux, (fig. 1, 1), des cellules granuleuses,

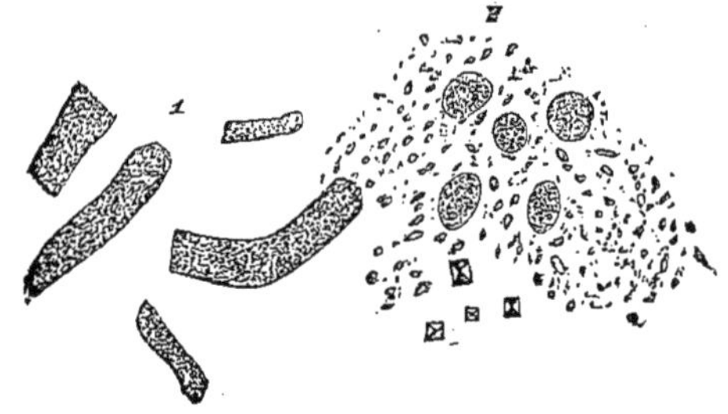

Fig. 1. — Tubes rénaux et cristaux.

volumineuses (2), des granulations d'hématine libres (4), et quelques cristaux d'oxalate de chaux (5). On peut voir que cette urine présente de grandes ressemblances, aux points de vue chimique et microscopique, avec celle du malade précédent. Toutes deux étaient d'une densité élevée, coagulables par la chaleur et l'acide nitrique ; elles contenaient un grand excès d'urée, beaucoup de tubes granuleux et à peine quelques globules rouges. Au point de vue pratique, on peut dire qu'il n'y avait pas de globules rouges dans l'urine.

J'ai été très frappé de voir combien cette urine ressemblait à celle des chiens sous la peau desquels j'avais injecté de la bile ou des acides biliaires à dose toxique. Celle-ci, non seulement présentait parfois la même couleur, mais contenait aussi des quantités de tubes granuleux, et était également coagulable par la chaleur et l'acide nitrique. Tout cela me porte à conclure que l'état de l'urine, dans les cas d'albuminurie hépatique paroxystique, est en grande partie dû aux troubles de la sécrétion biliaire, causés par l'action directe de la malaria sur le foie.

L'urine évacuée à 6 heures 30 était de 150 cent. cubes, de couleur légèrement noire, avec un léger dépôt d'urate de soude, pâle, d'une densité de 1016, acide, contenant 2 pour 100 d'urée, légèrement coagulable par la chaleur et l'acide nitrique. Au microscope, on voyait quelques tubes granuleux, quelques globules de mucus, pas d'oxalate de chaux ni de sang, et seulement de petits amas de pigment disséminés au milieu d'urate de soude amorphe.

L'urine émise à 9 heures était de 180 cent. cub., de couleur normale, sans sédiment, acide, d'une densité de 1016, contenant 1.84 pour 100 d'urée et pas d'albumine.

Toutes les urines du lendemain étaient de couleur normale, excepté celle de 10 heures du matin qui était légèrement rouge brunâtre, laissait déposer un sédiment abondant, se coagulait par la chaleur et l'acide nitrique, et contenait 2.05 pour 100 d'urée. Elle renfermait beaucoup de tubes granuleux, mais dont le nombre était loin d'être comparable à celui de la veille. C'était, en réalité, le dernier vestige de la maladie.

Il y a quelques points, relatifs à l'état de l'urine, sur lesquels je veux appeler l'attention.

1° La présence de tubes granuleux montre clairement qu'il s'agit d'un état congestif du rein ; mais leur apparition et leur disparition dans l'espace de quelques heures prouve que ce n'est pas une congestion rénale ordinaire.

2° L'absence presque totale de globules rouges, malgré l'aspect hémorrhagique de l'urine, montre que cela ne ressemble en rien à l'hématurie ordinaire, mais bien plutôt à cette variété d'hématurie non intermittente dans laquelle le contenu seul des globules sanguins passe dans l'urine.

3° Cela ne peut être regardé comme un fait de simple albuminurie intermittente, car, quoique la matière albuminoïde coagulable par la chaleur et l'acide nitrique ait été jusqu'ici appelée de l'albumine, elle diffère tout à fait de l'albumine du sang par sa solubilité rapide dans un excès d'acide. En faisant l'analyse, il fallait, en effet, être très prudent relativement à la quantité d'acide nitrique ou acétique employé, car, lorsqu'on avait atteint le point de coagulation, il suffisait de l'addition d'une seule goutte pour redissoudre le précipité et mettre en liberté la matière colorante, circonstance qui, réunie à la diffusion uniforme du pigment et de la substance coagulable dans le liquide, conduit à cette conclusion que ce n'était pas simplement de l'albumine du sérum, mais de l'hémoglobine elle-même qui était excrétée par les reins.

4° Il ne s'agissait pas d'hématurie ordinaire pour deux raisons : d'abord parce que l'urine était coagulable par la chaleur et l'acide nitrique, puis parce que l'addition d'acide diminuait la teinte foncée de l'urine au lieu de l'augmenter.

5° L'aspect bilieux des malades dans les deux cas semble faire croire que l'accès est lié à un trouble des fonctions du foie, qui, dans un cas, a pu être très nettement attribué à l'empoisonnement palustre.

6° Comme les acides biliaires ont sur les parois des globules sanguins un effet de désagrégation très puissant, j'ai pensé que l'état de l'urine dans l'hématurie paroxystique pourrait être dû à la présence d'une quantité anormale d'acides biliaires dans le sang. Mais c'est une simple hypothèse.

7° Le dépôt abondant d'urates et l'élimination excessive d'urée qui ont lieu pendant l'accès indiquent un trouble général considérable.

8° Le caractère transitoire des symptômes urinaires montre que, quelle que soit la nature de la maladie, la cause occasionnelle ne peut agir d'une manière continue, à moins d'admettre qu'elle ne réclamerait des périodes distinctes d'incubation, comme dans la fièvre intermittente.

Je ferai remarquer, en terminant, qu'il est très important en clinique de pouvoir faire un diagnostic différentiel correct entre les cas dont nous parlons et ceux d'hématurie ordinaire, sans quoi il est impossible d'instituer un traitement avec quelques chances de succès.

Depuis que j'ai publié ces observations, en 1863, j'ai eu au moins une douzaine d'autres cas semblables, qui tous ont guéri. Beaucoup d'auteurs en ont également rapporté d'autres sous des noms différents. Mais je tiens à faire constater que c'est moi qui ai, le premier, attiré l'attention sur ces faits.

Le Dr Jones, de la Louisiane, a signalé dans ce pays une forme bien marquée d'affection paludéenne hépato-rénale, caractérisée par un ictère très prononcé. « Dans certains cas, de grandes quantités de bile verdâtre ou de liquide coloré par la bile sont vomies, et le malade meurt dans un état de collapsus avec les extrémités violacées et les traits tirés. En général, l'anurie est un signe fatal et, comme dans la fièvre jaune, s'accompagne de convulsions, de coma et de délire, tandis que certains symptômes, tels que les nausées, les vomissements continus, l'ictère, la stase capillaire ressemblent à ceux de la fièvre jaune ; il existe cependant des différences très grandes entre les deux affections.

« Les caractères pathologiques observés à l'autopsie sont très caractéristiques de la fièvre paludéenne paroxystique, et non de la fièvre jaune, c'est-à-dire l'hypertrophie et la couleur bronzée du foie, le dépôt de granules pigmentaires foncés dans les capillaires portes; la distension de la vésicule par de la bile épaisse présentant, vue en masse, une couleur vert-noirâtre, et, en couches minces, une teinte jaune foncé. On trouve, dans la vésicule, environ 50 grammes de bile, tandis que dans la fièvre jaune il n'y en a jamais plus de 6 grammes. »

Cette forme d'ictère domine dans certaines années et semble dépendre en grande partie du degré de chaleur et d'humidité, ainsi que de la quantité de matières organiques contenues dans le sol.

Traitement.

Le traitement de l'hépatite et de l'ictère paludéens, aussi bien des formes aiguës que chroniques, consiste dans l'administration des mercuriaux combinés à la quinine, la salicine, l'ipéca. Mais il est triste de reconnaître que, en dépit des meilleures conditions d'hygiène et de traitement, les individus qui ont été longtemps sujets aux formes graves de l'affection palustre succombent toujours, car l'économie est imprégnée par le poison d'une façon irrémédiable.

Atrophie jaune aiguë du foie.

Pour moi, l'atrophie jaune aiguë, bien qu'étant une maladie des climats tempérés, est simplement une forme sporadique de la fièvre jaune des tropiques.

Les raisons qui m'ont fait adopter cette opinion sont les suivantes.

1° La symptomatologie en est la même.

2° Les résultats de l'autopsie sont identiques.

3° La mortalité en est la même.

4° L'atrophie aiguë peut, même dans les climats tempérés, revêtir un caractère contagieux.

Mais, avant d'établir complètement cette analogie, je vais exposer l'histoire clinique de la maladie, ce qui permettra de mieux saisir l'identité des deux formes. Je vais tout d'abord faire voir que l'atrophie aiguë est souvent aussi brusque dans son début, aussi rapide dans sa marche, aussi fatale dans sa terminaison que les formes les plus graves de la fièvre jaune. Ajoutez à cela la même nature de symptômes cérébraux, les mêmes vomissements noirs, les mêmes déjections goudronneuses et les mêmes troubles urinaires.

De même que toutes les autres formes de maladies contagieuses telles que le choléra, la peste, le typhus, etc., l'atrophie aiguë, contrairement à ce que l'on supposait il y a quelques années, s'attaque aux individus de tout âge et de tout sexe. Cependant elle a une prédilection pour les femmes de 14 à 23 ans, ainsi que pour l'état puerpéral, surtout dans les quatre premiers mois de la grossesse. Elle a cela de commun avec la peste et le choléra asiatique.

Cette tendance à s'attaquer aux femmes enceintes pourrait faire commettre une erreur qui consisterait à prendre l'ictère auquel l'atrophie donne lieu pour « l'ictère de la grossesse », qui est tout à fait différent au point de vue de la pathologie et de la terminaison. Cela est tellement vrai que Gooch, dans son *Traité des maladies des femmes*, a relaté un cas où l'ictère survint chez la même femme pendant trois grossesses consécutives. Lorsqu'au contraire une femme enceinte a été atteinte d'ictère causé par l'atrophie aiguë, il est bien probable qu'elle n'y survivra pas et par conséquent n'en aura pas d'autre. Cependant, il peut arriver que la maladie ne se termine pas par la mort, mais alors on n'a jamais vu de récidive.

Comme dans toutes les affections microbiennes, la prédisposition joue un grand rôle dans l'éclosion de la maladie.

L'urine est rare, de couleur safran clair, tout à fait différente de la teinte brune de l'urine ictérique ordinaire. Les garde-robes sont peu liées, noires, goudronneuses, et pourraient faire croire qu'elles renferment beaucoup de bile, tandis que leur couleur foncée est due, au contraire, à la présence du sang. Lorsqu'il n'y a pas d'hémorrhagie, elles sont de couleur pâle. Quelquefois le malade reste plusieurs heures sans avoir une déjection. Quelques heures après, des épanchements de sang se font sous la peau, en même temps que des hémorrhagies ont lieu par l'intestin, par le nez, par le vagin. Enfin, le délire ou le coma termine la scène au bout de quelques jours ou d'une semaine au plus. Frerichs, qui a bien décrit ces cas, dit même que « dans les formes les plus graves de la maladie, la mort peut arriver en vingt-quatre heures. »

Au point de vue anatomo-pathologique, j'ai peu de choses à ajouter à ce que j'ai dit relativement aux formes les plus graves de fièvre jaune. On trouve toujours, en effet, le foie non seulement ramolli mais dégénéré complètement. Quelquefois il est même réduit à une masse pulpeuse jaune qui ne pèse pas la moitié du poids normal. Aussi, de même que la fièvre jaune, on a décrit l'atrophie comme une des affections les plus graves, car toutes ces modifications peuvent survenir en l'espace de quelques heures.

En 1868, le Dr Grainger Stewart a appelé l'attention sur ce fait que l'atrophie aiguë des reins peut non seulement être associée à l'atrophie du foie mais même la précéder.

On dit généralement, et je répète cette opinion sans la partager, que la dépression morale en est une cause efficiente presque constante. Il est possible que ce soit une cause prédisposante. Mais je doute bien qu'elle puisse en être une efficiente. Pour moi, la véritable cause est la pénétration de germes morbides dans l'économie.

Symptomatologie. — Au début, il existe de la fatigue, du malaise, s'accompagnant d'une teinte ictérique de la peau qui va en s'accentuant graduellement, mais jamais de céphalalgie, de troubles gastriques, tels que les vomissements, ni de fièvre. En quelques heures l'intensité de ces symptômes s'accroit tellement qu'ils deviennent alarmants. Il survient des hématémèses ; la langue est noire et sèche. Le malade se plaint d'élancements douloureux dans tout le corps. Le facies est déprimé et l'aspect typhique. Les pupilles sont dilatées. Puis arrive le délire suivi de coma et enfin la mort, sans qu'il y ait eu la moindre rémission. La diminution rapide de la matité hépatique sur la ligne mamelonnaire est le signe physique le plus caractéristique et le plus frappant. Dans l'espace de vingt-quatre heures, de 10 centimètres la matité tombe à 5, à 2,5 centimètres et même moins. Avant la fin du second jour, les limites du foie peuvent être devenues inappréciables à la percussion la plus soigneuse. Après la mort, on constate qu'au lieu de peser 1,500 grammes environ, le foie ne pèse guère que 450 à 600 grammes et n'a aucunement l'aspect du tissu hépatique ; c'est simplement une masse jaune molle, pulpeuse, et sans trace de structure. Un autre caractère bien curieux, et qui ressemble beaucoup à ce que l'on voit dans la fièvre jaune, c'est que, bien que l'urine soit ictérique et couleur safran foncé, les garde-robes présentent parfois tout à fait l'aspect de selles bilieuses, bien qu'il n'y ait pas trace de bile, ce qui est dû à la présence du sang.

Traitement.

On comprendra de suite que, dans les cas à marche rapide, l'intervention thérapeutique soit très limitée. La seule conduite à tenir est de chercher à combattre les symptômes les plus menaçants. S'il y a des vomissements violents ou une diarrhée, on luttera contre eux. Si, au contraire, il existe une constipation opiniâtre, on donnera un purgatif alcalin. S'il y a du délire, on prescrira de l'antimoine et de la glace sur la tête. On essaiera d'arrêter les hémorrhagies viscérales par les moyens ordinaires. Contre l'anurie, on donnera des diurétiques non alcooliques.

La douleur hépatique sera combattue par des fomentations chaudes. Par dessus tout, on soutiendra les forces du malade par des aliments liquides non alcooliques. Eviter tous les médicaments débilitants.

A une certaine époque, on croyait que tous les cas d'atrophie aiguë étaient nécessairement mortels. Heureusement il n'en est pas ainsi, car on voit quelquefois les symptômes graves céder graduellement et, comme dans la fièvre jaune, la guérison survenir après une débâcle intestinale.

Je vais rapporter deux observations qui montreront qu'on ne doit jamais désespérer de la guérison, même dans les cas les plus graves, et aussi que la maladie peut attaquer les deux sexes à toutes les périodes de la vie.

Observation. — Un homme, âgé de 58 ans, commença à présenter de l'inappétence, des nausées, des vomissements, une teinte sale de la peau, mais pas de douleurs, quinze jours avant de me consulter. Le 9 juin 1869, je le vis pour la première fois, et son aspect m'impressionna vivement. Le voyage en chemin de fer l'avait épuisé au point que je ne lui donnais pas plus de quelques heures à vivre. Il était extrêmement ictérique. La langue était chargée comme dans la fièvre typhoïde. La peau était brûlante, quoique humide et visqueuse au toucher. Le pouls était rapide, filiforme, faible et intermittent. L'intelligence était paresseuse. Il se plaignait d'une céphalalgie intense, de malaise général, mais n'accusait aucune douleur hépatique même à la pression. A la percussion, il était difficile d'apprécier la matité du foie sur la ligne mamelonnaire, en raison de sa faible étendue, jointe à l'épaisseur des parois abdominales, mais certainement elle ne dépassait pas vingt-cinq millimètres; tandis que sur la ligne axillaire elle était seulement de trente millimètres. L'urine renfermait une telle quantité de bile qu'elle était presque noire. Il y avait des hématémèses, du melæna, mais pas de diarrhée. Je diagnostiquai de suite une atrophie jaune aiguë, et il était difficile de tomber sur un cas plus défavorable en apparence. Cependant, les symptômes les plus graves cédèrent avec une rapidité surprenante, et le malade guérit très vite; et, ce qui est encore plus surprenant, c'est que sa santé ne s'en est ressentie en rien depuis.

J'ai eu l'occasion d'examiner le volume du foie à différentes reprises, depuis ces dix dernières années, et depuis les dix-huit premiers mois après l'attaque jusqu'à maintenant, la matité hépatique sur la ligne mamelonnaire n'a jamais été moindre que onze centimètres. Après l'attaque, le foie augmenta de volume peu à peu, mais graduellement. Il atteignait soixante-quinze millimètres dix mois après l'attaque, et il lui a fallu quinze mois pour reprendre ses dimensions normales.

Le traitement que j'avais institué dans ce cas était très simple. Des bains chauds, des fomentations chaudes sur le foie, du mercure, de la rhubarbe, de la magnésie, et un régime alimentaire bien approprié.

L'observation suivante est importante, en ce sens que la malade a été prise presque aussitôt qu'elle était capable d'être fécondée. Bien qu'âgée de quatorze ans et neuf mois, elle était déjà enceinte de trois mois.

Observation. — Elisa N... a toujours été sujette aux attaques bilieuses et aux syncopes qui surviennent habituellement lorsqu'elle se lève le matin. Elle a eu toutes les maladies de l'enfance, y compris la variole et la fièvre typhoïde. Aménorrhée depuis trois mois.

En examinant le thorax, j'ai été frappé de la couleur extraordinairement sombre des mamelons et de l'aréole. Une plaque, couleur chocolat, du volume d'une pièce de deux francs, entourait chaque mamelon et était recouverte de papilles extrêmement développées, ce qui me fit penser à la possibilité d'une grossesse et à l'existence probable d'un ictère dû à cette cause. Cependant, l'aspect déprimé et inquiet de cette fille, joint à la teinte relativement légère de l'ictère, me faisait soupçonner qu'il s'agissait d'autre chose que d'un ictère ordinaire.

Bien que l'abdomen ne paraissait pas augmenté de volume, on sentait à la palpation une tumeur pyriforme, et à l'auscultation on percevait les bruits du cœur du fœtus. D'après elle, elle n'était enceinte que de deux mois et trois semaines.

Sa maladie actuelle avait débuté, trois semaines auparavant, par une douleur au-dessus de l'arcade sourcillière et elle remarqua que les conjonctives devenaient jaunes. La nuit d'avant, elle avait eu une douleur aiguë, survenant tout d'un coup, et durant toute la nuit, dans la région du foie. Il subsistait alors seulement une légère douleur à la pression. Tous les aliments lui donnaient des nausées. Depuis ces trois dernières semaines, les intestins ont été très relâchés et les selles sont peu colorées.

La peau est d'une couleur citron légèrement verdâtre, les conjonctives ont une teinte jaune plus marquée. Elle se plaint de douleurs à l'épigastre après les repas, augmentant lorsqu'on presse fortement. La région hépatique présente un tympanisme extrêmement développé. La matité hépatique sur la ligne mamelonnaire est très difficile à apprécier.

L'urine est très colorée et tache le linge en ocre.

Au bout de dix jours, la teinte de la peau s'était atténuée. La matité hépatique avait augmenté de trente-cinq millimètres. Les selles étaient plus foncées et l'urine plus pâle. Un fait à noter, c'est que, bien qu'elle eût pris quarante-cinq centigrammes d'acide benzoïque par jour, on ne trouva pas trace d'acide hippurique dans l'urine. Au bout de vingt-quatre jours de maladie, elle s'en retournait guérie.

Observation (1). — Une femme de 17 ans, enceinte de trois mois, fut prise d'une attaque bilieuse et d'ictère, après une violente querelle avec son mari, qui l'accusait d'infidélité. Elle avait eu quelques symptômes fébriles et des vomissements. Au bout de deux jours, elle eut du délire, elle poussait des cris et eut des accès convulsifs. Le lendemain, elle avait perdu toute sensibilité, la respiration était stertoreuse et il y avait de l'écume aux lèvres. Les pupilles étaient modérément dilatées et sensibles à la lumière. Pouls, 120. La matité hépatique se réduisait à une bande étroite située un peu au-dessous des côtes inférieures. Anurie pendant vingt-quatre heures ; on fit le cathétérisme qui donna issue à 350 grammes de liquide d'aspect bilieux. J'ai pu examiner cette urine quelques jours après. Elle était de couleur ocre et contenait un dépôt considérable : j'en ai donné l'analyse complète au chapitre où j'appelle l'attention sur la valeur diagnostique de la leucine et de la tyrosine qui existent toujours dans les cas d'atrophie aiguë du foie.

La nuit qui précéda la mort, cette femme avorta et perdit une quantité considérable de sang. La durée totale de la maladie avait été de six jours, et les symptômes les plus graves s'étaient manifestés seulement deux jours avant la mort.

A l'autopsie, on trouva le foie très petit, on estima que son poids ne dépassait pas 750 grammes ; il était très fortement maculé de jaune ; ses cellules étaient petites et rompues, il fut impossible d'en trouver une intacte ; il y avait une quantité énorme de débris de tissu hépatique et de graisse. La vésicule biliaire était rétractée et ne contenait qu'un peu de mucus. La vessie était vide.

Dans un cas de Head, le foie était si petit qu'on ne l'apercevait pas à l'autopsie, tellement il était bien masqué par les anses intestinales.

Dans un cas de Clements (2) le foie pesait seulement 400 grammes.

(1) *Transactions of the pathological Society*, t. XIII, p. 107.

(2) *British medical journal*, 1871, p. 367.

On ne trouve pas toujours le tissu du foie mou et friable. J'en ai observé un cas (1) dans lequel le foie, pesant 750 grammes, présentait un tissu dense où l'on pouvait à peine trouver une cellule hépatique. Dans les reins on trouva des cristaux de tyrosine.

Il y a plus de vingt ans, quand j'ai publié mon ouvrage sur les diverses variétés d'ictère, personne ne soupçonnait que l'atrophie aiguë du foie pouvait se rencontrer chez les enfants ou chez les vieillards.

Lebert, sur 63 cas qu'il a réunis, n'en cite que deux au-dessous de 10 ans.

Mais depuis on en a rapporté plusieurs exemples. Politzer (2) a relaté le cas d'un nouveau-né qui, quatorze jours après sa naissance, fut pris d'hématémèse et d'ictère : le foie devint très petit et la mort arriva le quinzième jour de la maladie. On possède maintenant de nombreux cas d'atrophie chez l'enfant. Hilton Fagge (3) en a publié un tout à fait typique.

Je crois qu'on peut avancer que le principal caractère anatomo-pathologique du foie, dans l'atrophie aiguë, consiste dans la *dissolution des tissus organisés.*

1° Désintégration rapide des cellules hépatiques.

2° Désintégration presque aussi rapide du tissu cellulaire qui les environne.

3° Désintégration des parois des canaux biliaires et de celles des vaisseaux.

En même temps que le foie s'atrophie la rate se tuméfie.

On donne à cette maladie le nom d'atrophie *jaune* parce que le parenchyme hépatique est, après la mort, couvert de taches de bile d'une couleur citron ou orange. Cette coloration est tout à fait différente de celle que l'on rencontre dans les cas d'ictère par obstruction, où le foie est en général d'une couleur vert-noirâtre.

Nous allons maintenant faire voir combien cette affection a de points communs avec la fièvre jaune des tropiques au point de vue de l'étiologie et de la pathologie.

La seule différence qui existe entre les deux maladies, c'est que l'une revêt presque toujours le caractère épidémique, tandis que l'autre est sporadique. Cela peut être dû simplement à des différences climatiques et n'a aucune importance au point de vue patho-

---

(1) *Pathological Society*, 1864.

(2) *Iahrbuch für Kinderheilkunde*, 1860.

(3) *Transactions of the pathological Society*, t. XX, p. 212.

logique. C'est du moins ce qui semble prouvé d'après les faits suivants.

1° Les formes, même les plus graves de fièvre jaune, cessent d'être contagieuses ou infectieuses lorsqu'elles sont importées dans les climats tempérés.

2° Quelquefois des cas sporadiques de fièvre jaune surviennent dans la zone climatique où la maladie sévit habituellement sous forme épidémique.

3° L'atrophie aiguë du foie prend parfois une forme contagieuse même en Europe, ainsi que Graves l'a signalé dans sa clinique où il rapporte que deux membres de la même famille furent atteints par la maladie, à peu près en même temps. Ce qui l'a empêchée de devenir épidémique, c'est probablement l'absence des influences climatiques qui en favorisent le développement.

4° Les deux maladies s'accompagnent d'une prédisposition très marquée aux hémorrhagies, avec hématémèses et melæna.

5° Toutes deux s'accompagnent de symptômes fébriles et de troubles cérébraux.

6° Toutes deux sont essentiellement des affections du sang, dans le vrai sens du mot, c'est-à-dire qu'elles sont le résultat du développement de micro-organismes introduits par contagion directe ou autrement.

7° On a trouvé des bacilles très abondants dans le sang et dans le parenchyme du foie, toutes les fois qu'on les a cherchés à l'autopsie.

8° Dans aucune des deux maladies le foie n'est le seul organe atteint. Son état de ramollissement n'est que l'effet local produit par la présence des microbes ; de même que l'angine dans la scarlatine, l'éruption pustuleuse dans la variole, l'hypertrophie de la rate dans la fièvre paludéenne, ne sont que des manifestations locales d'une action générale.

9° Les constatations nécroscopiques sont les mêmes dans les deux maladies.

Bien que l'ictère de l'atrophie aiguë pourrait être considérée comme le type de l'ictère par supppression — la diminution de la substance sécrétoire amenant naturellement une diminution du pouvoir sécréteur — il n'en est pas ainsi, car, bien qu'il y ait une diminution considérable dans la sécrétion biliaire, il n'y a quelquefois rien qui ressemble à une suppression totale de la fonction biliaire. Cela tient à ce que la plupart des cellules hépatiques sont désorganisées, mais qu'il en reste encore un nombre suffisant pour fournir un peu de bile. D'autre part, Fagge a fait remarquer très justement que, toutes les parties du foie n'étant pas attaquées en même temps, la sécrétion biliaire peut se faire dans celles qui sont encore indemnes, ce qui explique la présence de la bile dans les selles (1).

Mais l'existence de symptômes cérébraux graves dans l'empoisonnement biliaire conduit à la même conclusion. Les symptômes cérébraux qui surviennent dans les cas graves d'ictère sont, en général, dus à la cholémie, c'est-à-dire aux effets toxiques produits sur le système nerveux par les acides glycocholique et taurocholique, produisant des convulsions, du délire, du coma. Comme ce n'est pas le cas dans la maladie dont nous nous occupons, et que l'étude complète des troubles cérébraux qui surviennent dans les maladies du foie demande à être revue, je vais y consacrer un chapitre spécial.

Etiologie des troubles cérébraux dans les formes fébriles des affections hépatiques

A une certaine époque, j'étais très embarrassé de résoudre la question suivante. Si la théorie d'après laquelle l'empoisonnement biliaire est la cause des symptômes cérébraux dans l'ictère est exacte, pourquoi voit-on souvent des symptômes cérébraux et nerveux survenir quelques jours ou même quelques heures après l'apparition de l'ictère, tandis que dans d'autres cas d'ictère par obstruction, où non-seulement le sang mais tous les tissus sont saturés par les éléments biliaires, depuis des semaines, on n'observe aucune trace de trouble nerveux, en dehors de la prostration et de l'épuisement cérébral qui se rencontrent dans toutes les affections où il y a malnutrition du système nerveux. Cela m'a conduit à rechercher quelque autre cause à laquelle on put attribuer l'existence de symptômes céphaliques dans certains cas d'ictère. Aujourd'hui, je crois avoir résolu la question d'une façon scientifique et logique. Dans tous les cas d'ictère où les symptômes cérébraux surviennent rapidement on peut dire que la cause en est due à la présence de microbes pathogènes. Ainsi, ils se montrent très rapidement dans l'atrophie aiguë du foie, dans la fièvre jaune et dans quelques cas d'ictère paludéen. Partant de ce principe, il est facile d'expliquer le reste.

Tous les physiologistes s'accordent pour admettre que les troubles cérébraux et spinaux tels que le délire, le coma, les convul-

---

(1) *Guy's Hospital Reports*, 1875, p. 159.

sions, les paralysies, sont les conséquences de la pénétration de microbes toxiques dans l'économie. Le seul point sur lequel ils soient en divergence c'est la cause prochaine des troubles nerveux. Les uns pensent qu'ils sont dus à la non-élimination des substances excrémentitielles du sang, telles qu'urée, acide urique, etc, et à l'empoisonnement consécutif du système nerveux par les matières biliaires. Une théorie plus moderne est celle de Pasteur qui, voyant l'état de somnolence dans lequel se trouvent les poules auxquelles on a inoculé le microbe du choléra des poules, a été amené à penser que les microbes pathogènes secrétaient une espèce de narcotique qui causait la somnolence. En même temps il attribuait leur mort à la réunion d'autres causes, telles que la péricardite, l'épanchement séreux et l'asphyxie (1). J'appelle l'attention sur cette dernière cause, car ce que je vais dire vient à l'appui de cette idée.

La théorie narcotique de Pasteur ne me satisfait que médiocrement, car j'ai fait une étude approfondie sur la formation de substances toxiques chez les animaux morts, et j'ai montré que l'acide cyanhydrique se formait spontanément dans l'intestin d'un chien après la mort. Je crois donc pouvoir expliquer plus logiquement la somnolence des poules, de même que les symptômes comateux tout à fait analogues manifestés par les chiens tués par le venin de serpent et les symptômes cérébraux observés dans les affections microbiennes de l'homme, qu'en supposant que les microbes secrètent un narcotique qui passe dans le sang. Cette théorie, en effet, n'est pas démontrable. Pour moi, les microbes produisent les symptômes cérébraux de la même façon qu'un gaz, un liquide ou toute autre substance qui narcotise en soustrayant le cerveau à l'influence de l'oxygène; en un mot, en diminuant l'oxydation des tissus. On comprendra cela facilement en se rappelant que si, pour une cause quelconque, on empêche l'oxygène d'arriver au cerveau en quantité suffisante, il en résulte d'abord de la somnolence, puis de l'insensibilité. On démontre ce fait très facilement en faisant respirer aux animaux de l'azote, c'est-à-dire de l'air privé d'oxygène.

La privation d'oxygène cause, non seulement de l'insensibilité, mais un coma profond et la mort. Sur la moelle elle détermine des convulsions, puis des paralysies.

Il ne faut pas oublier que la dyspnée est un symptôme bien marqué dans beaucoup d'affections microbiennes; non seulement elle est commune dans la fièvre miliaire et le purpura, mais aussi

(1) *Chemical News*, 7 janvier 1881.

dans le choléra expérimental des poules et dans l'empoisonnement des chiens par le venin de serpent.

L'explication en est très simple, car la présence de microbes pathogènes dans le sang met obstacle à l'oxydation nécessaire de tous les éléments nutritifs normaux qui se trouvent dans le sang. Déjà, en 1856 (1), je signalais la cause des symptômes convulsifs et comateux déterminés par les agents toxiques comme étant due à ce qu'ils mettent les globules sanguins dans l'impossibilité de se charger de la quantité d'oxygène qui leur est nécessaire. Je faisais remarquer que, toutes les fois que les substances oxydantes dont le système nerveux a besoin comme aliment sont, soit insuffisantes en quantité, soit altérées en qualité, il en résulte immédiatement des troubles nerveux. Nous avons un exemple frappant de la première condition dans les cas d'hémorrhagies où l'apport insuffisant de substances oxygénées est souvent suivi de convulsions, et de la seconde condition dans les cas où l'oxygène ne peut arriver dans le sang, et par conséquent où les matières organiques, ne pouvant être oxydées, sont impropres à jouer leur rôle.

Enfin, les troubles nerveux surviennent quand, l'oxygène se trouvant au contact des substances organiques, le processus d'oxydation est, soit partiellement, soit totalement arrêté par la présence d'un corps étranger qui possède la propriété d'empêcher les globules de se combiner avec l'oxygène. Dans l'un ou l'autre cas on voit survenir des troubles nerveux.

Les microbes peuvent encore agir d'une troisième façon, c'est-à-dire qu'ils n'ont pas d'effet *immédiat* sur le système nerveux par eux-mêmes, mais agissent indirectement par la faculté qu'ils possèdent de s'emparer de l'oxygène qui devrait servir à oxyder les éléments du sang, ce qui leur permet d'influencer la nutrition nerveuse. Ce mode d'action est facile à expliquer par ce fait que les microbes ont une fonction respiratoire très active, absorbant de l'oxygène et exhalant de l'acide carbonique, exactement comme le font les autres animaux et végétaux, et leur action nocive sur les globules, et par suite sur le système nerveux, est en proportion directe de leur activité respiratoire. En effet, plus les microbes absorbent d'oxygène, moins il en reste qui peut entrer en combinaison et oxyder les tissus.

Il existe certainement beaucoup de poisons qui exercent leur influence sur le système nerveux d'une façon également indirecte, car j'ai constaté que l'acide cyanhydrique, le chloroforme, la nico-

(1) *Lancet*, 7 et 14 juin, et 12 juillet 1856.

tine, l'alcool, l'éther, la morphine et plusieurs autres narcotiques ont aussi le pouvoir d'enlever aux globules la faculté d'absorber l'oxygène et d'exhaler l'acide carbonique. Comme la strychnine, qui est un poison convulsivant, possède la même propriété, je crois que son action physiologique sur le système nerveux est due à ce qu'elle met obstacle à l'oxygénation du système nerveux cérébro-spinal — de la même façon que les microbes, mais par un autre processus — ; il en résulte actuellement un trouble fonctionnel se traduisant par des convulsions et du délire, tout comme cela se produit lorsqu'il y a un apport sanguin insuffisant, ainsi que dans les cas d'hémorrhagie.

Dans les fièvres, il y a, en outre, d'autres causes de trouble nerveux. La plus importante est l'élévation de température. Personne ne met en doute le pouvoir que possède la chaleur de produire des troubles nerveux, car tout le monde connaît les effets de l'insolation ; aussi, est-il facile de comprendre comment la chaleur, développée dans l'organisme par la fermentation microbienne, doit agir d'une façon préjudiciable sur les tissus nerveux déjà affaiblis par un sang impropre à leurs besoins.

La lassitude, la prostration nerveuse, qui sont des symptômes caractéristiques des affections microbiennes, doivent être attribuées aux causes ci-dessus ; car, dès que les microbes sont éliminés, tous les signes d'épuisement disparaissent ; ce qui prouve qu'ils n'étaient produits que par des causes temporaires.

Il me reste à dire quelques mots relativement à la cause de la soudaineté des symptômes nerveux et de la rapidité de la terminaison fatale dans certains cas de diabète, rapidité qui semble inexplicable, car les malades paraissent être dans leur état de santé normale un jour, et succombent le lendemain. L'étude de ces phénomènes contribuera à éclairer un peu l'étiologie des troubles cérébraux dans certaines affections du foie. Cyr a réuni 32 cas de mort subite dans le diabète, ce qui lui a permis de grouper les causes de mort sous cinq chefs différents :

1° La formation d'acétone dans le sang sous des influences presque inconnues — acétonémie ;

2° L'accumulation de quantités excessives de sucre dans le sang — hyperglycémie ;

3° La rétention dans le sang des éléments solides ou aqueux de l'urine — urémie, hydropisie des ventricules ;

4° Atrophie du muscle cardiaque ;

5° Anémie cérébrale.

---

(1) *Archives de Médecine*, décembre 1877 et janvier 1878.

Sur ces 32 cas, dans 21 la mort est arrivée dans l'état comateux ; dans quelques-uns, le genre de mort n'a pas été relaté ; dans d'autres, il n'est pas fait mention du coma, mais le chiffre élevé que nous venons de citer montre bien la fréquence relative de ce genre de mort. Foster (1) attribue à l'acétonémie la cause de la mort dans un grand nombre de cas de diabète. A l'appui de cette théorie il cite trois observations personnelles. Dans la première, l'haleine du malade n'avait aucune odeur d'acétone, mais le sang, examiné après la mort, avait une consistance crémeuse et une couleur extrêmement pâle ; au microscope, les globules étaient réduits à une substance granuleuse, état qu'il put reproduire ensuite artificiellement en traitant le sang par l'acétone. Dans les deux autres cas, l'haleine exhalait une forte odeur d'acétone. A l'objection qu'on a faite que, dans bien des cas, on ne peut percevoir l'odeur de l'acétone, Foster répond qu'il faut une température de 37° 5 pour la volatiliser. Kussmaul (2) a étudié cette question de l'acétonémie d'une façon très complète, et il conclut de ses expériences qu'il n'est pas possible de croire à la théorie de l'intoxication aiguë par l'acétone, mais que l'empoisonnement chronique par cette substance peut affecter le système nerveux au point de pouvoir revêtir une forme aiguë, de même que l'alcoolisme chronique peut tout d'un coup devenir aigu sous forme de delirium tremens.

Comme dans ces cas de diabète ces symptômes mortels éclatent souvent tout d'un coup, et comme chez ces malades l'état pathologique n'est pas différent de ce qu'il était antérieurement depuis des mois, et même des années, il est évident que l'économie a dû être tout d'un coup influencée par la présence d'un élément nouveau, qui n'est, pour moi, que l'introduction accidentelle et soudaine de microbes.

Le sang du diabétique est surchargé de sucre. Sa température est précisément celle qui est la plus favorable au processus de fermentation, de sorte que, pour amener une fermentation mortelle du sang, il ne faut rien de plus que la présence de microbes pathogènes. Ceux-ci finissent, sous une influence quelconque, par trouver une voie d'entrée et, immédiatement, la fermentation commence. Au bout de quelques heures, ou même de quelques minutes, les éléments du sang ont subi un degré suffisant de transformation chimique et morphologique pour amener tout l'enchaînement des symptômes nerveux qui aboutissent à la mort subite.

---

(1) *British medical Journal*, 19 janv. 1878.

(2) *Deutsch. Archiv. für Klin. med.*, 1874, Bd. 14.

De plus, je considère les gangrènes locales qui surviennent chez les diabétiques et les typhiques comme étant d'origine microbienne. Nous savons, en effet, que certains microbes ont de la tendance à produire seulement des effets locaux, tandis que d'autres ont un retentissement général. Ainsi, les microbes de la fièvre typhoïde produisent une affection générale, tandis que celui de la vaccine donne habituellement lieu à une simple affection locale. Dans ces deux ordres de faits, l'espèce de microbe détermine la nature du résultat.

Le délire, qui est un des symptômes saillants de la fièvre jaune et de l'atrophie aiguë du foie, ainsi que d'autres variétés d'affections du foie aiguës et fébriles, est également dû, selon moi, comme dans le diabète, à la présence de microbes pathogènes dans le sang. Au contraire, les symptômes cérébraux qui accompagnent les formes chroniques d'ictère par obstruction et par suppression, sont causés par l'état pathologique appelé cholémie, ainsi que nous l'avons déjà expliqué.

Traitement des symptômes cérébraux.

Il est bon de rappeler que, dans les maladies du foie qui s'accompagnent de délire et d'autres symptômes céphaliques avec un état fébrile marqué, on peut abaisser la température et ralentir le pouls avec autre chose que la quinine et les autres agents germicides que nous avons signalés au chapitre du traitement général; je veux parler de l'aconit et de la digitale. Ou bien, s'il y a une contre-indication à ces médicaments, l'application directe du froid sur la tête. Dans bien des cas, l'esprit de Mindererus sera très utile contre le délire.

Lorsqu'on arrive près d'un malade ictérique en proie au délire, et que le cas est obscur, il ne faut jamais oublier que la couleur noire des selles ne prouve pas qu'il s'y trouve de la bile, car elle peut être due à la présence du sang ou aux médicaments qui ont été administrés. Le délire s'accompagne de symptômes fébriles très violents dans la fièvre jaune, et, dans le cas d'atrophie aiguë, d'une diminution extrême de la matité hépatique. Quand le délire est le résultat d'un ictère pyohémique, il diffère des deux formes précédentes, non seulement parce qu'il est venu lentement et graduellement, mais parce qu'il a été habituellement précédé de symptômes d'inflammation hépatique. Mais, quelle que soit la cause du délire, il indique toujours un danger grave, parce qu'il est d'origine toxémique. Dans le cas d'atrophie aiguë et de pyohémie, il est dû à une fermentation albuminoïde putride. Dans la fièvre jaune et dans les fièvres telluriques pernicieuses, il est dû au développement des microbes. Aussi, dans tous les cas de délire survenant dans le cours d'une maladie du foie, il faut toujours chercher à favoriser l'élimination des substances qui sont toxiques pour le sang. Le meilleur moyen, c'est de stimuler les fonctions de la peau et des reins. Les frictions cutanées énergiques, les bains d'étuve, de vapeur, d'eau chaude, seront d'excellents moyens qu'on variera selon la constitution et les forces du malade, en même temps qu'on donnera des diurétiques tels que la scille, la digitale, l'azotate de potasse.

Dans certains cas, le ventre est libre, mais, dans le cas contraire, il faut toujours favoriser les évacuations intestinales en administrant des purgatifs végétaux, tels que l'huile de ricin, la coloquinte, la rhubarbe, lorsque les mercuriaux sont contre-indiqués.

Comme les poumons contribuent, avec la peau et les reins, à l'élimination des produits biliaires, il faut toujours veiller à ce que le malade respire un air pur et sec, surtout lorsqu'il y a des signes de toxémie.

De l'étiologie de la Fièvre.

Depuis le jour où le thermomètre a pénétré dans la clinique, on a cherché à savoir quelles étaient les causes qui amenaient l'élévation de la température et surtout la raison d'être de ses oscillations dans l'état de maladie, tandis qu'elle reste stationnaire dans l'état de santé. A diverses époques, on a essayé d'expliquer de différentes façons pourquoi, au pôle Nord, avec une température de — 8°, la température du corps, chez un homme en bonne santé, est la même, à quelques dixièmes de degré près, qu'à l'équateur, avec une température extérieure de + 58°.

Dans l'état de santé parfaite, la température du corps est sujette à des fluctuations périodiques. Ces fluctuations périodiques diurnes ont été établies par W. Ogle, qui a constaté qu'elles étaient à leur minimum à six heures du matin et qu'elles atteignaient leur maximum entre deux et quatre heures du soir, la différence pouvant être, chez certaines personnes, d'un demi à un degré.

Ces données physiologiques montrent d'une façon très claire que les lois biologiques qui régissent la température du corps sont entièrement bouleversées dans l'état de maladie, de sorte qu'on peut se demander quelle est la cause des températures élevées anormales.

Pour moi, je crois que, si l'on n'a pas encore étudié la question, cela tient à deux causes :

1° C'est que toutes les températures élevées anormales ont été placées dans la même catégorie et que, par conséquent, on a cherché une seule et même explication pour toutes ;

2° Que la pyrexie a été supposée provenir d'une action nerveuse anormale.

Ainsi, Aitken a défini la pyrexie « un état morbide complexe qui accompagne beaucoup de maladies comme faisant partie de leurs manifestations plus ou moins constantes et régulières, mais modifié diversement par la nature spécifique de ces maladies. *Il consiste essentiellement dans une élévation de température qui peut provenir d'un accroissement des métamorphoses des tissus et avoir sa cause immédiate dans les altérations du système nerveux.* » Cette définition est fondée sur les idées de Parker, de Virchow et de Cl. Bernard, dont les opinions sur les causes de la fièvre sont acceptées partout. Ces auteurs ont attribué l'augmentation de la température du corps, dans tous les cas de maladie, même dans les fièvres, à l'augmentation du flux sanguin et à des métamorphoses qui se passent dans les tissus, *amenées* par une action anormale du système nerveux. Cette opinion repose sur ce fait bien connu que la section du sympathique cervical au cou, chez le lapin, produit non seulement une augmentatien du flux sanguin de ce côté de la face et de la tête, mais aussi une augmentation de température. Cette théorie nerveuse est confirmée par ce fait qu'aussitôt qu'on rétablit l'influence nerveuse en galvanisant l'extrémité supérieure du nerf sectionné, la turgescence des tissus diminue et la température s'abaisse.

J'ajouterai que, d'après ces données de physiologie expérimentale, on peut très bien comprendre la théorie d'après laquelle les températures élevées, dans certaines formes de maladies, proviennent d'une influence nerveuse agissant sur la circulation et les métamorphoses des tissus, en admettant que l'action inhibitoire des nerfs vaso-moteurs est détruite par une lésion nerveuse centripète. Il s'ensuit que les vaisseaux perdent leur tonicité et permettent au sang d'affluer dans leur cavité qui se trouve augmentée de volume, et probablement aussi avec une accélération de vitesse due à une accélération de l'action du cœur.

Si l'on admet l'exactitude de cette théorie aux points de vue physiologique et pathologique, on s'explique d'une façon plausible tous les cas d'élévation de température, en les attribuant à une irritation ou une lésion nerveuse, tel que le cas de ramollissement de la protubérance rapporté par Goodridge, où il y avait une température de 39°,5; celui de méningite cérébro-spinale relaté par Little, où le thermomètre marquait 41°, et celui de contusion du cerveau avec lésion spinale où la température s'élevait à 42°.

Nous arrivons maintenant à un point important : tandis que je crois que la théorie de l'inhibition nerveuse permet d'expliquer d'une façon satisfaisante l'élévation de la température en l'attribuant à une lésion nerveuse idiopathique ou traumatique, je considère qu'on ne peut l'appliquer aux maladies fébriles qu'on désigne sous le nom de pyrexies vraies, qui appartiennent toutes à la classe des maladies microbiennes, infectieuses, contagieuses et inoculables.

Je dirai même que la théorie nerveuse appliquée à une seule de ces affections est fausse et que, pour moi, l'élévation de la température dans ces cas provient de l'activité du développement des microbes.

J'ai renoncé à la théorie nerveuse à la suite des constatations que je fis lors de l'autopsie d'une femme de vingt ans qui mourut de péricardite aiguë consécutive à la scarlatine avec symptômes cérébraux, la nuit même de son entrée à l'hôpital. Bien que le corps fût resté de dix à quinze heures dans la salle d'autopsie, je le trouvai tout à fait chaud. En ouvrant le thorax, il s'en dégagea de la vapeur et le cœur était chaud au toucher. Je n'avais pas de thermomètre sous la main, mais je puis dire approximativement que la température du corps était de 37° à 38°. Ce fait est très important au point de vue de la théorie moderne des hautes températures. La vie étant éteinte, et par conséquent non seulement la circulation arrêtée complètement mais toute force nerveuse totalement annulée, comment pouvait-il se faire que la température se fût maintenue, si l'on admettait la théorie de l'influence nerveuse et des métamorphoses des tissus ?

Un cas semblable a été rapporté par Wunderlich, dans lequel, une heure après la mort, la température, non-seulement ne diminua pas, mais même s'éleva de 43° à 45°, et ne revint à la normale que treize heures et demie après la mort.

Ces faits viennent donc donner le coup de grâce à la théorie que nous avons exposée plus haut.

Je vais maintenant essayer de présenter une autre théorie des températures anormales dans les affections microbiennes, basée sur les idées scientifiques modernes. Je dirai tout d'abord que je crois que, dans ces affections, en ce qui regarde l'élévation de la température, les nerfs, le sang et les tissus ne jouent qu'un rôle simplement passif. La chaleur anormale n'est produite que par le développement et la multiplication des microbes. L'élévation de la température n'est autre chose qu'un effet physico-chimique de la chaleur produite par l'activité respiratoire du microbe.

Tout le monde sait que la fermentation est produite directement par l'action des microbes sur la matière organique et que ce processus de fermentation ne dépend nullement de la constitution chimique des microbes eux-mêmes, mais bien de leurs attributs vitaux, de leur vie seule. On sait aussi que la maladie est la manifestation d'une déviation d'un phénomène vital, et que c'est de cette façon que les microbes manifestent leur existence, en produisant des affections qu'on appelle pyrexies.

Cela étant admis je ferai remarquer que, quand je parle des fonctions respiratoires des microbes, j'entends la respiration dans le sens le plus large, non pas simplement limitée au processus physique d'inhalation et d'exhalation de gaz par des organes spéciaux, mais la combinaison chimique d'oxygène et l'exhalation d'acide carbonique par les éléments solides de tous les liquides animaux aussi bien que de tous les tissus animaux. Cette fonction est un attribut inséparable de toute existence animale active. De ce fait que la vie animale ou végétale, dans un sens purement philosophique, est simplement la manifestation fonctionnelle visible de l'oxydation des liquides et des tissus organisés, il s'ensuit que plus ceux-ci seront oxydés rapidement et plus les manifestations fonctionnelles qu'on appelle la vie seront actives, et, comme une certaine proportion de chaleur est mise en liberté dans chaque molécule de matière organisée — que ce soit dans le muscle, dans les os, le cerveau ou ailleurs — plus le développement et la multiplication des microbes seront rapides, plus marquée sera l'oxydation et plus grande sera la chaleur développée par elle.

Aussi, c'est en vertu de leur propre activité vitale que les microbes développent de la chaleur et par conséquent élèveront la température du corps. Peu importe qu'il s'agisse d'un corps vivant ou d'un cadavre.

Considérons comme admis que la fermentation microbienne est le principal facteur des affections pyrétiques, je suis sûr que bien peu de personnes ont une idée de l'énorme quantité de chaleur développée pendant le processus de fermentation et j'étonnerai beaucoup de monde en disant que la fermentation de certaines substances organiques élève la température de 18°.

Atkinson, dans un travail sur la fermentation du riz qui a lieu dans la formation de la diastase japonaise appelée « Koji », sous l'influence des spores de l'*Eurotium oryzæ,* dit que la température de l'air extérieur était de 5°, celle de la masse en fermentation étant de 41°, et que la chaleur dégagée par le processus de fermentation était suffisante pour élever la température de la salle où elle s'opérait au double de la température de l'air extérieur, c'est-à-dire de 5° à 10°.

Si ce phénomène se produit dans un vase, il n'y a rien d'étonnant que le même phénomène s'observe dans le corps qui, tant qu'il renferme les matières nécessaires à la vie des microbes, joue simplement le rôle d'un vase inerte.

Mais il y a encore un autre point très important, qui a rapport à la fermentation du koji et qui nous intéresse tout particulièrement, nous médecins, car il pourra peut-être servir à nous expliquer la cause des frissons qu'éprouvent souvent les malades au début des maladies microbiennes. Atkinson dit, en effet, que le lendemain du jour où l'on avait mêlé les spores au riz brut et *avant que la vie active* n'ait commencé dans le koji, sa température, par suite d'une cause inconnue, s'était tout d'un coup abaissée d'un demi-degré au-dessous de celle de l'atmosphère. C'est là évidemment un fait très curieux et, quelle qu'en soit la véritable explication, on ne peut s'empêcher de reconnaître que c'est un phénomène absolument analogue aux frissons qu'éprouvent les malades au début des maladies microbiennes.

J'ai encore à appeler l'attention sur une autre circonstance également remarquable relative à la fermentation du koji, à savoir que, de même que la température d'un individu atteint d'une affection microbienne varie dans une même journée, il en est de même pour la température du vase qui renferme le koji en fermentation. Cela n'a rien de surprenant, car les mêmes causes produisent les mêmes effets sur tous les corps, organisés ou non; dans un cas le phénomène s'appelle vital, dans l'autre physico-chimique.

Quant aux variations diurnes qui ont lieu dans le vase de fermentation, je les explique d'après la grande loi de la périodicité de la fonction chez tout être animé. Les microbes, pour petits qu'ils soient, n'en possèdent pas moins les mêmes attributs physiques et chimiques que l'homme, en proportion, bien entendu, de leurs dimensions, et, comme toute fonction du corps humain est essentiellement périodique, il en est de même des fonctions inhérentes aux microbes. C'est ce qui explique la similitude des fluctuations de température chez l'homme malade et dans le vase de fermentation. Comme j'estime que ce fait est de la plus haute importance au point de vue de l'étude de l'étiologie des températures élevées anormales, je vais reproduire une table des fluctuations diurnes de la température du koji en fermentation, donnée par Atkinson.

Date	Heures	Température extérieure	Température de la salle	Température du Koji
5 Décembre	8 h. matin	5	—	40,5
	2 h. soir	10	28	33,2
6 —	8 h. matin	6	28	41,5
	1 h. soir	10	27,5	40,1
7 —	9 h. matin	3,6	27,5	40,2
	2 h. soir	11	27	34
8 —	8 h. matin	2,5	27,5	40

Comme on le voit, la dernière colonne se lit exactement comme un tracé thermique d'une maladie fébrile.

J'ai déjà appelé l'attention sur ce fait de la périodicité (1), et j'ai montré que les fonctions de la vie sont non seulement plus ou moins distinctement périodiques, mais que tout mouvement dans la nature obéit à cette grande loi fondamentale.

Je ne veux pas terminer sans attirer l'attention sur un autre point d'analogie qui existe entre les affections fébriles d'origine microbienne et la fermentation ordinaire, je veux parler des périodes bien définies de leur marche. Toute affection microbienne qui ne se termine pas fatalement, si on l'abandonne à elle-même, se termine au bout d'un certain nombre d'heures ou de jours. C'est précisément de la même façon que se comporte toute fermentation, qu'il s'agisse du levain, du bouillon, de la bière, du vin, et je crois que la cause en est la même, à savoir le terme de la vie des microbes qui, dans tous les cas, est limité. Et comme les circonstances physiques externes, aussi bien que les causes internes constitutionnelles, hâtent ou retardent les progrès de l'affection fébrile, de même elles retardent les différentes formes de fermentation. Cette opinion n'est pas une simple hypothèse. En effet, quand les microbes-ferments ont cessé de vivre, ils cessent de pouvoir produire la fermentation et, quand celle-ci cesse, l'affection à laquelle elle donnait lieu est terminée.

Nous arrivons enfin à cette question : la théorie microbienne de la pyrexie explique-t-elle, ce que la théorie nerveuse ne peut faire, pourquoi les températures élevées persistent quelquefois après

(1) *Medical Times and Gazette*, nov. 1881.

la mort ? Je réponds par l'affirmative et je vais chercher à le démontrer.

Le simple fait de la persistance de la température fébrile après la mort montre que les agents qui produisent la chaleur agissent indépendamment de la vie du malade. Car, autrement, il serait impossible que leurs effets thermométriques se continuent aussi longtemps après la cessation des phénomènes vitaux. Ce fait s'explique facilement de la façon suivante.

Comme nous l'avons dit, les microbes sont les seuls agents thermogènes, et la chaleur qu'ils développent et qu'ils communiquent au corps qui les loge est tout à fait indépendante de la vie, de la mort, ou même de la nature du terrain où ils se trouvent. Tant que ce terrain renferme les éléments nécessaires à leur développement et à leur multiplication, il importe peu que ce soit un corps animé, inanimé ou organique, car leur activité vitale dépend, non de la nature de leur habitacle, mais de ce qui s'y trouve contenu. Les microbes sont, en effet, de vulgaires parasites ; ils sont tout à fait indépendants, en tant qu'il s'agit de la nature ou des fonctions de leur hôte, et aussi longtemps que cette nature et ces fonctions ne sont pas incompatibles avec leur existence. Aussi, les microbes peuvent vivre, se développer, se multiplier et produire de la chaleur mieux même dans un cadavre que dans un être vivant parce que, tandis que le premier est simplement un réceptacle passif, l'autre est un agent actif de leur destruction et de leur élimination. La seule raison qui explique la cessation habituelle de la chaleur fébrile après la mort, c'est que dans la majorité des cas la réserve nutritive s'éteint avec la vie et qu'alors les générations microbiennes sont par cela même arrêtées.

Dans les cas exceptionnels où la température anormale se maintient pendant plusieurs heures après la mort du malade, comme dans le cas de Wunderlich et dans le mien, il devait exister chez le malade un excès d'éléments nutritifs au moment de la mort et, tant que ceux-ci ont duré, les microbes ont continué à s'accroître, à se multiplier et à produire de la chaleur. La même quantité de chaleur est fournie par les microbes au cadavre, comme au corps vivant, indépendamment et de la même façon qu'elle est transmise à la salle où s'opère la fermentation du koji.

Je crois donc pouvoir conclure que le fait de la persistance de la température après la mort peut servir, par analogie, à expliquer les températures élevées anormales des affections microbiennes.

Après avoir montré qu'il y a au moins deux causes bien nettes qui produisent les températures élevées anormales, je ferai remarquer que les températures fébriles n'arrivent pas toujours au même degré parce qu'elles ne sont pas produites par les mêmes microbes, et que chaque microbe produit des degrés de chaleur différents. Ainsi la fermentation du fumier est due à un microbe, celle du kôji à un autre; et, tandis que tous deux développent une quantité de chaleur suffisante pour élever la température de la salle où la fermentation s'effectue, la quantité de chaleur qu'ils produisent respectivement est tout à fait différente.

J'ai encore à appeler l'attention sur une troisième cause qui n'est pas indépendante, mais bien une forme hybride tenant des deux premières. Je veux parler de l'élévation de la température qui, pendant les deux ou trois premiers jours, suit les traumatismes graves et les opérations chirurgicales.

Chacun sait que toutes les opérations chirurgicales s'accompagnent d'une élévation de température, et que même le seul élément douleur est suffisant dans les cas où il n'y a pas de signes de shock pour agir de la même façon. Il arrive souvent, surtout après les opérations abdominales, que la température s'élève de plusieurs degrés. Pour moi, cette élévation de température est due non seulement à l'action nerveuse, mais aussi à une influence microbienne. Car, lorsqu'on fait de l'antisepsie, l'élévation de température est beaucoup plus faible que dans le cas contraire. Naturellement, les antiseptiques détruisent les microbes et empêchent ainsi leur action, mais ils n'ont aucun effet sur la chaleur provenant de l'influence nerveuse. On ne peut donc s'attendre à voir les antiseptiques empêcher toute réaction fébrile. On a bien souvent répété que, probablement en raison d'idiosyncrasies particulières, les antiseptiques augmentaient dans certains cas la température, tout en détruisant les microbes: cela tenait simplement à ce qu'ils ajoutaient leurs effets d'irritation nerveuse à ceux de l'opération.

En admettant mon interprétation des causes de la fièvre, on comprendra dès lors facilement comment la quinine et les autres antiseptiques abaissent la température: c'est simplement en détruisant les microbes et en arrêtant le processus de fermentation, auquel est lié l'élévation de la température du corps. L'action de l'aconit et de la digitale, qui ne sont pas des antiseptiques, est moins facile à expliquer. Pour moi, ils agissent par leur influence directe sur la circulation. En diminuant l'action du cœur par leurs effets dépressifs sur le système nerveux, en ralentissant la circulation, ils diminuent les métamorphoses des tissus, et on sait très bien que l'activité fonctionnelle est un des produits directs de l'oxydation des tissus.

Le froid agit de trois façons différentes.

a. Comme la digitale et l'aconit, il diminue les métamorphoses des tissus par son action déprimante sur le système nerveux, et, par là, abaisse la température.

b. Il diminue l'oxydation des substances organiques par une action réfrigérante directe qui retarde les affinités chimiques.

c. C'est un véritable germicide, car il tue les microbes de la même façon qu'il tue les animaux et les plantes.

L'action capitale des microbes, comme nous l'avons vu, est un processus de fermentation, et nous savons que toutes les fermentations sont favorisées par une chaleur modérée et retardées par un froid modéré. L'extrême chaleur et le froid extrême les suppriment complètement. Aussi le froid employé judicieusement est un adjuvant très puissant dans le traitement des affections hépatiques microbiennes. C'est une opinion tout à fait nouvelle que j'ai mûrie depuis longtemps.

CHAPITRE XI

C. *DE L'ICTÈRE PAR ABSENCE DE LA SUBSTANCE SÉCRÉTOIRE* (1)

ATROPHIE SUBAIGUË DU FOIE

(*Atrophie rouge de Rokitansky*)

On ne connaît pas encore bien la pathologie vraie de cet état du foie, en tant que forme séparée de maladie. Tout ce que je puis dire à ce sujet, c'est que Rokitansky a donné le nom d'atrophie rouge à tous les cas d'atrophie du foie où le parenchyme de l'organe présentait une coloration plus rouge que d'habitude par suite de la congestion des capillaires hépatiques. Le foie des individus ainsi affectés, et qui, d'après cet auteur, ont été en général sujets à des attaques répétées de fièvres rémittentes ou intermittentes, est parfois réduit à la moitié de son volume normal. Je doute très fort qu'il y ait lieu de considérer cet état du foie comme une forme séparée de maladie, car, pour moi, il semble occuper une place qu'on ne peut déterminer exactement entre les formes aiguë et chronique de l'atrophie du foie, à cette période où il est extrêmement difficile de préciser quand l'une finit et quand l'autre commence. Je considère l'atrophie rouge simplement comme une phase moins avancée ou comme une forme moins prononcée de l'atrophie aiguë, car ces deux états ne diffèrent nullement l'un de l'autre au point de vue clinique, si ce n'est que l'atrophie rouge a une marche plus lente et par conséquent moins grave, pouvant durer de six jours à six semaines, tandis que l'atrophie jaune

---

(1) Dans ce chapitre doit rentrer l'article sur l'atrophie jaune aiguë, décrite page 128, et qu'une erreur de composition a fait ranger dans la catégorie **B.** *De l'ictère par troubles de la circulation.* On devrait également y faire figurer le cancer et les dégénérescences du foie, mais leur étude viendra plus logiquement à la partie de l'ouvrage où l'on traite des affections qui ne s'accompagnent pas nécessairement d'ictère *(Note du traducteur).*

aiguë peut amener la mort dans l'espace de six heures ou au plus tard au bout de six jours. Etant moins aiguë, l'atrophie rouge est naturellement moins souvent mortelle et, à l'autopsie, le foie présente seulement l'aspect pathologique de l'atrophie aiguë, mais à un degré modifié. Le parenchyme hépatique est rouge ou jaune, rougeâtre et ferme, au lieu d'être couleur safran et pultacé. Comme ces opinions me sont personnelles, je n'invoquerai pas à leur appui des cas que j'ai observés et qui pourraient être soupçonnés de partialité. Je vais choisir l'observation d'un auteur tout à fait indépendant, qui, d'après le titre qu'il lui a donnée, a évidemment des doutes sur la catégorie dans laquelle il doit la ranger.

Observation (Macnaughton Jones) (1). — *Cas présentant les symptômes de l'atrophie jaune aiguë du foie.* — Une femme, âgée de 20 ans, au septième mois de sa grossesse, remarqua tout d'un coup, le 18 octobre, que sa peau prenait une teinte jaune. Elle venait d'éprouver de grandes inquiétudes sur la santé de son mari qui avait des hémoptysies. Quand le Dr Jones la vit, elle avait une douleur violente dans la tête; son pouls était normal. Le foie paraissait plus petit que d'habitude. Au milieu de la nuit, le travail se déclara, et elle accoucha après quelques heures de douleurs. Le lendemain, elle n'eut ni douleurs ni sensibilité en un endroit quelconque. L'ictère, cependant, était plutôt augmenté. Les garde-robes avaient été jusque-là complètement décolorées. L'urine était très épaisse et très foncée. Il se dégageait de la surface du corps une odeur spéciale. Il était impossible de sentir le bord du foie, et il existait une sonorité anormale au niveau du foie.

Le 21 octobre, l'ictère était toujours très intense, et elle avait du délire. Les lochies n'étaient pas supprimées et étaient normales. Il n'y avait pas de tympanite. Même état que précédemment pour le reste. Pouls à 115.

Le 23. Délire moindre.

Le 24. Le pouls est tombé à 80. La raison est revenue.

Le 25. Grande amélioration, l'ictère a diminué, l'urine a une couleur plus normale. Les symptômes céphaliques ont disparu.

Le 26. L'urine et les garde-robes sont meilleures, les forces sont revenues. La guérison ne fit alors que s'affirmer.

L'auteur justifie le titre donné à son observation par les raisons suivantes :

1° La brusquerie de l'attaque; — 2° Les troubles généraux, légers au début; — 3° La céphalalgie; — 4° La constipation opiniâtre et l'intolérance de l'estomac; — 5° Les symptômes céphaliques particuliers, survenus rapidement et d'une façon très marquée; — 6° La diminution de matité du foie; — 7° La sensibilité assez marquée; — 8° Les garde-robes de nature hémorrhagique; — 9° Le pouls de 75 à 80.

---

(1) *British medical journal*, 4 mai 1872.

Pour moi, c'est bien là un cas d'atrophie rouge qui n'est rien autre chose qu'une forme atténuée de l'atrophie jaune.

Afin de faire voir combien il est facile de donner aux maladies des dénominations fausses, je vais rappeler une observation d'atrophie subaiguë qui a été publiée sous une autre appellation.

Observation (Cullingworth) (1). — *Atrophie aiguë du foie.* — Une femme de 28 ans eut une attaque d'ictère, alors qu'elle nourrissait son premier enfant. Pendant trois semaines, cet ictère sembla être simplement catarrhal. Tout d'un coup survinrent des symptômes graves avec délire, coma, et enfin la mort. Il n'y eut d'élévation de température qu'une heure avant la mort, où le thermomètre marqua 40°. L'ictère devint très intense et il y eut des hémorrhagies. A l'autopsie, on trouva le foie atrophié et ramolli, d'une coloration rougeâtre sur la plus grande partie du parenchyme, avec quelques plaques jaune orange disséminées. La glande pesait 677 grammes. On trouva des plaques ecchymotiques sur le cœur, le mésentère et les intestins. Au microscope, on constatait une altération de tissu plus avancée dans les parties rouges que dans les plaques jaunes ; dans les premières, les cellules hépatiques avaient complètement disparu. La quantité d'urée contenue dans l'urine était considérable. Le foie renfermait de la leucine et de la tyrosine en abondance, mais il n'en existait pas dans l'urine.

Deux faits montrent, d'une façon indiscutable, qu'il s'agit d'une atrophie subaiguë : 1° la couleur rouge du parenchyme ; 2° la durée de la maladie, qui a été de quatre semaines. Mais c'est bien là un exemple de ces cas de transition qui possèdent les caractères de la forme aiguë et de la forme subaiguë en même temps.

Atrophie chronique ou cirrhose du foie.

Il existe dans l'esprit des médecins une grande confusion à l'égard de cette affection, ce qui tient, en grande partie, à la diversité des noms qu'on a donnés à des états pathologiques qui n'en sont que de simples variétés. Ainsi, l'atrophie du foie a été appelée *cirrhose, foie muscade, foie rétracté, foie des alcooliques.*

Le terme le plus impropre est celui de cirrhose, car ni le mot latin *cirrhus* (boucle de cheveux), ni le mot grec Κιρρός (brunâtre) ne donnent la moindre idée de l'état du foie auquel ils s'appliquent. De même le terme *nodulé* n'est applicable qu'à cette forme spéciale d'atrophie. Celui de foie alcoolique est encore plus impropre, car on le rencontre non seulement chez les adultes tempérés, mais aussi chez les enfants à la mamelle.

(1) *British medical journal,* 6 novembre 1880.

L'atrophie chronique du foie, c'est-à-dire ce qu'on appelle cirrhose du foie, peut exister avant la naissance, car, comme l'atrophie du foie est tôt ou tard la conséquence inévitable de l'obstruction du cholédoque, et comme l'imperforation de ce canal est souvent congénitale, je ne vois pas de raison qu'on puisse invoquer pour mettre en doute la possibilité de l'existence de l'atrophie du foie chez les nouveau-nés. Je sais très bien qu'il existe dans la littérature médicale des cas d'ictère par absence congénitale du cholédoque chez des enfants qui ont succombé au bout d'une à deux semaines, où l'on trouvait le foie cirrhotique dans le sens le plus large du mot. Toute la substance sécrétante de l'organe était englobée par des bandes de tissu fibreux, dense et hypertrophié. Ce qu'il y a de curieux, c'est que, dans bien des cas, on a trouvé la rate considérablement hypertrophiée, comme si elle avait essayé, d'une façon ou d'une autre, de remplir, outre ses fonctions, celles du foie, exactement comme l'on trouve cet état dans les cas d'atrophie aiguë du foie. En réalité, on peut dire que toute forme d'hépatite chronique est suivie d'un état d'atrophie du foie plus ou moins marqué, quelle que soit la cause de l'inflammation.

Symptomatologie. — Teint terreux, coloration jaune des conjonctives, troubles digestifs, inappétence, langue sale, flatulence, irrégularité des selles, urine foncée, abattement, diminution des facultés intellectuelles, impossibilité de faire aucun effort physique. Il existe une sensation de gêne, mais non de douleur, au niveau du foie, et la percussion, un peu forte, n'augmente guère cette sensation. La zone de matité diminue proportionnellement à la marche de l'atrophie, jusqu'à ce qu'elle soit réduite à un minimum de 5 centimètres.

Dans l'atrophie chronique on n'observe que rarement, ou même jamais, un ictère intense, excepté dans les cas qui sont consécutifs à l'occlusion du cholédoque, auquel cas la teinte ictérique peut être très forte et arriver même à une coloration jaune verdâtre. A mesure que l'atrophie fait des progrès, l'ictère diminue, même lorsqu'il existe une occlusion du cholédoque, par un calcul par exemple. Hicks (1) a rappelé un cas de ce genre,

L'ascite est fréquente et s'explique facilement par ce fait que, l'atrophie du tissu glandulaire se faisant graduellement, la veine-porte et la veine cave inférieure se trouvent comprimées au point de mettre obstacle à la circulation veineuse abdominale.

En même temps il existe une dilatation des veines superficielles

(1) *Transactions of the pathological Society*, t. XV.

de l'abdomen quand l'ascite est considérable : elle comprime à son tour les veines iliaques et produit ainsi l'œdème des extrémités inférieures.

Dans les premières périodes de la rétraction du foie, l'ascite fait défaut, mais jamais dans les dernières.

L'hémorrhagie intestinale n'est pas rare. Quinlan a présenté, en 1881, à la Société médicale de Dublin, le foie d'un homme, âgé de 44 ans, d'habitudes très tempérées, qui mourut d'hémorrhagie intestinale. A l'autopsie, on trouva un foie nodulé, qui pesait seulement 1 k,060. Il n'existait pas trace de syphilis, d'affection cardiaque ni d'albuminurie, mais la peau était colorée fortement en jaune.

Les hémorrhagies qui surviennent dans l'atrophie du foie seront combattues très avantageusement par des doses répétées de la potion indiquée page 63.

La cause de beaucoup la plus commune d'atrophie du foie, est l'obstacle au cours de la bile dans l'intestin par une occlusion plus ou moins prolongée du canal cholédoque. Et, ce qui est également à noter, c'est que toutes les diverses formes d'atrophie chronique que je décrirai plus loin sont toujours précédées d'une période inflammatoire ou d'hypertrophie de l'organe, qui peut être plus ou moins longue, mais qui existe toujours.

On peut en préjuger la durée d'après ce fait que Legg a trouvé le foie dans un état d'atrophie marquée, quatorze jours après avoir ligaturé le cholédoque.

Pour les lecteurs qui voudraient des détails précis sur l'histologie pathologique, je les renvoie aux travaux de Legg (1) et de Sandby (2), car nous ne nous occupons ici que du côté pratique de la question.

Nous allons maintenant passer en revue les variétés pathologiques de l'atrophie chronique du foie, en commençant par celle qu'on observe le plus souvent. Je veux parler de cette forme qui s'observe dans tous les climats tempérés où l'organe conserve encore ses proportions relatives, parce que le processus d'atrophie se fait d'une façon uniforme et intéresse la totalité de la glande. Ces cas s'observent souvent à la suite de la forme congestive de l'hépatite produite par un obstacle permanent au cours de la bile dans l'intestin, comme cela arrive dans les cas d'obstruction cicatricielle de l'orifice duodénal du cholédoque. La pression d'arrière en avant, causée par l'accumulation de la bile, produit un tel

(1) *Medico-chirurgical transactions*, t. VII.

(2) *Pathological Society's transactions*, t. XXX.

trouble dans la circulation capillaire qu'elle amène une dégénérescence, et enfin un affaissement de tout le tissu hépatique, et, comme la pression s'exerce d'une façon égale sur les tissus intercellulaires et sur les cellules sécrétantes, le processus d'atrophie est tellement uniforme qu'il se fait un affaissement de tous les tissus de l'organe.

J'ai rapporté, plus loin, un cas de ce genre très remarquable. J'ajouterai ici que, dans l'atrophie chronique, de même que dans l'atrophie aiguë et subaiguë, on trouve de la leucine et de la tyrosine dans l'urine, aux dernières périodes de la maladie. Lorsqu'il existe des antécédents syphilitiques, la rétraction des tissus se fait d'une façon irrégulière par suite de dépôts syphilitiques, de nature gommeuse ou fibreuse, dans différentes parties de l'organe. Lorsqu'il y a eu une périhépatite où l'inflammation n'a porté que sur des parties limitées du foie, ces parties sont les seules qui sont atteintes par le processus atrophique, et à l'autopsie l'organe présente une face irrégulière spéciale, ses tissus étant plus atrophiés dans certains endroits que dans d'autres.

Dans tous les cas d'atrophie hépatique chronique, quelle qu'en soit la cause, la capsule de Glisson est non seulement épaissie. mais aussi fortement adhérente au tissu hépatique.

Je vais maintenant m'arrêter sur l'état pathologique du foie des alcooliques, surtout sur celui des buveurs de rhum des pays chauds. Dans ce cas, le foie a tous les droits d'être appelé « nodulé », c'est-à-dire parsemé de saillies comme des clous de fer à cheval. Cet état nodulaire n'est pas dû à un état d'atrophie qui envahirait certaines portions limitées de l'organe, comme dans les cas de périhépatite dont nous venons de parler, mais simplement à l'irrégularité avec laquelle se fait le ratatinement des différent tissus. Ainsi, le tissu connectif intercellulaire se rétracte bien plus rapidement et complètement que les cellules sécrétoires, ce qui donne lieu à la formation de petites lobules qui donnent à la surface du foie l'aspect nodulaire.

Il est facile de comprendre comment cet état anatomo-pathologique peut survenir après un état hypertrophique inflammatoire de l'organe, si l'on se souvient que, pendant la période inflammatoire, le tissu connectif s'hypertrophie, et, par la pression qu'il exerce alors sur les cellules sécrétoires, met obstacle à leur nutrition et en même temps à la sienne propre, et amène ainsi une dégénérescence du tissu. De sorte qu'à la fin le volume et le nombre des cellules se trouvent tellement altérés que la surface du foie cesse d'être lisse et revêt l'aspect nodulaire. Mais on ne peut dire que l'atrophie du foie soit toujours due à l'alcoolisme, car on rencontre cet état chez l'enfant, et le Dr Wilks en a rapporté un cas très remarquable (1).

On peut dire que l'atrophie du foie peut survenir à toutes les périodes de la vie, toutes les fois qu'il existe un obstacle à l'écoulement de la bile hors des cellules hépatiques. Le Dr Quain a présenté, en 1854, à la Pathological Society un foie lobulé provenant d'un enfant de 3 ans et 10 mois, qui ressemblait tout à fait à un rein lobulé. Tout l'organe, avec la vésicule biliaire, pesait 390 grammes. Sa capsule était opaque, épaissie, et les lobules adhéraient l'un à l'autre par d'anciennes adhérences inflammatoires. Au fond de chaque fissure, entre les lobules, se trouvait une branche de la veine porte. L'enfant mourut avec les symptômes de l'anasarque due à l'affection du foie, liée à celle des reins. Ces organes pesaient 90 grammes chacun. Leurs tubes étaient remplis de cylindres graisseux. L'urine était albumineuse. Il n'y avait pas d'ictère.

Un exemple encore plus curieux d'atrophie chronique du foie est celui d'une fille de 13 ans, qui mourut en 1856 à University College Hospital. Le foie avait tout à fait l'apparence du cerveau, non seulement comme couleur, mais aussi par sa lobulation et les circonvolutions qu'il présentait et, ce qui était assez étrange, il était divisé par une grande scissure en deux hémisphères un peu inégaux. Cette fille mourut vingt-quatre heures après son admission, et elle était trop malade pour avoir pu donner des renseignements sur sa maladie. A l'autopsie, on trouva, en outre, l'estomac plein de sang coagulé. Le foie pesait 780 grammes.

L'atrophie du foie est si peu une maladie rare chez l'enfant, que Sappey a rapporté un certain nombre d'observations sous le titre de *Cirrhose congénitale du foie*. Moxon en a relaté un cas chez un jeune homme de 20 ans, sous le même titre.

Il existe encore une autre forme d'atrophie chronique à laquelle certains auteurs ont donné le nom d'*atrophie syphilitique*. Mais je dois reconnaître qu'il faut avoir une bien grande envie de créer des subdivisions, et, pour moi, cette variété est tout juste digne qu'on en cite le nom. Loin de moi la pensée de dire qu'il n'existe pas d'affection syphilitique du foie, à laquelle, du reste, je consacrerai un chapitre spécial; mais, pour moi, la cirrhose syphilitique ne mérite pas d'être prise en considération dans un traité clinique.

Après avoir ainsi passé en revue les caractères les plus saillants des diverses formes d'atrophie du foie, nous allons maintenant étudier ce que l'on pourrait appeler la forme commune. Nous choisirons pour cela un exemple tout à fait typique.

---

(1) *Pathological Society's transactions*, t. XIV, p. 175.

Observation. — Le 28 septembre 1879, je vis un agent de change, âgé de 38 ans, qui, depuis plusieurs années, se livrait volontiers à la boisson. Il s'était bien porté jusqu'à l'été de 1878, où il fut pris d'hépatite aiguë avec ictère. Après la disparition de l'inflammation, l'organe reprit rapidement son volume normal. Mais, au lieu de s'arrêter là, il se mit à diminuer graduellement, et la teinte ictérique, bien qu'atténuée, ne disparut jamais. En juillet 1879, il eut une seconde attaque d'hépatite et devint très ictérique. Le foie, quoique douloureux, n'augmenta jamais de volume. Cette seconde attaque ne dura pas longtemps, mais l'ictère persista. Une ou deux semaines après, la matité hépatique commença à diminuer, en même temps qu'apparaissait de l'ascite. Quand je vis le malade, le foie était tellement rétracté que la ligne de matité mamelonnaire était à peine de cinq centimètres. En même temps, l'abdomen était énormément distendu par le liquide, et les veines superficielles étaient très dilatées, ce qui prouvait que la veine cave ascendante était déjà comprimée par suite de la rétraction du foie. Les jambes, le scrotum et le prépuce étaient œdématiés. Les conjonctives et la peau étaient d'un jaune verdâtre foncé. Le pouls était faible et battait 120. Il y avait trois à quatre garde-robes par jour. L'urine était rare, fortement colorée par la bile, et renfermait des dépôts rouges d'urates. La veille de ma visite, il avait eu un léger délire. On fit une ponction, qui donna issue à 14 litres de sérosité couleur safran, contenant tellement de pigment biliaire qu'elle laissait sur les mains une coloration jaune orange. Après l'évacuation du liquide, le malade alla mieux. Le pouls reprit de la force et oscillait autour de 100 pulsations. L'urine continuait à être très rare, seulement 300 grammes en vingt-quatre heures, chargée de bile et d'urates. Au bout de quarante-huit heures, le liquide s'était reproduit presqu'aussi abondamment qu'avant la ponction. Comme les reins fonctionnaient mal, on donna de la scille, de la digitale, du nitrate de potasse. On fit une seconde ponction six jours après la première, en laissant un drain; on évacua ainsi 9 litres le premier jour, 7 le second, et 3 le troisième. Malheureusement, le tube se boucha accidentellement et dut être retiré. Je revis le malade trente-six heures après, le 7 octobre, et la quantité de liquide était alors à peu près la moitié de ce qu'elle était au début. Heureusement, les reins fonctionnaient mieux. Il évacuait maintenant 900 grammes d'urine en vingt-quatre heures. Celle-ci était encore très foncée et très chargée d'urates. Depuis cette époque, 8 octobre, jusqu'au 14, la quantité d'urine alla toujours en augmentant. A cette dernière date, elle était de 1.200 grammes. On fit une nouvelle ponction, le 12, et on retira 12 litres de liquide. Puis, tout d'un coup, il cessa de couler; en même temps, l'urine devint plus rare, à tel point que, la veille de la mort, le 18, il n'y eut que 120 grammes d'urine. Pendant les derniers jours, il y eut un peu de délire, sans doute de nature urémique, puis la mort arriva dans le coma.

On voit qu'en treize jours on retira l'énorme quantité de 48 litres de liquide, soit environ 4 litres par jour; il est étonnant que le péritoine puisse extraire si rapidement du sang une telle quantité de liquide.

Traitement.

Dans l'atrophie du foie, il faut s'attaquer moins à l'état morbide qu'à la cause qui l'a produit et aux symptômes qu'il détermine. Quand on se trouve en présence d'un cas d'atrophie déjà établi, lorsque le malade vient consulter le médecin, il faut de suite instituer un régime d'après les règles suivantes.

A. 1° Alimentation animale et végétale. — Viandes *toujours fraîches* et plutôt saignantes. Légumes surtout féculents et bien cuits. Un mets très avantageux est le pudding fait avec du lait, des œufs, du tapioca, de la farine, du riz, du sagou ou de l'arrow-root ;

2° Exercice modéré en plein air ; dormir la fenêtre ouverte, quand le temps le permet, et coucher le haut du corps élevé ;

3° Eviter les bains froids ou tout autre changement brusque de température qui ébranlerait l'économie ;

4° Faire matin et soir des frictions cutanées énergiques avec un gant de crin.

B. 1° Toniques stomachiques et purgatifs végétaux. J'ai renoncé aux acides minéraux et aux ferrugineux, parce que je n'ai jamais constaté le moindre bénéfice de leur administration ; d'autre part, ils ont l'inconvénient de causer de la constipation, qu'il faut alors combattre par d'autres médicaments, sous peine de favoriser la congestion hépatique ;

2° L'ascite et l'œdème seront combattus par les moyens habituels, au besoin par la ponction ;

3° Quand il y a des antécédents syphilitiques, je donne un gramme d'iodure de potassium par jour.

CHAPITRE XII

FORMES PYOHÉMIQUE ET SEPTICÉMIQUE DE L'ICTÈRE

Comme l'ichorémie, ou diathèse purulente, peut être considérée comme le synonyme pathologique de la pyohémie (car elles appartiennent au même groupe morbide compris sous le terme général de *Dyscrasie métastatique*) et que les fièvres putrides ou pyogéniques peuvent être également regardées comme le synonyme pathologique de la septicémie, dans les remarques que je vais présenter sur l'ictère pyohémique et septicémique, j'y comprendrai les états morbides décrits sous les noms précédents. Je ferai seulement une distinction pathologique très large, à savoir que, tandis que la formation d'abcès multiples est la règle dans les états pyohémiques, c'est l'exception dans les états septicémiques. En réunissant ces deux états dans la même étude, j'ai simplement voulu économiser du temps.

Il y a bien longtemps qu'on remarque que la pyohémie et la septicémie s'accompagnent souvent d'une teinte plus ou moins jaune de la peau. Dans beaucoup de cas, la coloration est assez marquée pour mériter le nom d'ictère, tandis que dans d'autres elle présente plutôt la teinte sale des chlorotiques. En outre, on voit souvent l'urine ne pas contenir de bile et les selles garder leur coloration normale; d'autres fois, ce sera le contraire, et l'urine sera de plus albumineuse. Précisément, ainsi qu'il arrive parfois dans les cas où les fièvres s'accompagnent d'ictère, comme le typhus, la fièvre typhoïde, la scarlatine, etc., lequel ressemble encore davantage à l'ictère pyohémique, il présente également des symptômes généraux graves, d'un caractère plus ou moins fébrile, typhoïde ou hectique, la peau étant chaude et sèche, parfois couverte de pétéchies; la langue noire, sèche et chargée; l'haleine fétide; les lèvres couvertes de croûtes. Dans la forme la plus grave, il y a de l'anurie, les garde-robes sont hémorrhagiques, les fonctions cérébrales sont très troublées, et, en général, les convulsions et le coma terminent la fièvre comme dans la fièvre jaune et l'atrophie jaune aiguë.

On peut dire, avec non moins de justesse, que l'ictère septicémique est la contre-partie de l'ictère pyohémique, car son étiologie, ses symptômes, et même sa chimie pathologique sont les mêmes. Pour moi, il est dû à une fermentation albuminoïde causée par le développement de micro-organismes. Je vais même jusqu'à étendre cette théorie à toutes les maladies qui s'accompagnent d'une élévation de température, que ce soient des fièvres ou des inflammations.

Ces remarques m'ont conduit à faire une autre observation sur l'*ictère comme complication d'autres formes d'affections microbiennes*, car il est de notion vulgaire, mais erronée, que l'ictère, dans les fièvres, est un simple accident indépendant de l'état pyrétique et ne faisant pas partie intégrante de la maladie, comme le fait le rash de la scarlatine et les pustules dans la variole. L'ictère vrai, outre qu'il est presque essentiel dans toutes les affections microbiennes, s'observe souvent dans le typhus, la fièvre typhoïde, la peste, la fièvre à rechutes. On en comprendra de suite la raison, si l'on se souvient combien les microbes ont de tendance à attaquer les organes glandulaires, le foie en particulier.

Traitement.

La présence de l'ictère, dans les cas de septicémie, de pyohémie, de fièvres ou de toxémies, est toujours considérée comme un symptôme très grave. Car l'expérience nous a montré que, non seulement il exige un traitement particulier, mais, qu'en outre, il met obstacle au traitement de la maladie elle-même. Souvent, malgré la plus grande attention, quand l'ictère apparaît, même léger, le malade succombe avant qu'on ait pu se rendre compte de la gravité de son état. Cela n'a rien de surprenant, si l'on songe qu'avant que l'ictère n'ait fait son apparition, l'état du malade a tellement été altéré que les médicaments deviennent des poisons, parce que les forces du malade sont si diminuées que l'action, même légère, du médicament suffit à éteindre le peu qui lui reste de vie.

Nous en avons la preuve dans l'effet des catharthiques cholagogues. Car, tandis qu'on peut les administrer avec avantage dans tous les cas d'ictère non parasitaire, ils sont, au contraire, désastreux dans l'ictère d'origine microbienne. Alors l'hypersécrétion biliaire, jointe à l'action purgative, épuise le peu de forces qui restent au malade. Il faut déployer beaucoup de jugement dans le choix des catharthiques cholagogues destinés à vider l'estomac et l'intestin, car, bien qu'il puisse être indiqué de favoriser la sécrétion biliaire, il faut, en même temps, la modérer. Dans certains cas, en effet, une action excessive est aussi funeste qu'un arrêt de sécrétion. Si l'on juge nécessaire de donner du mercure, on l'administrera sous forme de poudre grise(1). Quel que soit le cholagogue employé, il faudra, de suite après, administrer un germicide, tel que la quinine. Si le malade est assez robuste, on pourra donner les acides salicylique, benzoïque, phénique, en se souvenant que, dans les formes compliquées de la maladie que nous étudions, un médicament qui peut être donné à des doses considérables dans les cas ordinaires peut, même à faible dose, ne pas être toléré et même être dangereux.

Dans les cas d'ictère septicémique et pyohémique, les symptômes généraux seront donc combattus très avantageusement par la quinine, les acides salicylique, benzoïque, phénique. Les symptômes locaux, par les médicaments appropriés à chacun. Ainsi, les symptômes céphaliques, par des applications de glace, qui ont le double avantage de modérer les symptômes cérébraux et d'abaisser la température. Sur les parties sensibles et suppurantes, on appliquera des cataplasmes. Surveiller avec soin les fonctions des reins et de l'intestin. Veiller à ce que le malade respire de l'air frais et ait des aliments faciles à digérer, répétés souvent en petite quantité. Eviter le bruit et la lumière trop vive dans la chambre du malade. Quand la septicémie provient d'une piqûre anatomique, la promptitude du traitement est un élément de succès. On devra faire de bonne heure des incisions profondes dans les parties gonflées, même avant qu'il n'y ait de la suppuration. On appliquera des sangsues, on fera des fomentations chaudes, et on donnera de la quinine et des acides minéraux.

Dans les cas d'ictère microbien, lorsqu'on voit apparaître du purpura, c'est un signe grave; s'il s'accompagne de fétidité de l'haleine, il est rare que le malade guérisse. Quand bien même il serait convalescent pendant quelque temps, il aura, tôt ou tard, une rechute où il surviendra une prostration secondaire, suivie de mort.

Les vomissements violents et la diarrhée, dans le cours d'un ictère parasitaire, sont aussi des signes fâcheux presque aussi graves que le délire.

---

(1) Voir la formule à la note de la page 40.

CHAPITRE XIII

DES ODEURS PATHOLOGIQUES

Dans la marche de toutes les maladies microbiennes du foie que nous venons de passer en revue, on peut constater, à un certain moment, une odeur forte provenant des excrétions intestinale, cutanée, rénale et pulmonaire, à laquelle on prête peu d'attention et dont on cherche peu à se rendre compte; aussi, je vais consacrer un chapitre à l'étude de ces odeurs.

Tout le monde a été frappé de l'odeur particuliére de l'haleine des phtisiques ou des malades atteints de gangrène du poumon. De même de celle des garde-robes et de l'urine, non seulement dans les cas d'ictère ordinaire, mais aussi dans les formes pyohémique et septicémique de toxémie, et en général dans tous les cas où les troubles hépatiques s'accompagnent d'une affection pyogénique.

Je vais chercher à montrer que certaines odeurs pathologiques méritent presque d'être rangées parmi les signes de l'affection. Ainsi l'odeur exhalée par l'haleine, la sueur, les éruptions, l'urine, les fèces, est non-seulement *sui generis*, mais dans bien des cas tout à fait caractéristique de la maladie qui lui donne naissance. Ainsi, dans la fièvre jaune, dans l'atrophie aiguë, dans l'hépatite paludéenne et dans les diverses formes d'ictère compliquées de pyohémie ou de septicémie, la sueur a une odeur particulière. De même dans le typhus, la fièvre typhoïde, la fièvre puerpérale, le rhumatisme, on peut dire que l'odeur est tout à fait typique. Tout le monde connaît l'odeur sûre de l'haleine dans le rhumatisme, l'odeur vineuse douceâtre dans le délirium tremens. Quelques auteurs décrivent l'odeur de la pyohémie comme ressemblant à celle du foin coupé, et celle de la septicémie à l'albumine en putréfaction. D'autres prétendent au contraire que ces deux affections exhalent une odeur rappelant, à différents degrés, l'odeur mitigée d'une vieille fosse d'aisance. Il ne faut pas s'étonner de trouver cette différence dans la définition des odeurs, car elles sont extrêmement difficiles à décrire, tout en étant caractéristiques et particulières, et elles font une telle impression sur le cerveau qu'on peut être certain de les reconnaître après les avoir perçues.

Les odeurs provenant de cancers gangrenés, d'érysipèles phagédéniques, de nécrose osseuse, de tissus gangréneux, sont également caractéristiques de chacune de ces affections. Les infirmières apportent une grande attention à ces odeurs fétides et, dans les salles de varioleux, certaines d'entre elles calculent la virulence de l'attaque d'après l'intensité de l'odeur. Cela est dû probablement à ce que celle-ci est en raison directe du nombre, de la dimension et de l'état des pustules, et à ce qu'elle n'est pas le produit direct du corps, mais seulement des micro-organismes qui l'infectent. Il n'y a dès lors rien d'étonnant à ce que l'on puisse pronostiquer la gravité de la maladie d'après l'intensité de l'odeur. Beaucoup de médecins pensent également que le typhus est plus dangereux quand l'odeur de la peau est plus forte. Il en est de même pour la pourriture d'hôpital.

Dans le cas de gangrène locale, survenant dans le cours d'affections microbiennes telles que le typhus, la variole, l'haleine a une odeur cadavérique caractéristique, tout à fait différente de celle du tissu sphacélé, mais presque aussi forte, excepté quand il y a une gangrène du poumon.

Malgré leur fétidité, les odeurs ne communiquent pas les maladies qui leur donnent naissance. Ainsi, dans une épidémie très virulente de fièvre jaune qui sévit à Buenos-Aires, aucun fossoyeur ne fut atteint, et cependant ils passaient toute la journée au cimetière au milieu de cercueils mal construits, d'où s'échappaient des odeurs épouvantables. Cela prouve que la contagion de la fièvre jaune ne se fait pas par les voies aériennes et que ce n'est pas par les principes odorants que l'infection se communique.

Je vais maintenant exprimer mon opinion relativement à l'origine et à la nature des odeurs pathologiques. Je dirai tout d'abord que je ne crois pas qu'elles proviennent du corps lui-même, mais uniquement des microbes qui l'infestent. Je crois également que les odeurs et la couleur des cadavres sont le fait des germes de la putréfaction. J'appuie mon opinion sur les faits suivants.

A. Tout ce qui détruit les microbes fait disparaître les odeurs qui les accompagnent. Ainsi les acides phénique, sulfureux, les sulfates de fer, de zinc, etc., sont des désodorants mais aussi des désinfectants puissants, parce qu'ils font disparaître l'odeur en tuant les germes d'où elle émane.

B. Tous les germes-ferments émettent une odeur particulière pendant leur vie active comme ferments, quel que soit le milieu dans lequel la fermentation se fait.

C. La plupart des ferments et des microbes pathogènes sont très odoriférants. Ceux qui produisent la maladie appelée *Tilletia caries* ont une odeur si forte qu'on l'a appelée « carie puante », et l'acide sulfurique enlève cette odeur en détruisant la vitalité des germes.

D. L'intensité de l'odeur est proportionnée à la quantité et à la vitalité des germes. Calvert (1) a fait remarquer que, dans la décomposition de l'albumine, l'odeur était en proportion directe du développement des germes. Il dit que, dans la fermentation albuminoïde, plus le nombre des vibrions est grand, plus l'odeur est forte.

E. J'ai fait remarquer (2) que les cadavres des chiens dans les veines desquels j'avais injecté les spores d'un champignon vert très odorant, avaient une odeur fétide étrange, ne ressemblant en rien à celle de la putréfaction et ne pouvant être due à celle-ci, car elle était émise immédiatement après la mort, par conséquent longtemps avant que toute décomposition ait pu se produire. Elle était causée, je crois, par une sorte de fermentation putride, prémortuaire, que les microbes pathogènes avaient développée dans les tissus et le sang de l'animal. A l'appui de cette idée, je rappellerai que le gardien du Zoological Garden, mort à la suite d'une morsûre de cobra, avait, après sa mort, le sang fluide, noir et alcalin, qui émettait une odeur sûre, écœurante. Dans ce cas, le venin du serpent avait donné lieu au développement d'une substance odorante dans le corps, car je n'ai jamais pu en découvrir trace dans le venin du serpent. D'autrefois, les germes introduits sont odorants, comme dans le cas du chien cité plus haut.

F. Les différentes espèces de microbes, comme les différentes espèces de fleurs, possèdent non seulement des odeurs différentes, mais aussi différentes couleurs, et tout le monde sait que la coloration jaune, verte, rouge, bleue, de la surface du fromage est due à des champignons ; aussi, je puis me risquer à dire que la couleur verte de la sarcine rancie, la teinte noire du sphacèle, la coloration verdâtre de la putréfaction cadavérique, sont également dues aux germes qui existent dans chaque cas ; et, de plus, que les diverses odeurs émises par les malades en proie aux différentes maladies sont également dues aux espèces différentes de microbes qu'on trouve dans ces affections. Certaines odeurs sont douceâtres, mais la plupart sont infectes, ce qui n'a rien d'étonnant, car

(1) *Pharmaceutical journal*, 15 juin 1872.

(2) *The Lancet*, juin et juillet 1881.

la majorité des germes morbides sont des champignons, et toute cette tribu peut être considérée comme douée d'une odeur désagréable.

Bien loin de moi, toutefois, l'idée que toutes les odeurs du corps humain, en état de santé ou de maladie, sont dues à des germes. La plupart des odeurs, dans l'état de maladie, et presque toutes dans l'état de santé, sont causées par la présence d'un principe immédiat organique, d'origine animale, fragrant ou puant. Ainsi, la sueur contient souvent des acides, non seulement sébacique et butyrique, mais aussi formique et valérianique; et, dans tous les cas d'anurie, elle se charge des matières excrémentitielles de l'urine et prend alors une odeur nettement urineuse. Outre cela, beaucoup d'excrétions éliminent les principes odoriférants des aliments dans leur état d'intégrité presque complète. La respiration de l'air putride d'une salle de dissection communique aux excrétions cutanée, urinaire, fécale, une odeur d'affection microbienne. Cela n'a rien d'étonnant si l'on songe que l'urine et la sueur s'imprègnent rapidement des odeurs qu'on a respirées, et c'est un fait bien connu que des étudiants, disséquant dans les salles mal ventilées, sont pris de diarrhée et de vomissements.

Stork a signalé un fait intéressant. Il a remarqué que, lorsqu'il portait des vêtements noirs en disséquant des cadavres de typhiques, ses habits prenaient plus vite et conservaient plus longtemps l'odeur que les vêtements de couleur claire.

Ce qui prouve encore que j'ai raison d'attribuer l'odeur particulière, émise du corps des malades atteints d'affections microbiennes, aux microbes eux-mêmes, c'est qu'il y a toujours une augmentation d'intensité de l'odeur spécifique au moment de la crise, c'est-à-dire au moment où les microbes sont éliminés en masse.

On observe aussi qu'à ce moment il y a un brusque développement d'activité dans plusieurs organes sécrétoires, dont les fonctions avaient été jusqu'alors diminuées. Telles sont les sueurs profuses, la diurèse, la diarrhée. Ces débâcles soudaines sont toujours suivies d'une diminution du pouls et d'une chute de température coïncidant avec une amélioration générale. La pyrexie et les symptômes cérébraux disparaissent, l'appétit revient, le malade se sent mieux, et la convalescence s'établit.

Ce qui est très frappant, c'est que toutes les excrétions prennent une odeur infecte.

Le terme de « crise sudorale » était autrefois l'expression usitée dans les traités médicaux, et elle était très juste. La sueur a alors une odeur très forte, due certainement à l'élimination des microbes pathogènes. J'ai bien souvent noté ce fait au moment de la crise de la rougeole, c'est-à-dire quand l'éruption disparaît.

Plusieurs auteurs ont noté que, dans les cas où la septicémie n'est pas mortelle, la crise est suivie d'une diarrhée particulièrement fétide. D'autres ont été frappés de l'odeur des premières garde-robes survenues après la crise dans l'érysipèle, la fièvre puerpérale, la fièvre typhoïde, le typhus et les autres fièvres. Elle est, en effet, absolument atroce, et celle de l'urine est écœurante pour tous ceux qui ont des nerfs olfactifs délicats.

Gaspard et Cruveilhier avaient déjà signalé, il y a longtemps, ce fait que les chiens, qui guérissaient après une injection de pus dans les veines, avaient toujours des selles infectes, comme si les matières putrides toxiques étaient éliminées par l'intestin.

Je crois avoir posé des prémisses suffisantes pour affirmer que l'odeur fétide des affections microbiennes, telles que la fièvre jaune, l'atrophie aiguë du foie, l'érysipèle, la gangrène, la phtisie, la variole, l'amygdalite infectieuse, etc., est :

1° Non le produit direct des tissus ou des liquides du malade, mais l'*odeur normale* des germes eux-mêmes producteurs de la maladie.

2° Que la différence dans les odeurs pathologiques de la respiration, de la sueur, de l'urine et des fèces, dans ces affections microbiennes, ne dépend pas des différences dans la composition des tissus du malade, mais uniquement de la différence dans les espèces de germes qui l'infectent.

3° Que la diminution de la fétidité qui survient après la crise est due à l'activité plus grande de l'élimination des germes odorants.

4° On doit favoriser de toutes les manières ce processus d'élimination quand même on augmenterait ainsi, pendant quelque temps, la fétidité de l'odeur, au lieu de la diminuer.

CHAPITRE XIV

DE L'ICTÈRE PAR OBSTRUCTION

L'ictère par obstruction s'observe dans une foule d'états pathologiques différents. Dans certains cas, la cause provient du tissu hépatique lui-même, par exemple quand une tumeur cancéreuse comprime les canaux biliaires ou que de la bile épaissie en obstrue le calibre. Souvent la cause réside dans la vésicule biliaire, par exemple quand il y a des calculs. Dans d'autres cas, c'est le canal cholédoque seul qui est le coupable. Il peut encore y avoir d'autres causes siégeant en dehors du foie et de ses annexes. Ainsi, quand une cicatrice duodénale ou la compression exercée par une tumeur de la tête du pancréas obstrue l'orifice intestinal du canal cholédoque. Mais, ce qui semble le plus étrange, c'est que dans certains cas on trouve la vésicule énormément dilatée par de la bile; dans d'autres, elle est non seulement vide, mais ratatinée. Dans ces conditions, il n'y a donc rien d'étonnant à ce qu'aucune forme de maladie ne soit aussi embarrassante, dans ses petits détails pathologiques, que l'ictère par obstruction. Cependant, quand on applique à son étude les données de la physiologie et de la pathologie actuelles, sa compréhension devient très simple.

Pour bien le démontrer, je vais d'abord présenter quelques remarques générales, s'appliquant à la fois aux formes simplement transitoires et aux formes permanentes d'obstruction, qui serviront à préparer la solution du problème. Afin de rendre la question aussi claire que possible, je vais développer mes remarques au point de vue du mécanisme de l'ictère par obstruction, sous forme d'axiômes.

1° L'ictère ne provient jamais d'une absence congénitale, ni d'une destruction accidentelle de la vésicule biliaire, car ce réservoir n'est aucunement nécessaire à la vie. Le cheval, le cerf, le rat et d'autres animaux n'en possèdent pas, et cependant leur fonction biliaire se fait parfaitement ; aussi, il en est de même chez l'homme dans le cas d'absence congénitale de la vésicule. Dans ces cas, en effet, si les canaux biliaires sont perméables, la bile n'éprouve aucune difficulté à arriver dans l'intestin.

2° L'ictère est la conséquence inévitable de l'occlusion complète du canal cholédoque, en un point quelconque de son trajet.

3° L'ictère peut provenir, et cela arrive souvent, de l'occlusion du canal hépatique.

4° L'ictère ne peut jamais provenir de l'occlusion du canal cystique, quel que soit le degré de l'obstruction.

5° La mort ne peut jamais provenir de l'occlusion du canal cystique en elle-même; car, comme la vésicule biliaire n'est pas indispensable, de même le canal cystique ne l'est pas non plus.

6° Quand il y a une obstruction du cholédoque, la vésicule biliaire et les canaux sont toujours distendus par de la bile épaisse, foncée comme du goudron.

7° Quand il y a obstruction du canal hépatique, on trouve toujours la vésicule vide et ratatinée.

8° Quand il y a obstruction du canal cystique, la vésicule n'est jamais *vide* ni *distendue par de la bile*, mais remplie d'une sécrétion glaireuse blanchâtre, n'ayant aucune analogie avec la bile et n'en possédant ni l'aspect ni les propriétés physiques ou chimiques, et n'étant autre chose que la sécrétion normale fournie par la muqueuse de la vésicule.

Pour l'explication du mécanisme de cet état, je renvoie au chapitre des maladies de la vésicule biliaire.

9° Quant au mécanisme rendant compte de la vacuité et du ratatinement de la vésicule, quand il y a obstruction du canal hépatique, je l'explique ainsi : tandis qu'aucune trace de bile ne peut pénétrer dans la vésicule, la sécrétion muqueuse de celle-ci continue toujours à se faire et à être évacuée par les canaux cystique et cholédoque toujours perméables. Il ne peut donc pas se faire d'accumulation dans la cavité de la vésicule comme dans l'occlusion cystique. D'autre part, la vésicule doit normalement être distendue par la bile et jouer le rôle de réservoir de ce liquide pendant les intervalles de la digestion, ce qui n'a plus lieu. L'organe n'est plus sollicité à se dilater, et la conséquence naturelle de ce fait c'est que, faute de jouer son rôle, la vésicule devient de plus en plus petite et finit même par avoir le calibre d'une plume d'oie.

10° Quand il y a obstruction du cholédoque, il y a non seulement ictère généralisé, mais aussi distension de la vésicule par de la bile, dont la sécrétion continue à se faire jusqu'à ce que l'organe ait atteint son maximum de dilatation ; alors, par un processus d'osmose capillaire, les parties aqueuses et les plus solubles de la bile sont résorbées par les capillaires des parois de la vésicule et son contenu devient lentement et graduellement de plus en plus concentré jusqu'à ce qu'enfin, si le malade vit assez longtemps, on trouve la vésicule remplie de bile épaisse, visqueuse, noire comme du goudron.

11° Dans aucun cas d'ictère provenant d'obstacle au cours de la bile, l'obstruction ne siège dans les cellules hépatiques ni dans la vésicule biliaire, mais seulement dans les canaux.

12° Dans l'ictère par obstruction, le canal cholédoque est de beaucoup, le plus souvent, le siège de l'obstruction.

13° Tous les cas d'ictère provenant d'un obstacle au cours de la bile, le long des canaux hépatiques, peuvent survenir dans les trois états pathologiques suivants :

a. Par suite d'une obstruction accidentelle siégeant le long des canaux, telle que calculs, hydatides ou autres corps étrangers;

b. Par suite d'une absence congénitale des canaux biliaires;

c. Par occlusion de l'orifice duodénal du cholédoque produit, par exemple, par la cicatrisation d'un ulcère duodénal, par la pression de tumeurs du foie ou du côlon transverse, ou d'une affection organique de la tête du pancréas ou d'autres organes voisins.

14° Le point important dans la pathologie de l'ictère par obstruction, c'est que, quoi qu'il n'existe, au début du moins, aucun obstacle à la sécrétion normale de la bile par les cellules hépatiques, cependant, par suite de l'obstacle à son écoulement, celle-ci s'accumule en arrière de l'obstacle et est résorbée par osmose capillaire. Le sérum sanguin devient surchargé de pigment biliaire qui transsude à travers les tuniques des capillaires cutanés pour aller maculer le réseau muqueux du derme et donner à la peau cette couleur qu'on a appelée ictère.

15° En même temps, comme aucune trace de bile ne peut pénétrer dans l'intestin, les garde-robes sont couleur d'argile, au lieu d'avoir la teinte brunâtre habituelle que leur donne le pigment biliaire.

De l'ictère par obstruction permanente.

L'ictère par obstruction permanente est très important à connaître, car il se termine toujours par la mort, et, si l'on fait une erreur de diagnostic, elle entraîne inévitablement un pronostic faux et de graves erreurs dans le traitement.

Cette question se divise en deux parties bien distinctes. L'une comprenant les cas provenant d'une absence congénitale ou d'une malformation des canaux biliaires, sur laquelle nous ne nous appesantirons pas longtemps. L'autre comprenant les cas provenant d'une occlusion accidentelle des canaux hépatique ou cholédoque sur quelque point de leur trajet, qui demandera à être étudiée avec soin, non seulement parce que l'occlusion a lieu dans une foule de circonstances différentes, déterminant un ensemble de symptômes bien marqués, mais aussi parce que l'on peut, dans bien des cas, prolonger considérablement la vie du malade à l'aide d'un traitement judicieux.

Ictère par malformation congénitale des canaux biliaires.

Nous allons rapporter une observation de Wilks (1) qui rend bien compte de cet état. L'enfant n'avait jamais rendu de meconium, les garde-robes étaient toujours blanches. A l'âge de 15 jours, l'ictère survint et continua jusqu'à la mort, qui arriva au bout de six semaines. A l'autopsie, on trouva le foie coloré en vert foncé et la vésicule biliaire semblait absente. Cependant, en examinant avec plus de soin, on vit que le tissu cellulaire qui occupait sa place était traversé par un petit canal juste assez gros pour admettre une soie ; il fut impossible de lui trouver une issue ; on ne put découvrir le canal hépatique. L'orifice duodénal du canal cholédoque était normal, mais aucun conduit n'y faisait suite. Au microscope, les cellules du foie étaient très petites et rompues, très peu possédaient un noyau et toutes étaient colorées en jaune brun. Un certain nombre de cristaux de cholestérine, bien formés, étaient disséminés dans le tissu hépatique.

Cette description suffit à faire voir l'état anatomique des voies biliaires dans le cas de malformation ; aussi, nous n'y n'insisterons pas.

Ictère par occlusion permanente des canaux biliaires, acquise accidentellement.

Pour bien faire comprendre cette forme d'ictère, je vais choisir un exemple des plus difficiles comme diagnostic et traitement, à savoir le processus lent et insidieux qui accompagne la cicatrisation d'un ulcère duodénal siégeant autour de l'orifice du cholé-

(1) *Pathological Society*, 1862.

doque. On peut dire que le diagnostic, pendant la vie, ne se fait pas une fois sur cent correctement, et que, même à l'autopsie, on fait des erreurs sur l'interprétation des lésions qu'on a sous les yeux (Voir l'observation rapportée page 82).

En outre, ce cas est un exemple d'occlusion cicatricielle, non seulement du canal cholédoque, mais aussi du canal pancréatique.

Il peut être considéré comme un des exemples les plus frappants d'ictère par obstruction accidentelle, parce que, comme l'ulcère se cicatrise *très lentement*, l'orifice du cholédoque devient de même lentement et graduellement imperméable pour le passage de la bile dans l'intestin, de sorte que la teinte ictérique de la peau s'accentue graduellement. L'ictère, proprement dit, n'apparaît jamais avant que l'orifice du cholédoque ne soit complètement obstrué, et quand l'obstruction est complète, il n'y a plus d'espoir. Toutefois, on peut encore soulager la douleur et prolonger la vie.

Pathologie de l'ictère par obstruction lente.

Pour en donner une explication bien complète, je vais passer en revue les diverses phases du processus dans l'ordre où elles surviennent dans le cas le plus typique tout en étant le plus rare. A mesure que l'occlusion du cholédoque s'accentue, ce canal se distend de plus en plus par suite de la bile qu'il retient, et finit par atteindre un calibre énorme. La vésicule, ne pouvant plus se vider, se dilate également au point que, non seulement on peut la percevoir à la palpation, mais qu'elle peut atteindre le volume d'une tête fœtale et devenir même perceptible à l'œil par la voussure qu'elle détermine.

La distension des canaux biliaires ne se fait pas seulement sur ceux qui se trouvent hors du foie, mais aussi sur les canaux intra-hépatiques, et, à un tel point, qu'en faisant une section du foie on aperçoit de véritables excavations disséminées dans son tissu. Celles-ci ne sont autre chose que l'orifice de section des canaux intra-hépatiques dilatés. En outre, l'obstacle à l'issue de la bile et son accumulation ne déterminent pas seulement la simple distension des canaux, mais donne lieu à diverses modifications du parenchyme hépatique lui-même. La première phase de ces modifications de tissu consiste dans une augmentation de volume de l'organe, causée en partie par l'accumulation de la bile, et en partie par la congestion porte que produit la compression des vaisseaux portes par les canaux biliaires distendus. En second lieu, cet état de choses étant continu et progressif, le parenchyme hépatique devient affecté, partie à cause de la pression directe exercée sur lui, partie par les troubles de nutrition produits par l'interruption de la circulation hépatique. De sorte qu'après un certain temps le foie, qui a augmenté de volume lentement et graduellement, diminue de même jusqu'à ce qu'il ait repris ses dimensions normales, rendant ainsi le diagnostic très difficile à ce moment où son volume est redevenu normal. Cet état de choses ne se prolonge pas longtemps, car, par suite de la pression continue des vaisseaux et du parenchyme, la nutrition du foie est tellement altérée qu'il se fait un affaissement graduel de son tissu. En d'autres termes, il survient une atrophie chronique générale de l'organe.

On voit donc comment, dans l'*occlusion permanente* du cholédoque, le foie peut être trouvé d'abord *hypertrophié*, puis de *dimensions normales*, et enfin atrophié à la dernière période de la maladie.

Dans ces cas, on peut très bien prendre l'augmentation de volume du début et l'atrophie de la fin pour la cause de l'ictère, ou bien les considérer comme le résultat du simple arrêt de la bile. Les commémoratifs, joints à la connaissance des faits ci-dessus relatés, faciliteront le diagnostic. Pour l'assurer, on s'informera :

1° Si l'ictère a précédé le changement de volume de l'organe. C'est là un des points les plus importants dans le diagnostic de l'ictère par obstruction ;

2° S'il n'y a jamais eu d'hépatite antérieure et s'il existe une affection organique ;

3° S'il n'y a pas traces de troubles cardio-pulmonaires pouvant déterminer une congestion passive du foie.

Même lorsqu'on connaît bien ce sujet, on peut encore ne pas découvrir la cause de l'ictère, quand l'obstruction se fait graduellement. De temps en temps, on voit des individus qui racontent que l'ictère est venu graduellement, sans cause appréciable. Cela est loin d'être rare, et ces cas sont très délicats, car, faute d'en reconnaître la cause, on peut instituer un traitement très préjudiciable, ainsi que nous l'avons dit au traitement de l'ictère. A côté de cela, je conseillerai de ne pas négliger une méthode qui peut nous donner beaucoup de renseignements, je veux parler de l'étude chimique des excrétions.

CHAPITRE XV

DE L'ICTÈRE CATARRHAL

Cette affection, dont la dénomination est d'origine anglaise, semblerait aujourd'hui être bien plus répandue en Allemagne qu'en Angleterre. Elle est, en effet, devenue si familière parmi les médecins allemands que, lorsqu'ils se trouvent en présence d'un cas d'ictère dont la pathologie leur est inconnue, ils le baptisent invariablement ictère catarrhal, que ce soit un cas sporadique ou épidémique.

Pour moi, la pathologie de cette affection ne peut être mieux présentée qu'en la comparant à une affection pulmonaire et en établissant entre l'ictère catarrhal et l'hépatite les mêmes rapports qu'entre la bronchite et la pneumonie, c'est-à-dire que les canaux biliaires sont seuls affectés dans un cas, comme les tubes bronchiques le sont dans l'autre. Dans l'hépatite, comme dans la pneumonie, c'est le parenchyme, et non simplement les canaux et les bronches, qui est atteint. Comme dans la bronchite, les canaux peuvent être tuméfiés, et de même qu'il y a, dans le premier cas, obstacle au passage de l'air, par suite de l'hypersécrétion d'un mucus visqueux, de même, dans l'ictère catarrhal, l'écoulement de la bile se trouve empêché pour le même motif.

Quelques auteurs ont même avancé que le canal cholédoque était complètement obstrué par des bouchons de mucus durci. Hœnisch (1) a rapporté quatre cas où il a constaté ce fait chez des malades atteints de fièvre à rechutes. Cependant, comme il existait en même temps de l'hépatite à un degré plus ou moins marqué, je crois qu'il est plus admissible d'attribuer l'ictère à cette inflammation qu'à l'obstruction des canaux par le mucus. Car, lorsque l'ictère est réellement l'effet d'un catarrhe des canaux biliaires, on devrait souvent trouver des bouchons de mucus à l'autopsie, tandis que c'est plutôt l'inverse que l'on constate.

---

(1) *Deutscher Archiv für Klin. Med.*, 1875.

Toutefois, je ne vois pas de raison de mettre en doute la possibilité de l'obstruction par des bouchons de mucus, car, après la description très claire qu'en a donnée le Dr Hunter, et que nous reproduirons plus loin, la seule question qui reste à élucider est celle de sa fréquence relative. En outre, comme l'on sait que la tuméfaction du cholédoque est une conséquence commune de la gastrite et de la duodénite, par extension de l'inflammation à ce canal, et comme ces deux affections, bien que non communes, sont loin d'être rares, on est naturellement conduit à admettre qu'elles peuvent de temps à autre causer de l'ictère catarrhal. Mais, malheureusement, je me déclare incapable d'indiquer aucun signe qui permette de faire le diagnostic de cette forme d'ictère pendant la vie, car, bien que l'on possède plusieurs observations bien précises au point de vue anatomo-pathologique, je n'ai trouvé dans aucun livre ou journal de description claire et vraie de ses symptômes caractéristiques. Je ne puis moi-même rien dire de plus à ce sujet.

Au point de vue du traitement, Gerhardt recommande la faradisation de la vésicule biliaire. Quand on a déterminé bien exactement la situation du bord inférieur du foie et la position de la vésicule, on place sur elle, en serrant assez fort, l'électrode d'un courant secondaire assez intense, tandis qu'on place l'autre électrode en regard de la première, sur la paroi abdominale postérieure. Le courant doit être assez énergique pour produire une contraction des muscles abdominaux perceptible à l'oreille, et doit être appliqué souvent, pendant quelques secondes chaque fois. Cet auteur ajoute qu'il a vu, pendant ce traitement, la densité de l'urine abaissée de 1029 à 1023, sa couleur devenir plus pâle, l'appétit s'améliorer et les garde-robes être colorées par le pigment biliaire (1).

J'ai trouvé dans le dictionnaire de Copland une description du traitement de l'ictère par le galvanisme; ainsi donc, cette application de l'électricité au foie ne peut être considérée comme une nouveauté. Le seul fait nouveau consiste dans les avantages qui, d'après Gerhardt, suivent immédiatement l'application du courant électrique. Pour moi, j'admets parfaitement qu'un courant électrique, passant dans les fibres musculaires de la vésicule biliaire, sollicite la contraction de cet organe et l'expulsion de son contenu, — et, par conséquent, s'il existait dans le canal un corps obstruant, tel qu'un bouchon de mucus, le flux de la bile pourrait très bien le déloger,— mais je ne puis comprendre qu'un courant galvanique, si énergique qu'il soit, puisse faire disparaître une tuméfaction inflammatoire et les autres modifications de tissu qui

(1) *Berliner Klin. Wochenschrift*, 6 juillet 1873.

existent dans l'inflammation catarrhale des voies biliaires. Car, sous l'influence de conditions inconnues, les exsudats inflammatoires peuvent disparaître et les conséquences qu'ils entraînent s'évanouir dans l'espace de quelques heures par l'application d'un courant électrique sur un organe malade. Tel est le résultat que semble impliquer le traitement de Gerhardt. Si l'on pouvait ainsi faire disparaître les exsudats inflammatoires dans les cas de bronchite catarrhale, on n'aurait rien de mieux à faire que de faire passer un courant électrique à travers les poumons pour juguler la maladie.

Le traitement le plus rationnel qui ait été proposé jusqu'ici pour cette forme d'ictère, si difficile à diagnostiquer, est l'administration de vomitifs, d'après cette idée que, non seulement ils tendent à faire céder l'inflammation des canaux biliaires, mais, par leur effet stimulant sur le canal digestif, ils augmentent l'action péristaltique de la vésicule biliaire et par là favorisent l'expulsion hors de ce viscère d'une bile suffisamment liquide pour chasser dans l'intestin le mucus qui s'accumule dans les canaux et en cause l'obstruction.

TABLEAU SYNOPTIQUE DE LA PATHOLOGIE DE L'ICTÈRE

- **Ictère**
  - **Par suppression**
    - D'origine nerveuse
      - Peur.
      - Anxiété.
      - Surmenage intellectuel.
      - Traumatisme cérébral.
    - Congestion du Foie
      - Active
        - Hépatites.
        - Indigestion.
        - Fièvre intermittente.
        - Fièvre jaune.
        - Typhus.
        - Fièvre typhoïde.
        - Scarlatine.
        - Pyohémie.
        - Fièvre jaune.
        - Poisons.
      - Passive
        - Affections cardiaques.
        - Pneumonie.
        - Pleurésie.
        - Respiration imparfaite chez le nouveau-né.
    - Absence de la substance secrétoire.
      - Cancer.
      - Cirrhose.
      - Dégénérescence graisseuse.
      - Dégénérescence amyloïde.
      - Atrophie aiguë.
      - Atrophie chronique.
  - **Par obstruction**
    - Absence congénitale des canaux
      - Intra-hépatiques.
      - Hépatique.
      - Cholédoque.
    - Obstruction accidentelle d'un canal par
      - Epaississement de la bile.
      - Calculs biliaires.
      - Entozoaires.
      - Corps étrangers intestinaux.
    - Occlusion d'un canal par
      - Rétrécissement.
      - Catarrhe.
      - Pression de l'utérus gravide.
      - Tumeurs du foie.
      - Tumeurs de la vésicule biliaire.
      - Tumeurs de l'estomac.
      - Tumeurs des ovaires.
      - Tumeurs de l'intestin.
      - Accumulation fécale dans le côlon transverse.
      - Affections organiques du pancréas ou des organes voisins.
      - Abcès de la tête du pancréas.
      - Cicatrice d'un ulcère duodénal.

CHAPITRE XVI

ÉTUDE CHIMIQUE DES EXCRÉTA

I. — De l'analyse des excrétions intestinales au point de vue du diagnostic des cas obscurs d'ictère.

Contrairement à ce que l'on croit, les fèces ne sont pas formées par l'usure de notre individu. Aussi, leur composition ne change pas comme le font les processus de la vie animale.

L'excrétion intestinale se compose à l'état normal :

1° Des parties alimentaires qui ont résisté à l'action des sucs digestifs ;

2° De l'excès des aliments modifiés par les sucs digestifs et non absorbés ;

3° De l'excès des sucs digestifs et de leurs parties qui sont devenues inutiles.

Aussi, à l'état normal, la composition des fèces varie bien plus d'après la nature des aliments que d'après toute autre condition, et si, pour un motif quelconque, les sécrétions digestives n'exercent pas convenablement leur action sur les aliments, les garde-robes deviennent immédiatement anormales et l'on peut y découvrir, par l'analyse, quelle est celle des sécrétions digestives qui se trouve en faute.

Ainsi, nous savons que la salive porte son action sur les matières amylacées, le suc gastrique sur les substances albuminoïdes, le suc pancréatique sur les graisses, et que la sécrétion biliaire modifie le chyme au point de lui permettre d'être absorbé rapidement par les vaisseaux portes et les chylifères. Nous savons encore que si, par suite d'une cause quelconque, l'élaboration ou la sécrétion d'un de ces sucs digestifs est empêchée, on retrouve dans les selles l'espèce d'aliment sur lequel il agit. Ainsi, si la sécrétion salivaire est affectée, on constate une quantité anormale d'amidon non modifié. Si le suc gastrique fait défaut, on trouve une quantité plus grande d'albuminoïdes, et ainsi de suite.

Il est clair alors que l'examen chimique des selles doit donner des renseignements très importants au point de vue de la présence, de l'insuffisance ou de l'absence des sécrétions digestives normales. Quelquefois la simple inspection des garde-robes nous renseignera sur la présence ou l'absence de la bile. Si elle est présente, la couleur des selles variera du jaune pâle au vert olive foncé, selon la nature et la quantité de la matière colorante biliaire et selon la nature de l'alimentation.

Il ne faut pas oublier cependant que des aliments très fortement colorés, ou la présence du sang, peuvent être pris pour un excès de bile. Cette remarque peut encore mieux s'appliquer aux médicaments, car le mercure, le bismuth, le fer et d'autres minéraux colorent les selles en noir. Cette coloration ressemble tellement à celle des garde-robes bilieuses que la seule manière d'en établir la distinction c'est de faire l'analyse chimique. J'ai souvent vu des erreurs de cette nature, même dans des cas d'ictère par obstruction, où l'on croyait que la quantité habituelle de bile était évacuée tandis qu'en réalité il n'y en avait pas trace. La coloration noire était due uniquement à la nature des aliments et aux médicaments. Le sang épanché dans l'estomac ou dans l'intestin est souvent aussi une cause d'erreur. Cela se voit surtout dans la fièvre jaune et l'atrophie jaune aiguë, car les sécrétions intestinales ou stomacales font virer au brun la couleur rouge du sang.

En dehors de ces exceptions, on se rend très facilement compte à l'œil nu de l'absence de bile. Car, si le malade ne prend pas d'aliments fortement colorés, ni aucun des médicaments ci-dessus indiqués, et s'il n'a pas d'hémorrhagie intestinale, les garde-robes seront d'une couleur d'argile sale. Cette teinte n'est pas due à la présence d'une matière étrangère, mais seulement à l'absence du pigment biliaire. En l'absence de la bile, les selles ont habituellement une odeur plus repoussante ; car, entre autres fonctions, la bile possède la faculté d'arrêter la putréfaction intestinale et le développement des gaz fétides.

Outre la couleur et l'odeur des fèces dans les cas d'ictère, on aura une autre indication importante dans la présence de la graisse. Celle-ci a été considérée à un moment comme signe d'une affection pancréatique, puis comme celui d'une affection hépatique ; aujourd'hui nous savons, d'après les données de la physiologie expérimentale, que, dans une certaine mesure, cela dépend des deux. Car, tandis que, d'une part, la sécrétion pancréatique émulsionne les parties grasses de nos aliments et par là les rend propres à être absorbées, des recherches récentes ont établi ce fait que la sécrétion biliaire joue aussi un rôle important dans l'absorption des parties grasses. Bidder et Schmidt ont montré qu'un chien, après la ligature du cholédoque, absorbe une quantité de graisse inférieure à la moitié de la moyenne normale. On a prouvé que cela tenait à ce que la bile émulsionnait les acides gras, tandis que le suc pancréatique agissait aussi bien sur les éléments neutres que sur les principes acides de la graisse. La présence de la graisse dans les garde-robes peut être due à des troubles soit hépatiques, soit pancréatiques; mais, quand elle existe en grande quantité, cela peut tenir à la fois des deux. Je montrerai comment nous pouvons nous servir de ce fait pour éclairer le diagnostic et savoir, dans un cas d'ictère par obstruction, si le siège de l'obstruction se trouve à l'embouchure ou sur un autre point du canal cholédoque.

II. — Modifications de l'excrétion rénale.

L'ictère permanent provenant de l'occlusion du cholédoque donne lieu parfois à des modifications organiques du rein par cette simple raison que cet organe doit accomplir une fonction supplémentaire, c'est-à-dire l'élimination des produits biliaires qui, normalement, passent du sang dans le canal intestinal. Au bout d'un certain temps, cela amène non seulement l'hypertrophie du tissu rénal, mais, en entretenant un état permanent d'hyperémie, il peut s'établir un état inflammatoire généralisé aboutissant à la formation de nombreux petits abcès. Cependant, il peut arriver que ces abcès se soient développés, non par le fait de l'hyperémie, mais par suite d'une obstruction des capillaires par des bouchons de pigment biliaire, comme nous le verrons plus loin.

Dans tous les cas d'affection hépatique, l'urine nous fournit des renseignements très importants. Le simple examen à l'œil nu nous permet de reconnaître la présence ou l'absence non seulement de l'ictère mais aussi de troubles hépatiques, avant que l'ictère n'ait fait son apparition.

a. — Valeur diagnostique de la couleur de l'urine.

L'urine ictérique a toujours une couleur particulière variant du jaune safran au vert olive foncé ou même presque noir. Il ne faut pas oublier que la couleur normale de l'urine varie selon le degré de concentration : foncée quand il y en a peu, claire lorsqu'il y en a une grande quantité, le degré de coloration dépendant du degré de dilution de la matière colorante. Il faut, en outre, se souvenir qu'il y a beaucoup de maladies qui modifient la couleur de l'urine d'une façon très notable, les unes se bornant à la rendre plus foncée, les autres en changeant tout à fait la teinte et la rendant paille, bleue ou même verte.

Les aliments et les médicaments changent aussi la couleur de l'urine. La rhubarbe, la santonine la rendent safran, les acides phénique et arsénieux, noire. En ayant ces faits présents à l'esprit on pourra discuter, en connaissance de cause, la présence ou l'absence d'ictère à la simple inspection de l'urine. Dans les cas douteux on recommande de verser un peu d'urine sur une assiette blanche et d'observer les changements de couleur qui se produisent sous l'influence de l'acide nitrique fort. Cependant, on n'arrive pas toujours au résultat cherché, car la série de colorations dépend des différents états d'oxydation par lesquels passe le pigment biliaire; mais d'autres pigments animaux, outre la biliverdine, se comportent de même. Aussi, pour plus d'exactitude, je me sers toujours d'acide chlorhydrique qui donne une couleur verte en présence du pigment biliaire. Smith conseille d'employer la teinture d'iode. On met un peu d'urine dans un tube à essai, qu'on tient incliné; lorsque la teinture d'iode arrive au contact de l'urine bilieuse, il se forme au point de réunion des deux liquides un anneau émeraude brillant.

Lorsqu'il est utile de savoir exactement s'il existe des traces de pigment biliaire, on peut se servir du spectroscope. Stokvis (1) recommande de traiter l'urine par un peu de chlorure de zinc, puis par un excès d'ammoniaque. Le mélange devient brun verdâtre après filtration ou après agitation. Au spectroscope, on voit trois bandes caractérisques d'absorption, et la disparition du reste du spectre commence aux lignes bleues, en b et F'.

Une façon très commode de rechercher le pigment biliaire sans altérer les caractères physiques de l'urine, consiste à provoquer la précipitation de l'acide urique. Pour cela, on acidule l'urine avec quelques gouttes d'acide chlorhydrique et on la laisse reposer pendant vingt-quatre heures. L'acide urique, en se déposant en cristaux, entraîne la matière colorante et prend la couleur du pigment quand il y en a. J'ai ainsi obtenu toute une échelle de colorations de cristaux, depuis le jaune d'or brillant jusqu'au rouge, rouge brique, brunâtre, bleu, noir. Cette expérience a encore un avantage. Si l'on se sert d'une quantité d'urine mesurée et qu'on recueille, qu'on sèche et qu'on pèse l'acide urique ainsi obtenu, on peut calculer facilement la quantité totale éliminée en vingt-quatre heures et, par là, être éclairé sur l'existence ou l'absence d'une affection maligne du foie, comme j'aurai l'occasion de le signaler plus loin.

---

(1) *Journal of the Chemical Society*, janvier 1873, p. 78.

En général, l'urine ictérique laisse déposer spontanément des urates rouges abondants et des cristaux d'acide urique par le simple refroidissement.

On décrit généralement l'urine ictérique comme étant de couleur safran; quant à moi, je trouve qu'elle ressemble plutôt à de la vieille bière. Au repos, la couleur change beaucoup par suite de l'oxydation lente que le pigment subit au contact de l'air.

La cause des différentes couleurs du pigment biliaire s'explique facilement d'après la théorie de l'oxydation des pigments animaux que j'ai exposée dans mon ouvrage sur l'urine; je n'y reviendrai donc pas.

Quand il y a un grand excès de pigment biliaire dans le sang, les reins ont beaucoup de peine à l'éliminer. Quelquefois, il bouche les capillaires rénaux et les tubes urinifères et amène ainsi une dégénérescence secondaire du rein. Dans ce cas, la face externe de l'organe dépouillé de sa capsule semble avoir été aspergée d'encre, les taches variant du volume d'un point à celui d'une tête d'épingle.

b. — Valeur diagnostique de la présence des acides biliaires dans l'urine.

On a longtemps discuté sur la présence des acides biliaires dans l'urine. Frerichs et Städler croient qu'ils sont décomposés dans le sang et, par conséquent, ne se retrouvent jamais dans l'urine. Kühne, au contraire, dit les y avoir trouvés souvent. Il ajoute même qu'à l'aide du procédé de Hopp (1) il n'a jamais manqué d'en constater la présence chez les ictériques, de même que dans l'urine des chiens auxquels on a lié le cholédoque. En présence d'idées aussi opposées, j'étais très perplexe quand je commençai mes expérimentations, mais j'obtenais des résultats tellement contradictoires que j'avais presque abandonné le sujet. Dans un cas, cependant, la présence d'acides biliaires était tellement indiscutable que je ne pus la mettre en doute. Cela me fit chercher l'explication des résultats contradictoires que j'avais obtenus, et j'arrivai à découvrir qu'ils provenaient d'une circonstance qui peut être utilisée comme moyen de diagnostic différentiel. Je constatai simplement que, dans certains cas d'ictère, bien qu'll

(1) On fait bouillir l'urine avec un excès de lait de chaux pendant une demi-heure; on filtre. Le liquide filtré est évaporé à siccité, décomposé par l'acide chlorhydrique, lavé à l'eau et traité par l'alcool. L'extrait alcoolique contient les acides biliaires qu'on décèle par le réactif de Pettenkofer.

y eut du pigment en abondance dans l'urine, on ne pouvait cependant pas trouver d'acides biliaires. Cela tient à ce que, dans l'ictère par suppression, le foie ne *secrète* pas de bile, par conséquent, comme il n'y a pas d'acides biliaires formés par le foie, il ne peut pas en pénétrer dans le sang ; il ne peut donc pas y en avoir dans l'urine. On ne trouve dans celle-ci uniquement que le pigment biliaire formé dans le sang. D'autre part, dans l'ictère par obstruction, la bile est *secrétée* par le foie, mais résorbée par le sang ; les acides biliaires ne sont pas transformés en totalité dans ce liquide, comme le croit Frerichs : une certaine partie est éliminée par le rein et apparaît dans l'urine.

Il existe différents procédés de recherche des acides biliaires dans l'urine. Le plus simple, à mon avis, est celui d'Hilger. On précipite les acides biliaires à l'aide d'une solution ammoniacale d'acétate basique de plomb, on fait sécher le précipité et on en fait un extrait alcoolique avec de l'alcool absolu chaud, on y ajoute du carbonate de soude, on sépare de nouveau avec l'alcool chaud, et on précipite les acides biliaires de leur solution alcoolique à l'aide de l'éther sulfurique pur. J'expose le procédé brièvement pour en donner une idée; on le trouvera décrit dans le journal de chimie (1).

Un procédé plus simple est celui de Strässburg (2), qui est une modification de celui de Neukommen. On fait dissoudre un petit morceau de sucre dans l'urine, puis on y trempe du papier à filtre blanc; on le fait sécher, et alors on laisse tomber une goutte d'acide sulfurique. S'il y a des acides biliaires, il se produira une coloration pourpre. Si l'on n'a pas soin de bien sécher le papier, la présence de l'eau permet à l'acide sulfurique d'altérer le papier imbibé d'urine sucrée, et compromet ainsi l'exactitude du procédé.

Je donne cette méthode simplement comme pouvant être utilisée au lit du malade, mais je n'y ai qu'une confiance très limitée, car, à moins que la coloration pourpre ne soit très marquée, on ne peut avoir une preuve certaine de la présence des acides biliaires. Certains états d'oxydation du pigment biliaire et de l'urohématine, qui se trouve toujours en plus ou moins grande quantité dans l'urine, donnent une coloration presque identique. Aussi, dans tous les cas douteux, doit-on faire l'analyse chimique.

Comme beaucoup de cas d'ictère résultent de la suppresion de la fonction hépatique, et que beaucoup de cas d'ictère par obstruction

---

(1) *Journal of the chemical Society*, 1876, p. 445.

(2) *Pflüger archiv für physiologie*, t. IV, p. 461.

finissent par rentrer dans la catégorie précédente, on comprend facilement comment certains auteurs ont pu nier avec autant d'obstination la présence des acides biliaires dans l'urine. Cependant, pour trancher une question de cette nature, une seule observation positive a bien plus de valeur que mille négatives. Même dans les cas d'ictère par obstruction, on peut ne pas trouver d'acides biliaires, simplement parce qu'il n'y en a pas. Cela tient à ce que tous les cas chroniques d'ictère finissent, par suite d'une désorganisation du tissu hépatique, par devenir des ictères par suppression, et alors les acides biliaires diminuent lentement et graduellement dans l'urine, jusqu'à ce qu'enfin ils disparaissent totalement quelque temps avant la mort. Bien que j'aie signalé ce fait, il y a vingt ans, dans mon ouvrage sur l'ictère, cela n'a pas empêché les Allemands de le reproduire, en 1883, comme une découverte nouvelle.

On se souvient que l'acide glycocholique est cristallin, tandis que l'acide taurocholique est amorphe. Le même rapprochement peut se faire entre la leucine et la tyrosine. En tenant compte de ce fait et en outre de ce que, quand les acides biliaires pénètrent lentement dans le sang, ils apparaissent dans l'urine accompagnés de leucine et de tyrosine, et aussi de cet autre fait que l'on trouve ces dernières substances dans le foie lorsqu'il y a un obstacle à la fonction biliaire, j'incline à considérer la leucine et la tyrosine comme des produits provenant d'une métamorphose arrêtée ou rétrograde des acides glycocholique et taurocholique. En outre, après avoir injecté de la bile d'un chien dans le tissu cellulaire d'un autre chien, j'ai trouvé des cristaux de tyrosine formés spontanément dans la bile qui était dans la vésicule biliaire, simplement en la faisant évaporer. Ce résultat confirme mon opinion.

Frerichs dit n'avoir jamais trouvé les acides biliaires dans le sang, même après avoir injecté ces acides dans les veines. Il est fort possible que, s'il ne les y a pas trouvés, c'est qu'il n'a pas su les chercher, comme cela est arrivé à beaucoup d'expérimentateurs.

Dans un cas très remarquable, j'injectai à un chien 30 grammes de bile de bœuf d'un seul coup, ce qui le tua en cinq minutes, et je constatai la présence des acides biliaires avec la plus grande facilité. Cela me conduit à dire que, contrairement aux assertions de Frerichs, et d'accord avec Kühne, l'injection des acides biliaires purs dans le sang est très dangereuse, et que même l'injection de la bile pure en petite quantité dans le tissu cellulaire est quelquefois mortelle au bout de vingt-quatre heures, ce qui prouve que certains principes de la bile sont de violents poisons. C'est, je crois, le cas pour les acides biliaires.

A l'appui de cette opinion, je citerai les expériences suivantes.

Dans le tissu cellulaire du dos d'un chien terrier bien portant j'injectai de la bile provenant de trois chiens bien portants, dont deux avaient été tués et le troisième venait de mourir trois heures auparavant. Celle des deux premiers était neutre, celle du troisième légèrement alcaline. Les trois échantillons semblaient parfaitement normaux. On n'y voyait aucuns cristaux. Dix-huit heures après l'opération, l'animal semblait très bien et mangeait de bon appétit. Quatre heures plus tard, il était changé d'une façon étonnante. Il était tout chancelant et ne pouvait se tenir sur ses pattes. Il était paralysé du mouvement et de la sensibilité. Les pupilles étaient dilatées et le corps froid. La mort arriva vingt-trois heures après l'opération. Immédiatement après la mort, il y eut une évacuation d'urine et de fèces en petite quantité. L'urine était alcaline et devenait effervescente par l'addition d'acide sulfurique, ce qui prouvait qu'elle contenait des carbonates alcalins. On voyait des cristaux prismatiques de phosphates dans l'urine encore fraîche.

Après avoir traité l'urine par l'acétate de plomb et l'hydrogène sulfuré, on ne trouva que de faibles traces d'acides biliaires.

Les tissus sous-cutanés de l'abdomen et du thorax étaient œdématiés ; cependant, une heure après la mort, ils n'avaient pas l'odeur désagréable qu'exhalent habituellement les animaux tués par l'injection d'acides biliaires purs.

On répéta cette expérience avec de la bile alcaline. On injecta sous la peau d'un gros pointer 60 grammes de bile de bœuf d'une densité de 1025. Au bout de vingt-quatre heures, l'animal était mort; les tissus sous-cutanés, tout autour de l'injection, étaient rouges, enflammés et infiltrés de sang. La vessie était vide. La vésicule biliaire contenait 45 grammes de bile noire, d'une densité de 1040. Au microscope, le sang contenait une grande quantité de globules blancs.

Cela me rappelle un fait que j'ai oublié de relater, c'est que, chez un homme de 54 ans, dans un cas grave d'ictère par suppression dû à une cirrhose du foie, je trouvai que le foie ressemblait tout à fait à de la mélasse. Le sérum était d'un jaune foncé et poisseux. Au microscope, les globules sanguins étaient volumineux, avaient une grande tendance à adhérer les uns aux autres et à s'aplatir sur les côtés où ils se trouvaient en contact. En outre, ils semblaient ne pas avoir de paroi distincte ; certains même se divisaient en deux. En somme, le sang paraissait avoir subi l'action d'un agent chimique puissant. Je l'examinai de nouveau après la mort du malade, et je constatai les caractères ci-dessus à un degré beaucoup plus marqué. A l'œil nu, il était visqueux et d'aspect goudronneux.

Brown (1) a montré qu'en injectant sous la peau une quantité d'acides biliaires suffisante pour tuer un lapin en trois ou quatre jours, on produisait de la diarrhée, des vertiges et de la somnolence. Les acides apparaissaient dans l'urine, mais il n'y eut pas de pigment biliaire éliminé. Les globules blancs semblaient être accrus et les globules rouges diminués en proportion, comme cela arrive quand on injecte les acides biliaires dans les veines.

Une autre fois, j'essayai de reproduire d'une façon plus exacte les effets d'une maladie naturelle en injectant lentement de la bile de trois chiens sous la peau d'un quatrième. Les effets immédiats furent à peu près nuls ; on s'arrangea de façon à ce que la bile fut absorbée lentement, comme cela arrive dans les maladies chez l'homme. Pendant les deux premiers jours après l'opération, l'animal fut relativement bien. L'urine avait un aspect normal et ne contenait ni pigment ni acides. Mais, le troisième jour, il commença à être indisposé, le quatrième apparut l'ictère, et le cinquième il mourut. Après la mort, on trouva, dans l'urine, non seulement du pigment et des acides biliaires, mais aussi des produits morbides, tels que la leucine et la tyrosine, et, ce qui est encore plus intéressant, l'urine était chargée de sucre.

Ces résultats militent fortement contre la théorie connue, d'après laquelle la bile résorbée reste dans le sang sans se modifier après l'achèvement du processus digestif.

On remarquera que je n'ai fait aucune allusion à la théorie de Frerichs, qui prétend que les acides biliaires se changent en pigment, pensant bien qu'en étudiant la question d'une façon plus complète il renoncera de lui-même à une théorie insoutenable, reposant sur une base absolument erronée en ce qui concerne la nature et la composition du pigment biliaire. Ce simple fait que le pigment biliaire est une substance albuminoïde et qu'il contient du fer, suffit à démontrer l'inexactitude d'une théorie qui en fait un produit dérivé d'une substance qui, comme les acides biliaires, ne renferme pas de fer, et n'est même pas albuminoïde. Ajoutez à cela que la couleur obtenue par l'addition d'acide sulfurique aux acides biliaires est aussi différente de celle d'un pigment albuminoïde que deux substances peuvent l'être. Il n'existe pas le moindre lien commun. Tous les pigments animaux, qu'ils soient verts ou rouges, contiennent du fer et proviennent de la même source. En outre, le seul fait de l'augmentation du pigment dans

(1) *Royal Society of Edinburgh*, 1875.

l'urine après l'injection d'acides biliaires, auquel Frerichs attache tant d'importance, ne prouve rien autre chose qu'une destruction plus grande des globules sanguins, ainsi que Kühne l'a fait remarquer. Après avoir injecté du chloroforme dans la veine porte pour produire un diabète artificiel, ou après avoir fait respirer ou ingérer de l'acide phénique, j'ai trouvé l'urine des chiens chargée d'une matière colorante noire; dans ce cas, la présence ou l'absence d'acides biliaires dans le sang n'a rien à voir avec le résultat.

c. — Valeur diagnostique de la présence ou de l'absence de la leucine ou de la tyrosine dans l'urine.

On trouve parfois dans l'urine ictérique de la leucine et de la tyrosine. Ces substances, que l'on suppose être des produits normaux du pancréas, mais non du foie, bien que connues depuis longtemps des chimistes, n'avaient guère attiré l'attention jusqu'au jour où Frerichs découvrit leur valeur diagnostique dans les affections hépatiques.

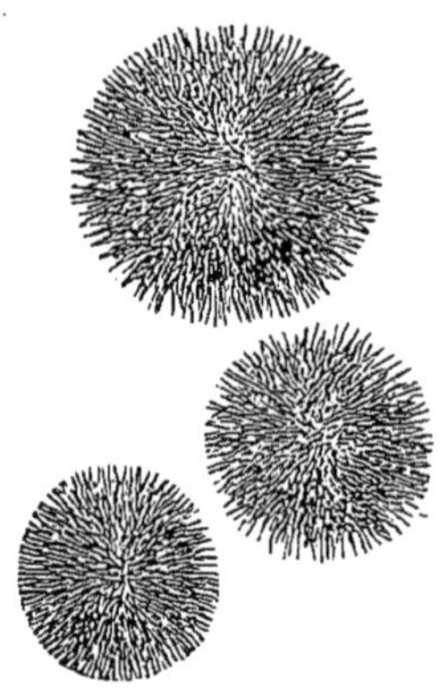

Fig. 2. — Tyrosine en forme de pomme épineuse provenant d'une atrophie jaune aigüe du foie.

Dans les cas d'atrophie marquée du foie, l'urine contient invariablement de la leucine et de la tyrosine. Quand elles existent en certaine quantité, on les découvre facilement : il suffit de faire évaporer 30 à 60 grammes d'urine en consistance sirupeuse et de laisser reposer pendant quelques heures pour que la cristallisation s'opère, puis d'examiner au microscope. La tyrosine a l'aspect d'une pomme épineuse, ou plutôt d'un hérisson roulé en boule.

L'analyse suivante est celle d'un cas d'atrophie aiguë relaté plus haut.

Densité	1028
Réaction	légèrement acide.
Couleur	ocre jaune claire.

Sur 1,000 parties, on trouve :

Eau	948.860
Eléments solides	51.138
Urée	30
Acide urique	0.375
Résine, mucus, graisse	14.575
Biliverdine	
Urohématine	
Leucine et tyrosine	
Sels minéraux	6.188

A la simple évaporation, l'urine laissait déposer des cristaux de leucine et de tyrosine. Celle-ci en petite quantité, celle-là très abondante. La résine et les graisses étaient très accrues (1).

On peut obtenir la tyrosine à l'état de pureté en ajoutant à l'urine une solution d'acétate de plomb jusqu'à ce qu'il ne se forme plus de précipité ; on filtre, on enlève l'excès de plomb en faisant passer un courant d'hydrogène sulfuré; on filtre de nouveau, on évapore le liquide clair et on le laisse reposer pour la cristallisation.

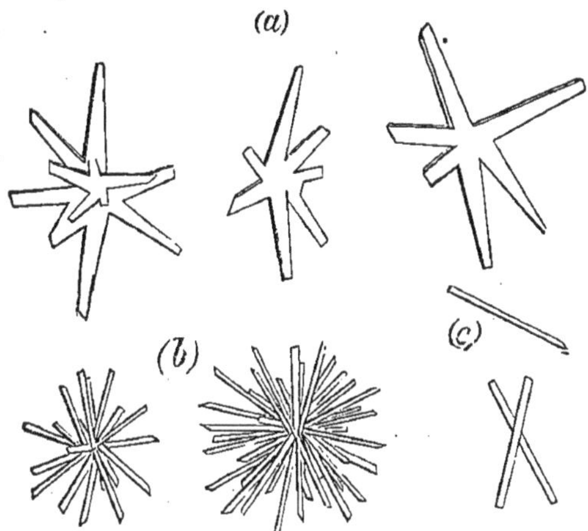

Fig. 3. — Cristaux de tyrosine pure provenant d'une atrophie chronique du foie, consécutive à l'obstruction du cholédoque. — *a*, gros cristaux. — *b*, forme plus commune de cristaux en forme d'aiguilles étoilées.

Quand on sépare la tyrosine de l'urine, et qu'après l'avoir purifiée on la laisse cristalliser lentement, elle prend la forme de belles aiguilles blanches groupées en étoiles.

On reconnaît facilement la tyrosine en plaçant quelques cristaux sur une lame de platine : on ajoute une goutte ou deux d'acide nitrique, et on évapore à siccité. S'il y a de la tyrosine, le résidu jaune prend une teinte jaune potiron, par l'addition de potasse, et laisse à l'incinération des taches graisseuses foncées.

Frerichs recommande le procédé suivant. On met dans un verre de montre de l'urine avec un peu d'acide sulfurique, qu'on laisse en contact pendant une demi-heure, puis on dilue avec de l'eau. On fait bouillir et on neutralise avec du carbonate de chaux. On filtre et, pour laver le précipité, on ajoute quelques gouttes de perchlorure de fer privé d'acide libre. L'apparition d'une couleur violet foncé indique la présence de la tyrosine.

La leucine se reconnaît à sa forme en disques plats, d'aspect huileux, sans structure cristalline. Au premier coup d'œil, un globule de leucine peut être pris pour un globule huileux, non seulement en raison de ses caractères microscopiques, mais aussi parce qu'il est plus léger que l'eau. On les distingue cependant facilement l'un

(1) Au sujet de la nature de la résine urinaire, voir *On Urohœmatin, Vehrand. der Phys. Med. Geselschaft,* Würzburg Bd. V, 1854.

de l'autre en ce que la leucine est insoluble dans l'éther. En outre, les disques sont parfois opaques et laminés comme des grains de fécule de pomme de terre. Ils ressemblent alors tout à fait à des cristaux de carbonate de chaux ou à des caculs biliaires microscopiques, mais ces deux corps sont plus lourds que l'eau.

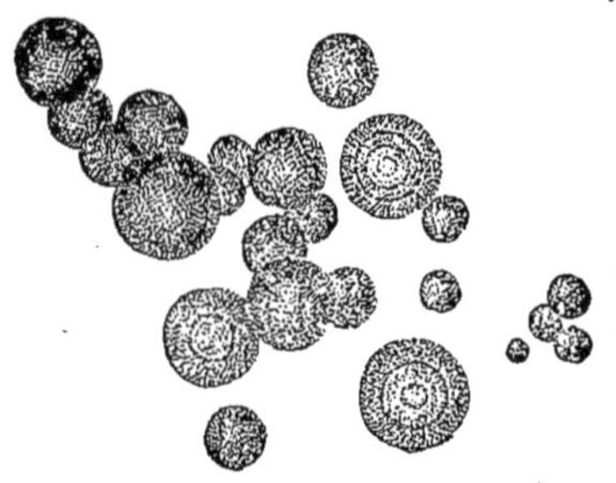

FIG. 4. — Globules foncés de leucine de diverses formes, ayant l'aspect à la fois de globules de carbonate de chaux et de calculs biliaires microscopiques.

Généralement, les dépôts de leucine et de tyrosine sont fortement imprégnés de la matière colorante de l'urine.

Depuis la publication des travaux de Frerichs sur ce sujet, j'ai trouvé de la leucine et de la tyrosine dans les cas d'atrophie rouge ou subaiguë du foie, aussi bien que dans l'atrophie chronique et dans l'atrophie jaune aiguë. Aussi, leur présence peut-elle être regardée comme un élément de diagnostic dans toutes les formes d'atrophie du foie, tout en admettant cependant qu'il faille surtout l'appliquer aux variétés aiguë et subaiguë.

On trouve ces substances non seulement dans les maladies du foie, mais aussi dans la fièvre typhoïde, le typhus et d'autres fièvres exanthématiques, surtout la variole. Leur présence n'est pas due, comme quelques-uns le supposent, à l'affection exanthématique elle-même, mais bien aux troubles hépatiques qui accompagnent si souvent ces maladies.

En produisant artificiellement l'ictère chez les animaux, j'ai été assez heureux pour amener, artificiellement aussi, l'apparition de la leucine et de la tyrosine dans leur urine, même sans qu'il y ait eu trace d'atrophie aiguë ou chronique du foie, à savoir dans des cas d'ictère par suppression, consécutif à la congestion du foie produite par la toxémie.

En outre, Quelzer a constaté la leucine et la tyrosine dans le foie de malades morts de fièvre à rechute, à Saint-Pétersbourg, en 1864; Frerichs, dans le foie de malades morts de fièvre typhoïde, et d'autres auteurs dans le typhus; mais il ne faut pas oublier que les troubles hépatiques sont très fréquents dans ces maladies.

Longtemps avant que ses observations n'aient été publiées, j'ai trouvé, dans l'urine artificiellement concentrée d'un cas d'ictère par obstruction, consécutif à un enclavement calculeux, quelques boules ressemblant à de la leucine par la forme et la dimension, mais en différant par la couleur extrêmement foncée. Je ne trouvai pas de cristaux de tyrosine, et il n'y avait malheureusement pas dans l'urine assez de cette matière ressemblant à de la leucine pour en faire l'essai chimique.

Anderson (1) a signalé la présence de la leucine et de la tyrosine dans des cas d'affection cardiaque, d'asthme, de bronchite, de delirium tremens, d'hémiplégie, et dans beaucoup d'autres affections n'ayant aucun rapport avec le foie. Ses observations sont cependant trop vagues pour qu'on puisse en tirer des conclusions.

Avant de pouvoir apprécier l'importance pathologique et la signification clinique de la leucine et de la tyrosine dans les maladies, il faudrait que nous ayons des notions plus précises sur leur origine et leur action physiologique. Aujourd'hui, la plupart des physiologistes pensent que, quoique ces substances soient les produits normaux du foie, il est probable que cet organe les forme à l'état pathologique aux dépens des substances albuminoïdes.

Kühne a trouvé que la trypsine, le ferment protéolytique du pancreas, agissant sur l'albumine, donnait naissance à de la leucine et à de la tyrosine, tandis que l'on ne constate pas de tyrosine et peu de leucine dans le suc pancréatique frais. Il en conclut que ces substances ne sont ni l'une ni l'autre des éléments constitutifs du pancréas, mais sont dues à une espèce anormale d'autodigestion par l'action de la trypsine sur les tissus albuminoïdes de l'organe. Mais, quoiqu'il en soit, cela ne répond malheureusement pas à cette question : comment la leucine et la tyrosine sont-elles des produits du foie à l'état pathologique? Radziejewski, en établissant que la leucine et la tyrosine sont des produits de la digestion pancréatique et sont, dans les circonstances ordinaires, décomposées dans les intestins, affirme qu'après une dose de calomel, elles apparaissent dans les fèces, parce que le mercure les chasse de l'intestin avant qu'elles n'aient eu le temps d'être décomposées complètement.

Un dernier conseil pour les expérimentateurs débutants. Quand on n'arrive pas à trouver ces substances dans les tissus, on met l'organe de côté pendant quelques jours; au bout de ce temps, les cristaux sont formés et sont facilement reconnaissables parmi les débris granuleux du foie ou du rein.

d. — De la Mélanine dans l'urine.

En 1858, Eiselt, de Prague, a appelé l'attention sur ce fait que, dans les cas de cancer mélanique du foie, la mélanine apparaissait

---

(1) *Medico-chirurgical Society*, 1880.

dans l'urine ; il l'a également trouvée dans un cas de cancer mélanique de la paupière. Quand l'urine est évacuée, elle est habituellement claire, mais, par le repos, elle se fonce et devient même noire comme du porter, sans perdre sa transparence. Cet aspect foncé de la couleur est dû à l'oxydation du pigment mélanique, car l'emploi d'un agent oxydant, tel que les acides nitrique ou chromique, détermine immédiatement la même modification.

Outre les observations d'Eiselt, je puis en rapporter une très importante, car, non seulement elle offre une preuve frappante de la justesse de son opinion, mais encore elle a l'avantage d'être plus ancienne que les siennes, car elle date d'une époque antérieure à son travail, où j'ignorais tout à fait la signification de ce que je voyais.

Observation. — En mai 1851, un matelot entrait à la Royal Infirmary d'Edimbourg, avec des symptômes d'ictère dû à une hypertrophie du foie. Il avait habité longtemps dans les pays chauds et avait dû être un buveur émérite. La peau était d'un jaune foncé depuis quatre mois. Le foie était très augmenté de volume, et il accusait des douleurs brusques, très violentes au voisinage de l'ombilic, plus intenses pendant la nuit. L'urine était foncée et, en ajoutant de l'acide nitrique, elle devenait presque noire. Il n'y avait pas d'albuminurie. Cet homme mourut dix jours après son admission. A l'autopsie, on trouva le canal hépatique obstrué par un dépôt cancéreux de nature mélanique, et le foie était d'un vert foncé. Il existait des dépôts considérables de même nature dans le mésentère.

La mélanine est un des pigments que j'ai tout particulièrement étudiés, et j'ai trouvé qu'elle renfermait du fer, comme l'hématine, l'urohématine et la biliverdine. En somme, c'est une matière albuminoïde, incolore, ferrugineuse, qui, comme le pigment indigo des plantes, ne se colore que par l'oxydation et, en outre, comme les pigments végétaux, passe par toutes les colorations intermédiaires, jaune, vert, bleu, pourpre, rouge, en proportion directe du degré d'oxydation.

Dans l'ictère causé par un cancer mélanique du foie, il est important de constater la présence de la mélanine dans l'urine. Il faut prendre garde de ne pas confondre l'urine vert-olive foncé qu'on trouve parfois dans d'autres formes d'ictère, avec l'urine mélanique dont nous venons de parler, qui ne devient noire que par le repos ou par l'addition d'un acide et, en général, quand cet acide est ajouté à l'urine bouillante. Quelques urines deviennent noires quand on les fait bouillir avec de la potasse, mais cela n'a rien de commun avec la mélanine.

La présence de la mélanine est un signe diagnostique des plus précieux, ainsi que l'observation suivante va le prouver.

Observation. — Le 2 octobre 1877, un homme vint me consulter pour une « indigestion invétérée. » Il avait déjà consulté quatre médecins distingués qui lui avaient dit qu'il ne s'agissait que d'un trouble fonctionnel. L'examen de l'abdomen ne me fit découvrir rien d'anormal. En analysant l'urine, j'y trouvai une trace de mélanine et je diagnostiquai «affection maligne de l'estomac. » Mes confrères ne furent pas de cet avis. Murchison examina l'urine à trois reprises différentes sans pouvoir trouver trace de mélanine et assura au malade qu'il serait guéri au bout de trois semaines. Je ne le revis plus que trois jours avant sa mort, le 15 février 1878: il avait alors une tumeur de la grosseur du poing au niveau du pylore. L'erreur de Murchison provenait de ce qu'il avait confondu la réaction d'une faible quantité de mélanine avec celle de l'hématine.

J'ajouterai en terminant que l'absence de mélanine n'exclut pas la possibilité d'un cancer mélanique, et que sa présence en est une preuve certaine; il faut donc bien ne pas manquer de la rechercher avant d'exprimer une opinion sur un cas douteux.

e. — De l'urée et de l'acide urique.

La présence et la quantité d'autres substances que l'on trouve dans l'urine peuvent fournir des renseignements importants, non seulement au point de vue de la cause de la maladie, mais aussi au point de vue de son mode de terminaison probable. Par exemple, le dosage de l'urée et de l'acide urique, éliminés dans les vingt-quatre heures, est très utile à connaître. Cela se comprend facilement si, comme Voit le croit, l'urée se forme dans le foie par la désintégration de l'hémoglobine. Quant à moi, je suis porté à croire, d'après mes expériences, que l'urée n'est pas un produit spécial du foie, mais bien le produit ultime de la désintégration de tous les tissus; par conséquent, la quantité éliminée de l'organisme varie en proportion directe de l'activité vitale.

Vogel affirme que la quantité d'urée est diminuée dans le cancer du foie et ne dépasse pas 15 grammes. Jacobs est d'un avis contraire. Quant à moi, j'en ai également constaté la diminution.

Mais c'est une question encore à l'étude, car on note de grandes différences dans la quantité d'urée éliminée aux différentes périodes de la maladie.

Ralfe (1) fait les remarques suivantes, à propos d'un cas d'atrophie jaune aiguë du foie. Les contradictions qui existent entre les auteurs sont plus apparentes que réelles, car les différences dans l'élimination de l'urée, dans l'atrophie jaune aiguë, dépendent

(1) *Lancet*, t. I, 1881.

très probablement de la période de la maladie à laquelle l'analyse de l'urine a été faite. Au début, il y a augmentation de la quantité de l'urée, par suite de la désintégration des éléments azotés du foie lui-même. A mesure que la maladie fait des progrès, la quantité diminue graduellement jusqu'à ce que la dégénérescence du tissu soit complète, alors la diminution est considérable. Dans un cas (1) dont la marche fut très rapide, il n'y eut qu'une faible diminution; dans un autre, à marche lente, la diminution fut considérable.

Aussi, je crois qu'on peut dire aujourd'hui que la quantité d'urée éliminée en vingt-quatre heures diminue proportionnellement à la destruction du tissu hépatique, car on a observé ce fait, non seulement dans le cancer encéphaloïde, mais aussi dans les abcès du foie où tous les tissus sécrétants étaient entièrements détruits.

D'autre part, dans les cas d'hépatite ou de congestion active, en raison de l'accroissement d'activité des fonctions hépatiques, il y a une élimination excessive d'urée et d'acide urique (Parkes). Ce fait s'explique facilement d'après les résultats obtenus par Meissner (2), qui montrent que l'urée et l'acide urique sont formés aux dépens du tissu glandulaire du foie, observations qui ont été confirmées expérimentalement par Cyon (3).

Au point de vue de la quantité d'acide urique trouvée dans les cas d'affection hépatique, il y a presque autant d'opinions contradictoires que pour l'urée, et la raison en est très simple. Les observations, quoique faites sur des cas accompagnés d'ictère, l'ont été cependant sur des malades dont l'état pathologique n'avait rien de commun. En outre, comme je l'ai montré au chapitre de la physiologie, la composition du foie varie à l'état de santé aux différentes périodes de la vie, selon la nature et la quantité d'aliments ingérés. Nous ne pouvons pas nous

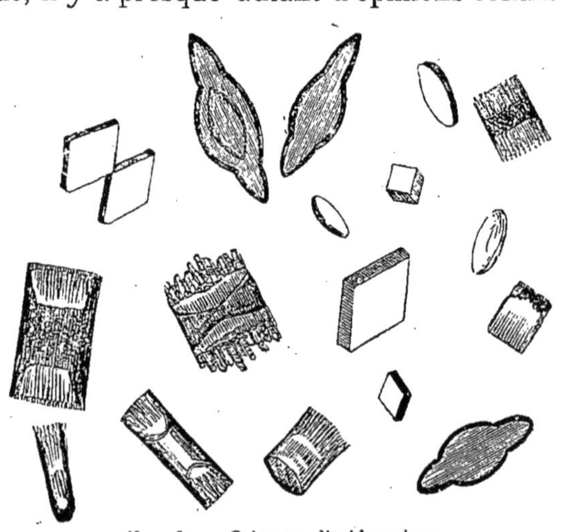

Fig. 5. — Cristaux d'acide urique.

(1) *British medical journal*, t. II, 1878.

(2) *Henle Zeitschrift*, Bd. XXXI.

(3) *Centralblatt*, 1870.

attendre à ce qu'elle reste stationnaire dans l'état de maladie. Pour montrer la justesse de cette remarque, je ferai observer que je n'ai trouvé que 21 centigrammes d'acide urique en vingt-quatre heures dans un cas d'ictère permanent, et Foot (1) en a trouvé 1 gr. 62. Par conséquent, si les deux analyses ont été faites d'une façon exacte, il est certain que les deux cas étaient tout à fait différents. En effet, dans le cas de Foot, l'attaque débuta par une grande douleur dans la région du foie, surtout vers le dos, qu'on diagnostiqua comme étant due à des calculs biliaires. Au moment où on fit l'analyse de l'urine, le foie était hypertrophié et sensible. Il n'existait ni leucine ni tyrosine. La quantité d'urée était de 26 grammes. L'hypertrophie du foie forme un point de contraste très marqué avec l'état d'atrophie qui existait dans mon cas. Aussi, l'observation de Foot ne présente avec la mienne qu'un seul point commun, à savoir la permanence de l'ictère (trois ans de durée).

On a démontré, au point de vue clinique, un fait important, c'est que, dans la majorité des cas d'ictère permanent où il n'y a pas de cancer, il y a diminution d'acide urique. Il est bien entendu que la diminution ou l'augmentation de cette substance ne peut, en aucune façon, s'apprécier d'après la quantité qui se précipite spontanément par le refroidissement, mais qu'il faut en faire le dosage d'après les procédés ordinaires.

Quand toutes les fonctions du foie sont normales, son processus d'oxydation et de transformation se fait d'une façon si parfaite que l'urée en est le résultat ultime. Quand, au contraire, ce processus est imparfait, la transformation est arrêtée net, et il se forme de l'acide urique ou tout autre produit intermédiaire tel que l'hypoxanthine, la leucine, la tyrosine, la cystine, l'acide oxalique, etc., en même temps qu'il se fait une élimination excessive de carbonates. A l'appui de ce que je viens d'avancer, je dirai que la taurine, substance normale sulfurée, se transforme en cystine, substance anormale, quand il y a trouble dans le processus d'oxydation et de transformation du foie. De même, sous l'influence de causes analogues, l'acide oxalique est éliminé sous forme

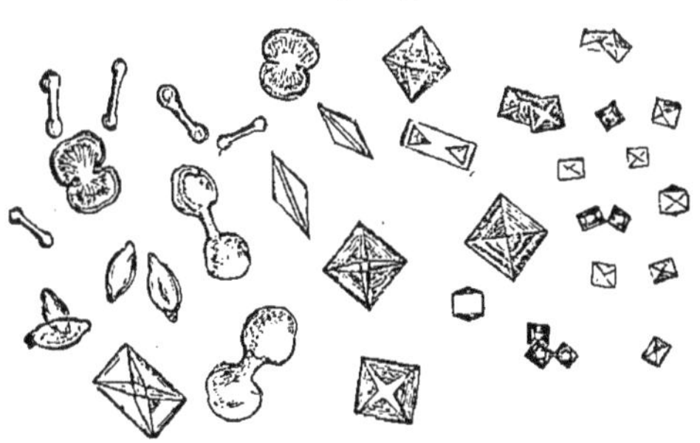

Fig. 6. — Cristaux d'oxalate de chaux.

(1) Dublin, *Journal medical of science*, 1876, p. 478.

d'oxalate insoluble de chaux dans une grande quantité d'affections du foie.

On ne saisit pas encore très bien la chimie et la physiologie des différents processus d'oxydations et de tranformations du foie, ce qui n'a rien de surprenant quand on songe combien sont nombreux et diversement composés les produits qui doivent subir l'influence du foie. La table ci-jointe en donnera une idée :

Acide glycocholique.
Acide taurocholique.
Cholestérine.
Urée.
Acide urique.
Hypoxanthine,
Sarcine.
Leucine.
Acide amido-isocaproïque.
Tyrosine.
Acide oxyphenyl-amido-propionique.
Taurine.
Acide amido-ethene-sulfonique.
Cystine.
Acide hippurique.
Acide acétique benzamide.
Acide oxalique.

Trois de ces substances sont des composés sulfurés. Nous devons donc regarder le foie comme étant l'origine du soufre qui

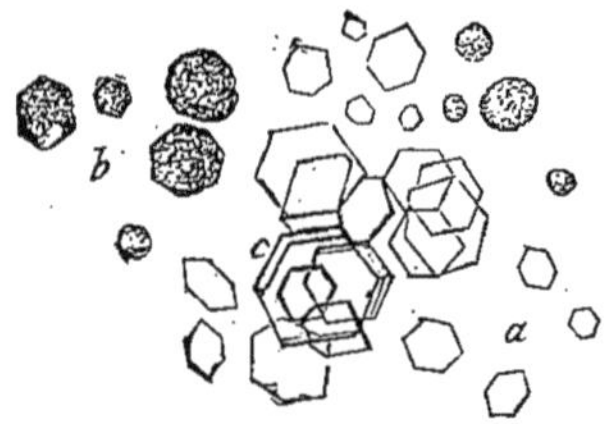

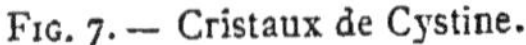
FIG. 7. — Cristaux de Cystine.

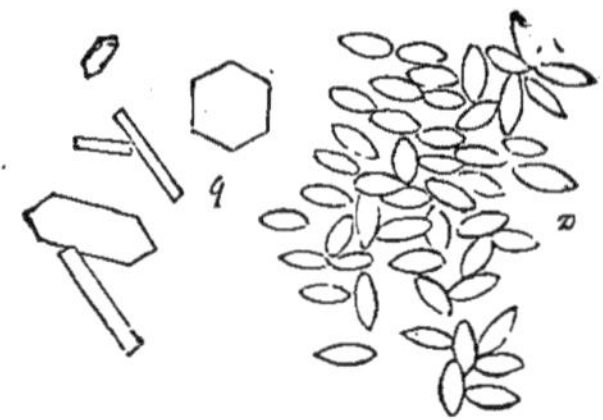
FIG. 8. — Hypoxanthine.

est contenu dans les calculs urinaires, question qui a embarrassé les urologistes pendant bien longtemps.

Les expériences de Salomon (1) et de Chittenden (2) montrent. qu'outre l'acide urique et l'urée, l'hypoxanthine, autre substance qu'on trouve dans les calculs urinaires, est un produit de décom-

(1) *Zeitschrift für phys. chem.*, 1877-78, p. 90.

(2) *Journal of phys.*, 1879-80, p. 28.

position de la fibrine du sang. Celle-ci, après avoir été simplement en contact avec l'eau bouillante pendant douze à vingt-quatre heures, donne des quantités appréciables d'hypoxanthine, et, quand elle a été soumise à l'action du suc gastrique, elle est non seulement transformée en hypoxanthine, mais aussi en leucine et en tyrosine.

La valeur des remarques précédentes, au point de vue de la quantité d'urée et d'acide urique éliminée chaque jour, ressortira bien mieux après la relation d'un cas obscur où un diagnostic et un pronostic exacts ne purent être posés qu'après l'analyse chimique.

Observation. — Un homme, âgé de 50 ans, s'était toujours bien porté jusqu'à dix-huit mois avant sa mort. A cette époque, il s'aperçut que sa peau devenait de plus en plus jaune, sans qu'il put en savoir la cause. Les selles étaient décolorées et l'urine chargée de pigment biliaire. Il ne tarda pas à maigrir. Le foie augmenta de volume et devint sensible au toucher. La vésicule biliaire était si distendue qu'on pouvait la sentir sous les côtes. Comme aucun médicament ne modifiait son état, on le fit changer d'air. Pendant ce temps, il rendit par l'intestin une grande quantité de matière jaune, qu'il supposa être de la bile, et, immédiatement après, le gonflement de l'abdomen disparut. Quant le malade revint on ne pouvait plus sentir la vésicule, il était donc naturel de supposer qu'elle s'était vidée. Malgré cela, l'ictère persistait et les forces déclinaient. Le foie avait repris son volume normal et il ne subsistait, comme signe physique, qu'une légère sensibilité à la pression, et une matité douteuse à la région pancréatique.

Ces signes, joints à l'émaciation graduelle, firent soupçonner une affection maligne des voies biliaires ou de la tête du pancréas. A ce moment, on remarqua que le malade expulsait par les selles une quantité considérable de matières grasses, non mélangées avec les matières fécales, mais reposant sur elles. Quand cette expulsion se produisait, il semblait qu'il y avait une amélioration dans l'état du malade. Cette matière ressemblait à un mélange de chyme, de bile et de graisse. En l'analysant, je reconnus qu'elle était composée d'acides gras de l'huile de foie de morue, modifiés par la digestion stomacale, et dont l'oléine avait été absorbée. Cela nous montra non seulement que la bile n'arrivait pas dans l'intestin, mais qu'il existait une affection du pancréas et du foie. Je fis prendre 10 centigrammes de pancréatine, ce qui diminua un peu la quantité de graisse évacuée. Cependant, il n'y avait pas d'amélioration réelle.

L'analyse de l'urine des vingt-quatre heures nous donna les résultats suivants :

	1re analyse	2e analyse
Volume	1705 cc	1333
Réaction	acide	acide
Densité	1018	1016
Couleur	jaune verdâtre	
Urée	28 grammes	23,99
Acide urique	0,511	0,26
Acides biliaires	abondants	Peu
Pigment biliaire	abondant	abondant
Albumine	0	0
Sucre	0	peu

J'en tirai les conclusions qui suivent.

1° La quantité d'urée pouvait être considérée comme normale, ce qui était un bon signe.

2° La quantité d'acide urique, étant au-dessous de la moyenne, était également considérée comme favorable et tendait à exclure l'idée d'un cancer du foie, puisqu'on prétend que dans cette affection il y a augmentation d'acide urique, ce dont nous doutons.

3° La présence des acides et du pigment biliaire montraient que la bile, bien que sécrétée, n'était pas excrétée, et par conséquent était résorbée : ce qui nous fait diagnostiquer ictère par obstruction.

Il s'agissait alors de déterminer la cause de l'obstruction. En raison de l'absence d'antécédents de lithiase biliaire et de la disparition brusque de la distension de la vésicule, je pensai tout d'abord à l'existence d'une obstruction du cholédoque par des hydatides qui s'étaient rompues et évacuées par l'intestin en même temps que la vésicule s'était vidée. Mais j'abandonnai cette supposition pour conclure à l'obstruction du cholédoque compliquée de l'occlusion du canal pancréatique, ce qui était prouvé par la présence d'acides gras dans les fèces.

Je revis le malade vingt-sept jours après, et je constatai un léger état d'atrophie du foie. En même temps il y avait de la torpeur intellectuelle, l'ouïe était un peu dure, ce qui provenait des effets toxiques de la bile qui se trouvait dans le sang.

Je dirai en passant que 30 centigrammes de glycocholate de soude injectés dans la fémorale tuent un petit chien dans l'espace de deux heures.

Dans mes expériences sur les animaux, j'ai fait cette observation curieuse que, bien que la bile ait la propriété de retarder ou d'arrêter la putréfaction, aussi bien dans le canal intestinal qu'en dehors de l'économie, cependant, quand on l'injecte dans le tissu cellulaire sous-cutané d'un animal sain, elle décompose les tissus, y développe de la fétidité, et donne lieu à une maladie artificielle dont le caractère particulier est d'engendrer une putréfaction rapide de tout le corps après la mort.

Dans les cas d'ictère par suppression on ne trouva pas souvent ces symptômes cérébraux extrêmes, si communs dans l'ictère par obstruction. Je crois que la raison de cette différence provient de ce que, parmi les produits biliaires, les éléments les plus toxiques sont les acides et que, comme l'urée, ils sont de puissants narcotiques. Mes expériences sur l'ictère artificiel m'ont conduit à cette conclusion.

Les idées que j'ai publiées en 1863 sur les effets toxiques des acides biliaires sur le système nerveux ont depuis été confirmées par Feltz et Ritter (1). Ils ont constaté que les acides provenant de la bile de bœuf, injectés dans les veines, chez le chien, sont des poisons cérébraux violents. Les globules sanguins sont détruits et leur contenu éliminé par l'urine avec les acides biliaires. Il se fait également des hémorrhagies par les muqueuses. L'injection de cholestérine ne produit pas de tels effets et celle du pigment cause seulement un abaissement de température, une constipation opiniâtre, une augmentation de la quantité de l'urine, mais aucun symptôme cérébral. L'injection de la bile fraîche dans les veines est suivie de son élimination rapide par le rein, les glandes salivaires et l'intestin. A la suite de hautes doses surviennent des vomissements bilieux, une diarrhée de même nature et de l'hématurie. A doses encore plus élevées apparaissent les convulsions tétaniques, le coma et la mort. Ce sont exactement les mêmes effets que dans les cas d'ictère, dont la gravité est variable.

Pour en revenir au cas précédent, comme les symptômes chimiques ne nous renseignaient en rien, je fis une seconde analyse dont les résultats sont consignés à côté de ceux de la première. Je constatai une diminution notable de l'urine, de l'acide urique, des acides biliaires. Je trouvai en outre un peu de sucre, ce qui, pour moi, est le précurseur de la mort quand cela se produit dans le cours d'une affection chronique débilitante. Bien qu'existant en petite quantité, il y en avait cependant assez pour amener la fermentation, et, après quarante-huit heures de repos, on trouva au microscope des spores de torules en abondance.

Je dirai en passant que Legg (2), imitant les effets de l'ictère par obstruction, en plaçant une ligature sur le cholédoque, vit disparaître le glycogène et qu'alors l'irritation du quatrième ventricule ne produisait plus la glycosurie. Il en conclut que, dans l'ictère par obstruction, on ne doit pas trouver de sucre dans l'urine, ce qui est en contradiction avec mes expériences et celles de Golowin (3).

Dans la dernière analyse, ce qui nous rassurait c'était la diminution de l'acide urique puisque, dans les affection malignes du foie, on constate le contraire.

---

(1) *Journal d'anatomie et de physiologie*, 1875.

(2) *St-Bartholomew's Hospital Reports*, 1873.

(3) *Arch. path. anat.*, 1871, p. 428.

	3ᵉ analyse
Volume	1023
Réaction	acide
Densité	1017
Urée	15,34
Acide urique	?
Acides biliaires	0
Pigment biliaire	abondant
Sucre	augmenté
Leucine et tyrosine	Peu
Eléments solides	23,426
Matières organiques	17,608
Matières inorganiques	5,728

On voit de suite les progrès rapides de la maladie. La digestion stomacale, comme l'indique la quantité d'urée, est très imparfaite. L'état général est très atteint, ainsi que le témoigne le sucre, et le foie s'atrophie comme le prouve la présence de la leucine et de la tyrosine. Cette découverte était très importante, parce que jusqu'alors on croyait que ces substances ne se rencontraient que dans l'atrophie jaune aiguë du foie. Pour moi, cette constatation avait une signification pathologique plus large, et je pensai qu'on pouvait rencontrer ces substances dans des états pathologiques différents, ce qui est exact.

Peu de temps après, je constatai une diminution de volume du foie, une augmentation de la sensibilité épigastrique et de la teinte ictérique. Des pétéchies apparaissaient sur le tronc et sur les bras; les extrémités inférieures étaient œdématiées et l'abdomen rempli de liquide aux deux tiers.

Quelques jours avant la mort, l'urine était devenue neutre et laissait déposer des urates colorés en jaune.

Autopsie. — 1° L'orifice du cholédoque était complètement oblitéré et le canal lui-même très distendu par de la bile noire, épaisse, contenant de beaux cristaux de cholestérine pure.

Les canaux cystique et hépatique étaient dilatés en proportion et également remplis de la même bile.

2° Le foie était petit, dur et très lourd. Il était d'une couleur vert olive et sa section présentait un aspect curieux. La surface de section était vert-olive et parsemée d'excavations d'où s'écoulait une bile épaisse; celles-ci n'étaient autres que les canaux biliaires très

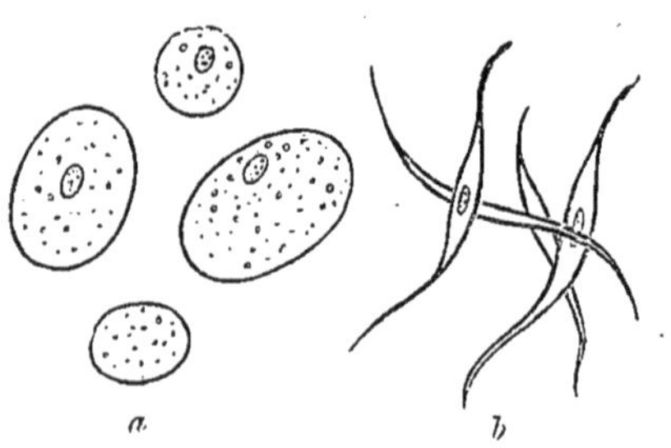

Fig. 9.— Etat anatomo-pathologique dans un cas d'ictère par obstruction lente. — *a*, cellules hépatiques altérées. — *b*, cellules fusiformes du tissu connectif.

dilatés. Les cellules hépatiques étaient plus petites que normalement et un peu atrophiées. Les noyaux étaient très marqués. On voyait également des cellules fusiformes à queue provenant de la muqueuse des canaux. Dans le tissu hépatique on trouva de beaux cristaux étoilés, des aiguilles de tyrosine et quelques petits cristaux de cystine.

3° La vésicule avait le volume d'un œuf de cygne et était pleine de bile visqueuse.

4° L'abdomen contenait une quantité considérable de sérosité jaune foncé qui devint émeraude par l'addition d'acide sulfurique, en raison de la présence du pigment biliaire. Je trouvai également des traces de sucre dans ce liquide.

5° Le canal pancréatique était aussi complètement obstrué à son embouchure que le canal cholédoque, et distendu par le suc pancréatique accumulé, au point qu'on y introduisait l'index.

6° Les reins étaient augmentés de volume, pâles et graisseux, et leur surface externe était parsemée de petits abcès et de nombreuses taches noires de pigment biliaire. Les abcès étaient probablement le résultat de l'obstruction des capillaires par le dépôt de pigment.

7° La tête du pancréas était considérablement augmentée de volume, et en la sectionnant il s'écoula du pus provenant d'un abcès contenu dans son intérieur. Cet abcès communiquait avec un ulcère duodénal qui, en se cicatrisant, avait obstrué l'orifice des canaux cholédoque et pancréatique. Au microscope, la tumeur consistait en une hypertrophie du tissu normal de la glande, constituant en réalité une inflammation chronique.

On ne trouva pas la moindre trace de cancer.

On en arriva à conclure que l'affection avait débuté par une inflammation du pancréas, terminée par un abcès qui s'était ouvert dans l'intestin en ulcérant ce canal, et c'était la cicatrisation de cet ulcère qui avait obstrué les canaux cholédoque et pancréatique. L'obstacle à l'excrétion de la bile donna lieu à l'ictère et à l'hypertrophie du foie. L'inflammation du pancréas et son abcès, en repoussant le foie en avant, fit apparaître la vésicule distendue sous les côtes. Enfin, l'abcès s'ouvrit dans le duodénum et donna lieu à un écoulement de pus mélangé de bile et non à de la bile pure, comme le crut le malade. Aussitôt l'abcès vidé et le foie revenu à sa situation normale, on cessa de pouvoir sentir la vésicule. L'atrophie lente et graduelle du foie fut causée par la pression continue des canaux biliaires distendus, mettant ainsi obstacle à la circulation hépatique. Enfin, comme il n'arrivait dans l'intestin ni bile, ni suc pancréatique, la plus grande partie des aliments étaient expulsés sans avoir été absorbés et le malade, bien que possédant un très bon appétit et mangeant beaucoup, s'inanitiait.

La présence des acides biliaires dans l'urine au début et leur disparition à la fin s'explique en admettant que, tant que les cellules hépatiques ont pu remplir leurs fonctions, elles ont fabriqué ces acides; mais dès que, en raison de leur compression, ces fonctions ont été abolies, les acides biliaires ont cessé d'être formés, et par conséquent on ne les retrouvait plus dans l'urine. C'était tout le contraire pour le pigment, car celui-ci provenant du sang et étant excrété par le foie, il continuait à être fabriqué; aussi y en eut-il toujours une grande quantité.

J'ai déjà expliqué le mécanisme de l'ictère par obstruction et de celui par suppression, mais il arrive toujours, lorsque le premier dure longtemps, qu'il se complique du second. La pression continue exercée sur le parenchyme hépatique par les canaux biliaires surdistendus met plus ou moins tard obstacle à la circulation du foie, à un degré suffisant pour amener un arrêt presque total de la sécrétion biliaire. Aussi, dans les dernières périodes de l'ictère par obstruction, les acides biliaires diminuent graduellement et finissent par disparaître de l'urine. Heureusement on peut, malgré cela, distinguer les deux formes. Ainsi, tandis que, dans l'ictère par suppression simple, il y a seulement absence d'acides biliaires, dans l'ictère par obstruction compliquée de suppression, l'absence d'acides biliaires s'accompagne de la présence de la tyrosine et de la leucine. Car, avant que la suppression complète se soit produite, la nutrition du tissu hépatique est déjà altérée au point de permettre la formation anormale de ces substances.

Bile provenant de la vésicule. — L'analyse donna les résultats suivants :

Eau			694 45
Éléments solides...	organiques	288 99	305 55
	inorganiques	16 56	
			1000 »

Si on compare la composition de la bile normale :

Eau			933 27
Éléments solides...	organiques	56 73	66 73
	inorganiques	10 »	
			1000 »

on trouve une différence frappante. L'une contient plus de quatre fois autant de matières solides que l'autre, et, en comparant la quantité relative des substances organiques et inorganiques, on trouve que la différence provient presque entièrement des matières organiques. Dans la bile anormale les sels minéraux sont à peine doublés, tandis que les éléments organiques y sont contenus en quantité cinq fois plus grande. La soude est la principale substance minérale qu'on trouve dans la bile, sous forme de glycocholate et de taurocholate qui sont résorbés sous l'influence de la distension des canaux et de la vésicule, puis éliminés par l'urine. C'est là sans doute ce qui explique que les sels minéraux sont en si petite quantité dans la bile anormale de l'ictère par obstruction.

f. — Valeur diagnostique de l'albuminurie hépatique.

Je ne veux pas terminer ce chapitre sans dire quelques mots de l'albuminurie hépatique et indiquer les moyens de la distinguer de l'albuminurie rénale. J'étonnerai peut-être beaucoup d'urologistes distingués en leur disant que le seul signe distinctif réside dans la constatation de la densité de l'urine. L'observation suivante en est un exemple.

Observation. — Un homme, âgé de 73 ans, qui avait habité l'Australie pendant plus de trente ans, s'était toujours bien porté jusqu'à il y a dix-huit mois. Le premier phénomène morbide qu'il remarqua fut le gonflement des extrémités inférieures et l'affaiblissement. Quand je le vis, il existait de l'albuminurie, la densité de l'urine était de 1022, et, bien que claire, l'urine avait une couleur ambre foncé. Le foie était légèrement augmenté de volume et sensible à la pression, surtout au niveau de la vésicule biliaire. J'appris alors que, depuis longtemps, il éprouvait une sensation de pesanteur, de malaise dans la région hypochondriaque droite. Autrefois, il se couchait toujours du côté droit, mais depuis lors il était obligé de se tourner sur le côté gauche pour dormir. Il n'y avait pas d'ictère, mais l'état de l'urine, joint à l'histoire du malade, me fit porter le diagnostic de cirrhose du foie. S'il eut existé de la cachexie cancéreuse, j'aurais diagnostiqué un cancer encéphaloïde. J'instituai donc un traitement en conséquence. Je prescrivis un cholagogue pour dégager le foie; l'effet en fut merveilleux. Au bout de trois jours, le malade pouvait se lever et il y eut une amélioration très notable. Cependant, l'affection du foie continua sa marche rapide, et au bout de dix semaines il était mort. Quelque temps auparavant, on constata la présence d'une masse dure dans le voisinage de la grande scissure, ce qui confirma mes soupçons.

Avant que je ne voie ce malade, Murchison avait considéré l'albuminurie comme étant d'origine rénale, parce qu'il avait constaté des cylindres rénaux dans l'urine; mais il faut bien savoir que dans l'albuminurie hépatique on trouve toujours des cylindres granuleux et hyalins. Nothnagel (1) pense que les tubes rénaux

(1) *Deutches Archiv für Klin. Med.*, Oct. 1873.

s'observent toujours dans l'urine ictérique quand il y a eu élimination d'acides biliaires par le rein.

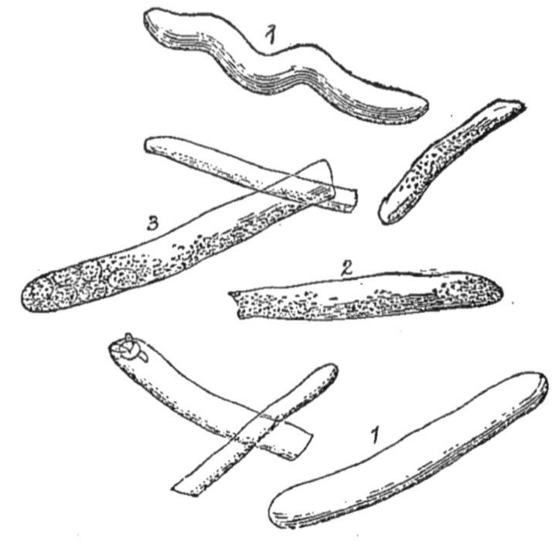

Fig. 10. — Albuminurie hépatique. — 1, tubes hyalins, — 2 et 3, tubes granuleux.

Bien que la plupart des tubes soient granuleux et parfois hyalins, on y voit souvent de petites granulations jaunes brillantes dans leur intérieur, et ils sont toujours accompagnés de cylindres épithéliaux qui sont aussi colorés en jaune par le pigment biliaire. Cela n'a rien d'étonnant si l'on songe que les cellules des tubes rénaux doivent éliminer le pigment biliaire dans tous les cas d'ictère, quelle qu'en soit la nature. Cependant les cylindres sont plus communs dans l'ictère par obstruction, c'est-à-dire quand il y a élimination d'acides biliaires.

George Johnson, dans ses *Leçons sur le mal de Bright,* pense également que les cylindres épithéliaux apparaissent dans l'urine, dans les cas d'ictère par obstruction, par suite d'un excès de matières biliaires éliminées par le rein, ce qui cause à cet organe une irritation assez marquée pour amener une forme légère de néphrite. Cette opinion me paraît d'autant plus probable que j'ai montré que l'élimination de la bile pouvait non-seulement enflammer le rein, mais même y provoquer de la suppuration.

TROISIÈME PARTIE

DES AFFECTIONS DU FOIE

NE S'ACCOMPAGNANT PAS NÉCESSAIREMENT D'ICTÈRE

CHAPITRE XVII

DES ABCÈS DU FOIE

Au point de vue clinique, nous diviserons les abcès du foie en trois catégories distinctes, que nous étudierons séparément, bien que leur symptomatologie et leur pathologie soient presque identiques. Nous subdiviserons donc cette étude de la façon suivante :

1° Abcès idiopathiques (de tous pays) ;
2° — traumatiques ;
3° — métastatiques (y compris les pyohémiques).

Etiologie des Abcès hépatiques.

Il y a quelques années encore, on croyait généralement que tous les abcès idiopathiques du foie constituaient la forme par excellence des affections tropicales, et on ne les observait que rarement dans les climats tempérés, et cela chez les individus qui avaient habité les pays chauds. Aujourd'hui, cette opinion est abandonnée ; je dirai même que le terme « idiopathique » est très discutable, parce qu'il donne à l'esprit une fausse idée de l'étiologie de la suppuration, puisqu'il est supposé indiquer que la maladie à laquelle il s'applique survient sans cause efficiente connue, ce qui n'est pas le cas pour les abcès du foie, ainsi que je vais le montrer.

Dans la plupart des cas, le médecin peut, non seulement discerner la cause pendant la vie, mais encore la constater à l'autopsie. Le terme « idiopathique » est donc une appellation vicieuse. Je la conserverai, cependant, pour ne pas créer de confusion en me servant d'un nom nouveau. Mais je vais combattre de toutes mes forces ce que je considère comme une opinion fausse, en ce qui regarde la nature des abcès, à savoir que, lorsqu'ils surviennent chez un Européen habitant les pays chauds, ils ne sont pas les mêmes que dans les climats tempérés. Je soutiens donc que toutes les formes d'abcès ont une pathologie absolument identique, quel que soit le point du globe où ils surviennent, et qu'au point de vue clinique, on peut les ranger en deux classes :

1° Les abcès essentiellement et primairement « locaux », comprenant les variétés idiopathique et traumatique ;

2° Les abcès essentiellement et secondairement locaux, comprenant les variétés métastatique et pyohémique.

Au point de vue clinique, ces distinctions importent peu, car un abcès du foie est toujours un abcès du foie, qu'il soit idiopathique, traumatique, métastatique ou pyohémique. Je vais donc d'abord présenter la symptomatologie des abcès hépatiques, puis j'étudierai les caractères qui les distinguent les uns des autres.

Je tiens à établir tout d'abord qu'aucune variété d'abcès ne s'accompagne forcément d'ictère et que, quand celui-ci existe, il est le résultat direct de l'hépatite ou d'une forme quelconque d'occlusion des voies biliaires, due soit à la présence de l'abcès lui-même, soit à la coexistence d'une autre maladie. J'ajouterai ensuite, bien que ce soit contraire aux idées reçues, qu'aucun abcès hépatique ne survient jamais spontanément, mais qu'au contraire, comme ceux des climats tempérés, ils sont simplement la conséquence ou l'accompagnement d'une maladie du foie ou de quelque autre organe, c'est-à-dire de l'hépatite paludéenne ou idiopathique, de l'enclavement d'un calcul ou de bile épaissie, de suppuration de l'intestin de nature dysentérique ou autre, ou même d'autres parties du corps plus éloignées et n'ayant pas de relation avec le foie. Nous examinerons plus loin, en détail, toutes ces différentes causes. Cependant, je dirai en passant que la cause efficiente des abcès idiopathiques, ou autrement dit des tropiques, a, pendant longtemps, été un sujet de discussion parmi les médecins. Je vais donc en dire quelques mots.

Si l'on accepte comme démontré que, parmi les causes excitantes nombreuses et variées, l'hépatite est celle qui amène le plus souvent les abcès du foie, on comprendra facilement pourquoi ceux-ci sont plus fréquents chez les Européens qui habitent les climats tempérés, sans vouloir en inférer que leur pathologie a, pour cette raison, quelque chose de particulier ou de spécifique, tout au moins suffisant pour mériter une appellation spéciale. Georges Budd a, le premier, attiré l'attention sur l'erreur qui consistait à considérer les abcès du foie comme différant les uns des autres selon le climat. Il a montré que les abcès du foie ont exactement les mêmes allures sous tous les climats, et qu'ils ne diffèrent que par leur degré de fréquence relative. S'ils sont plus fréquents chez les Européens habitant les pays chauds, cela tient moins à la température qu'au genre de vie que les Européens mènent dans ces pays. Ce qui me fait arriver à cette conclusion, c'est que les indigènes de ces contrées, dont le mode de vie est tout différent de celui des Européens, ne sont pas plus sujets aux abcès du foie que les Anglais qui habitent la Grande-Bretagne.

Une expérience de vingt années me fait dire que la principale cause des abcès hépatiques est la gloutonnerie et l'intempérance, qui sont bien plus communes chez les Européens vivant dans les pays chauds que chez ceux qui habitent les climats tempérés.

Je pourrais rapporter un cas qui prouve qu'un abcès idiopathique du foie peut survenir à la suite de causes qui sembleraient insuffisantes, même dans des climats tempérés. Dans cette observation (1), il s'agit d'une femme de 20 ans qui mourut quatre mois après le début de la maladie, qui n'avait jamais quitté l'Angleterre et chez laquelle la seule cause efficiente semblait être l'habitation dans une chambre chaude et humide.

Comme on pourrait penser que ce n'est pas un exemple assez probant, je vais en relater un autre, où l'abcès du foie s'accompagnait d'une véritable dysenterie, comme dans l'Inde. Cette concomitance des deux affections est très remarquable et, ce qui l'est au moins autant, c'est que le malade était un enfant habitant les climats tempérés.

Observation (2). — Un enfant, âgé de 3 ans 1/2, mourut à St-Bartholomew's Hospital avec de la diarrhée, des douleurs abdominales et une température élevée. A l'autopsie, le gros intestin, y compris le rectum, était tout parsemé de plaques ulcérées. Dans le lobe droit du foie, on voyait un abcès du volume d'une orange, qui avait traversé le diaphragme et s'était ouvert dans le poumon droit. Il existait un autre abcès dans le lobe gauche.

---

(1) *Pathological Transactions*, t. IV, p. 171.

(2) Norman Moore, Ibid. 18 janvier 1881.

Je ne voudrais pas cependant qu'on s'imagine que j'ignore ce fait que la plupart des abcès du foie idiopathiques qu'on rencontre en Angleterre s'observent chez des individus qui ont habité les pays chauds pendant un certain temps de leur vie. Je sais, d'après ma propre expérience et d'après celle de mes confrères, que les abcès idiopathiques du foie sont loin d'être communs en Angleterre. Ainsi, sur 2,464 autopsies faites à St Bartholomew's Hospital, on trouve seulement 20 cas d'abcès du foie, c'est-à-dire moins de 1 pour 100. Ce qu'il y a d'intéressant, c'est que le siège de ces abcès indigènes est le même que pour ceux des pays chauds. On en trouva 11 dans le lobe droit, 1 dans le gauche, 9 dans les deux lobes.

Cette statistique donne une idée assez exacte de la fréquence relative des abcès du foie en Angleterre. Cependant, je puis dire, d'après mon expérience, que, dans les classes élevées, les abcès du foie sont beaucoup plus fréquents. Comme ils ne rentrent pas dans les cas d'hôpital, on peut donc dire que la statistique précédente pèche en ce qu'elle ne donne pas la proportion vraie des cas d'abcès du foie par rapport aux autres maladies de toutes les classes de la société. J'incline donc à croire que les abcès indigènes sont bien plus fréquents que les statistiques d'hôpitaux ne l'indiquent, parce que le genre de vie des hautes et des basses classes est tout à fait différent, et, comme je vais le montrer, c'est là l'élément capital dans la genèse des abcès du foie.

Dans tous les climats, ceux-ci sont plus fréquents chez les hommes que chez les femmes, ce qui tient à la différence de vie. Aussi, si l'on prend en considération les fonctions du foie, surtout celles de la calorification, on ne sera pas surpris de voir cet organe atteint le premier, sous l'influence de circonstances qui lui sont contraires.

a. Une augmentation de la température extérieure arrête, jusqu'à un certain point, la fonction thermogène normale du foie; au contraire, le froid extérieur l'augmente.

b. Les habitudes d'indolence qu'on a sous les tropiques, comparées à l'activité musculaire des habitants des climats tempérés, diminuent encore davantage la nécessité de mettre en jeu les fonctions normales du foie.

c. Malgré la diminution des fonctions thermogènes, l'organe reçoit néanmoins la même quantité d'aliments et de boissons destinés à fabriquer de la chaleur, c'est-à-dire des hydrocarbures. Or, tant en raison de l'élévation de la température extérieure que des habitudes d'indolence des habitants, les cellules hépatiques ne sont pas appelées à brûler les hydrocarbures à la façon habituelle, et cependant elles sont forcées de s'en débarrasser ; pour cela, elles doivent accomplir un travail, non seulement extraordinaire, mais encore funeste pour elles, aussi finissent-elles par être surmenées et par ne plus pouvoir remplir leur rôle. De là, congestion du tissu hépatique, puis son inflammation et enfin sa suppuration.

Cette théorie est confirmée par ce fait que les indigènes des pays chauds, qui vivent d'une façon aussi régulière et judicieuse que la majorité des habitants des zones tempérées dans leur propre pays, ne présentent pas une tendance plus grande aux abcès du foie. Il me paraît donc ridicule de parler de la pathologie des abcès du foie tropicaux comme étant une maladie spéciale aux tropiques, de même que si l'on voulait prétendre qu'une insolation aux tropiques diffère du même accident en Europe.

Symptômes généraux communs à toutes les formes d'abcès du foie.

Je dirai tout d'abord que le diagnostic des abcès du foie n'est pas chose facile, d'abord parce qu'il n'y a pas de *symptômes* bien définis, puis parce que les *signes* de suppuration du tissu hépatique sont très vagues ; enfin, l'histoire clinique de la plupart des cas d'abcès du foie est très obscure.

Ce qui ajoute surtout aux difficultés de diagnostic, c'est ce fait que la douleur qui caractérise habituellement les suppurations qui se produisent ailleurs, est un symptôme sans importance dans les abcès du foie, parce que non seulement il peut y avoir une grande douleur avec une inflammation hépatique seulement légère, mais en revanche une douleur insignifiante avec un abcès considérable. En outre, l'intensité de la douleur produite par un abcès du foie dépend beaucoup plus du siège que de l'étendue de la suppuration. Ainsi, un abcès petit et superficiel est bien plus douloureux qu'un autre volumineux, mais situé profondément.

De plus, il y a encore une autre difficulté pour le diagnostic, c'est que les abcès sont en général tellement circonscrits, qu'il n'y a pas assez de tissu hépatique affecté pour donner lieu à de la suppression biliaire, de sorte que bien souvent on ne voit ni ictère, ni selles décolorées, ni urine safran. En réalité, en dehors d'une simple teinte ictérique de la face et des conjonctives, accompagnée de de symptômes fébriles, de malaise hépatique, il peut n'y avoir aucun autre signe physique du côté du foie, car bien souvent il n'existe pas la plus faible augmentation de volume.

On a signalé la rigidité du muscle droit comme un signe pathognomonique. C'est simplement un fait utile à constater quand il existe, mais sans importance négative quand il est absent.

Ce que je viens de dire est si vrai qu'on trouve souvent des abcès du foie chez les Européens vivant dans les pays chauds, qui sont morts d'une affection non hépatique, sans que, pendant leur vie, on ait soupçonné l'existence d'une suppuration du foie. On a appelé ces cas « abcès du foie latents » parce qu'on a supposé qu'ils pouvaient exister pendant des années, s'étant formés à une époque où, par suite de l'atténuation des symptômes, on n'avait soupçonné que l'hépatite.

Nous allons maintenant passer en revue la symptomatologie qu'ils présentent.

Lorsque des symptômes d'hépatite ont existé pendant quelques jours, le malade se plaint tout d'un coup de frissons suivis rapidement de l'aggravation de tous les signes locaux et des symptômes généraux de l'hépatite. L'apparition de frissons dans le cours de l'hépatite, bien qu'étant le signe le meilleur, n'est pas cependant infaillible, car on les voit survenir dans d'autres formes d'affections douloureuses du foie. L'enchatonnement de calculs biliaires, de bile épaissie ou d'entozoaires dans les canaux biliaires, par exemple, cause des frissons et cela, malheureusement souvent, sans qu'il y ait de l'ictère. Cependant, quand on les observe dans le cours d'une hépatite, sans être accompagnés d'une grande douleur et lorsqu'ils sont suivis d'une augmentation des troubles généraux, le pouls devenant plus fréquent, plus plein, la peau plus chaude et plus sèche, la langue plus sale, l'inappétence étant absolue, la soif très vive, en même temps que le malaise dans la région du foie s'accroît, ainsi que la sensibilité à la pression, lorsque les inspirations profondes, l'éternuement ou la toux causent de la douleur et qu'il est presque impossible de rester couché sur le côté droit, on peut diagnostiquer un abcès.

Parfois, quoique rarement, les abcès du foie s'accompagnent de vomissements et de diarrhée, mais ces signes sont sans importance pour le diagnostic. Parfois, la formation du pus est très insidieuse et les symptômes sont si légers qu'ils échappent à l'observation du médecin. Cela arrive surtout quand l'abcès est consécutif à une affection hépatique chronique telle que l'enclavement de calculs ou de bile épaissie ou tout autre trouble hépatique amenant de l'ictère. Même dans ces cas où il y a peu de douleur, peu de malaise, une fièvre insignifiante, l'apparition des frissons doit toujours éveiller les soupçons au point de vue de la suppuration.

J'appellerai l'attention sur cet aspect de la langue qu'on a comparé à la rougeur de la viande crue et que certains auteurs n'ont pas craint de donner comme signe pathognomonique des abcès du foie. Cela est évidemment faux, car cet état de la langue se rencontre dans beaucoup d'autres maladies du foie et même dans des affections de l'estomac qui n'ont rien de commun avec le foie.

Furnell (1) prétend que le thermomètre peut seul nous donner des renseignements infaillibles pour le diagnostic. Malheureusement les raisons qu'il invoque à l'appui de son opinion ne sont pas soutenables, car tout son raisonnement tend à prouver que la courbe thermométrique des affections du foie ressemble à celle de la phtisie chronique.

Je crois qu'en présence d'une telle incertitude il sera utile de présenter la symptomatologie sous une forme détaillée.

1° Des frissons survenant, sans cause, et ne s'accompagnant pas de douleurs paroxystiques. Car si celles-ci existent, c'est qu'il y a obstruction des voies biliaires par des calculs, des entozoaires ou tout autre cause.

2° Coexistence d'un état fébrile avec exacerbations hectiques revêtant un caractère plutôt typhique que paludéen.

3° Extrême prostration accompagnée de troubles gastriques.

4° Existence antérieure d'une cause d'abcès hépatique telle que la dysenterie, les calculs biliaires, les ulcérations intestinales, des plaies suppurées, même la blennorrhagie, la déglutition d'une arête de poisson ou d'une épingle.

5° Les abcès du foie s'accompagnent souvent d'un ou de plusieurs abcès dans les autres organes, tels que le cerveau, la rate, etc.

6° Un abcès peut même exister dans un foie cirrhosé, et cela, avec un ictère très marqué. Dans ce cas, il est petit, pas plus gros qu'une noix, ou au plus qu'une orange, et est en général métastatique.

7° Quand il y a augmentation de volume du foie, sa surface cesse d'être uniforme ; aussitôt que le pus s'est formé, il fait saillir le tissu du foie et, quand l'abcès siège à la face inférieure ou quand il fait saillie sous les fausses côtes, il donne à la palpation la sensation d'une tumeur tendue, lisse, sensible, globuleuse, avec une fluctuation plus ou moins nette.

8° Quand l'abcès est petit et même assez gros, s'il reste en dedans du rebord costal, la palpation ne donne aucun renseignement. Car, même une pression forte ne détermine pas de douleur si ce n'est peut-être un peu de malaise vague.

---

(1) *Indian med. Gazette*, janvier 1881.

9° Quand la péri-hépatite qui accompagne un abcès du foie est aiguë et s'augmente dans les inspirations profondes, elle peut être prise pour une pleurésie et l'erreur est d'autant plus facile qu'à l'auscultation on perçoit du frottement hépatique.

10° Une hydatide superficielle suppurée peut être prise pour un abcès idiopathique, mais cela n'a pas d'importance, car les deux cas réclament le même traitement. Je dirai de même pour l'empyème de la vésicule biliaire qu'on a bien souvent pris pour un abcès du foie.

11° Plus un abcès du foie est superficiel, plus vive est la douleur qu'il cause. Aussi, toutes les fois que, dans le cours d'un abcès correctement diagnostiqué, le caractère de la douleur change, quand, par exemple, de sourde et subaiguë, elle devient vive et aiguë, on peut dire que le pus est arrivé en quelque point de la surface du foie, ce qui est un signe favorable. Car, à un moment donné, on pourra déterminer ce point avec précision, et la ponction sera alors facile et sans danger.

12° Quelquefois le diagnostic des abcès hépatiques est simple parce que le pus se forme rapidement, très peu de temps après les frissons, et vient pointer sous le bord inférieur des fausses côtes, rendant ainsi sa présence visible à l'œil. Dans ces circonstances, plus l'intervention chirurgicale sera prompte, mieux cela vaudra.

13° Les abcès du foie se rompent souvent spontanément, s'évacuant d'eux-mêmes parfois dans la cavité pleurale, parfois dans la péricarde, le péritoine, l'intestin, le bassinet et rarement à l'extérieur. La rupture dans l'intestin est le mode d'évacuation le plus favorable, mais en même temps le plus rare ; car, en réunissant les statistiques de Waring et de Morehead, je trouve, sur 424 cas, 12 ruptures dans l'intestin.

14° Il ne faut pas oublier qu'un abcès peut s'ouvrir dans un vaisseau sanguin et amener une mort subite. On a trouvé également un anévrysme de l'artère hépatique occupant la cavité d'un abcès. Pearson Irving a rapporté un cas plus extraordinaire, celui d'un abcès qui avait perforé l'estomac, entraînant avec lui un anévrysme hépatique.

15° Quand l'abcès s'ouvre dans le péricarde, il est rapidement mortel.

16° Quelquefois, mais rarement, un abcès hépatique se rompt à plusieurs reprises et dans des directions différentes. J'en ai observé un cas où, la première fois, il s'ouvrit dans l'intestin, et la seconde dans le poumon, ce qui amena la mort.

17° Enfin, nous avons encore comme moyen de diagnostic la ponction exploratrice, qu'on n'emploie pas assez souvent, de peur des conséquences fâcheuses qu'on exagère. Car, un foie malade peut être ponctionné en plus de six endroits, non seulement sans danger, mais avec bénéfice. J'invoquerai à l'appui un cas de Cameron où un foie hypertrophié reprit son volume normal sous l'influence de ponctions réitérées faites dans le but de chercher un abcès, qu'on ne trouva pas du reste.

Diagnostic différentiel des abcès du foie.

Au point de vue des caractères qui distinguent les diverses variétés d'abcès du foie, nous dirons que les abcès idiopathiques et traumatiques sont habituellement uniques, circonscrits et volumineux ; les métastatiques et les pyohémiques sont petits et multiples. L'abcès idiopathique est habituellement situé profondément dans le lobe droit du foie, bien que quelquefois il soit superficiel, auquel cas il est en général situé à la face supérieure.

En ce qui regarde le volume, les abcès métastatiques et les pyohémiques ne dépassent généralement pas les dimensions d'une orange, tandis que les idiopathiques et les traumatiques peuvent atteindre des dimensions telles qu'ils contiennent jusqu'à quatre litres de pus. On a vu des cas où tout le foie avait été transformé en une vaste masse suppurante dont la capsule de Glisson formait la paroi.

Flint (1) a rapporté un cas curieux où le lobe gauche était absolument sain, bien que le droit fût complètement transformé en une poche de pus d'où l'on en évacua huit litres après la mort.

Tous les abcès idiopathiques, même ceux qui sont vraiment d'origine tropicale, ne sont pas aussi volumineux. On en a trouvé qui n'étaient pas plus gros qu'une noix et, à moins d'être superficiels ou de pointer à l'extérieur, on ne les avait découverts qu'après la mort. Car les seuls symptômes que peuvent causer les abcès petits et profonds consistent simplement en une douleur hépatique vague, un léger mouvement fébrile, un ou deux petits frissons.

L'observation suivante est un exemple d'abcès idiopathique chez un habitant des climats tempérés, qui s'est évacué à deux reprises différentes, dans deux directions distinctes.

Observation. — Un marchand de la Cité, d'une quarantaine d'années, vint me voir, se plaignant d'une douleur hépatique, de fièvre, de vomissements. Les symptômes étaient très marqués, et, comme il n'y avait pas d'hyper-

(1) *Practice of medicine.*

trophie du foie, on diagnostiqua une hépatite avec tendance à la suppuration. Au bout de quelques semaines il fut guéri, et je n'en entendis plus parler pendant deux ans. A cette époque, on diagnostiqua une hépatite subaiguë. On fit des fomentations chaudes, on appliqua des vésicatoires et on donna des mercuriaux légers. Il guérit de nouveau en apparence et je ne le revis que deux ans après, c'est-à-dire quatre ans après que l'on avait eu le premier soupçon de suppuration. A ce moment, je constatai que le foie était très sensible à la pression. Le malade pouvait à peine supporter la percussion, mais en prenant des précautions je pus m'assurer que la zone de matité mesurait 15 centimètres perpendiculairement et s'étendait au-delà du bord gauche du cartilage xyphoïde.

La peau était d'une teinte sale, chaude et sèche. La température était de 18° 5; la langue très chargée, l'urine rare, très colorée et trouble. Il avait de la fièvre la nuit et se plaignait depuis plusieurs jours d'avoir parfois des frissonnements. Je fus, dès lors, convaincu qu'il existait de la suppuration. Je fis appliquer de larges cataplasmes sur le foie, d'une façon permanente. Au neuvième jour, il y eut un soulagement très marqué, après une selle copieuse formée d'une matière crémeuse jaune pâle. L'abcès s'était donc ouvert dans l'intestin.

Afin de favoriser l'écoulement du pus, je fis prendre une cuillerée à café d'huile de ricin et des boissons chaudes abondantes d'eau de gruau, matin et soir. On fit souvent des fomentations d'eau chaude sur le foie en y exerçant une douce pression, afin de favoriser autant que possible la sortie du pus. Dans l'intervalle des fomentations, on appliquait des cataplasmes chauds. Il s'écoula encore du pus dans les garde-robes. Pendant sept jours l'écoulement cessa. Au bout de ce temps, il se fit de nouveau une évacuation très abondante de pus presque pur; celle-ci fut suivie d'une autre quelques jours après. L'amélioration fut ensuite si rapide qu'au bout d'un mois il pouvait partir convalescent.

Je le revis sept mois plus tard. Je constatai une augmentation de volume du foie avec une sensation obscure, vague, d'élasticité immédiatement sous le bord des fausses côtes, occupant une zone mal limitée de 8 à 10 centimètres dans les diamètres perpendiculaire et latéral. En dehors de cela et de la sensibilité à la pression, il n'y avait pas d'autres signes de collection purulente dans le foie. La langue était assez propre, la température presque normale, ainsi que l'appétit. Le pouls était de 88 à 94. Les fonctions intestinales régulières. On fit alors le diagnostic d'abcès chronique du foie. Je proposai de faire une évacuation artificielle, mais on refusa, sous prétexte qu'il n'y avait pas de symptômes urgents. On prescrivit donc des fomentations chaudes, un liniment iodé et une potion contenant de la quinine et de l'iodure de potassium, afin d'essayer d'empêcher le développement plus grand de la suppuration et de favoriser la résorption. Comme hygiène, une bonne nourriture et des promenades en voiture en plein air.

Quelques mois après on me rappela, et je constatai un changement des plus défavorables. Les symptômes locaux, bien que peu augmentés, avaient amené des troubles généraux graves. A la fièvre avait succédé la fièvre hectique, à celle-ci la pyohémie avec délire. Enfin, l'abcès s'ouvrit brusquement dans le poumon droit et le malade mourut asphyxié en quelques minutes.

Je ne pus faire l'autopsie, ce que je regrettai vivement, car, au moment de la mort, il y avait eu évacuation, par l'intestin, d'une matière vermillon qui avait taché les draps de cette couleur ; je suppose que ce devait être quelque pigment animal oxydé. Cela m'intéressait d'autant plus que Pick (1) avait rapporté une observation où il avait trouvé, dans l'intérieur d'un kyste hydatique du foie, un certain nombre de corps de la grosseur d'une fève, formés d'une substance analogue au vermillon et qu'au microscope on reconnut être des cristaux d'hématoïdine.

Des concrétions biliaires comme causes d'abcès du foie.

Je vais rapporter quelques observations qui montreront que les concrétions biliaires peuvent déterminer des abcès du foie.

Observation (2). — Un homme, d'âge moyen, mourut immédiatement après avoir été admis à St George's Hospital. La peau était ictérique. On trouva dans le lobe droit du foie un abcès renfermant, outre le pus, un certain nombre de concrétions biliaires polygonales, agglutinées par du mucus. La masse, qui avait le volume d'un œuf de poule, fut supposée être la vésicule biliaire, dont il ne restait pas trace. Ogle pensait que l'ulcération de la vésicule avait développé de l'inflammation à la surface voisine du foie, laquelle avait abouti à la formation d'un abcès qui avait fini par englober la vésicule avec son contenu.

Observation. — Un avocat, âgé de 44 ans, revint des Indes avec une maladie de foie. Il racontait avoir eu des douleurs angoissantes, que son médecin avait attribuées à des entozoaires. Je trouvai le foie hypertrophié, sensible à la pression, surtout au niveau de la vésicule biliaire. En lui faisant raconter son histoire, je vis qu'il avait eu des coliques hépatiques et non des entozoaires, et qu'il avait actuellement de l'hépatite aiguë qui en était la conséquence. Il retourna aux Indes, malgré mon avis, et fut aussitôt pris d'une hépatite aiguë qui l'obligea à revenir, mais trop tard, car la suppuration s'était déclarée. On ouvrit l'abcès, on le draina, mais le malade était épuisé et mourut au bout de quatorze jours.

Cette observation fait voir que l'on doit toujours s'opposer au séjour dans les pays chauds, quand un malade, atteint de lithiase biliaire, a eu une seule attaque d'hépatite aiguë, car les fonctions hépatiques seront vite troublées et la mauvaise hygiène du malade lui fera contracter une affection hépatique mortelle.

---

(1) *Pathological Society's Transactions*, 1869.

(2) *Pathological Society's Transactions*, t. V, p. 161. — Voir, ibid., t. XXV, p. 193.

Abcès du foie par embolie.

Observation (1). — Un homme, âgé de 40 ans, n'avait jamais été malade jusqu'en juin 1880. A peu près à cette époque, après avoir quitté Calcutta, il commença à maigrir et à être de temps en temps fiévreux. Il ne présentait aucun signe physique d'une affection quelconque, puisque le foie semblait être plus petit que d'habitude ; il n'y avait pas de sensibilité en certains endroits. Il avait parfois des sueurs nocturnes. On fit une ponction exploratrice qui donna issue à 300 grammes de pus jaune rougeâtre. Huit jours après environ, on constata que le foie remontait jusqu'au mamelon ; au-dessus, on entendait des frottements secs et le poumon droit était mat jusqu'à moitié de l'omoplate. Il mourut quelques jours après, en expulsant du pus par les mouvements d'expiration. A l'autopsie, on trouva un abcès de la partie moyenne et postérieure du foie, arrivant jusqu'au hile du poumon. Tout autour de lui se trouvaient de nombreux petits abcès. Le gros intestin était le siège d'ulcérations nombreuses s'étendant du cœur à l'angle hépatique du côlon. Clark pensait que l'origine de l'abcès était embolique. Quant à moi, je crois plutôt qu'il était dû aux ulcérations intestinales.

Des abcès traumatiques du foie.

Les abcès du foie produits par un traumatisme sont très rares. Quand ils surviennent, ils sont, en général, le résultat d'un coup ou d'une compression.

Les abcès traumatiques peuvent survenir à tout âge. On les observe souvent chez les enfants.

Observation (Obré). — Une fille, âgée de 9 ans, tomba des escaliers sur le côté droit et, au bout de trois à quatre mois, elle remarqua une voussure intercostale très nette au côté droit du siège du traumatisme, que l'on reconnut être un abcès. Une première ponction donna issue à un demi-litre de liquide, on en fit une seconde quelques jours après, mais l'enfant mourut. A l'autopsie, on trouva dans le lobe droit un vaste abcès contenant près d'un litre de pus épais, brun verdâtre. La vésicule biliaire était rétractée et normale. Autour de l'abcès, le tissu hépatique avait la couleur rouge foncé et l'induration qu'il présente toutes les fois qu'il est enflammé. Il n'existait pas d'ulcérations intestinales. Aussi, on considèra l'abcès comme étant le résultat du traumatisme subi quatre mois auparavant.

Il arrive quelquefois même qu'il se forme dans le foie une succession d'abcès après un traumatisme grave.

(1) *Pathological Society's Transactions*, fév. 1881.

John Harley (1) en a rapporté un cas intéressant que je vais résumer.

OBSERVATION. — Un médecin, âgé de 69 ans, fit une chute de voiture, mais il put néanmoins monter ensuite à cheval. Il ne sentait qu'une meurtrissure à l'épigastre. Au bout de sept jours, il éprouva une douleur profonde dans l'hypocondre droit, avec des vomissements. Quelques jours après, le muscle droit était soulevé et l'on pouvait constater une tumeur solide qui se continuait par une extrémité avec le foie. Elle était très sensible au toucher et douloureuse sous l'influence des secousses de toux. Le pouls était à 80, la langue propre et humide. Il n'existait pas de soif vive ; l'urine était très colorée. Pas de constipation. Au bout de quatorze jours, il fut pris tout d'un coup d'une douleur angoissante à l'épigastre en même temps qu'il était couvert d'une sueur froide. L'abdomen était tendu, partout sensible au toucher, mais la douleur localisée, la matité, la tuméfaction avaient disparu. La tumeur s'était rompue. Au bout de six jours, il y eut une amélioration ; mais bientôt il fut pris d'une pleurésie gauche, et évacua par l'intestin une masse de mucus rouge clair, comme de la gelée.

La pleurésie disparut, puis l'on constata, à gauche de l'ombilic, une sensation de plénitude douloureuse, et le malade expulsa une nouvelle masse, comme la première. La tumeur semblait céder à la pression en produisant du gargouillement, et le malade évacua par l'intestin une grande quantité de pus, environ 400 grammes.

Cette évacuation de pus continua pendant quelque temps, puis reparut le mucus gélatiniforme. Le 55e jour survint de l'ictère avec douleur et distension abdominale, qui furent soulagées par une évacuation de pus par l'intestin ; le lendemain, l'ictère avait disparu. Le pus continua encore quelque temps à s'écouler par la même voie, puis cessa, et le malade guérit complèplètement.

Nous voyons donc que l'abcès s'ouvrit une première fois dans la cavité péritonéale, puis qu'il s'en forma un second qui se rompit dans l'intestin et donna lieu à un écoulement de pus par cette voie, d'une façon interrompue pendant trois mois, ce qui n'empêcha pas la guérison de se produire.

Des abcès métastatiques et pyohémiques du foie.

Ce chapitre comprend toute une série d'affections dissemblables plutôt en apparence qu'en réalité. Je vais donc essayer de montrer que les abcès métastatiques du foie, consécutifs à la dysenterie des pays chauds, ne sont pas dus au poison dysentérique, comme on l'a écrit, mais simplement à la résorption par le sang du pus

(1) *Clinical Society's Transactions*, t. IV.

provenant des ulcérations intestinales, de même que cela s'observe en Europe à la suite de la suppuration de l'urèthre, de l'intestin, etc.

On a rapporté de nombreuses observations qui viennent confirmer cette opinion.

J'en ai observé un exemple typique où l'autopsie révéla un abcès du foie non soupçonné, du volume d'un œuf de cygne, et deux autres dans le lobe moyen du poumon droit. L'appendice vermiforme contenait une épingle qui avait donné lieu à de la suppuration.

Payne (1) a publié une observation semblable, ainsi que Whipham (2).

Dans aucun de ces cas, on ne put savoir comment l'épingle avait été introduite dans le corps.

L'irritation de l'intestin peut être causée également par la présence d'arêtes de poisson, ainsi que Wettergren (3) en a relaté un exemple.

Flint (4) a cité un cas où la présence d'une arête dans la veine porte donna lieu à un abcès du foie.

Du reste, toutes les formes de suppuration intestinale peuvent produire des abcès hépatiques métastatiques pyohémiques.

Wilks a présenté à la Société pathologique de Londres un abcès ou plutôt un cas d'infiltration purulente diffuse du foie avec la vésicule biliaire pleine de bile, qui reconnaissait pour cause un rétrécissement ulcéreux du rectum (5).

D'autre part, les ulcérations tuberculeuses de l'intestin n'ont jamais causé d'abcès du foie.

La *blennorrhagie* peut être une cause d'abcès, ainsi que Bristowe l'a observé chez un malade de 50 ans qui mourut à Saint-Bartholomew's Hospital, en 1853. Il avait une suppuration des vésicules séminales et de la prostate ; et, à l'autopsie, on trouva de nombreux abcès secondaires dans le foie, les poumons et les reins.

Les *hydatides suppurées* peuvent donner lieu à des abcès du foie. Murchison (6) en a rapporté une observation très intéressante. Comme elles peuvent, en outre, être une cause de pyohémie mor-

---

(1) *Pathological Society's Transactions*, t. XXI, p. 232.

(2) *Clinical Society's Transactions*, t. XII.

(3) *British medical journal*, 26 fev. 1881.

(4) *Practice of Medicine*, 4e édit., p. 556.

(5) *Pathological Society's Transactions*, t. XI.

(6) *Pathological Society's Transactions*, t. XVIII, p. 123.

telle, il faut, toutes les fois qu'on en soupçonne la présence, faire une ponction évacuatrice et des irrigations antiseptiques dans l'intérieur du kyste.

Quelquefois elles donnent lieu à ce que l'on a décrit sous le nom d'abcès gangréneux du foie, parce que leur contenu est extrêmement fétide et que les tissus environnants sont friables et décomposés (1).

Différence des abcès métastatiques et pyohémiques.

La seule différence qui existe entre les abcès métastatiques et les pyohémiques est insignifiante. La forme pyohémique est habituellement plus grave, parce qu'elle survient chez des individus plus affaiblis et qu'elle s'accompagne plus souvent de symptômes hectiques. Le cas le plus typique que j'aie vu est celui d'un homme qui présentait comme phénomène remarquable une poussée fébrile nocturne très forte, accompagnée de sueurs profuses. Il n'y avait pas d'ictère. Le foie était hypertrophié, très sensible à la pression, surtout dans le voisinage de la vésicule biliaire. La mort arriva lentement, et, à l'autopsie, on trouva un certain nombre de petits abcès et une masse agglutinée de consistance ferme, occupant la place du cholédoque, qui était en état de suppuration en raison (ainsi qu'on le supposa) de l'irritation produite par l'enclavement d'un calcul biliaire qui l'avait ulcéré et s'était frayé un chemin jusque dans l'intestin.

Comme on ne sait pas très bien pourquoi le pus détermine des abcès secondaires du foie, je vais citer quelques passages d'un travail de M. Cheyne sur la blennorrhagie (2). « L'extrême contagion de la maladie, l'existence d'une période d'incubation distincte, le développement rapide de l'inflammation partant d'un point donné, tout confirme l'idée d'une origine parasitaire. Partant de cette idée, j'ai fait, en 1879, un certain nombre d'inoculations de pus blennorrhagique, dans des vases contenant une infusion de viande et dans d'autres renfermant une infusion de concombres. J'observai une multiplication énorme de micrococcus avec quelques bactéries, ce qui prouvait que ces micro-organismes se trouvaient dans le pus blennorrhagique. » Les circonstances ne lui permirent pas de poursuivre ses recherches. Dans le même temps, Neisser démontra l'existence du gonococcus de la blennorrhagie.

---

(1) *Pathological Society's Transactions*, t. XVIII, p. 145.

(2) *British medical journal*, 24 juillet 1880.

Koch a, de même, trouvé le microbe de l'érysipèle.

Ces recherches conduisent à cette conclusion que la production d'abcès multiples secondaires peut être due à la propagation et au développement de micro-organismes, et non aux globules de pus eux-mêmes. C'est, du reste, ce qui m'a engagé à m'étendre aussi longuement au sujet des germicides dans un chapitre précédent.

Les abcès du foie, dits tropicaux, sont-ils dus spécialement à la dysenterie?

Cette question n'est pas encore résolue. Les uns regardent la dysenterie et les abcès comme étant cause et effets ; d'autres soutiennent que les deux états pathologiques sont souvent associés simplement parce qu'ils sont produits par les mêmes causes. Cependant, je crois que l'étude attentive des observations qui précèdent permettra de résoudre la question. Car, si l'existence du pus dans les voies digestives et urinaires suffit à déterminer une série d'abcès secondaires dans le foie, la plèvre, les poumons et la région iliaque chez des individus qui, autrement, pourraient être considérés comme sains, habitant des climats tempérés et non habitués à un régime alimentaire surabondant, comment peut-on s'étonner qu'une quantité de pus, même minime, dans l'intestin, dans le cas d'ulcération dysentérique, pourrait être suffisante pour amener la formation d'abcès du foie chez des individus habitant les pays chauds, dont la constitution est affaiblie par la malaria, le foie surmené par des excès alimentaires, vivant sous une température anormalement élevée qui favorise toutes les formes de congestion et d'inflammation du foie.

Finlagson (1) prétend que les abcès du foie, au lieu d'être les effets de la dysenterie, en sont la cause; mais, malheureusement, il ne donne aucun fait à l'appui de sa théorie.

Sir Joseph Fayrer (2) reproduit une statistique de 1,532 cas de dysenterie : 295 seulement furent suivis d'abcès du foie, soit 18 pour 100. Moore ajoute que, si la théorie était vraie, comment pourrait-il arriver que 82 pour 100 des cas de dysenterie surviennent sans complication hépatique.

Dans un très beau travail sur ce sujet, Bristowe (3) conclut que les abcès du foie ne peuvent être considérés comme la consé-

---

(1) *Glasgow medical journal*, févr. 1873.

(2) *Lancet*, 14 mai 1874.

(3) *Pathological Society's Transactions*, t. IX, p. 241 et 273.

quence d'ulcérations intestinales, pas plus que la dysenterie ne peut être regardée comme le résultat d'une affection hépatique, mais qu'une cause générale commune peut provoquer chez l'un un abcès du foie, chez un autre de la dysenterie, chez un troisième les deux à la fois. Bien que je sois tout à fait opposé à la première de ces opinions, j'adhère cependant aux deux dernières.

Je ne veux donc pas terminer cette étude sans poser des conclusions.

Les abcès du foie, survenant chez les Européens qui habitent les pays chauds, à la suite de la dysenterie ou de toute autre maladie, ont exactement la même pathologie que ceux des habitants des zones tempérées. Il n'en diffèrent qu'en ce qu'ils sont plus communs et peut être aussi plus graves chez ceux qui ont vécu dans les pays chauds. Ces différences proviennent uniquement du genre de vie des malades, ainsi que de la température ambiante, qui favorise l'éclosion de formes graves de congestions et d'inflammations du foie, de même que les abcès de cet organe.

Les abcès, dits idiopathiques, ne sont, dans la majorité des cas, qu'une forme d'abcès métastatiques dont on ne peut reconnaître l'origine, la cause ayant pu être une dysenterie ou toute forme de suppuration intestinale d'origine paludéenne ou autre, car l'hypertrophie du foie et celle de la rate sont les conséquences très fréquentes du poison paludéen.

Traitement des abcès hépatiques.

Le traitement des abcès du foie, quelle qu'en soit la nature, en ce qui concerne la suppuration locale, est toujours le même. Mais le traitement général varie selon la cause de la suppuration. Malheureusement, nous ne pouvons guère que soulager les souffrances du malade, car, lorsqu'une collection de pus s'est formée dans le foie, les états pathologiques dont elle dépend sont, en général, impossibles à combattre. Cependant, quoique la guérison soit dans la majorité des cas très problématique, nous ne devons cependant pas rester inactifs, car, même dans les cas les plus graves, il ne faut jamais perdre espoir, et nous devons toujours chercher à reculer, le plus possible, le délai fatal.

Pour un sujet aussi vaste que celui des abcès du foie, qui embrasse des phases si nombreuses et si variées, il est impossible de présenter un tableau résumé de tous les modes de traitement. Je vais donc me borner à tracer les grandes lignes que j'ai l'habitude de suivre.

1° Lorsqu'on est appelé de bonne heure près du malade, c'est-à-dire quand la suppuration est menaçante, mais non encore formée, il faut essayer d'arrêter les progrès de la maladie par des applications de sangsues, de ventouses, de glace, au niveau du point le plus douloureux. La réfrigération doit être poursuivie, non seulement jusqu'à ce que les parties sous-jacentes soient congelées et tout à fait dures, mais jusqu'à ce que la vésication de la peau se soit produite. Alors, et alors seulement, le froid s'est communiqué aux tissus profonds du foie, assez intense pour faire, la plupart du temps, avorter le processus de suppuration;

2° Dans la période de début, éviter les fomentations chaudes et les cataplasmes, car ils favorisent, au lieu de retarder, la formation du pus;

3° Administrer un purgatif mercuriel énergique.

Prescrire le repos absolu du corps et de l'esprit.

Mettre le malade à la diète.

Ventiler la chambre d'une façon convenable et veiller à ce que la température ne dépasse pas 16°;

4° Prescrire des germicides sous forme de quinine, d'acides salicylique, phénique ou minéraux. Exclure les calalins, sous quelque forme que ce soit, car ils favorisent au lieu de prévenir le développement des germes ainsi que la suppuration;

5° Quand on ne voit le malade que lorsque le pus est formé, les chances de guérison sont faibles, car il n'existe pas d'agent thérapeutique capable de provoquer la résorption du pus. Tout ce qu'on peut faire, c'est d'essayer l'application de liniment iodé, de vésicatoires ou de cataplasmes sinapisés;

6° L'évacuation artificielle du pus est, selon moi, le seul moyen d'en débarrasser l'économie; je vais donc m'étendre un peu sur ce sujet.

Je ferai tout d'abord remarquer que ce n'est pas toujours chose facile, car, même après avoir diagnostiqué la présence du pus, son siège exact peut encore être très douteux. Nous avons heureusement à notre disposition l'aiguille exploratrice, qu'on peut employer impunément cinq ou six fois en quelques minutes. Cameron (1) a montré qu'on pouvait ponctionner le foie avec un trocart ordinaire sans le moindre danger; le seul inconvénient qui en résulte, quand cette opération a été répétée souvent, c'est une légère irritation locale, disparaissant après l'application de quelques sangsues, et encore cela est-il très rare. Dans les cas où l'on est passé à côté de l'abcès, il est très difficile de trouver, à l'autopsie, les traces du trocart, il n'y a pas le moindre signe d'irritation locale ni d'épanchement d'aucune sorte.

---

(1) *Lancet*, 6 et 13 juin, et 8 août 1863.

Quand le cas paraît très douteux, et que l'on soupçonne qu'il faudra faire plus de deux ponctions exploratrices, il sera bon d'employer un anesthésique.

Il faut ensuite déterminer le point où l'on fera la première ponction. On choisira l'endroit où la voussure est le plus marquée, peu importe que ce soit dans la région épigastrique, ou dorsale, ou latérale. Parfois, quand l'abcès est situé près du bord du lobe droit, on ne perçoit qu'un effacement peu distinct de l'espace intercostal. C'est, heureusement, le point le moins dangereux; aussi peut-on y introduire un long trocart sans crainte. D'autre part, quand cette voussure peu distincte se trouve en avant, dans le voisinage de la vésicule biliaire, on peut redouter de perforer cet organe. Mais les conséquences en sont peu graves, et nous verrons que l'issue de la bile dans la cavité péritonéale n'est pas dangereuse.

Quelquefois la ponction est suivie de mort, même quand elle a été faite selon les règles de l'art. Habituellement, cela est dû à ce que l'on a trop tardé à la pratiquer et qu'alors le malade est devenu faible et cachectique.

Chez les malades affaiblis, il faut se servir de l'aspirateur au lieu du trocart; car le premier ne provoque pas ce léger trouble général qui suit quelquefois l'évacuation du pus d'un abcès du foie chez les individus de mauvaise constitution. Quelques médecins se servent de même de l'aiguille exploratrice qu'ils fixent à l'aspirateur.

Dans aucun cas je ne voudrais recommander le procédé de Bégin et Récamier, de tenter l'ouverture de l'abcès au bistouri, et je ne conseillerais pas non plus l'usage d'un gros trocart, même quand l'abcès fait saillie, car on peut obtenir les mêmes avantages avec un petit trocart (assez gros cependant pour laisser passer les flocons de pus), et cela avec bien moins d'inconvénient et de danger.

Après avoir évacué le pus d'un abcès hépatique, il faut adminis, trer une dose hypnotique de bromure d'ammonium ou de chloral. laisser le malade en repos et lui recommander de se coucher sur le côté où on a fait la ponction, car le pus s'écoule souvent de lui-même par la plaie au bout de quelques jours.

Quand bien même on a ouvert un abcès du foie sans qu'il en résultât de dangers, ce n'est pas toujours une raison pour que l'évacuation en amène la guérison. Flint (1) a cité un cas où, après une incision de ce genre, l'abcès s'ouvrit néanmoins ensuite dans l'estomac et le malade mourut d'inanition.

Même quand l'évacuation du pus s'est faite d'une façon heu-

(1) *Practice of medicine*, 4e édit., p. 551.

reuse, la convalescence doit toujours être longue. Quatre, huit et même douze semaines s'écoulent souvent avant que le malade puisse quitter le lit et se promener dans sa chambre. Cela tient à ce que les fonctions du foie sont toujours lentes à reprendre leur cours.

Comme ce ne sont que les formes idiopathiques et traumatiques qui peuvent être regardées comme des affections locales, c'est seulement pour elles que l'évacuation s'accompagnera de bons effets. En tous cas, il faudra toujours y avoir recours de bonne heure, car, même quand elle n'est que palliative, il ne faut cependant pas y renoncer. Je veux dire par là qu'il ne faut pas attendre que les forces soient épuisées par une suppuration prolongée.

Ce qui explique que l'évacuation des abcès pyohémiques est inutile, c'est que l'évacuation d'un seul foyer ne peut débarrasser l'économie du pus qu'elle renferme dans divers organes.

Quand on ne peut conseiller l'évacuation d'un abcès du foie, soit parce qu'on n'en connaît pas le siège, soit parce que la nature de l'abcès ou l'état du malade est une contre-indication, on doit chercher à amener le pus à l'extérieur ou dans le canal digestif. On ne peut malheureusement l'influencer dans ce sens, mais on peut favoriser et accélérer l'issue du pus dans la voie qu'il s'est frayée. On recommandera d'abord les cataplasmes, les fomentations d'eau chaude, les liniments térébenthinés aussi chauds que le malade peut les supporter; appliqués directement sur le siège de la douleur, ce sont les meilleurs topiques pour hâter l'ouverture d'un abcès. Mais, comme cela demande du temps, et qu'alors chaque jour les forces du malade diminuent de plus en plus, et avec elles ses chances de guérison, il faut prescrire un traitement général tonique sans alcool.

La température de la chambre devra être un peu plus élevée, de 18° à 20°; on se guidera, du reste, pour cela sur le plus ou moins de bien-être qu'en éprouve le malade.

On favorisera le sommeil par des hypnotiques, tels que le chloral, le bromure d'ammonium, etc., en excluant les opiacés.

Comme régime alimentaire, on donnera du lait, des œufs, des potages, et pas d'aliments solides, excepté du poisson blanc : sole, turbot, morue, etc. Pas de maquereau, d'anguille, de saumon, de homards, de crabes. En somme, rien qui puisse fatiguer les fonctions digestives.

Comme boissons, aucun alcool, à moins qu'il n'y ait une indication spéciale. Pas de porto ni autres vins alcooliques. Bordeaux, tokay, vin de la Moselle. Boissons gazeuses, modérément, c'est-à-dire peu chaque fois, mais on peut en faire prendre un verre de temps en temps. On donnera aussi du bon champagne.

CHAPITRE XVIII

DU CANCER DU FOIE

On lit généralement dans les traités didactiques que le foie peut être affecté des six formes de cancer suivantes : encéphaloïde, mélanique, fongus hématode, épithélioma, sarcome, squirrhe. Cependant, en parcourant la littérature médicale, j'ai vu que toutes les formes de cancer pouvaient s'observer dans le foie, même les plus rares, telle que la variété colloïde, que j'y ai rencontrée trois fois. Dans un de ces cas, observé par Vanderbyl (1), on trouva 40 petits calculs dans la vésicule; il n'est pas impossible que l'irritation causée par leur présence ait pu provoquer la formation de dépôts cancéreux sur le péritoine qui tapissait la vésicule.

Cependant, je ne voudrais pas dire que les calculs ont été la cause de l'affection cancéreuse. Dans le troisième cas (2), rapporté par Georges Lawson, il s'agissait d'une propagation secondaire ayant son origine dans l'S iliaque du côlon.

Tout en reconnaissant que le foie peut être atteint par toutes les variétés de cancer, je dois cependant protester contre cette tendance qui existe à décrire comme cancéreuses des tumeurs qui n'ont aucun caractère malin. Tout ce qui est épaississement de tissu, excroissance ou dégénérescence, est baptisé cancer.

Cela est excusable jusqu'à un certain point, car il n'existe pas de modifications de tissu du foie sur lesquelles on ait des notions aussi confuses que celle auxquelles on croit devoir appliquer le terme de cancer. Chacun sait, par exemple, que ce nom générique est donné de la façon la plus large à des néo-formations et à des dégénérescences qui ne présentent aucune analogie entre elles. Ainsi, personne n'ignore qu'on donne le nom de cancer aux formes les plus dissemblables de végétations et de dégénérescences qui ne présentent pas trace de similitude, aussi bien au point de vue micrographique et chimique que clinique. Les unes ayant un

(1) *Pathological Society*, 1858.

(2) *Clinical Society's Transactions*, t. XIII.

développement lent, une consistance solide et ne donnant lieu à aucun trouble général. Les autres, au contraire, ayant un développement rapide, une consistance molle, et déterminant un retentissement général marqué.

Une autre cause d'erreur provient de cette idée fausse que toutes les néo-formations et les dégénérescences de tissus, qui amènent inévitablement une terminaison fatale, « doivent forcément être des cancers. »

Pour moi, le terme de cancer, non seulement appliqué au foie, mais aussi bien à tout autre organe, devrait être donné seulement à ces formes de néo-formation de tissu qui ont une origine constitutionnelle et non simplement locale, ainsi qu'en témoigne leur tendance à affecter les glandes, à infiltrer les tissus voisins et à produire la cachexie dite cancéreuse. Ainsi, d'après ma manière de voir, une tumeur cancéreuse du foie est une production anormale constitutionnelle, complètement distincte et différente, dans ses caractères pathologiques et sa signification clinique, d'une simple tumeur du foie, qui peut néanmoins être mortelle. Le foie est, en effet, souvent le siège de tumeurs bénignes qui, par leur situation ou leur volume, sont nécessairement fatales. Mais aucune d'elles ne donne lieu à ce qu'on appelle la cachexie cancéreuse, et c'est uniqeument à ces formes de tumeurs qui la produisent que l'on doit donner le nom de cancer.

Pour faciliter la compréhension de ce sujet, je vais développer mes opinions qui, je l'espère, aideront beaucoup à l'interprétation des cas obscurs que l'on rencontre en clinique.

1° Quand il existe un état pathologique du foie, aucun élément histologique nouveau n'est créé, aucune fonction nouvelle n'est développée, mais les tissus sont seulement modifiés ou déplacés, et leurs fonctions normales troublées.

2° Les tumeurs du foie, comme toutes les autres, du reste, se développent dans le sens de la moindre résistance. Quand la tumeur n'est exposée à aucune pression, la forme est globuleuse, comme c'est le cas lorsqu'elle se projette dans la cavité péritonéale.

3° Toutes les tumeurs du foie peuvent être altérées dans leur structure et dans le cours de leur développement. Une tumeur fibreuse peut devenir molle, cystique, cancéreuse ou calcifiée. Un squirrhe dur et bénin peut subir la dégénérescence graisseuse ou se transformer graduellement en un encéphaloïde mou.

Souvent, en examinant des cas d'affection maligne du foie, j'ai été frappé de la tendance marquée que présentaient les tumeurs encéphaloïdes à se ramollir à leur centre, qui devenait liquide, crémeux, et prenait tout à fait les caractères d'un kyste. Parfois la cavité de ce kyste paraissait divisée en sections par des cloisons fibreuses donnant à la tumeur un aspect multiloculaire. Quand il existe plusieurs tumeurs dans le même foie, celles-ci, selon la phase du processus dégénératif, traversent différentes périodes de ramollissement graduel.

4° Les tumeurs bénignes du foie n'ont aucune tendance à infiltrer les tissus voisins ni à affecter les glandes.

5° Dans le véritable squirrhe, qui est une forme bénigne de tumeur, les glandes ne sont pas atteintes, il n'y a pas d'infiltration de tissu, ni de cachexie cancéreuse.

6° Toutes les variétés de tumeur du foie ont une tendance à empiéter les unes sur les autres. Les traits caractéristiques de chacune deviennent de moins en moins nets, jusqu'à ce qu'enfin les bénignes paraissent presque identiques avec les malignes.

7° Les tumeurs malignes du foie affectent les glandes, infiltrent les tissus voisins et produisent la cachexie cancéreuse.

8° Dans le cours de toute affection hépatique la malignité se manifestera par la cachexie cancéreuse.

9° A l'autopsie, on doit reconnaître facilement les tumeurs vraiment malignes, car elles présentent des caractères macroscopiques et microscopiques très nets.

Autrefois, tout le monde croyait à l'existence de la cellule cancéreuse, puis celle-ci tomba en défaveur et on en récusa la réalité. Quant à moi, j'affirme l'existence d'une véritable forme spécifique de cellule cancéreuse, qu'un œil exercé saura toujours découvrir. La figure ci-dessous, que j'extrais de mes *Histological Demonstrations*, montre d'une manière exacte les variétés de cellules dont la présence sert à diagnostiquer une tumeur maligne.

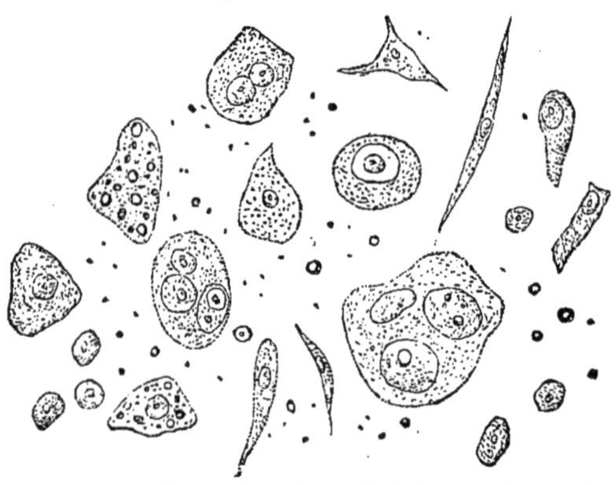

Fig. 11. — Cancer du foie. — Cellules cancéreuses de l'encéphaloïde avec granules browniens.

Il existe beaucoup de cellules bénignes qui ressemblent aux précédentes, mais on n'en rencontre pas une seule qui leur soit identique, en dehors des cas de cancer, c'est-à-dire de maladies entraînant la véritable cachexie.

J'insiste là-dessus, car je ne voudrais pas que l'on interprétât mal ma pensée. Ces cellules n'ont aucune espèce de rapport avec celles que l'on a nommées à tort « cellules cancéreuses », pas plus qu'avec les éléments pathologiques du squirrhe, qui sont toujours si faussement interprétés, car, pour moi, cette tumeur n'a pas plus de droit à être appelée un cancer qu'un adénome ou un lipome. Cette opinion peut être prouvée par l'expérimentation, par le microscope et par la clinique. Ainsi, si l'on inocule des cellules ou du liquide d'encéphaloïde, on reproduit le cancer ; si l'on fait de même avec le squirrhe, on obtient un résultat négatif.

Langenbeck et Lebert ont trouvé des tumeurs cancéreuses chez les animaux inoculés avec des cellules et du liquide cancéreux. Cela se comprend facilement, car on a rapporté récemment des cas qui prouvent d'une façon remarquable comment les germes cancéreux peuvent être transmis, d'une façon inconnue, d'un organe à un autre, sans que ceux-ci aient aucun rapport l'un avec l'autre ni aucune similitude de tissu ou de fonction. Ainsi, on a retrouvé dans le poumon des dépôts cancéreux secondaires dont l'origine était un encéphaloïde du rein. De même, des tumeurs encéphaloïdes des lèvres et du sein vont affecter des ganglions très éloignés.

Le seul contact d'une tumeur cancéreuse d'un organe avec la surface d'un autre suffit, dans certains cas, à propager la maladie. Car, on trouve parfois des encéphaloïdes du foie s'étendant au mésentère avec lequel ils sont en contact, montrant ainsi que, lorsque la constitution est saturée par la cachexie cancéreuse, la transsudation de liquides morbides dans un tissu sain avec lequel ils sont en contact suffit pour amener le développement de tumeurs malignes. Personne ne peut, au contraire, fournir un exemple de squirrhe qui se soit propagé par contact ou autrement.

J'ai fait des expériences au sujet de l'inoculabilité du squirrhe, dont les résultats font exclure cette affection de toutes celles à caractère malin. Je voulais essayer de communiquer un squirrhe d'une mamelle à l'autre en mettant en contact une surface squirrheuse de 5 centimètres de diamètre avec une autre surface de mamelle saine, également dénudée. Le contact dura trente minutes ; et, au bout de ce temps, les deux mamelles étaient agglutinées l'une à l'autre par l'exsudation provenant de leurs surfaces à vif, mais il n'y avait pas trace de reproduction squirrheuse. L'animal fut gardé pendant un an en observation. J'ai souvent injecté des râclures de squirrhe dans les veines et sous la peau de chiens bien portants, sans résultat.

En ce qui regarde les éléments histologiques du squirrhe, ils n'ont aucune ressemblance avec ceux du cancer véritable. Ce sont des fibres-cellules fusiformes sans gros noyau ni granules browniens.

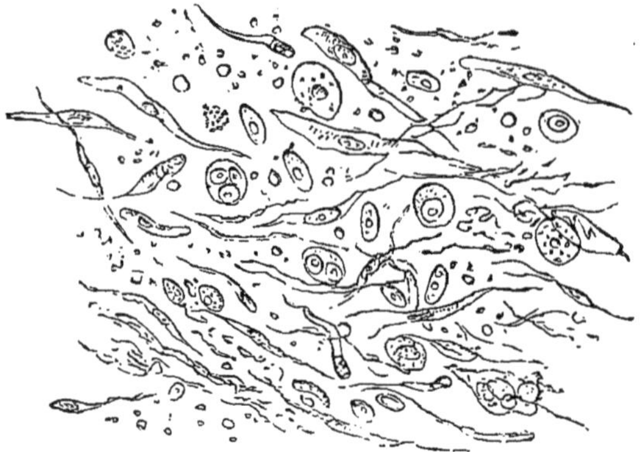

FIG. 12. — Cellules de squirrhe provenant d'un cancer du sein.

Pour décider de la malignité d'une tumeur du foie, il faudra que l'on constate les caractères suivants :

a. La tumeur sécrète un suc laiteux qui, au microscope, contient un grand nombre de grandes cellules nucléées granuleuses, de formes diverses.

b. La tumeur n'a pas de limites bien définies, mais se confond graduellement avec les tissus voisins.

c. Elle est généralement molle et pulpeuse.

d. Les ganglions sont toujours affectés quand la maladie existe depuis quelque temps.

e. Il existe de la cachexie cancéreuse.

Enfin, l'affection à laquelle je réserve le nom de cancer est générale et non locale. Ses manifestations locales ressemblent exactement aux manifestations locales de la variole, de la fièvre jaune et de toutes les maladies microbiennes, parmi lesquelles je range le cancer. Aussi, comme l'économie entière est viciée, je considère comme utile d'exciser une tumeur cancéreuse localisée. L'opération accélère la terminaison fatale au lieu de la retarder.

Il faut se souvenir que l'on rencontre dans le foie les formes les plus étranges de métamorphoses de tissu. Ainsi, une simple dégénérescence inflammatoire peut se changer en une tumeur squirrheuse dure, qui, à son tour, deviendra un encéphaloïde mou. Il y a peu d'exceptions à cette loi générale des métamorphoses de développement. Cependant, il en existe une heureusement, c'est que, quand les germes de l'encéphaloïde meurent, il se fait une calcification spontanée, comme cela arrive pour les trichines, les hydatides, etc.

Les statistiques hospitalières montrent que le foie vient après l'utérus au point de vue de la tendance qu'il présente à être affecté de cancer.

Etiologie du cancer du foie.

C'est un sujet très important au point de vue du diagnostic et du traitement, car, lorsqu'on connaît quelles sont les causes qui peuvent favoriser le développement de l'affection, il sera non seulement plus facile d'en faire le diagnostic, mais aussi d'instituer le traitement, surtout dans les cas obscurs.

Parmi les causes prédisposantes, l'hérédité est la plus commune. Pour la déceler, il n'est nullement nécessaire d'établir que les parents ont été atteints par la maladie, il suffit de savoir que des collatéraux ont eu une affection maligne en un point quelconque du corps, cerveau, utérus, estomac, etc. Peu importe le siège; ce qui est essentiel, c'est de savoir que l'affection a existé, car la plupart du temps, si la maladie apparaît en un point plutôt qu'en un autre, c'est le résultat d'un simple accident. Ainsi, un coup sur le sein peut amener une localisation du cancer dans cet organe, tandis qu'un coup sur le foie en provoquera l'apparition sur la glande hépatique chez un autre membre de la même famille.

Il ne faut pas oublier que l'hérédité cancéreuse peut sauter plusieurs générations.

Il est à remarquer aussi que le cancer semble commun dans les familles tuberculeuses. Souvent, des parents tuberculeux donnent naissance à des enfants cancéreux, et, à ce sujet, je rappellerai, à propos de la prédominance des granulations browniennes dans les cancers mélaniques et encéphaloïdes, qu'on a signalé la présence, non seulement de ces granulations, mais aussi des vibrions, qui représentent une période de développement plus élevée, dans les crachats des phtisiques.

Chez les individus prédisposés, il suffit d'une cause insignifiante pour provoquer l'apparition du cancer du foie. Très souvent, les malades attribuent l'affection à un traumatisme éprouvé par le foie. Plus je réfléchis à cela et plus je suis convaincu que le simple traumatisme ou la simple irritation, soit des nerfs, soit des tissus du foie, est une des causes efficientes les plus fréquentes.

Je crois que tous les chirurgiens sont d'accord pour admettre que les traumatismes de la mamelle sont les causes communes du cancer du sein. Du reste, à l'appui de mon opinion, je vais rapporter une observation de Pye Smith (1), qui est typique.

(1) *Pathological Society's Transactions*, t. XXV.

Observation. — Un enfant de la campagne, bien portant, âgé de 12 ans, fit une chute sur le côté ; trois mois après, on remarqua un gonflement qui augmenta graduellement et devint douloureux, avec fièvre et émission d'urine couleur café. Il mourut dix-sept mois après sa chûte. A l'autopsie, on trouva des masses cancéreuses de tissu jaune mou, circonscrites, limitées au lobe droit.

J'ai déjà parlé des cas où le cancer du foie apparaît à la suite de l'irritation causée dans les organes digestifs par l'opération de la gastro-entérostomie, ainsi que de ceux qui se développent par suite de la présence de calculs biliaires. Je renvoie, pour plus de détails, au chapitre du cancer des voies biliaires. Ewart (1) a rapporté un cas qui semble prouver qu'une simple hépatite a suffi à provoquer le développement d'un cancer chez un individu prédisposé.

A propos des causes efficientes de cancer, je dirai que les microbes de cette affection, comme les autres microbes pathogènes, peuvent exister dans l'organisme à l'état latent pendant des années, et, à un moment donné, être doués d'une activité de développement subite, par suite d'une irritation locale insignifiante ou d'un trouble général.

J'appellerai l'attention sur ce fait que, tandis que le foie peut être le point de départ du cancer encéphaloïde mou, un autre organe peut, au même moment, être affecté d'un cancer dur. Et ce qui est encore plus curieux, c'est qu'il est possible que le cancer mou doive son origine aux effets irritants d'une tumeur dure préexistante. On sait, depuis longtemps, qu'on peut rencontrer dans le foie deux formes différentes de cancer en même temps, par exemple un mélanique et un encéphaloïde. Cela n'a rien d'extraordinaire, car la dégénérescence mélanique n'est souvent qu'une forme inférieure de pigmentation d'une tumeur encéphaloïde. Lorsqu'on se trouve en présence d'une tumeur squirrheuse dans un organe extérieur, il peut arriver qu'un cancer secondaire se développe dans le foie, qui ne possédera pas du tout les mêmes éléments morphologiques ou pathologiques.

Symptomatologie. — Avant d'énumérer les symptômes décrits dans tous les traités, je vais appeler l'attention sur quatre facteurs essentiels au point de vue du diagnostic des affections malignes du foie :

1° Les affections véritablement malignes du foie surviennent à toutes les périodes de la vie. Cranse (2) a rapporté le cas d'un

(1) *British medical Journal*, 18 sept. 1880.

(2) *Pathological Society's Transactions*, t. IX.

enfant de moins de cinq mois, qui avait une tumeur encéphaloïde du foie.

2° La plupart du temps, le cancer débute dans le lobe droit et y reste limité.

3° Dans tous les cas d'affections malignes du foie, il existe aux dernières périodes un état de cachexie plus ou moins marqué.

4° Le cancer du foie ne s'accompagne pas nécessairement d'ictère, je dirai même que c'est plutôt rare. Sur 100 cas, j'en ai noté 94 qui n'avaient pas présenté de teinte ictérique. Dans une statistique de Middlesex Hospital, Vanderbyl a trouvé deux cas d'ictère sur 27 cancers du foie.

La raison de cette rareté de l'ictère dans le cancer s'explique facilement, si l'on se souvient que, comme je l'ai montré précédemment, l'ictère ne peut survenir que lorsqu'il y a, soit une occlusion du canal cholédoque ou de l'hépatique, soit un arrêt total de sécrétion; or, il est rare que le cancer détermine une obstruction complète des canaux ou détruise tous les tissus sécrétoires.

Le premier symptôme, et celui sur lequel on insiste généralement dans les traités, est la douleur dans l'hypochondre droit et, certainement, elle existe toujours. Mais c'est un symptôme si commun dans les maladies du foie, qu'il est nécessaire de s'y appesantir un peu plus qu'on ne le fait habituellement. Bien souvent on la confond avec la douleur que cause la présence de calculs biliaires; elle s'en distingue en ce qu'elle n'est ni aiguë, ni paroxystique, et qu'elle est, en général, décrite par le malade comme une douleur sourde. Une forte pression l'augmente toujours et lui donne parfois un caractère aigu. Dans l'hépatite, au contraire, non seulement la douleur est plus aiguë, mais elle s'accompagne en même temps de fièvre. On la distinguera de la douleur de l'abcès en ce que celle-ci est toujours associée à des frissons et à de la fièvre hectique.

L'augmentation du volume du foie est un signe aussi important. Elle porte surtout sur la partie de l'organe affectée; il est rare que tout le foie soit atteint, car alors le malade succombe avant que la maladie ait pu évoluer. Cependant, il y a des exceptions à cette règle.

L'augmentation de volume du foie, bien qu'ayant une grande valeur dans la majorité des cas, est malheureusement inconstante, car on voit les formes même les plus graves de la maladie s'accompagner d'atrophie de l'organe, au lieu de son augmentation de volume.

Charles Hare a observé un foie cancéreux qui ne pesait que 600 grammes.

Fagge a vu un squirrhe du foie, où tout l'organe ne pesait que 1080 grammes.

Mouillot a présenté un foie dans lequel la cirrhose et le squirrhe existaient en même temps : l'aspect de l'organe semblait montrer que le squirrhe était survenu lorsque le cirrhose existait déjà.

A côté de cas où le foie est rétracté, il y en a d'autres où c'est le contraire.

Gordon (1) a rapporté une observation où le foie, au lieu de peser 1500 grammes, atteignait le poids de 11 k. 400.

On peut dire qu'en général les tumeurs cancéreuses du foie ont un début insidieux et une marche lente, ce qui permet au médecin d'éliminer l'idée d'une congestion active d'origine malariale ou autre, qui a habituellement un début brusque et une marche rapide.

L'augmentation de poids d'un foie cancéreux n'est généralement pas énorme, elle atteint de 1,800 à 2,700 grammes.

Un autre signe important est la nodulation de la face supérieure du foie. Je crois que l'on a attaché beaucoup trop d'importance à ce signe, car, non seulement il est absent, même dans les variétés encéphaloïde et colloïde, mais il arrive aussi de voir une nodulation très nette sans cancer. Cela s'observe, par exemple, dans les cas d'abcès multiples et d'hydatides, ce qui rend le diagnostic embarrassant, car elles sont souvent exactement de même volume et donnent à la main une sensation indistincte de fluctuation. Heureusement, dans ces cas, nous possédons le moyen de les différencier par la présence ou l'absence de la cachexie cancéreuse. Lorsqu'en effet on peut sentir des nodules cancéreux, l'économie est toujours tellement imprégnée par la maladie, que celle-ci trahit sa présence. Ici encore, la présence ou l'absence d'ictère est insignifiante, car il est aussi souvent absent dans les cas d'hydatides et d'abcès que dans ceux de cancer.

Le signe auquel j'attache la plus grande importance dans un cas douteux, c'est l'existence d'un état cachectique, même léger, car je le considère comme pathognomonique. Aussi, toutes les fois que je le découvre, surtout s'il y a des antécédents héréditaires, et en l'absence de preuves contraires, je considère l'augmentation de volume du foie comme de nature maligne.

Outre les signes que nous venons d'énumérer, il existe encore

---

(1) *Dublin quaterly journal*, novembre 1867.

un certain nombre de symptômes généraux qui peuvent venir en aide au diagnostic. Par exemple, les affections malignes s'accompagnent toujours de troubles digestifs et assimilatifs, la langue est chargée, il y a des nausées, de la flatulence, de l'atonie intestinale. Ces troubles peuvent affecter une forme inverse, et on peut voir de la diarrhée et même des vomissements comme symptômes capitaux, faisant soupçonner que le siège du cancer est l'estomac et non le foie. Ces phénomènes s'expliquent facilement, car l'estomac et le foie ont des relations de sympathie très accentuées, à ce point que le cancer de l'un s'accompagne souvent du cancer de l'autre. En général, on croit que le cancer hépatique est secondaire à celui de l'estomac ; certains auteurs disent même que cela arrive dans le tiers des cas.

L'âge est également un facteur important. Le cancer du foie est relativement rare avant 25 ans, et très commun de 40 à 60. Nous avons vu que l'enfance n'excluait pas la possibilité du cancer, qui est alors habituellement mou. West en a observé un cas chez un enfant de 8 mois.

Je terminerai en disant que, toutes les fois qu'une affection cancéreuse du foie est assez avancée pour qu'on en soupçonne l'existence, elle suit habituellement une marche rapide. Je ne parle pas des formes dures, auxquelles on applique le nom de cancer, qui ont toujours une marche lente, mais seulement de ces tumeurs molles qui, selon moi, méritent seules le nom de cancer.

Symptômes négatifs du cancer du foie.

a. L'ictère, ou même une légère teinte ictérique, est rare. Il s'observe environ une fois sur 17.

b. La fièvre n'existe jamais, en dehors des complications inflammatoires qui peuvent survenir.

c. L'acuité de la douleur est un symptôme rare, ou plutôt toujours absent.

d. La dilatation des veines superficielles de l'abdomen est rare, car il arrive rarement qu'une tumeur cancéreuse envahisse la veine cave ou le tronc de la veine porte.

e. L'ascite est également rare, pour le même motif, excepté aux dernières périodes de la maladie.

J'ai indiqué, au chapitre de la lithiase biliaire, les signes qui permettaient de faire le diagnostic avec le cancer. Je vais néanmoins rapporter une observation très instructive à cet égard.

Observation. — Le 3 mars 1869, je vis un homme qui, tout en étant fort, semblait être au bord de la tombe. Depuis plusieurs mois, sa santé s'était très affaiblie. Il éprouvait une sensation de gêne dans l'hypochondre droit, arrivant rarement jusqu'à une douleur vraie, avec malaise général, affaiblissement qui était arrivé au point qu'il était incapable d'un effort physique ou intellectuel. Le teint était sale, mais devint bientôt franchement ictérique; les selles étaient décolorées et l'urine très foncée. Un médecin appelé en consultation diagnostiqua un cancer du foie. Je le vis peu après et je trouvai le foie augmenté de volume, sensible, mais non très douloureux à la pression, excepté en un point correspondant à la vésicule biliaire. Il n'avait pas de prurit comme dans la lithiase biliaire, pas de cachexie cancéreuse comme dans les affections malignes, pas de fièvre comme dans les affections inflammatoires. D'autre part, la douleur excluait l'idée d'hydatides ou bien de dégénérescence graisseuse ou amyloïde.

Ce qui venait encore augmenter les difficultés du diagnostic, c'est que l'augmentation de volume du foie semblait être générale, ce qui se voit rarement, soit dans le cancer, soit dans les abcès ou les hydatides, affections dans lesquelles c'est, en général, le lobe droit seul qui est atteint. Ce cas ne paraissait pas non plus être dû à un enchâtonnement de calcul, pour les raisons suivantes : 1° la douleur était peu aiguë et s'était montrée graduellement; 2° il n'y avait pas de démangeaisons; 3° il existait une prostration intense; 4° l'amaigrissement allait en augmentant.

J'étais très perplexe au sujet du diagnostic. Le malade, qui était intelligent, me détaillait tous ses symptômes avec une clarté remarquable et m'énumérait les opinions des médecins qu'il avait vus. Tous étaient d'avis qu'il s'agissait d'un cancer, et l'absence de cachexie me faisait douter de l'exactitude de ce diagnostic. Je ne voulus pas donner mon opinion avant d'avoir examiné l'urine. Après avoir bien groupé dans mon esprit tous les symptômes positifs et négatifs, j'arrivai, par élimination, à admettre la possibilité de trois choses : un cas anormal soit de cancer, soit de calcul biliaire, soit de congestion hépatique chronique.

Je fis l'analyse de l'urine et je constatai deux faits importants : 1° elle contenait des acides biliaires, ce qui excluait l'idée d'une hépatite chronique et laissait le champ des hypothèses ouvert entre un cancer et un calcul biliaire; 2° elle renfermait un peu plus de la moitié de la quantité normale d'acide urique, ce qui excluait l'idée de cancer et était, au contraire, très en faveur d'un calcul biliaire. Me basant sur ce principe qu'en présence de données contradictoires il fallait accepter celle qui présentait le moins d'objections, j'admis donc cette dernière, attribuant tous les signes anormaux au trajet erratique d'un calcul ou d'un fragment de bile épaissie.

Je cherchai alors à élucider la question d'antécédents bilieux que j'arrivai à pouvoir reconstituer, et je pus alors affirmer qu'il ne s'agissait nullement d'une maladie mortelle, mais d'une affection parfaitement curable. J'instituai donc un traitement en conséquence. Au bout de six mois, il était relativement bien portant et, depuis cette époque, treize ans se sont écoulés et il a continué à se très bien porter.

En raison de la difficulté de diagnostic que présente le cancer du foie, je vais présenter, sous une forme synoptique, quelques remarques qui auront leur utilité.

Remarques sur le diagnostic du cancer du foie.

1° Les trois quarts des cancers du foie sont secondaires. Par conséquent, si l'on sait que cette affection existe dans un autre organe, on sera de suite éclairé sur la nature réelle de la maladie de foie. On n'oubliera pas que des cancers de différentes formes peuvent exister en même temps chez le même malade.

2° Quand on ne peut déterminer la nature d'une tumeur coexistante, le cachexie et l'hypertrophie des ganglions en indiquent la nature maligne.

3° Quand la palpation décèle des nodules à la surface du foie, c'est une présomption d'encéphaloïde, ou quelquefois de colloïde.

4° Si la marche de la maladie est rapide, on peut diagnostiquer presque à coup sûr un encéphaloïde, car c'est la forme de cancer hépatique qui marche le plus rapidement.

5° Si une tumeur a une marche lente, si sa surface n'est pas nodulée, si elle est dure, résistante à la pression et peu douloureuse, c'est probablement une forme bénigne.

6° Le cancer primitif du foie est souvent un encéphaloïde.

7° Quand une tumeur pulpeuse, non fluctuante, fait saillie et peut être sentie comme provenant du foie, et qu'il existe des symptômes de cancer, sans cachexie, il s'agit probablement d'un fongus hématode.

8° En cas de doute, il est sage de diagnostiquer un encéphaloïde, car, comme c'est la forme qui affecte le foie de beaucoup le plus souvent, on aura plus de chance de ne pas commettre d'erreur.

9° L'augmentation de volume et autres troubles du foie, provenant d'hydatides multiloculaires ou d'une dégénérescence graisseuse ou cireuse, ont été souvent confondus avec le cancer. Mais si l'on a bien présents à l'esprit les signes précédents, et si l'on se souvient que ces dernières affections sont indolentes, on arrivera à éviter la confusion.

10° Il ne faut pas oublier que la maladie est souvent précédée et causée par les calculs biliaires, par un coup ou par une hépatite chronique; l'existence antérieure d'un ictère temporaire, avec coliques hépatiques, ne peut être considérée comme ne se rattachant pas à un cancer que quand il n'y a pas de cachexie.

11° Dans les cas de cancer consécutif à un enchâtonnement calculeux, le foie, d'abord gros, se rétracte ensuite et l'ictère est très marqué.

12° Quand le cancer apparaît dans un foie atrophié, l'ictère est très intense, mais je n'ai jamais observé de cas où un cancer fût accompagné d'ictère marqué et de douleurs paroxystiques. Je désire appeler l'attention sur cette remarque, car bien souvent j'ai vu des erreurs de diagnostic dues à l'ignorance de ce fait, et même des interprétations fausses de l'état pathologique existant avoir lieu à l'autopsie. Je considère cela comme tellement important que je vais relater un cas où les parties enflammées avaient formé une agglutination autour d'une perforation cicatrisée causée par un calcul, et qui ont été décrites comme étant un squirrhe.

Observation. — Un homme âgé de 50 ans était très ictérique, les selles étaient décolorées et l'urine chargée de bile. Il éprouvait une douleur aiguë avec des nausées et des frissons. Je diagnostiquai donc un ictère par obstruction, dû à un enclavement de calcul dans le cholédoque. Quelque temps après, j'appris qu'il était mort de cancer.

J'écrivis donc au médecin pour lui exprimer mes doutes au sujet du diagnostic, me fondant sur :

a. ce qu'il n'y avait pas trace de cachexie ;

b. ce que les symptômes d'enclavement calculeux étaient très nets;

c. l'existence d'un ictère très marqué.

Cette réunion de faits indique que toutes les tumeurs et dégénérescences de tissu, qui donnent lieu à une terminaison fatale, ne sont pas de nature maligne.

Le médecin me répondit ce qui suit.

« L'ictère avait entièrement disparu. Le foie avait diminué de volume au point qu'on pouvait le sentir seulement à 25 millimètres au-dessous des côtes. La vésicule biliaire, qui avait été si saillante, était imperceptible au toucher. Le malade fut pendant sept mois dans cet excellent état de santé. Puis, les symptômes précédents reparurent tout d'un coup avec frissons, vomissements, prostration, ictère. Pendant les trois premières semaines la bile parut à peu près six fois dans les selles; depuis, il n'y en eut plus trace. Le foie augmenta de volume au point de ne descendre qu'à un travers de doigt de l'ombilic. La vésicule devint aussi saillante et dure qu'au début. Pas de nodule à la surface du foie. Il s'affaissa lentement et mourut. A l'autopsie, on trouva la vésicule et les canaux biliaires très distendus et adhérant aux tissus voisins ; les parois de la vésicule étaient très épaissies et foncées. Le cholédoque était tordu sur lui-même. En ouvrant la vésicule, il en sortit une grande quantité de liquide purulent. Je passai mon doigt dans le canal et je fus surpris de n'y pas trouver de calcul ; il existait une rétraction de ses parois très épaisse qui en obstruait le calibre à 12 millimètres de son embouchure. La surface du foie était parsemée d'une douzaine de petits nodules, les uns comme des billes, les autres comme de petites mandarines. A la section, ceux-ci présentaient l'aspect du cancer médullaire. Foie muscade, et la bile était transformée en liquide purulent semblable à celui de la vésicule. »

Comme on le voit, les détails de l'autopsie sont très clairs.

a. La cause de la mort du malade a été l'occlusion du cholédoque.

b. L'occlusion a été le résultat de l'inflammation provoquée par un calcul qui avait causé une perforation et avait été évacué par l'intestin, sans qu'on y prit garde. La masse agglutinée n'était pas un squirrhe, mais du tissu cicatriciel rétracté au niveau et autour du siège de la perforation.

c. Les saillies de la surface du foie, qu'on prit pour du cancer médullaire, étaient, selon toute probabilité, les extrémités des canaux biliaires dilatées, comme cela se voit souvent dans le cas d'ictère permanent résultant d'un rétrécissement du cholédoque.

d. Deux choses excluent la probabilité du cancer comme cause de l'ictère : 1° la présence de frissons et de douleurs aiguës ; 2° leur disparition pendant plus de sept mois, puis leur réapparition et leur continuité jusqu'à la mort du malade. Ce n'est pas du tout l'allure d'un ictère dû à un cancer, mais bien à une perforation et à une occlusion consécutive permanente du cholédoque.

e. L'état de la vésicule, la torsion du cholédoque, sa rétraction indiquent bien la marche d'un calcul se frayant un chemin dans l'intestin par ulcération.

f. Tant que la fistule intestinale est restée perméable, c'est-à-dire après l'expulsion du calcul, la santé s'est améliorée, l'ictère a disparu, pour reparaître lorsque la cicatrisation de la fistule a été complète.

Bien souvent, on prend pour un cancer du foie des concrétions biliaires enchâtonnées d'une façon chronique. Il existe, en effet, des symptômes communs, tels que douleurs, vomissements, ictère, prostration, émaciation. Souvent, la seule façon de faire la distinction c'est de se rappeler que dans le cas de concrétions biliaires les symptômes se manifestent très vite, tandis que dans le cas de cancer ils sont lents à se développer.

Par exemple, dans un cas d'enclavement calculeux :

a. L'ictère apparaît environ 70 heures après le début de la douleur.

b. La décoloration des selles et la teinte foncée de l'urine sont également rapides dans leur apparition.

c. La douleur est non seulement aiguë, mais s'accompagne dans la majorité des cas de frissons et de vomissements.

d. Les vomissements surviennent rarement sans être accompagnés de douleurs paroxystiques. Dans le cancer, la douleur n'est jamais paroxystique.

e. Les antécédents de coliques hépatiques avec décoloration des selles et ictère, joints à l'absence de cachexie et d'adénopathie, sont la plupart du temps suffisants pour exclure l'idée de cancer.

De l'ictère provenant d'une affection cancéreuse située ailleurs que dans le foie.

Nous avons vu que la cause la plus fréquente d'ictère dans le cancer du foie provient de la compression des canaux biliaires par la masse cancéreuse. Je dois cependant faire observer qu'il n'est pas rare de voir l'occlusion du cholédoque causée, non seulement par une simple infiltration cancéreuse de ses parois, mais aussi par des tumeurs se développant dans leur intérieur, et, dans les deux cas, avec un ictère très prononcé. Le cancer du pylore produit de même de l'ictère par obstruction en s'étendant aux parois du cholédoque et en les épaississant à un point suffisant pour mettre obstacle au cours de la bile. Mais, même quand les parois du cholédoque n'ont pas été atteintes, l'ictère peut encore survenir par compression de l'embouchure de ce canal exercée par un cancer pylorique ou duodénal.

La compression du cholédoque par une tumeur maligne du petit épiploon, sans que le foie lui-même ou ses annexes ait été affecté par la maladie, peut également déterminer de l'ictère.

Bristowe (1) en a rapporté un cas.

(1) *Pathological Society's Transactions*, t. XI, p. 127.

Occlusion de la veine cave inférieure par le cancer du foie.

Little (1) a publié un cas de ce genre.

Observation. — Un homme, âgé de 26 ans, mourut au bout de trois mois de maladie. A l'autopsie, on trouva le foie très augmenté de volume, contenant des masses arrondies de cancer primitif, qui avaient déterminé une telle occlusion de la veine cave que la veine azygos avait pris le calibre de celle-ci. Il existait tout un ensemble de communications entre les veines mammaire interne, intercostale antérieure, épigastrique, d'une part, et les veines iliaque et thoracique de l'autre. Bien que l'urine eut l'aspect bilieux, il n'y avait pas d'ictère ni d'ascite. Les veines superficielles du thorax étaient variqueuses.

Mort par hémorrhagie dans le cancer du foie.

Goodfellow a publié un cas où cet accident est survenu.

Observation. — Un homme, âgé de 50 ans, ictérique, fut pris tout d'un coup d'une grande prostration, de vomissements, de distension abdominale, de rapidité du pouls, d'une grande douleur, de sensibilité dans la région du foie. Le lendemain, il vomissait une grande quantité de liquide ressemblant à du sang. Il mourut quelques heures après.

A l'autopsie, on trouva environ 6 litres de sang dans la cavité péritonéale, tandis qu'à la face supérieure du lobe droit du foie, et en contact avec le diaphragme, était un caillot pesant environ 150 grammes. Les intestins étaient baignés de sang. Le foie pesait 2,200 grammes. Le lobe gauche était atrophié et semblait être une annexe du droit. La surface du lobe droit était parsemée de petits nodules saillants. L'hémorrhagie provenait de la rupture de l'un d'eux. Dans l'intérieur du foie se trouvaient un certain nombre de cavités remplies de matière cancéreuse jaune molle.

Traitement du cancer du foie.

Tout ce que nous pouvons faire, c'est de soulager le malade et de retarder la marche du cancer. On cherchera à soutenir ses forces en instituant un régime convenable et en évitant toute cause d'affaiblissement. L'alimentation se composera de viande et de poisson non salé ni fortement assaisonné. Pas de lard ni de

(1) *Dublin Pathological Society's Transactions*, 1878.

merluche salée. Pas de sauces ni de mets épicés. Pas de saucisses. La viande devra provenir d'animaux adultes et non de jeunes sujets; car, dans ce dernier cas, elle est peu digestible et peu nutritive. Le poisson sera plutôt du poisson de mer; mais pas de saumon, ni de maquereau, ni de crabes, ni de homards. Les légumes verts et les fruits, cuits ou non, seront très favorables. On autorisera les pommes de terre, les choux, les choux-fleurs, les carottes, les navets, le céleri, la laitue, le cresson. Pas de pois ni de haricots, ni de fèves. Pas de pâtisserie, excepté celles composées de lait, d'œufs et de farine. Si l'alcool est indiqué, choisir de préférence les boissons les plus nutritives, telles que le vin et la bière. S'abstenir d'eau-de-vie. Entretretenir les fonctions de la peau par des frictions sèches répétées matin et soir. Dormir pendant dix heures. Eviter les exercices physiques et tout ce qui expose aux traumatismes. Régler les promenades à l'air selon les forces du malade qui s'arrêtera dès qu'il éprouvera un peu de fatigue.

Soulager la douleur à l'aide des médicaments appropriés ; surveiller les fonctions de l'intestin, de l'estomac, du foie et des reins. Celles de l'estomac seront favorisées par les stomachiques, celles du foie par les cholagogues, celles du rein par les diurétiques. S'il existe des dépôts dans l'urine, donner des alcalins s'ils sont acides, et des acides s'ils sont alcalins. Eviter les soucis, chagrins, etc.

Je me résume dans les trois préceptes suivants :

Prendre de l'amusement sans excitation;
de l'exercice sans fatigue;
de la nourriture sans stimulation.

CHAPITRE XIX

DE LA SYPHILIS DU FOIE

La syphilis apparaît dans le foie sous forme de nodules circonscrits, bien définis, variant depuis l'aspect microscopique jusqu'aux dimensions d'une orange. Leur aspect microscopique varie selon leur période de maturité. A la section d'un nodule gros comme un pois, on voit une coloration blanc-rosé très nette, tandis que ceux qui atteignent les dimensions d'une cerise à une noix présentent une coloration blanc-jaunâtre sale, de consistance modérément solide. Ceux qui sont aussi gros qu'une orange ont une couleur franchement jaune, caséeuse, et paraissent un peu ramollis.

A l'œil nu, ces nodules semblent entourés d'une capsule demi-transparente; mais, en regardant plus attentivement, on voit que ce n'est simplement que le bord externe de la masse qui est coloré différemment, la coloration étant de plus en plus foncée à mesure que le nodule s'enfonce dans le tissu sain du foie. Par conséquent, ces nodules ne peuvent être énucléées.

Au microscope, ils sont formés d'une substance fibreuse, fine, renfermant des globules de graisse granuleux et de la matière albuminoïde, comme un vrai tubercule. Parmi les débris, on voit parfois des cristaux de cholestérine.

Si l'on a injecté le foie et fait durcir les nodules dans l'alcool, on voit qu'ils sont très riches en vaisseaux sanguins.

Les nodules syphilitiques sont très différents des nodules cancéreux. Ils ne font jamais saillie à la surface du foie; au contraire, ils sont toujours enfouis dans sa substance et, par suite de l'affaissement du tissu hépatique, la portion du foie située au-dessus d'eux est déprimée. Les gros nodules ont beaucoup de tendance à se ramollir; mais au lieu de devenir crémeux, comme le cancer médullaire, leur ramollissement ressemble plutôt à une dégénérescence purulente.

Etiologie des nodules syphilitiques.

a. Ils sont presque toujours multiples.

b. Quand ils sont petits, ils peuvent survenir en grand nombre, de cinquante à cent, et même davantage.

c. C'est simplement une manifestation locale d'une affection générale.

d. C'est un accident tertiaire qui s'accompagne de la cachexie syphilitique.

e. Ils peuvent survenir à tout âge, dans l'enfance comme dans l'âge adulte.

f. Ils peuvent être héréditaires ou acquis.

g. Ils coexistent souvent avec d'autres manifestations semblables dans d'autres régions.

h. Wilks les compare à ces dépôts fibreux qu'on trouve dans la langue, l'intestin, le cerveau, les muscles, les testicules des syphilitiques tertiaires.

i. Ils s'accompagnent souvent de dépôts tuberculeux dans les poumons, surtout de la forme miliaire.

j. On les trouve aussi associés à la dégénérescence amyloïde non seulement du foie, mais d'autres organes.

k. Ils peuvent exister dans la vie intra-utérine, ainsi que Canton (1) en a rapporté un cas.

Symptomatologie.

La syphilis du foie ne cause de l'ictère que quand elle se montre au voisinage des canaux biliaires et qu'elle les envahit ou les comprime assez pour en obstruer le calibre. Certains auteurs pensent que l'infection syphilitique peut, à elle seule, causer l'ictère; ce qui n'est pas mon avis. Quand la syphilis s'accompagne d'ictère (ce qui peut être le résultat direct du poison syphilitique), je crois plutôt que ce dernier est causé par le mercure qui a été administré contre la syphilis. Nous avons vu plus haut que c'était, en effet, un des poisons minéraux qui produisait l'ictère. Le foie syphilitique est très rarement augmenté de volume d'une façon appréciable. Toutes les fois qu'un individu mal portant, anémique, bilieux, au teint sale, cachectique, au

(1) *Pathological Society's Transactions*, t. XIII.

facies syphilitique, se plaint de troubles du foie et de la fonction biliaire, qu'on ne peut rattacher à aucune cause, selon toutes probabilités il s'agit de syphilis tertiaire du foie. Cette hypothèse devient presque une certitude quand il existe des dépôts syphilitiques tertiaires dans d'autres organes, comme la langue et les testicules.

Traitement.

On commencera par améliorer l'état général et soutenir les forces à l'aide d'aliments appropriés, donnés toutes les deux heures, en petite quantité. On donnera la préférence aux puddings faits avec de la farine, du lait et des œufs. On fera prendre des bouillons. Poisson blanc, modérément. Pas d'anguille, ni de saumon, ni de maquereau. Exclure les conserves salées.

Pas de bière ni de vin.

Parmi les médicaments, on supprimera le mercure. On administrera les iodures et les bromures, plutôt d'ammonium que de potassium, parce qu'ils sont moins déprimants et plus hypnotiques.

CHAPITRE XX

DES HYDATIDES DU FOIE

Au point de vue de son histoire médicale, cette affection présente une certaine analogie avec le cancer :

1° En ce qu'elle n'est pas aussi rare qu'on croit;

2° En ce qu'elle ne s'accompagne pas nécessairement d'ictère;

3° En ce qu'elle attaque généralement le lobe droit seul;

4° En ce qu'elle survient à tout âge.

Étiologie.— Les hydatides sont des parasites qui représentent la première phase de développement du tænia du chien, qu'on trouve aussi dans l'intestin du renard et du loup. Ce parasite arrive dans le foie de l'homme de la façon suivante. Un chien infesté de tænia expulse des millions d'œufs avec les matières fécales. Celles-ci, en se desséchant, se réduisent en poussière, à laquelle les œufs de tænia adhèrent très intimement; puis, au premier souffle de vent, ils sont emportés dans les airs et disséminés de tous côtés. Quelques-uns d'entre eux finissent par se déposer sur des fruits ou sur des légumes, que beaucoup de gens mangent sans les avoir préalablement lavés, ingérant ainsi en même temps des œufs de tænia. Il suffit d'un seul œuf pour amener une reproduction de milliers d'hydatides Il n'y a donc rien d'étonnant de voir ces parasites si fréquents parmi nous.

Je vais maintenant présenter quelques remarques sur la nature et l'histoire de la vie du parasite auquel on a donné le nom de *Echinococcus hominis*. Cet entozoaire diffère de beaucoup d'autres par son mode d'action sur l'organisme. Tout d'abord, il ne peut se développer et arriver à l'état adulte dans le corps de l'individu dans lequel il est né. Il ne peut même pas dépasser la phase embryonnaire avant d'avoir changé non-seulement d'habitat, mais encore d'hôte. Seulement alors il peut arriver à l'état adulte et être susceptible de reproduction. Les œufs qui ont été expulsés de l'intestin de leur premier hôte sont ensuite transportés, par divers moyens, dans un autre organisme où ils se développent sous forme de larves et, après un certain temps, deviennent des hydatides. A leur tour, celles-ci changent d'hôte et, dans certains cas, redeviennent même l'espèce animale dont les œufs provenaient tout d'abord, et sont alors des animaux adultes, des tænias. Ces métamorphoses sont désignées sous le nom de « génération alternante », et l'on donne les noms de *strobile* au ver entier pourvu de ses organes sexuels, de *proglottis* au segment adulte, de *scolex* à l'hydatide ou larve pourvue de tête, et de *proscolex* à l'embryon contenu dans l'œuf.

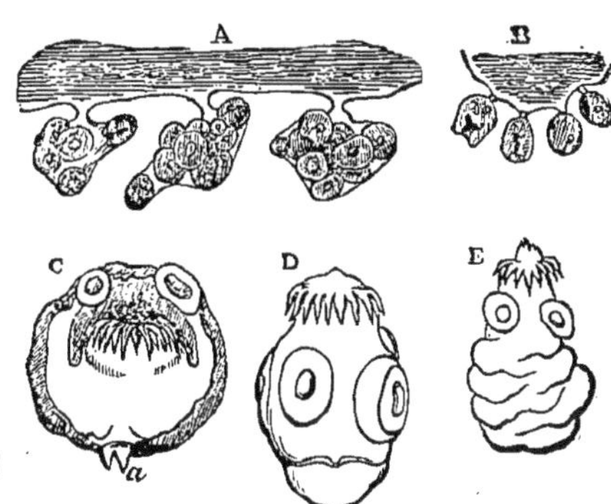

Fig. 13. — Hydatides.

A, B. Echinocoques multiples et échinocoque isolé fixés par un pédicule à la membrane interne du kyste.
C, Echinocoque développé (*a*, Pédicule).
D, — rétracté.
E, — ratatiné.

Les kystes à échinocoques, formés par l'embryon à six crochets du tænia adulte, peuvent survenir dans différents organes autres que le foie, tels que les reins, les poumons, la vessie, les os, etc.

Quelquefois, les hydatides du rein sont expulsées entières avec l'urine (1). On trouve souvent des hystes à échinocoques dans le foie du cheval et du bœuf, en tel nombre parfois que c'est à peine s'il reste des traces de la glande.

Quand un homme ou un animal quelconque a ingéré des œufs de tænia, leur membrane se dissout dans les sucs digestifs et l'embryon est mis en liberté. Il se fraye un chemin à travers les parois du canal digestif, arrive dans les vaisseaux sanguins où il est charrié avec le sang jusque dans le foie ou tout autre organe approprié où il peut trouver un habitat. Alors il commence de suite à se développer sous la forme que nous appelons

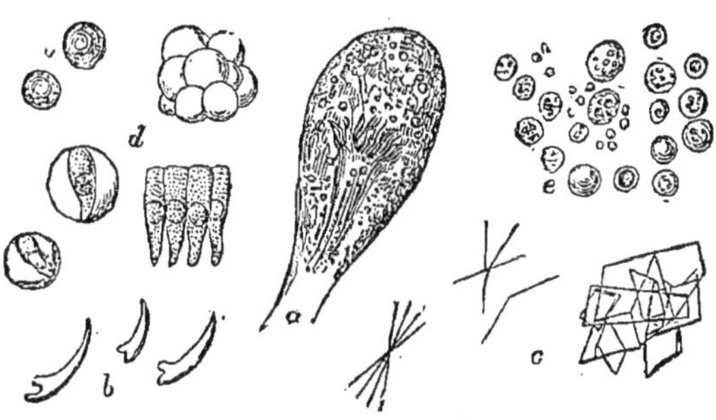

Fig. 14. — Hydatides.

a, Kyste contenant des échinocoques.
b, Crochets.
c, Cristaux de cholestérine en plaques.
d, Epithélium cylindrique dont quelques cellules sont entourées d'une membrane amorphe.
e, Corpuscules muco-purulents provenant de la face externe du kyste (200 diamètres).

(1) *Medical Times and Gazette*, 25 mars 1865.

hydatide. Dans l'espace de trois mois on voit apparaître des têtes et des crochets, en même temps qu'il se forme, par un processus de développement endogène, dans l'hydatide mère, des vésicules filles, puis des petites-filles.

On voit, d'après cela, combien il est facile d'être infesté d'hydatides, puisqu'il suffit d'ingérer avec les aliments un proscolex du tænia du chien. Ce qui est assez curieux c'est que, de tous les organes, c'est le lobe droit du foie qui semble être l'habitat de prédilection pendant la période kystique du développement du parasite.

Quelquefois, les hydatides se développent dans le foie, se multiplient et se répandent dans toute la cavité abdominale, en s'attachant au péritoine et en pénétrant dans les organes sous-jacents. On peut en compter ainsi des milliers.

Gibb (1) en a rapporté un cas très remarquable.

On voit parfois des malades qui attribuent l'affection à un traumatisme reçu sur la région du foie. Cela ne peut avoir évidemment aucun rapport ; mais le traumatisme subi par le foie ou le parasite lui-même peut produire un processus inflammatoire et une gêne locale suffisants pour appeler l'attention du malade sur la région.

Symptomatologie. — Les hydatides peuvent survenir, chez les enfants, dès l'âge de deux ans. Je dirais même que, comme bien d'autres maladies du foie, elles peuvent avoir une origine intra-utérine. Cruveilhier rapporte, en effet, avoir observé un kyste hydatique du foie chez un enfant de quelques jours ; il devait avoir été formé depuis un certain temps, car il se rompit spontanément dans l'intestin douze jours après la naissance.

Neuf fois sur dix, le lobe droit est le siège du kyste. Son développement est si lent et si insidieux qu'il attire rarement l'attention jusqu'à ce qu'il commence à causer de la gêne par la compression qu'il exerce sur les organes voisins. Même alors, on considère la voussure qu'il détermine comme insignifiante. Lorsque le médecin est consulté, le kyste a généralement atteint un volume suffisant pour faire saillie sous les fausses côtes.

La tumeur est habituellement indolente, même si on la presse fortement. Il y a cependant des exceptions à cette règle, sur lesquelles je veux appeler l'attention. Dans certains cas, la douleur a été la seule cause qui ait fait consulter le médecin. Celle-ci n'est pas due à la présence de l'hydatide, mais à ce qu'elle est enflammée et que les organes voisins participent à cette inflammation d'une

(1) *Pathological Society's Transactions*, t. XVI, p. 159.

façon sympathique. Il faudra donc à l'occasion, se souvenir de cette possibilité.

Une tumeur hydatique peut être molle, et donner lieu à une fluctuation distincte, ou dure comme une pierre.

Si l'hydatide se trouve située près des parois abdominales, et si le malade n'est pas corpulent, si l'on applique la main gauche à plat sur la tumeur et qu'on percute de la main droite, on sent un mouvement vibratoire auquel on a donné le nom de frémissement hydatique. Malheureusement ce signe, qui est pathognomonique, peut se constater très rarement.

Mais, heureusement, il suffit de trouver réunis trois des signes ci-dessus énumérés pour permettre de porter un diagnostic correct, s'il existe en même temps une absence complète de symptômes généraux, qu'il y ait ou non de l'ictère. Mais nous verrons plus loin qu'il s'en faut de beaucoup que tous les cas d'hydatides puissent se diagnostiquer aussi facilement.

De l'ictère d'origine hydatique.

L'ictère d'origine hydatique est loin d'être commun, il manque dans près de 90 pour 100 des cas. Quand il survient, il est causé soit par la pression externe du kyste, qui met obstacle au cours de la bile, soit, ce qui est plus fréquent, par l'obstruction du canal hépatique par des hydatides, ce qui est plus commun qu'on ne le croit, car une fois celles-ci évacuées spontanément par l'intestin, l'ictère disparaît, le malade se porte bien, et l'on ne peut vérifier le diagnostic. On ne peut constater le fait que quand l'obstruction est permanente et que le malade succombe.

L'ictère causé par la rupture d'un kyste dans le canal cholédoque n'est nullement rare, car on a rapporté un certain nombre d'observations, où l'évacuation d'hydatides par l'intestin avait été suivie de la cessation brusque de l'ictère et des coliques hépatiques. Cependant, quelques-uns de ces cas peuvent se terminer par la mort.

De l'ictère causé par des hydatides suppurées.

Ramskill a observé un cas peu ordinaire d'ictère causé par des hydatides suppurées, que nous allons reproduire.

Observation. — Un individu était sujet depuis cinq ans à ce qu'il appelait de la fièvre intermittente. Il en avait deux attaques par an, durant chacune environ une quinzaine de jours, commençant par des sueurs froides. Il était ictérique depuis un mois ; en même temps, il remarqua une voussure indolente au côté droit.

Il existait une tumeur qui faisait saillie de dessous les fausses côtes droites, s'étendait au-dessous de l'ombilic et un peu à gauche de la ligne médiane. Pendant la respiration, elle faisait saillie davantage, mais ne descendait pas. Elle était molle, élastique, et peu nettement fluctuante. Le malade était très abattu, la température était à 39°, le pouls à 120, la respiration à 36.

On ponctionna la tumeur à l'aide de l'aspirateur. La canule ayant été de suite obstruée par le liquide, il s'écoula seulement quelques gouttes d'un liquide vert, épais, fétide, dans lequel on trouva des crochets. On fit une ouverture avec le bistouri, ce qui donna issue à 1,800 grammes de pus. On plaça un drain, par lequel s'écoulaient chaque jour 60 grammes d'un liquide crémeux. Trois mois après, l'ictère avait disparu, l'écoulement était tari et le malade était guéri.

Wilks a rapporté un cas de ce genre (1).

On a vu de très petits kystes donner lieu parfois à un ictère intense, ainsi que Murchison en a rapporté un cas.

Ce qui fait que l'ictère est presque aussi rare dans les cas d'hydatides que dans ceux de cancer, c'est qu'on ne l'observe que dans les cas exceptionnels où le parasite, de même que le cancer, par suite de sa situation, cause un obstacle mécanique au flux de la bile par le canal cholédoque, soit en le comprimant directement, soit parce que les vésicules hydatiques ont pénétré dans son intérieur et y forment une sorte de bouchon.

Des affections qui peuvent être confondues avec les hydatides du foie.

Il existe un certain nombre d'affections qui peuvent simuler des hydatides du foie. Ce sont : la dilatation de l'estomac, — la distension de la vésicule biliaire, — l'hydronéphrose, — une tumeur ovarienne, — la grossesse, — une tumeur imaginaire, — un encéphaloïde du foie, — un abcès, — des calculs enchâtonnés. — un kyste.

1° *Dilatation de l'estomac.*

J'ai observé un cas très remarquable d'hydatides, qu'on aurait pu prendre pour une dilatation de l'estomac, et que je vais rapporter.

Observation. — Une femme, âgée de 27 ans, toujours bien portante, commença à éprouver de la distension et de la gêne au niveau de l'estomac

(1) *Pathological Society's Transactions*, t. XI, p. 128.

après avoir mangé, souvent au point de l'obliger à se délacer. En même temps, la peau prenait une teinte plus foncée. Deux mois avant ma visite, elle avait remarqué une saillie sous le sternum. Il existait de la matité e; une voussure très distincte en dessous et surtout à droite du cartilage xyphoïde, et sa taille, qui mesurait auparavant 50 centimètres, en mesurait alors 65 1/2. La matité du foie, sur la ligne mamelonnaire, était de 13 centimètres. La peau, quoique d'une teinte foncée, n'était pas réellement ictérique. Les garde-robes étaient peu colorées, l'urine foncée, très chargée d'urates. En percutant, je constatai le frémissement hydatique, ce qui éclaira de suite le diagnostic.

2° *Kystes de l'ovaire*

Observation (Ward-Cousins). — Une femme, âgée de 27 ans, entra à l'hôpital, se plaignant d'avoir la respiration très courte, bien que les poumons et le cœur fussent sains. Lorsqu'on l'examinait dans la posture droite, elle paraissait être au terme d'une grossesse. Les limites de la tumeur étaient un peu irrégulières, le bord droit était plus saillant que le gauche, surtout au-dessus de l'ombilic. On constatait de la matité sur tout l'abdomen, excepté en un point situé juste au-dessus du bord des côtes. La fluctuation coïncidait avec la matité et pouvait être perçue dans toutes les directions. On diagnostiqua une tumeur ovarienne probablement uniloculaire, et l'on décida de faire l'ovariotomie. Après avoir incisé la paroi abdominale, on ponctionna la tumeur et l'on évacua 9 litres d'un liquide jaune clair ; on détacha les adhérences qui unissaient la tumeur aux parois, on mit un drain et on referma la plaie. La mort survint au bout de 36 heures.

Smith (1) a publié un cas semblable.

3° *Grossesse.*

Sadler (2) a rapporté un cas où il entreprit l'opération césarienne, croyant avoir affaire à un utérus gravide et où il rencontra une hydatide du foie calcifiée.

Dans ces cas, l'auscultation empêche de commettre cette erreur.

4° *Affection kystique du foie.*

Les hydatides simulent très souvent cette affection.

Hogg (3) en a vu un cas très intéressant que nous allons résumer.

Observation. — Un homme, âgé de 45 ans, ayant des coliques hépatiques avec ictère, fut supposé atteint de lithiase biliaire.

---

(1) *British medical Journal*, 1er fév. 1868.

(2) *Medical Times and Gazette*, août 1864.

(3) *Pathological Society's Transactions*, 1857, p. 245.

Au bout de quelque temps, ces symptômes prirent un caractère alarmant. Il avait des frissons, les extrémités inférieures étaient œdématiées, les veines superficielles de l'abdomen étaient dilatées, et il mourut par suite de dyspnée. A l'autopsie, on trouva, dans le lobe droit du foie, un énorme kyste hydatique, rempli d'un liquide purulent, épais.

En comprimant les canaux biliaires, le kyste en avait oblitéré le canal. Le lobe gauche, probablement en raison de la compression exercée sur ses vaisseaux et son parenchyme, était réduit à une masse molle, et ses canaux remplis de bile épaissie. La vésicule contenait quatre calculs.

5° *Cancer du foie.*

Les hydatides apparaissant quelquefois à la face supérieure du foie en assez grand nombre, ont été prises pour des tumeurs encéphaloïdes. En réalité, elles donnent à la palpation la même sensation ; en outre, elles sont habituellement situées dans le lobe droit, leur développement est lent, et leur présence ne cause que peu ou pas de douleur, ce qui rend la compression plus facile. Cependant, il est facile de faire la distinction, car, dans le cas d'hydatides, on constate :

a. Une absence complète de symptômes généraux ;

b. Pas de cachexie cancéreuse ;

c. Les nodules ne sont pas douloureux à la pression.

6° *Lithiase biliaire.*

Cayley (1) a rapporté l'observation d'un laboureur, âgé de 36 ans, qui était pris parfois de douleurs violentes, avec vomissements suivis d'ictère, durant quelques jours, puis disparaissant. Pendant un an, il eut douze attaques semblables, et, lors de la dernière, il évacua par l'intestin un certain nombre de vésicules hydatiques de la grosseur d'un pois. Ensuite, il alla bien.

Quand une hydatide se rompt dans le canal cholédoque, la douleur causée par les vésicules est si analogue à celle d'un calcul enclavé, qu'en général on croit à cette dernière éventualité, et on n'en reconnaît la nature que lorsque les vésicules sont évacuées par l'intestin. Car l'occlusion du cholédoque par des hydatides donne lieu à de l'ictère, à de la décoloration des selles, à de l'urine foncée, à de la douleur, à des démangeaisons, exactement comme un calcul.

---

(1) *Pathological Society's Transactions*, t. XXVI, p. 127.

Diagnostic différentiel.

a. La présence de l'ictère se rattachera plutôt à une distension de la vésicule.

b. La douleur et les troubles fébriles accompagnent toujours la présence d'un abcès, et le gonflement est sensible à la pression, ce qui n'est pas le cas pour une hydatide non enflammée.

c. La mobilité d'une tumeur ovarienne, jointe aux commémoratifs et à l'examen vaginal, suffit à la distinguer d'une hydatide du foie. La matité de celle-ci se continue avec celle du foie, ce qui n'a pas lieu pour les kystes de l'ovaire. Une tumeur ovarienne est plus ou moins mobile quand on fait le cathétérisme utérin, ce qui n'a pas lieu autrement.

d. Dans la dilatation de l'estomac, on trouve dans les commémoratifs des troubles gastriques, ce qui n'a pas lieu pour les hydatides du foie.

e. Dans l'hydronéphrose, il existe presque toujours des troubles urinaires depuis un certain temps.

f. Une tumeur imaginaire disparaît sous le chloroforme, pour reparaître de suite après l'anesthésie.

g. Quant à moi, dans les cas douteux, j'ai recours à l'aiguille exploratrice, qu'on n'emploie pas assez et qui est inoffensive. Dans le cas actuel, elle permet de faire un diagnostic certain, et, en outre, si l'on peut donner issue au liquide, on peut obtenir une guérison complète.

Exploration des hydatides.

J'ai déjà dit qu'on pouvait piquer le foie avec l'aiguille exploratrice, dans toutes les directions, sans danger. On procédera de la façon suivante. On commence par marquer à l'encre la zone exacte de matité, puis l'on indique le point le plus saillant de la tumeur. Après avoir lubréfié l'aiguille avec de l'huile phéniquée, on l'enfonce, rapidement et avec une certaine force, de 75 à 150^{mm} dans la tumeur. On retire le trocart et on laisse la canule en place pendant 30 secondes, de façon à permettre l'issue du liquide. Si rien ne sort, on la retire alors lentement et graduellement, en faisant une pause à chaque centimètre dans l'espoir que, si le kyste est petit et a été transpercé par l'aiguille, l'extrémité de celle-ci étant arrivée dans la cavité du kyste, le liquide pourra s'échapper.

Si l'on échoue, on recommencera à 5 cent. plus loin, aussi souvent qu'il le faudra.

Examen du liquide.

Lorsqu'on a évacué le liquide, il faut alors en reconnaître la nature. Si c'est du pus ou de la bile pure, on est de suite fixé. Dans le cas contraire, l'examen chimique et microscopique en révèlera la nature. Le liquide hydatique est pâle, légèrement opalescent, limpide, alcalin, d'une densité variant de 1007 à 1014, chargé de chlorure de sodium, ne contenant ni urée ni albumine; du moins la présence de l'albumine est l'exception. Au microscope, on y trouve des crochets et des débris d'échinocoques, mais pas toujours, avec des cristaux de cholestérine. En outre, on voit parfois un certain nombre de plaques rhomboïdales de cholestérine, fortement colorées en rouge, flottant au milieu d'autres incolores. Dans un cas de Bristowe, quelques cristaux de cholestérine étaient parsemés de cristaux d'hématoïdine. Ceux-ci, à l'état libre, ne sont pas rares dans les hydatides, même quand il n'y a pas trace d'extravasation sanguine. Ils sont les mêmes que ceux qu'on trouve dans les caillots anciens, plus gros cependant.

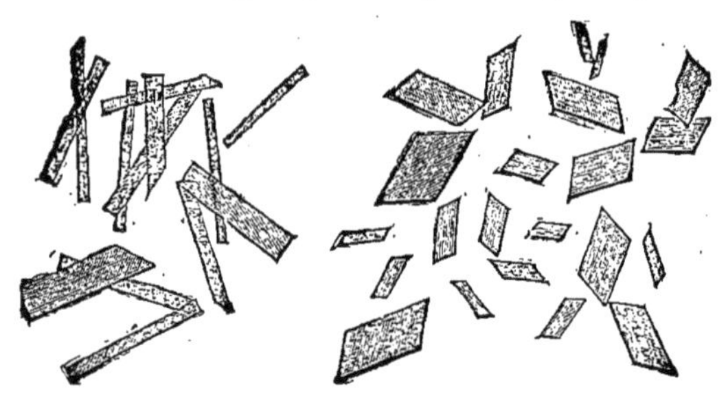

Fig. 15. — Examen du liquide hydatique. Cristaux d'hématoïdine.

Le liquide ovarien est albumineux et coagulable par la chaleur, comme celui de l'ascite. Il ne contient pas d'urée, ni une grande quantité de chlorures, différant par là de l'urine et du liquide hydatique. Sa densité dépasse toujours 1011. Il est visqueux, collant aux doigts; il peut même être granuleux. Il renferme parfois des cristaux de cholestérine, mais jamais de crochets.

Le liquide ascitique est d'une couleur ambrée pâle ou safran, s'il y a de la bile. Il est très albumineux, et sa densité dépasse 1012. Il ne contient ni urée ni excès de chlorures.

Le liquide de l'hydronéphrose est simplement de l'urine concentrée, aussi en donne-t-il toutes les réactions. Quelquefois il est albumineux.

Le liquide provenant d'une distension de la vésicule est, soit de la bile, soit du mucus blanchâtre.

Si la tumeur est un abcès ou une hydatide suppurée, on retire du pus.

Il ne faut pas oublier que tous ces liquides peuvent être puriformes par suite d'une suppuration du sac d'où ils proviennent. Mais le pus *pur* ne vient uniquement que d'un abcès, la bile *pure* de la vésicule, le liquide visqueux et albumineux *pur* d'une tumeur ovarienne, le liquide limpide non albumineux d'une hydatide, le liquide albumineux clair d'une ascite. L'urée se constate dans l'hydronéphrose, la cholestérine dans les kystes hydatiques et ovariens, les crochets dans les hydatides seulement.

Enfin, le liquide provenant d'une véritable hydatide du foie ne contient pas nécessairement des crochets ou des débris d'entozoaires, ce qu'il ne faut pas oublier.

Hydatides associées à d'autres formes de maladies du foie.

Il ne faudrait pas croire qu'après avoir fait le diagnostic d'hydatides du foie, tout se termine là ; il n'en est pas ainsi, car il peut exister en même temps d'autres affections.

Silver (1) en a publié un exemple frappant, que nous allons reproduire.

Observation. — Un individu, âgé de 49 ans, entra à l'hôpital ayant de l'ascite et une tumeur dure au côté gauche de l'abdomen. On fit la ponction, mais il mourut d'épuisement. A l'autopsie, on trouva un kyste hydatique volumineux, situé dans le lobe droit du foie ; le lobe gauche était cirrhotique, tandis que la paroi postérieure de l'estomac et les ganglions situés en arrière d'elle étaient cancéreux.

Hydatides du foie intéressant les vaisseaux sanguins.

J'ai déjà rapporté un cas où la veine cave avait été presque complètement oblitérée par une tumeur cancéreuse du foie, je vais maintenant reproduire une observation d'Elias, encore plus curieuse où, non seulement la veine cave, mais tout le système porte étaient oblitérés par une énorme hydatide du foie.

Observation. — Un individu, âgé de 42 ans, avait une ascite très développée, avec dilatation des veines superficielles du tronc. Il y avait un léger ictère avec de la constipation. Il existait, en outre, de la dyspnée et de la douleur dans l'abdomen. Après avoir évacué quatre litres de liquide, la tumeur hydatique devint perceptible ; malheureusement, le malade mourut dix-huit heures après la paracentèse.

A l'autopsie, on trouva le foie remontant jusqu'à la troisième côte, des-

(1) *Pathological Society's Transactions*, 1873.

cendant jusqu'à l'os iliaque et remplissant tout l'abdomen ; sa partie inférieure était occupée par une hydatide énorme divisée en deux moitiés, et chacune de celles-ci renfermait une hydatide-mère séparée, dans laquelle flottaient de nombreuses vésicules-filles. La vésicule biliaire était un peu distendue, bien que ses canaux fussent perméables ; aussi le flux de la bile avait-il dû être interrompu simplement par compression. Le tronc principal de la veine mésentérique était imperméable et ses parois épaissies, tandis que la veine porte, sur une longueur de 6 centimètres, était réduite à un simple cordon aplati, qu'on pouvait à peine distinguer du kyste. La veine cave, depuis le diaphragme jusqu'aux veines iliaques, était complètement oblitérée, de sorte que la circulation s'effectuait par les anastomoses veineuses du thorax et de l'abdomen.

John Harley (1) a rapporté également le cas remarquable d'une hydatide énorme du foie accompagnée d'hémorrhagie, chez un individu âgé de 29 ans. La ponction donna issue à 11,700 grammes de liquide clair, limpide, incolore, d'une densité de 1,007.

Des hydatides suppurées et de leur mode de terminaison.

Les hydatides suppurées, de même que les abcès du foie, peuvent se rompre dans toutes les directions : plèvres, poumons, estomac, intestin, bassinet, péritoine, donnant ainsi lieu à des complications très graves et en même temps à des erreurs de diagnostic, parce qu'on est porté à croire que le siège primitif de l'affection réside dans l'organe où s'est faite la rupture.

Observation. — Une fille, âgée de 17 ans, passait pour très bien portante jusqu'à quinze jours avant son entrée à l'hôpital. A ce moment, elle fut prise tout d'un coup de douleurs aiguës dans la région du diaphragme et le côté droit de la poitrine, augmentant pendant les grandes inspirations. Bientôt survinrent de la dyspnée, de la toux, des symptômes fébriles, de l'accélération du pouls. Tout le côté droit du thorax était mat et on n'y percevait plus le murmure respiratoire. Pas d'ictère. Elle mourut au bout d'un mois. A l'autopsie, on trouva la plèvre droite pleine de pus dans lequel flottaient des vésicules hydatiques de grosseur variable. De la partie postérieure du lobe droit du foie faisait saillie un kyste, gros comme une tête d'enfant, adhérant fortement au diaphragme par un orifice qui avait donné passage à son contenu. Ce kyste était plein de pus et d'hydatides.

Il est difficile de rencontrer un cas plus difficile à diagnostiquer que celui-là, car, bien que le foie eût été le premier organe affecté, il ne donna lieu à aucun signe pathologique ; tandis que la plèvre

(1) *Medico-chirurgical Transactions*, t. 49.

et le poumon droit, qui n'avaient nullement participé à la maladie au début, semblaient seuls en cause, car on n'observa rien autre chose que des symptômes de pleurésie avec épanchement.

Pollack (1) a rapporté une observation très intéressante de rupture d'une hydatide dans les poumons et la cavité péritonéale.

De la rupture des kystes hydatiques du foie dans le canal digestif.

Les kystes hydatiques du foie s'ouvrent assez souvent dans l'intestin, ce qui est le mode d'évacuation spontanée le plus favorable.

Arles (de Montpellier) a rapporté l'observation d'une vieille femme qui avait une tumeur volumineuse dans la région hypochondriaque droite. Après avoir présenté des symptômes de péritonite légère, elle expulsa par le rectum un kyste hydatique sans crochets ni membrane, contenant seulement une petite quantité de liquide ressemblant assez à de la bile. C'était un acéphalocyste.

Observation. — Un individu, qui avait eu un peu d'ictère pendant un certain temps, vint me consulter. Je diagnostiquai un kyste hydatique comprimant et obstruant le canal cholédoque. Au bout de quelque temps, il commença à évacuer des hydatides par le rectum, et continua ainsi à différents intervalles pendant six mois. Il s'affaiblit ensuite de plus en plus et mourut.

Les hydatides peuvent se rompre dans les poumons sans causer la mort.

Pour empêcher de commettre des erreurs de pronostic, je veux appeler l'attention sur la possibilité de la rupture, dans le poumon, d'un kyste hydatique suppuré, sans que l'issue en soit nécessairement fatale. Il arrive en effet, dans ce cas, que le pus et les hydatides sont évacués par les bronches, ce qui sauve le malade. Cette évacuation peut se faire pendant plusieurs jours, jusqu'à ce que le kyste hydatique se soit tout à fait vidé. Alors il se referme et le malade continue à se bien porter.

Toutes les fois qu'on soupçonnera la présence de vésicules hydatiques dans l'expectoration, on fera cracher le malade dans un verre plein d'eau et on verra les vésicules flotter à la surface.

---

(1) *Pathological Society's Transactions*, t. XVI, p. 155.

Dans les cas de ce genre, il faut prescrire le repos le plus complet joint à des calmants, de façon à empêcher l'évacuation trop rapide des vésicules et à diminuer les chances de suffocation par obstruction brusque des bronches. Si tout se passe convenablement, le malade est sûr de guérir. On a même rapporté des cas où les hydatides s'étaient vidées par les poumons dans l'espace de quelques jours, et où la cicatrisation avait été complète.

Les hydatides du foie peuvent être mortelles en déterminant une affection secondaire du poumon.

Les hydatides suppurées du foie peuvent amener une affection secondaire du poumon mortelle, sans qu'il y ait rupture dans cet organe ni dans la plèvre. Sieveking (1) a rapporté le cas suivant.

Observation. — Un garçon, âgé de 17 ans, entra à l'hôpital ayant une pleurésie avec épanchement. Un mois auparavant, il avait éprouvé de la douleur dans le côté droit, puis bientôt après de la difficulté de respirer en montant les escaliers. La respiration était bonne dans la moitié supérieure du côté droit, et dans la moitié inférieure on constatait un silence absolu et de la matité. Quelques jours après, on sentait le bord du foie à 6^{mm} au-dessus de l'ombilic; les veines superficielles de l'abdomen étaient dilatées; tout l'abdomen était douloureux et sensible; il existait de la fluctuation à 5 cent. au-dessus et à droite de l'ombilic. Un jour ou deux après, on ponctionna le foie et on retira 250 grammes de liquide contenant de petites masses gélatiniformes. Deux jours après, on fit une incision qui donna issue à 300 grammes de pus fétide renfermant des hydatides. Le malade mourut le lendemain. A l'autopsie, on trouva le foie occupant presque tout l'abdomen, adhérant en avant à la paroi abdominale. Le lobe gauche était très hypertrophié. Le lobe droit était converti en un abcès contenant du pus, des flocons de lymphe et des hydatides.

De la mort subite causée par les hydatides.

Observation (Hillier) (2). — Une femme, âgée de 29 ans, ictérique, mourut en douze heures d'hémorrhagie avec douleur épigastrique violente et évacuation de sang par la bouche et par le rectum. A l'autopsie, on trouva dans le lobe droit du foie un kyste hydatique volumineux rempli de sang. Un orifice le faisait communiquer avec le cholédoque, par lequel le sang s'était écoulé dans l'intestin. L'hémorrhagie provenait d'une perforation de l'artère hépatique.

(1) *Lancet*, 8 mai 1869.

(2) *Pathological Society's Transactions*, t. XII, p. 22.

Observation (Carden). — Une fille, âgée de 6 ans, était, croyait-on, atteinte de tuberculose. Elle était malade depuis trois ans; la respiration était gênée, difficile; elle avait une toux particulière. En s'asseyant sur son lit, elle eut un accès de toux et expira. A l'autopsie, on trouva la plèvre droite adhérente, la gauche en partie, sans épanchement. Le lobe inférieur du poumon droit était transformé en une vaste tumeur fluctuante, contenant environ un demi-litre de liquide clair. La membrane du kyste était blanchâtre et non adhérente au tissu pulmonaire. Un autre kyste semblable occupait tout le lobe supérieur du poumon gauche. Dans la scissure longitudinale du foie, il existait un kyste de même nature contenant 180 grammes de liquide et environ une douzaine de kystes secondaires.

La rupture dans la cavité péritonéale est loin d'être sans danger, car, dans la plupart des cas, la présence de liquide et de vésicules hydatiques dans le péritoine donne lieu à une péritonite rapidement mortelle.

Guérison spontanée des hydatides.

Les hydatides du foie guérissent quelquefois spontanément par la mort du parasite. Le liquide est résorbé, la tumeur s'affaisse, se ratatine, se calcifie ou se transforme en une masse caséeuse dont on ne peut reconnaître l'origine qu'en y découvrant des crochets d'échinocoques.

Quelquefois, la guérison spontanée a lieu par un processus inflammatoire et par les adhérences que les parois du kyste contractent avec les organes voisins. La tumeur finit par se rompre, et son contenu est évacué à l'extérieur par un des organes auxquels elle adhère. Cette rupture ne fait courir aucun danger, excepté quand le kyste adhère à un vaisseau sanguin tel que la veine cave, ou indirectement au poumon par l'intermédiaire du diaphragme, et que l'évacuation se fait en si grande quantité et si rapidement dans les bronches qu'elle cause de la suffocation et provoque une inflammation suraiguë mortelle.

Traitement des kystes hydatiques du foie.

On a proposé bien des médicaments pour tuer les hydatides, mais tous ont été tour à tour abandonnés. A un certain moment, on avait beaucoup préconisé l'iodure de potassium, mais je n'ai jamais pu en obtenir le moindre effet, bien que j'en aie saturé les malades. J'ai même constaté que le liquide du kyste ne contenait pas trace d'iodure, ce qui prouve bien que ce médicament ne peut avoir aucune influence sur le parasite.

Je puis même dire qu'il n'y a aucune substance qui, ingérée par la bouche, puisse détruire le parasite.

Pour moi, il n'y a qu'un seul moyen de guérison, c'est l'évacuation du kyste à l'aide d'un trocart explorateur, qui n'est jamais suivie d'aucun accident. Je dois cependant signaler la possibilité d'un danger, c'est celui qui provient de la pénétration de l'air dans un vaisseau percé par le trocart. En dehors de cela, l'entrée de l'air dans le kyste n'a pas d'importance. Bryant a rapporté un cas de mort dans un cas semblable.

Manuel opératoire de la ponction des kystes hydatiques.

On procédera de la façon suivante, surtout si la tumeur est volumineuse.

On choisit un fin trocart, pas plus gros qu'une aiguille à tricoter, on l'enduit d'huile phéniquée et on l'enfonce au point le plus saillant de la tumeur. Dès qu'on a retiré le trocart, on passe dans la canule un long stylet pour se rendre compte des dimensions du kyste. Le stylet peut ainsi pénétrer à une profondeur de 20, 25 et même 30 cent. Dans ce dernier cas, le kyste contiendra 4 litres au moins de liquide. On laisse écouler le liquide et, avant de retirer la canule, on s'assure, en passant un stylet dans sa cavité, qu'elle n'est pas accidentellement obstruée par une vésicule ou des débris. Après l'évacuation du liquide, on mesure de nouveau les dimensions du kyste pour voir s'il s'est rétracté. On enlève alors la canule et on recouvre l'orifice de ponction avec du diachylum sur lequel on applique une compresse et une bande. Si le kyste était d'un certain volume, on fait garder au malade le decubitus dorsal pendant quarante-huit heures, en lui défendant tout mouvement.

Si l'on ne peut réussir à évacuer le kyste avec une petite canule, parce que le contenu en est solide, on prend un trocart correspondant à une sonde nº 12; il est rare d'en avoir besoin de plus gros. Celui-là est suffisant pour laisser passer les vésicules et les débris membraneux. Si une ponction ne suffit pas pour vider complètement le kyste, alors on établit une ouverture permanente en laissant la canule à demeure. Au bout d'un certain temps, celle-ci devient lâche : on la remplace alors par une plus grosse, jusqu'à ce que tout le contenu du kyste ait été évacué.

Quand on veut établir une ouverture fistuleuse et placer un drain, on procède ainsi qu'il suit.

a. Tout kyste hydatique se rétractant, avec l'évacuation de son contenu, dans le sens de son point d'attache, lorsqu'on veut placer un drain, il faut faire l'ouverture dans le point qu'on suppose le plus voisin de l'insertion du kyste.

b. Pendant l'opération, on n'a pas à se préoccuper de l'entrée de l'air dans la cavité du kyste, qui est sans danger, ce qui est le contraire quand l'eau pénètre dans un vaisseau sanguin.

c. Pour faciliter la sortie des vésicules et des débris, on fait une irrigation phéniquée tiède avec une canule ordinaire ou à double courant, prolongée aussi longtemps qu'on le jugera nécessaire.

d. Quand l'adhérence entre l'ouverture du kyste et la paroi abdominale est établie, on peut injecter dans le kyste du sulfate de zinc ou de la teinture d'iode, en ayant soin d'arrêter l'injection quand le malade accuse une sensation de chaleur dans le kyste.

e. Quand les parois du kyste donnent du sang, on injecte une solution de tannin, d'alun, de perchlorure de fer ou de tout autre styptique.

f. Pour favoriser la rétraction du kyste, surtout quand il est volumineux, on applique autour de l'abdomen un bandage assez serré, et cela même quand on a placé un drain; on fait alors passer l'extrémité du drain à travers le bandage.

La cause la plus fréquente de danger, c'est qu'on peut provoquer de la suppuration dans un kyste en y faisant une ouverture trop grande, c'est pourquoi je recommande de se servir d'un fin trocart. Le seul inconvénient qu'il y ait, c'est que l'évacuation se fait trop lentement et que les vésicules ne peuvent passer. Mais étant donné qu'un petit trocart assure le minimum du danger, on doit lui donner la préférence et ne se servir de gros trocarts que s'il y a des vésicules à évacuer.

On ne devra jamais injecter aucun liquide irritant ou styptique dans le kyste, ni même y faire des irrigations tièdes, à moins d'avoir des raisons spéciales pour cela. L'expérience m'a montré que, lorsque le liquide hydatique est normal, il est inutile de faire aucune injection dans le kyste.

Après la ponction, on a proposé d'injecter dans le kyste de l'extrait de fougère mâle. Celle-ci tuerait immédiatement les hydatides sans produire de suppuration, et la résorption du liquide se ferait bien plus vite que lorsqu'on a recours simplement à la ponction. C'est une théorie que je n'admets qu'avec les plus grandes réserves.

Certains auteurs recommandent l'électrolyse de préférence à la ponction. On fait passer le courant pendant dix à vingt minutes. Dans beaucoup de cas, cette opération est suivie de la diminution de la tumeur. En même temps, dans certains cas, on percevrait la fluctuation dans la partie inférieure de l'abdomen; cela était dû, d'après certains auteurs, à ce qu'il s'était écoulé du liquide par les orifices de piqûre. Le succès de l'opération semblerait donc dépendre, non de l'action directe du courant électrique, mais plutôt d'une espèce de ponction sous-cutanée; aussi on prétend que l'acupuncture simple donnerait les mêmes résultats. Quelquefois cette opération s'accompagne de légers symptômes fébriles et d'une douleur plus ou moins grande; mais cela dure rarement plus de trois ou quatre jours. Des malades, examinés au bout de six mois à un an, ne présentaient plus trace de l'affection.

Fagge croit que l'électrolyse agit en mettant l'hydrogène en liberté, ce qui ferait sortir le liquide du kyste.

L'injection de liquides irritants dans un kyste hydatique donne des résultats plutôt favorables que funestes. J'ai injecté de la teinture d'iode à une femme qui avait trois kystes, et elle a guéri parfaitement.

Cependant, malgré cela, je ne conseille pas d'avoir recours à ce moyen. On a vu, en effet, le simple lavage avec une solution phéniquée faible provoquer la mort.

Distome hépatique.

Observation (1). — Un individu, âgé de 52 ans, avait des vomissements et de la douleur à la partie supérieure de l'abdomen. Celui-ci était distendu et très sensible. Pas d'augmentation de la matité hépatique. Quelques jours après, il eut un vomissement marc de café. Délire pendant plusieurs jours. Garde-robes involontaires. Abcès fistuleux au voisinage du rectum, A l'autopsie, on trouva un rétrécissement de la partie supérieure du rectum. Le foie était d'un gris rougeâtre et friable. Les canaux biliaires étaient augmentés de volume et contenaient 26 distomes.

---

(1) Humble et Lusch. — *British medical journal*, 1880.

CHAPITRE XXI

DE L'AFFECTION KYSTIQUE DU FOIE

Contrairement à ce qu'on pourrait croire, cette affection est très rare. Je ne crains pas de dire que 90 pour 100 des tumeurs auxquelles on donne cette dénomination n'y ont aucun droit, sinon en ce qu'elles sont plus ou moins globuleuses et possèdent un contenu enkysté. Le terme de *Kyste* venant d'un mot grec qui veut dire vessie, on peut naturellement l'appliquer à toutes les tumeurs sacciformes ayant un contenu liquide ou solide. Mais, employé comme substantif, il a une signification toute autre sur laquelle je vais appeler l'attention.

L'*affection kystique du foie* est exactement l'analogue de celle des testicules, des ovaires ou des reins et, comme dans la plupart des cas elle est due à des causes constitutionnelles congénitales, elle est fréquemment associée à celle-ci. Aussi, il ne faut pas la confondre avec des maladies acquises, telles que les hydatides, les nodules cancéreux, les abcès, la dilatation terminale des canaux biliaires, etc.; celles-ci peuvent être appelées très légitimement des affections kystiques. L'affection kystique du foie est, au contraire, une chose tout à fait différente. Pour moi, elle est due, comme celle des reins, à une malformation congénitale de tissu, comme je l'ai expliqué à propos d'un cas de kystes multiples du rein chez un enfant de dix mois (1). Aussi, il n'est pas étonnant de voir l'affection kystique du foie associée à celle du rein.

Wilks et Bristowe (2) en ont rapporté de nombreux exemples. Ce dernier décrit les parois du kyste comme étant composées de tissu fibreux, semblable à celui d'une membrane séreuse, et le contenu comme étant séreux. Il a observé un cas chez une femme dont le foie, quoique de dimensions normales, contenait un grand nombre de petits kystes pleins de liquide séreux rouge brunâtre.

---

(1) *Pathological Society's Transactions*, t. XV, p. 146.

(2) Ibid., t. X.

Les reins étaient aussi parsemés de kystes semblables, dont le plus gros avait le volume d'un œuf de pigeon.

Pye Smith (1) a présenté un cas semblable. Sharkey (2) a publié l'observation d'une femme de 38 ans, qui mourut de fracture du crâne. Elle avait une affection kystique du foie et des ovaires. Les kystes étaient ronds, à parois minces et pourvues de vaisseaux. La cavité était traversée par des cloisons et des membranes. Le liquide était alcalin, d'un jaune paille, contenant une grande quantité d'albumine et de chlorures. Les parois kystiques étaient fibreuses et limitées par une seule couche de cellules épithéliales plates.

(1) *Pathological Society's Transactions*, 1881, p. 113.

(2) Ibid., 1882.

CHAPITRE XXII

DES DÉGÉNÉRESCENCES BÉNIGNES DU PARENCHYME HÉPATIQUE

I. Dégénérescence graisseuse.

ETIOLOGIE ET ANATOMIE PATHOLOGIQUE. — La dégénérescence graisseuse du foie est très fréquente, non seulement chez l'homme, mais chez les animaux domestiques suralimentés, surtout dans les espèces porcine, bovine et ovine. Les chats, les chiens, les canards et les oies n'en sont cependant pas exempts.

Tout le monde connaît le foie gras de Strasbourg, qui n'est qu'une dégénérescence graisseuse produite artificiellement chez l'oie. Le foie de ces animaux ainsi suralimentés, et même celui des personnes qui en mangent, sont tellement chargés de matières grasses, qu'ils peuvent brûler en donnant de la flamme et flotter comme un bouchon sur l'eau. Au microscope, on voit les cellules hépatiques absolument remplies de globules de graisse.

Bien qu'en général le passage de l'état normal à l'état pathologique se fasse lentement dans le tissu du foie, cela n'est pas le cas pour la dégénérescence graisseuse; car on sait qu'il suffit de cinq à six semaines au plus pour produire artificiellement le foie gras chez l'oie. La seule chose qui est nécessaire, c'est de garder l'animal dans une chambre chaude et sombre, et de le gaver plusieurs fois par jour d'aliments féculents. Ce qui est encore plus étonnant, c'est que dans un aussi court espace de temps les cellules hépatiques sont tellement surchargées de graisse que la surface de section du foie a une teinte brillante jaune huileuse.

Chez l'homme, le foie en état de dégénérescence graisseuse peut atteindre un volume considérable; douze à quinze livres sont un poids commun. Malgré cela, comme il conserve sa forme naturelle et que la sécrétion biliaire est maintenue, il n'y a ni hydropisie ni ictère.

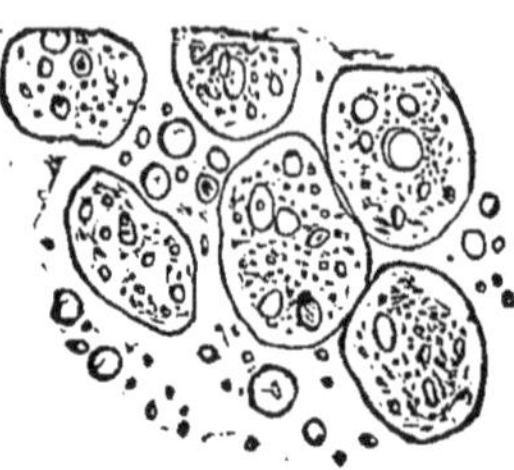

Fig. 16. — Dégénérescence graisseuse au début.

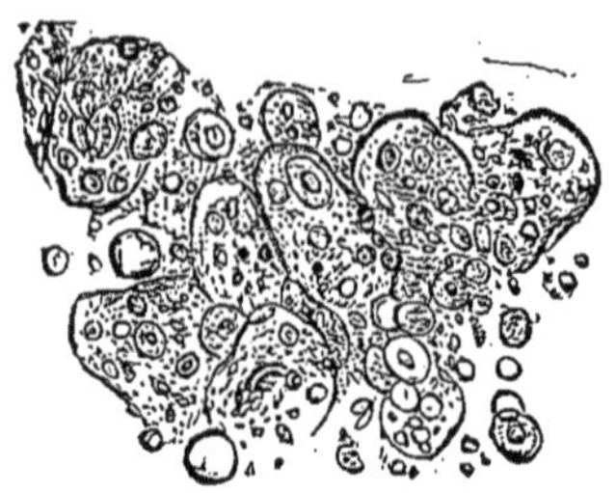

Fig. 17. — Dégénérescence graisseuse très marquée.

J'appellerai l'attention sur un fait anormal très curieux, c'est que la dégénérescence graisseuse du foie est très fréquente chez les phtisiques, même quand ils sont dans un état d'émaciation extrême, bien que cela puisse paraître paradoxal, après ce que nous venons de dire relativement à l'association de l'obésité et de la dégénérescence graisseuse du foie. Cela peut s'expliquer facilement, si l'on songe que presque tous les cas de foie gras ont été observés chez les phthisiques qui avaient l'habitude de prendre de l'huile de foie de morue. Aussi, la cause du foie gras chez les phtisiques me paraît facile à comprendre, si l'on se souvient qu'une des principales fonctions du poumon, pendant la respiration, est de permettre aux graisses qui se trouvent dans le sang d'être oxydées et d'être ainsi à même de subir les transformations opérées par le foie, et ensuite leur assimilation dans l'organisme. Chez les phtisiques, l'état des poumons ne permet pas à ces organes d'accomplir ces fonctions, et les graisses, ne subissant qu'une oxydation partielle dans le sang, arrivent dans les cellules hépatiques sans être préparées pour les métamorphoses qu'elles doivent subir, et qui doivent les transformer en produits assimilables.

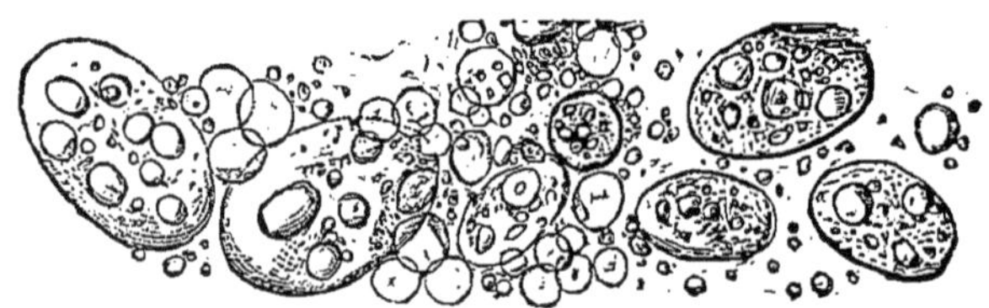

Fig. 18. — Dégénérescence graisseuse à un état avancé montrant la disparition complète de l'aspect granuleux normal des cellules hépatiques (Foie de chat).

La conséquence physiologique de ce fait est que l'excès de matières grasses que les cellules hépatiques ne peuvent transformer les encombre sous forme de globules de graisse. En outre, comme chaque nouvelle ingestion de graisse constitue, pour les cellules hépatiques, un nouvel apport de graisse imparfaitement préparée, la provision de matières grasses emmagasinées dans le foie va en s'augmentant de plus en plus, jusqu'à ce qu'enfin se trouve créé cet état pathologique désigné sous le nom de dégénérescence graisseuse. Dans le cas des phtisiques, celle-ci peut être regardée comme un simple processus mécanique d'accumulation dû à un défaut d'oxydation des graisses par le poumon. Pour la même raison, mais avec un résultat tout à fait opposé, il se fait une disparition graduelle de la graisse des autres tissus, ce qui amène une émaciation générale. Pour moi, ce phénomène peut s'expliquer de la façon suivante. Les matières grasses des aliments ne pouvant être oxydées convenablement par les poumons malades, les cellules hépatiques ne peuvent les métamorphoser de façon à les rendre assimilables. Par conséquent, l'excès de graisse est porté par le sang dans les différents organes dans un état tout à fait impropre à leurs besoins. Les tissus ne pouvant ni les employer, ni les emmagasiner, les éliminent comme des corps étrangers et inutiles, d'où résulte une émaciation générale.

De ce que l'on a observé parfois la dégénérescence graisseuse du foie chez les femmes qui étaient mortes après une lactation prolongée, on a pensé que c'en était là la cause. De Sinéty dit que chez les femmes qui allaitent il se dépose dans le foie, immédiatement autour des veines centrales, des globules de graisse. C'est le contraire, croit-il, de ce qui arrive dans les cas ordinaires de dégénérescence graisseuse, où les cellules de la périphérie des lobules sont le plus exposées à la dégénérescence.

Pour moi, l'âge joue un certain rôle dans la dégénérescence graisseuse du foie ; on voit, en effet, les hommes et les femmes qui approchent de l'âge moyen présenter une tendance plus ou moins grande à l'obésité.

Cependant, je dois dire qu'on rencontre souvent des enfants avec des foies gras, parfois à l'âge d'un ou deux mois seulement. Il ne faut pas confondre cet état pathologique avec ce qu'on appelle le « foie gras de l'enfance », qui est un état physiologique.

J'ai dit que l'ictère était généralement absent dans la dégénérescence graisseuse du foie, aussi je veux signaler un fait assez étrange, c'est que quelquefois il semble qu'il n'y a pas de bile sécrétée, ou du moins pas de bile verte. Frerichs a rapporté une observation de cette nature, où, à l'autopsie, on trouva la vésicule biliaire vide et les canaux biliaires contenant un mucus gris pâle. On trouve un aspect analogue dans les cas de dégénérescence amyloïde du foie. Bien que ces cas doivent être regardés comme dus à la suppression biliaire, il est cependant assez bizarre de noter l'absence de l'ictère, car la peau n'est jamais jaune, ni l'urine safran, ni les selles décolorées. Il semble, en réalité, qu'il s'est fait un arrêt total, non seulement de la sécrétion de la bile par le foie, mais aussi de la transformation normale du pigment rouge en biliverdine verte dans le sang. Nous en reparlerons à propos de la bile blanche, au chapitre des affections biliaires.

Symptomatologie. — Il n'est pas toujours facile de diagnostiquer le foie gras; cependant, en présence d'un foie volumineux, indolore, ayant conservé sa forme normale, accompagné d'atonie de la fonction biliaire, chez des individus d'âge moyen, il n'y a pas d'hésitation possible. En outre, comme je l'ai dit, il y a trois catégories distinctes d'individus qui sont susceptibles d'être atteints de cet état pathologique : 1° les obèses et les suralimentés ; 2° les phtisiques traités par l'huile de foie de morue; 3° les femmes qui ont allaité trop longtemps.

Traitement. — Le meilleur traitement consiste dans la régularité du régime, qui se composera de bonne viande ne contenant pas de matières grasses.

Eviter le sucre et les substances qui peuvent en fabriquer, telles que les féculents, pain de gluten, pain de son, pain grillé. Exclure les pommes de terre. Pas d'eau-de-vie ni de bière.

Exercice quotidien régulier au grand air.

Bains d'air chaud et de vapeur; les premiers sous forme de bains turcs, les seconds de bains russes.

Comme médicaments, on donnera 5 à 10 grammes de sulfate de soude dans un demi-verre d'eau chaude, le matin à jeun. Le cabonate d'ammoniaque, à la dose de 25 à 50 centigrammes, trois fois par jour, est très utile. Des expériences sur les porcs ont montré que, sous l'influence de ce médicament, ces animaux devenaient maigres et que leurs muscles devenaient si durs parfois qu'on ne pouvait les manger.

Il est étonnant de voir combien le foie diminue rapidement de volume sous l'influence de ce régime. Dans un cas, une femme de 36 ans, qui mesurait 1 m. 66 de taille quand elle vint me voir, avait diminué, au bout d'un mois de traitement, de 27 centimètres.

La plupart des individus atteints de foie gras sont des gens qui n'ont pas la force de caractère suffisante pour restreindre leur penchant à la gloutonnerie et à la boisson.

II. Dégénérescence amyloïde.

La dégénérescence amyloïde a été décrite par les auteurs sous le nom de : albuminoïde, — amyloïde, — cholestérinique, — lardacée, — cireuse, selon que l'organe présentait à l'œil l'aspect plus ou moins rapproché d'une de ces substances. Mais ces différentes dénominations ont été simplement appliquées à des périodes diverses de la même affection. Pour faire disparaître toute ambiguité, je me servirai du terme amyloïde que je préfère aux autres, parce que l'état pathologique a, dans la majorité des cas, un aspect chimique et histologique qui se rapproche de la substance amylacée plus que de toute autre.

ETIOLOGIE ET ANATOMIE PATHOLOGIQUE. — Une section de foie amyloïde, vue à l'œil nu, a un aspect clair, luisant, pellucide, homogène, qui, bien qu'ayant un brillant comme celui de la graisse, diffère tout à fait cependant du brillant du foie gras.

Dans sa composition chimique, bien qu'étant une substance albuminoïde animale, elle a beaucoup de caractères communs avec l'amidon végétal. Ainsi, elle se colore en bleu sous l'influence de l'iode. Elle diffère cependant de l'amidon en ce que la couleur bleue ne se développe qu'après l'addition d'acide sulfurique, tandis qu'une simple solution aqueuse d'iode dans l'iodure de potassium donne une coloration bleue à tous les véritables amylacés végétaux. Une solution aqueuse d'iode donne une coloration rouge brunâtre passagère, avec la substance amyloïde du foie, au lieu de la couleur jaune ordinaire qui existe lorsqu'on l'applique sur le tissu hépatique normal.

Le tableau ci-joint, donnant les réactions des subtances chimiques sur la substance amyloïde animale, l'amidon végétal et la cholestérine, donne très nettement les caractères distinctifs de chacune.

Tableau comparatif des réactifs amyloïdes

	AMIDON	SUBSTANCE AMYLOÏDE	CHOLESTÉRINE
Eau	Dissout à l'ébullition.	Dissout à l'ébullition.	Pas de modification.
Ether	Insoluble.	Insoluble.	Soluble.
Chaleur	Dessèche.	Dessèche.	Fond.
Acide sulfurique	L'entraine.	La gonfle et la rend brun rougeâtre.	Passe par une série de couleurs verte, bleue, etc.
Iode	Devient bleu.	La rend bleue seulement après l'addition d'acide sulfurique. Cette couleur bleue est détruite par un excès d'acide.	Pas de modification.
Sulfate d'indigo	—	Devient d'un bleu brillant, tandis qu'avec le foie normal le bleu tourne au vert pâle.	

Bock et Hoffmann (1) affirment que le brun et les autres couleurs produites par l'iode et l'iodure de potassium, allant du brun jaunâtre au noir foncé, sont dus aux proportions variables de glycogène contenues dans les cellules hépatiques.

Marcel (2) a constaté, dans les organes en état de dégénérescence amyloïde, une diminution très grande de potasse et d'acide phosphorique et un excès de soude et d'acide chlorhydrique.

La dégénérescence amyloïde du foie peut, comme la précédente, s'observer dans le plus jeune âge, même avant un mois. Ce fait a été noté surtout chez les enfants atteints de syphilis héréditaire, même quand il n'y existait pas de tumeurs gommeuses. Nous avons déjà parlé de la syphilis du foie, nous ne nous occuperons donc ici que de la dégénérescence amyloïde. Elle est assez fréquente chez les enfants scrofuleux, tuberculeux, rachitiques, qui sont en même temps mal nourris et mal vêtus. Cependant je dois ajouter que ceux qui sont issus de familles riches, entourés de bien-être, n'en sont nullement exempts,

Nous ne devons pas nous étonner de voir la dégénérescence amyloïde du foie si fréquente dans l'enfance, si l'on se souvient que les fonctions hépatiques sont beaucoup plus actives à cette époque de la vie et que, selon la loi pathologique, un organe est d'autant plus exposé à être atteint parla maladie que ses fonctions sont plus actives. La forme amyloïde diffère tout à fait des autres dégénérescences du foie, tout au moins en ce qu'elle est souvent la conséquence d'affections cachectiques et de suppurations de longue durée, telles que la névrose osseuse, la coxalgie, la pyélite, etc,, surtout quand ces affections surviennent chez des enfants ayant une tare héréditaire de syphilis, de tuberculose ou de scrofule.

Symptomatologie. — Les enfants atteints de dégénérescence amyloïde ont le ventre gros et, en outre, ont habituellement le teint terreux, l'appétit irrégulier et de la constipation. Bien que l'affection amyloïde soit plus difficile à diagnostiquer que le foie gras, cependant, lorsqu'elle existe à un état avancé, il n'y a, en général, pas grande difficulté à cela ; car, outre la prédisposition héréditaire dont nous venons de parler, il existe une augmentation de volume du foie indolore, uniforme, un teint bilieux, sale, et, dans la plupart des cas, une dégénérescence amyloïde concomi-

(1 *Archives de Virchow*, t. LVI.

(2) *Pathological Society's Transactions*, 1871.

tante de la rate et du rein. Il ne faut pas oublier, en effet, que c'est une affection générale et non locale.

L'urine est chargée de dépôts d'urates, rare, foncée, très dense. Elle peut renfermer de l'albumine en quantité telle que cela pourrait sembler hors de proportion avec la densité et, ce qui pourrait paraître encore plus surprenant, c'est l'absence de tubes rénaux.

Outre ces signes physiques, il existe des symptômes généraux d'affaiblissement intellectuel, de troubles digestifs, de lassitude, de malaise général. Le malade décrit très bien son état en disant qu'il ne se sent « propre à rien ».

Traitement. — De hautes doses de chlorure d'ammonium peuvent rendre quelque service, bien qu'il soit difficile d'en saisir la raison. J'en ai cependant constaté les bons effets à la dose de 3 à 5 grammes par jour, en continuant pendant plusieurs jours. En outre, il faut combattre l'élément diathésique, scrofule, tuberculose ou syphilis. Comme la dégénérescence amyloïde a la même pathogénie que la dégénérescence graisseuse, la première n'étant rien autre chose qu'une période transitionnelle dans la transformation physiologique de l'amidon en sucre et du sucre en graisse, les mêmes règles diététiques s'appliqueront aux deux états pathologiques.

III. — Tumeurs fibreuses. — Embolies. — Epanchements sanguins.

Nous abordons un sujet qui demande à être revu complètement. Quant à moi, je ne crois pas à l'existence de vraies tumeurs fibreuses dans le foie, par la simple raison que ces néoplasmes ne se développent jamais dans les tissus cellulaires ; or, le foie est essentiellement un organe cellulaire. Ce qu'on appelle tumeurs fibreuses du foie n'est pour moi que le vestige d'anciens caillots sanguins, ainsi que je vais essayer de le démontrer.

Parmi les observations publiées, celle qui se rapproche le plus des véritables tumeurs fibreuses est celle de Wik.

Observation (1). — Un individu, âgé de 34 ans, mourut apparemment d'une péritonite consécutive à une ponction pratiquée pour de l'ascite. On trouva la veine hépatique et la veine cave obstruées par une masse de tissu fibreux jaunâtre occupant une grande partie du lobe gauche du foie en arrière, entourant et comprimant les veines hépatiques à leur réunion à la veine cave,

(1) *Pathological Society's Transactions*, t. XIII, p. 122.

et diminuant leur calibre. Le foie lui-même était très congestionné, par suite de l'interruption de sa circulation. En quelques points, il s'était fait des épanchements de sang, ce que je regarde comme très important au point de vue pathologique, relativement à ce que je vais dire à propos des fibromes du foie. On ne put déterminer la cause du dépôt fibreux. Il n'y avait pas d'antécédents syphilitiques, mais on voyait dans l'aîne des cicatrices comme celles provenant d'anciens bubons, ainsi qu'une excavation pénienne située près du frein qui pourrait faire croire qu'à un moment donné il y avait eu une maladie. Mais on ne put décider si la masse fibreuse était le résultat d'un ancien épanchement de sang ou de lymphe inflammatoire, ou si c'était une tumeur.

L'observation suivante servira encore à prouver que les tumeurs fibreuses du foie sont simplement le résultat d'anciens épanchements de sang causés soit par embolie, soit par extravasation directe.

Observation (J. Murray). — Une femme, âgée de 24 ans, avait un foie qui, quoique pâle, présentait de nombreuses plaques de sang épanché, disséminées dans tout le parenchyme ainsi que sous la capsule. Cependant, au miscroscope, le tissu hépatique paraissait normal, et si les masses fibreuses n'avaient pas été reconnues comme des épanchements sanguins, on aurait pu assez facilement les considérer comme des tumeurs fibreuses entourées par du tissu hépatique normal. Du reste, ces extravasations tenaient à une diathèse hémorrhagique, car on en constata de semblables dans les ovaires, l'utérus et le ventricule gauche.

Observation (Payne) (1). — Un cocher, âgé de 39 ans, avait la veine porte du lobe gauche remplie par un thrombus adhérant très solidement. Le tronc de la veine, à son entrée dans le foie, était complètement rempli par un caillot mou central, rouge foncé, récent, entouré d'une partie externe plus ancienne, décolorée, adhérente aux parois du vaisseau. Les veines spléniques et mésentériques contenaient des caillots, et, comme il existait aussi des infarctus hémorrhagiques des poumons, le cas fut considéré comme étant une thrombose généralisée.

Quant à moi, je suis certain qu'il s'agissait d'embolies, sachant qu'on rencontre parfois dans le foie des épanchements sanguins de nature embolique. Murchison (1) en a publié un cas en 1863.

En somme, plus j'étudie ce sujet des tumeurs fibreuses du foie et plus je suis convaincu que la grande majorité, sinon toutes, sont improprement considérées comme des dégénérescences fibreuses, et que ce sont simplement des restes d'anciens caillots

---

(1) *Transactions of the Pathological Society*, t. XXI, p. 228.

(1) *Pathological Society's Transactions*, t. XV, p. 132.

sanguins. En effet, les fibromes ne prennent naissance que dans les organes fibro-musculaires comme l'utérus; or, le foie est avec le cerveau l'organe le moins fibreux de l'économie et où, par conséquent, les fibromes ont le moins de droit de se développer.

Aux formes précédentes de dégénérescence du foie je pourrais ajouter un certain nombre d'autres, telles que l'adénome, le tubercule, le lymphadénome, etc., mais aucune d'elles ne possède une symptomatologie bien nette ; aussi, je ne m'arrêterai pas à en présenter une étude qui n'aurait rien de clinique.

CHAPITRE XXIII

AFFECTIONS TRAUMATIQUES DU FOIE

Lorsqu'on se trouve en présence d'un traumatisme du foie, il ne faut jamais se hâter de formuler une opinion relative aux conséquences probables de l'accident, car le foie peut avoir une atteinte très grave et mortelle sans que les téguments soient seulement contus ; d'autre part, le foie peut être contusionné, lacéré, piqué, et cependant le malade guérira rapidement. Dans la chirurgie militaire, on trouve de nombreux exemples de mort rapide à la suite de traumatismes du foie, causés par une balle ou un éclat d'obus, sans qu'il y ait eu perforation des parois abdominales. Le seul signe de la lésion consistait en la présence d'ecchymoses de la peau, et cependant le foie avait été rompu. Mais ce qu'il y a encore de plus extraordinaire, c'est qu'il peut y avoir une lacération mortelle du foie, sans qu'aucun signe extérieur puisse le faire supposer, comme dans un cas cité par Partridge (1).

D'autre part, on a vu toute la paroi abdominale qui recouvre le foie complètement lacérée, la face supérieure de l'organe mise à nu, sans qu'il y ait aucune lésion hépatique. J'ai observé moi-même un cas, et on en a publié un autre, où le foie avait traversé le diaphragme et s'était logé dans la plèvre droite (2).

Il faut bien savoir que des lésions, même graves, du foie, ne sont pas nécessairement mortelles, du moins pas immédiatement. Ainsi, des plaies piquantes sont peu graves, à moins qu'un vaisseau n'ait été atteint, comme par exemple dans les plaies de bayonnette.

Des balles peuvent pénétrer dans le foie, se loger profondément dans sa substance, et le malade continuer à vivre pendant des mois. Bernays a publié un cas de ce genre (3).

---

(1) *Pathological Society's Transactions*, t. XI, p. 127.

(2) *Pathological Society's Transactions*, t. XVII, p. 164.

(3) *British medical journal*, 10 janvier 1886.

Des ruptures, même étendues du foie, peuvent se réunir, et cela assez rapidement. Chez un homme qui mourut de fracture de la colonne vertébrale, sept semaines après une chute faite d'une certaine hauteur, on constata qu'il y avait eu une déchirure de la face convexe du foie, de 12 centimètres de long, qui était parfaitement réunie.

Généralement, c'est la partie postérieure du lobe droit qui est le siège des ruptures, dans le cas de lacération du foie à la suite d'un coup ou d'une compression de l'organe.

Digestion du foie vivant.

On a cru pendant longtemps que, de même que l'estomac résistait à l'action des sucs digestifs, tous les tissus animaux possédaient une égale immunité à cet égard. Je voulus me rendre compte par moi-même de cette immunité. Après avoir fait une fistule stomacale à un chien, je dénudai l'épithélium de la muqueuse de l'estomac et j'attendis le résultat. Je constatai que l'organe avait été digéré exactement comme l'aurait été un morceau d'estomac provenant d'un autre animal. J'en concluai que l'estomac était protégé contre l'action de ses sucs par une couche de mucus continuellement renouvelée, sécrétée par l'épithélium pendant le processus digestif. On comprendra, d'après cela, comment le suc gastrique peut digérer le foie vivant, et on ne sera pas surpris en apprenant que le Dr Mackensie (1) a constaté la présence d'une cavité d'environ 75 mm. de profondeur dans le foie d'un malade chez lequel une certaine quantité de suc gastrique s'était échappée de l'estomac et était venue au contact du tissu hépatique.

---

(1) *British medical journal*, 8 mai 1880.

CHAPITRE XXIV

DE L'ASCITE D'ORIGINE HÉPATIQUE

ETIOLOGIE. — Le terme d'ascite signifie simplement une collection de liquide dans la cavité péritonéale, dont le mode de production est toujours le même. Quelle que soit la nature de l'affection du foie, le liquide n'est jamais que de la sérosité, et la cause de son exsudation hors des capillaires est toujours un obstacle mécanique à la circulation du sang dans la veine cave. Le sang étant accumulé dans les veines abdominales, sa partie la plus fluide, le sérum, exsude à travers les parois minces des capillaires par un processus d'osmose et va se réunir dans la cavité péritonéale.

Le liquide ascitique ainsi considéré n'est donc pas autre chose que du sérum sanguin plus ou moins pur se trouvant dans un siège anormal. Sa densité est 1012, c'est-à-dire la même que celle du sérum sanguin tiré directement des vaisseaux.

SYMPTOMATOLOGIE. — Dans tous les cas, quelle que soit la gravité de l'affection hépatique, le liquide épanché est tout d'abord limité à la cavité abdominale et constitue alors ce que l'on pourrait appeler un cas d'ascite pur et simple. Si l'obstacle au cours du sang se prolonge, la sérosité va en augmentant et, quand la cavité péritonéale est pleine, il se répand dans le tissu cellulaire sous-cutané des membres inférieurs. Si l'œdème est considérable, il gagne le prépuce et le scrotum, produisant parfois du phymosis, ce qui donne au pénis la forme bizarre d'un saucisson contourné.

Dans les cas où l'ascite est grave, elle donne lieu à de la dyspnée avec palpitations, ce qui tient à ce que le liquide repousse le diaphragme en haut au point de gêner l'action des poumons et du cœur. Quand l'épanchement gagne les organes sus-diaphragmatiques, c'est-à-dire quand il existe de l'œdème du thorax, des bras, de la face, ou un épanchement pleural ou péricardique, cela ne signifie pas qu'il y a une ascite hépatique compliquée, mais simplement que les reins, les poumons et le cœur sont troublés dans leurs fonctions.

Dans les dernières périodes de l'ascite, il arrive souvent qu'il y a une affection sympathique du rein, ce qui n'a rien d'étonnant, car j'ai montré que cet organe était chargé de remplir d'une façon supplémentaire certaines fonctions du foie. Aussi, quand celles-ci ont subi une perturbation prolongée, les reins finissent par être surmenés.

Il ne faut pas confondre cette éventualité avec l'existence d'une complication rénale tout à fait indépendante.

L'ascite hépatique peut exister sans qu'on en reconnaisse l'origine.

Il est vrai de dire que cela est parfois impossible lorqu'on voit le malade pour la première fois. Aussi, je vais essayer de tracer quelques règles qui seront très utiles à cet égard,

Diagnostic différentiel des hydropisies.

a. C'est seulement dans l'ascite hépatique que les veines abdominales sont dilatées, et non dans l'ascite d'origine cardiaque ou rénale.

b. Dans les affections hépatiques sans complication, il n'y a pas d'œdème sus-diaphragmatique.

c. L'albuminurie peut exister dans l'ascite, quelle qu'en soit l'origine.

d. En prenant un échantillon de l'urine des 24 heures, s'il y a de l'albumine, l'urine n'aura jamais une densité inférieure à 1010, et, très rarement, à 1016, dans les cas d'affection hépatique non compliquée.

La différence de densité d'une urine albumineuse dans les affections du foie, du rein ou du cœur, tient à ce que, quand le tissu du rein est sain, il peut éliminer l'urée et d'autres éléments solides. L'albumine le traverse simplement comme matière excrémentitielle, n'ayant pas subi les transformations convenables au niveau du foie ; aussi elle est éliminée comme matière étrangère et non parce que le rein est malade.

e. La couleur de l'urine est également un signe diagnostic, car, dans les affections du foie et du cœur, elle est toujours plus foncée que d'habitude ; dans celles du rein, elle est plus pâle.

f. De ce fait qu'il n'y a pas d'œdème sus-diaphragmatique on peut exclure l'origine cardiaque de l'ascite.

Je ne parle pas des recherches microscopiques et chimiques qui ne peuvent se faire au lit du malade, mais qui viendront compléter les conclusions de la clinique.

De l'ascite hépatique chez l'enfant.

Bien que l'ascite d'origine hépatique ne soit pas un fait commun, elle est cependant moins rare qu'on ne pourrait le croire, car, bien souvent, on la prend à tort pour une ascite d'origine rénale, parce que l'urine est albumineuse.

Observation. — Un enfant, âgé de 9 ans, né aux Indes, habitait l'Angleterre depuis trois ans, et, quand je le vis, était malade depuis dix mois. Il existait de l'albuminurie et une énorme distension ascitique de l'abdomen. Le foie était très augmenté de volume et remplissait près de la moitié de la cavité abdominale. La densité de l'urine me fit voir de suite qu'il s'agissait d'une albuminurie hépatique et non rénale. Je donnai des diurétiques qui firent diminuer momentanément l'ascite, mais bientôt le liquide redevint aussi abondant qu'avant. Je proposai la ponction qui ne fut pas acceptée, et l'enfant mourut quelque temps après.

A l'autopsie, on constata que le tissu du foie était très légèrement malade, simplement un peu gras, quoique fortement congestionné, à tel point que, lorsqu'on en faisait une coupe, le sang jaillissait littéralement.

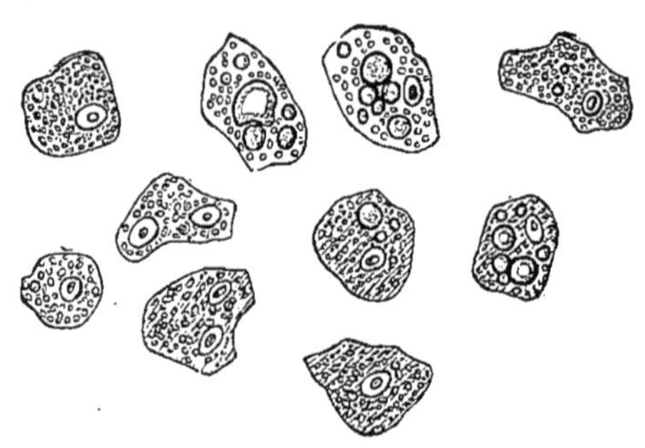

Fig. 19. — Cellules hépatiques contenant des globules de graisse chez un enfant bien nourri.

Tous les éléments de l'organe étaient absolument gorgés de sang. Les cellules du foie ne contenaient pas plus de globules de graisse qu'on n'en rencontre souvent chez les enfants bien nourris.

D'après cela, je crois qu'il est très probable que, si la pression exercée par une telle quantité de liquide ascitique sur les vaisseaux du foie avait été supprimée à l'aide de ponctions répétées, l'organe aurait pu recouvrer assez de tonicité pour résister à son état d'hypercongestion. Au contraire, on entretenait l'état d'hypercongestion qui avait été la cause première de l'ascite.

Je ne veux pas quitter ce sujet sans parler de l'élatérium. Bien qu'il n'agisse guère sur le rein, il a une action très énergique en déterminant des évacuations aqueuses abondantes. On le donne sous forme de pilules à la dose d'un centigramme. Il a l'inconvénient de produire des effets déprimants, mais on les combat facilement à l'aide du carbonate d'ammoniaque.

Quand l'œdème des jambes et des organes génitaux externes

est considérable, j'ai l'habitude d'y faire des ponctions avec de petits trocarts enduits d'huile phéniquée dont je laisse la canule en place pendant vingt minutes : cela n'a pas le moindre inconvénient et est plus utile que les mouchetures.

Southey a imaginé un trocart capillaire à drainage qui permet de maintenir la canule en place pendant plusieurs heures.

Je ferai observer qu'il ne faut jamais proposer la ponction en la présentant à la famille comme une opération insignifiante, car, malgré la facilité de son manuel opératoire et la rareté de ses complications, elle peut néanmoins entraîner une péritonite mortelle.

Il ne faut jamais négliger d'administrer des toniques. La méthode habituellement adoptée de donner des diurétiques et des purgatifs doit être abandonnée, car ce qui peut être utile, ce n'est pas de faire disparaître le liquide, mais bien d'empêcher qu'il ne se reforme, ce qui n'est pas au pouvoir des diurétiques, des purgatifs, ni de la ponction, mais seulement du ressort des toniques.

Dans ce but, Thompson combine la quinine et le fer. On a proposé aussi le copahu comme étant un diurétique énergique.

Spurway prétend que l'*Asclepias syriaca* en infusion jouit de propriétés spécifiques pour dissiper les épanchements hydropiques.

CHAPITRE XXV

DES TACHES HÉPATIQUES

Autrefois on attachait une grande importance à ce que l'on appelait les taches hépatiques, c'est-à-dire des plaques cutanées jaunes, brunâtres, qu'on supposait être le résultat d'une affection du foie. Aujourd'hui, on considère deux variétés bien distinctes de taches hépatiques que nous allons étudier.

Xanthome. — Xanthelasma ou Vitiligo.

Lorsque nous avons passé en revue la symptomatologie de l'ictère, nous avons signalé cet état de la peau, non comme étant un signe d'affection hépatique, mais parce qu'il accompagne parfois les formes d'ictère graves et prolongées.

Etiologie et anatomie pathologique. — L'état pathologique qu'on désigne sous les noms précédents n'est rien autre qu'une coloration blanchâtre, crémeuse, jaune foncé, de la peau, au niveau des yeux, du nez, des mains et du scrotum, tous endroits où les glandes sébacées sont en grand nombre et très développées. On a cru que cet état était dû à une manifestation spéciale, inexplicable, d'une forme de maladie du foie jusqu'alors incomprise. Pour moi, rien n'est inexplicable, et je le considère comme une conséquence naturelle et accidentelle d'un ictère qui, depuis plusieurs mois, chez des individus qui ont une tendance constitutionnelle à avoir des glandes sébacées très développées et des troubles locaux sous-épidermiques, prend naissance de la manière suivante.

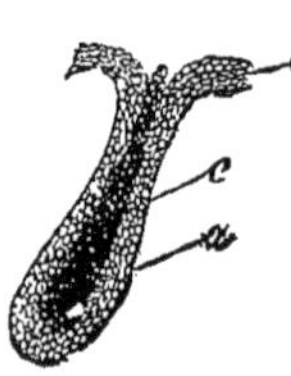

Fig. 20. — Petite glande sébacée du nez remplie de sa sécrétion normale. *a. b. c.*

Tout le monde possède des glandes sébacées autour du nez, des yeux, des pieds et des organes génitaux, glandes qui sont habituellement plus ou moins remplies de leur sécrétion sébacée normale. Chez beaucoup de personnes ces glandes n'évacuent leur produit de sécrétion qu'avec difficulté, par suite de sa viscosité anormale, ce qui amène une distension du cul de sac des glandes, déterminant une saillie épidermique donnant à la peau un aspect mamillaire ou tuberculeux, qu'on décrit comme caractéristique du xanthelasma.

On peut rencontrer ces glandes sébacées distendues sur les organes génitaux de beaucoup de personnes, surtout sur le pénis. Beaucoup de jeunes gens en ont sur la face qui, outre leur réplétion par leur produit de sécrétion, ont en outre leur orifice bouché par de la saleté, ce qui fait que la face paraît couverte de petits points noirs, auxquels on a donné le nom de comédons. De même que les autres formations anatomiques de nature morbide, l'hypertrophie des glandes sébacées est souvent héréditaire.

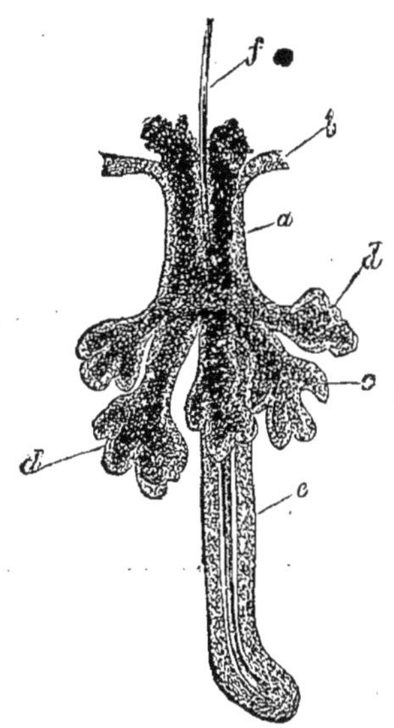

Fig. 21.

a, Glande sétacée ramifiée volumineuse avec sa sécrétion.
b, Membrane muqueuse.
c et *d*, Ramifications principales.
e, Follicule pileux.
f, Poil.

Ces remarques préliminaires vont servir à préparer la voie pour la démonstration de ma théorie relative à l'origine et à la cause du xanthelasma.

Quand on examine au microscope une portion xanthomateuse de la peau, on n'y trouve rien de particulier si ce n'est une hypertrophie de son tissu cellulaire et des glandes sébacées, et une coloration jaune normale de la sécrétion sébacée et du derme. Dans beaucoup de cas, le pigment biliaire imprègne non seulement les follicules sébacés et les glandes sudoripares mais aussi leurs parois. On voit aussi quelquefois des cristaux jaunes, qu'on a décrits à tort comme étant de la tyrosine, dans les plaques xanthomateuses. La présence de ces cristaux et leur couleur n'ont rien d'extraordinaire pour quiconque a l'habitude d'examiner des follicules sébacés normaux ou même des cellules graisseuses. Celles du mouton, par exemple, surtout dans les mois froids de l'hiver, présentent souvent dans leur intérieur de beaux cristaux étoilés de margarine.

Comme tous les cristaux s'imprègnent des matières colorantes avec lesquelles ils sont en contact, ceux des plaques de xanthelasma, comme la sécrétion sébacée, sont profondément maculés de jaune par le pigment biliaire. Il n'y a donc là rien d'extraordinaire relativement aux plaques xanthomateuses, aux glandes et aux cristaux qu'on y trouve. Ce qui fait que la sécrétion sébacée est plus profondément teintée de jaune que la sueur, c'est qu'elle ne s'écoule pas au dehors aussi rapidement qu'elle est formée, comme le fait la sueur, mais qu'elle reste emmagasinée dans les follicules, et que plus elle y reste plus la coloration est foncée par suite de l'addition continue de pigment biliaire. Aussi, plus l'ictère sera prolongé et plus les plaques xanthomateuses seront foncées.

Dans le même ordre d'idées, Unna (1) a essayé de prouver que les comédons ne doivent pas toujours leur couleur foncée à la présence de saleté dans leur orifice, mais à du pigment véritable, parfois brun, d'autres fois noir et même bleu, donnant la réaction de l'ultramarine.

Ce qui vient à l'appui de mon opinion sur la pathologie du xanthelasma, c'est que les parties du corps le plus souvent affectées sont celles où, dans des circonstances normales, les glandes sébacées sont le plus volumineuses et le plus saillantes, c'est-à-dire à la face, au pénis et au scrotum.

Græfe et Samisch (2) ont décrit des cas de xanthelasma des paupières, ainsi que Jonathan Hutchinson (3). Cependant, je ferai observer que mes opinions sont opposées à celles de ces auteurs.

TRAITEMENT. — Faire tous les jours des frictions cutanées énergiques avec un linge dur, après avoir lavé les parties avec une solution alcaline composée d'une cuillerée à potage de carbonate de soude dans un demi-litre d'eau. Si cela ne suffit pas, on râcle la peau avec un ressort de montre, de façon à vider les follicules de leur produit de sécrétion. Les plus gros peuvent être vidés en les pressant entre les doigts.

Chloasma hépatique.

C'est une variété rare de coloration de la peau qu'on ne rencontre que dans les formes graves et chroniques de maladies du foie.

On la voit si peu souvent qu'on la confond facilement avec le pityriasis versicolor. La couleur foncée de la peau n'est pas due, comme dans le véritable chloasma, à la présence du pigment dans le réseau muqueux, mais à celle d'un microsporon coloré qui s'attache à l'épiderme. D'après cela, on voit que le chloasma et le

---

(1) *Archives de Wirchow*, 1880-81.

(2) *Handbuch der Augenheilkunde*, t. IV, part. 2.

(3) *Medico-chirurgical Transactions*, t. 54.

pityriasis, bien que décrits comme étant des affections identiques, ne le sont cependant pas. Leur seul point de ressemblance consiste en ce qu'ils produisent une coloration foncée de la peau.

La coloration du pityriasis peut survenir sur toutes les parties du corps chez des individus qui n'ont pas trace de maladie de foie, tandis que le véritable chloasma se montre en plaque sur la partie antérieure du tronc, surtout dans la région hépatique. On ne les observe jamais que lorsqu'il y a un trouble marqué de la fonction biliaire. Ce qui se rapproche le plus du chloasma, c'est la peau bronzée, et la seule distinction entre elles, c'est que celle-ci est plus brune que celle-là et ne s'accompagne pas nécessairement de troubles hépatiques.

Ce sujet est assez peu commun pour qu'un dermatologiste distingué ait pris un chloasma pour un vitiligo modifié par de l'ictère. Il est vrai de dire qu'il y a extrêmement peu de personnes qui ont observé du chloasma véritable.

Au microscope, on trouve les cellules du réseau muqueux du derme remplies de pigment noir, ce qui me fait arriver à cette conclusion qu'elles ont plus de tendance à se remplir de pigment biliaire parce qu'elles ne possèdent plus la faculté d'éliminer les pigments.

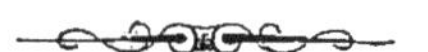

QUATRIÈME PARTIE

AFFECTIONS DES VOIES BILIAIRES

CHAPITRE XXVI

AFFECTIONS DE LA VÉSICULE ET DES CANAUX BILIAIRES

La vésicule biliaire peut être atteinte d'affections diverses que nous diviserons en trois classes. Dans la première, nous étudierons les cas où la fonction de la vésicule est supprimée, soit par suite de l'absence de l'organe, soit par suite d'atrophie ou de ratatinement, de sorte que sa cavité et son rôle comme réservoir de la bile sont annihilés. Dans la seconde classe rentreront les cas de distension de la vésicule, soit par de la bile, soit par du mucus, du pus ou des concrétions. La troisième classe comprendra les tumeurs de la vésicule.

Je ne décrirai pas l'aspect et les dimensions de la vésicule qui sont connus de tout le monde. Je me bornerai à rappeler que, tandis qu'à l'état normal sa cavité ne contient pas plus de 60 à 90 grammes de bile, on l'a vu à l'état pathologique renfermer jusqu'à 6 litres de liquide.

I. — **Absence ou atrophie de la vésicule.**

Ce sujet ne nous arrêtera que quelques instants, car nous écrivons un traité clinique, et la symptomatologie de l'absence ou de l'atrophie de la vésicule étant réduite à rien, nous n'ajouterons rien de plus, au point de vue de la pathologie, que ce que nous avons dit au chapitre de la physiologie et à celui où il est traité de l'occlusion des canaux cystique et hépatique.

Je rappellerai seulement qu'il existe un grand nombre d'espèces animales qui n'ont pas de vésicule et que même des créatures humaines sont venues au monde sans avoir la moindre trace de cet organe, ce qui ne les a pas empêchées d'arriver à l'âge adulte. On a souvent noté cette absence chez des enfants qui sont morts dans les six premiers mois de leur vie et sans qu'ils aient manifesté le moindre trouble biliaire.

Chez les adultes on a constaté son atrophie complète et l'oblitération de sa cavité. Wood (1) a présenté une petite masse nodulaire du volume d'un gros pois représentant les vestiges de la vésicule. On y voyait une petite cavité communiquant avec les canaux biliaires qui étaient dilatés, atteignaient le double de leur volume normal et étaient remplis de bile visqueuse. Il pensait que l'atrophie était due peut-être à une inflammation antérieure de l'organe.

II. — Distension de la vésicule.

On a décrit, il y a longtemps, toutes les formes d'accumulation de liquide dans la vésicule et on les décrit encore à tort sous le terme générique d' « hydropisie » ; il était, du reste, difficile de trouver une expression plus impropre, car aucune des variétés que nous étudierons ne présente les caractères qu'implique ce mot, c'est-à-dire une collection de sécrétion aqueuse.

Je vais donc mettre de côté ce terme d'*hydropisie de la vésicule*, et je décrirai séparément les affections qu'on réunit sous ce nom.

Symptomatologie. — La symptomatologie de la distension de la vésicule est en général assez nette. Tout d'abord, il y a plus ou moins de matité ou même une tumeur globuleuse distincte, appréciable non seulement à la palpation, mais à l'œil nu, au niveau du siège de la vésicule (2), et lorsque la tumeur s'accompagne

---

(1) *Pathological Society's Transactions*, 1859

(2) Pour s'habituer à reconnaître la présence de la vésicule distendue et à juger la quantité de liquide qu'elle peut contenir, on s'exerce soi-même à l'aide de la vessie distendue par l'urine. Le matin, en se réveillant, on passe la main sur la région sus-pubienne et l'on sent une tumeur, puis on vide la vessie et on note la différence de sensation. On répète cet exercice plusieurs jours de suite, jusqu'à ce que la main soit bien exercée à sentir la vessie distendue. On s'habitue ensuite à apprécier la quantité de liquide qu'elle contient en mesurant la quantité d'urine évacuée et en notant la différence qu'on constate à la palpation après la miction. On arrivera ainsi à acquérir une habileté suffisante pour bien sentir la distension de la vésicule biliaire.

d'ictère avec urine safran, selles décolorées, présence d'acide biliaire dans l'urine, on peut diagnostiquer une distension de la vésicule par rétention biliaire, due à une obstruction du cholédoque. Dans aucun autre cas de distension de la vésicule par du liquide on n'observe de l'ictère ; toutefois celui-ci peut se montrer accidentellement, mais sans qu'il ait de rapport avec l'affection.

a. Distension de la vésicule par de la bile.

Quand on a diagnostiqué une distension de la vésicule et que le malade est ictérique, on peut soupçonner, en l'absence de toute raison contraire, que cet organe est rempli de bile et que la distension est due à un obstacle au flux de la bile dans l'intestin siégeant dans le cholédoque. Toutefois, j'appellerai l'attention sur ce fait que ni l'existence de l'ictère, ni la distension de la vésicule ne sont forcément la conséquence d'une occlusion de l'embouchure du cholédoque, pour cette raison bien simple que le canal peut être complètement obstrué, et, malgré cela, la bile arriver dans l'intestin par une ulcération ou une fistule partant d'un point situé audessus de l'obstruction, et détruire ainsi les conséquences ordinaires de la distension vésiculaire et de l'ictère. Ces cas sont tout à fait exceptionnels, car, dans la majorité des cas d'obstacle au cours de la bile par le cholédoque, quelle qu'en soit la cause, cette occlusion est en général suivie de la distension de la vésicule et d'ictère.

Quand la cause de l'obstruction est permanente, par exemple quand il existe une cicatrice d'ulcère duodénal, l'ictère existe toujours avec la distension vésiculaire. On pourrait, à la rigueur, prendre une vésicule distendue pour le rein flottant. Flint rapporte un cas curieux où plusieurs médecins et lui firent cette erreur. Quand l'occlusion du cholédoque existe depuis longtemps, la distension de la vésicule peut être énorme et simuler une tumeur ovarienne.

Autrefois on regardait comme des cas extraordinaires ceux ou la vésicule contenait plusieurs litres de liquide, mais aujourd'hui on s'en étonne moins, surtout après la publication d'observations telles que celle de Gilson où la vésicule renfermait 4 litres de liquide, et celle de Barlow où elle contenait 7 litres de liquide qui s'était formé dans l'espace de douze jours après l'oclusion du cholédoque par un calcul. Quand la vésicule a été distendue pendant longtemps par de la bile, les parties liquides de celle-ci sont résorbées, ce qui la rend alors de plus en plus épaisse et donne à l'analyse des chiffres tout à fait anormaux.

Ainsi, dans un cas dont nous avons parlé, la bile avait la composition suivante :

Eau		694.45
Matières solides		305.55
Pigment Acides biliaires Cholestérine	Matières organiques	288.80
Soude Potasse Fer	Sels minéraux	16.56

Tandis que de la bile normale d'une femme du même âge, analysée en même temps, avait la composition suivante :

Densité, 1020		
Eau		933.27
Matières solides		66.73
Pigment Acides biliaires Cholestérine	Matières organiques	56.73
Soude Potasse Fer	Sels minéraux	10.00

Le premier échantillon de bile contenait donc quatre fois autant de matières solides que le dernier, et en comparant les proportions relatives de substances minérales, on constate ce fait curieux que la différence dans la quantité des solides est due presque uniquement aux matières organiques ; les sels minéraux ne sont même pas doublés. Quelle en est donc la raison ? La soude, la principale substance minérale qu'on trouve dans la bile, y existe sous forme de glycocholate et de taurocholate ; dans les cas de distension vésiculaire, ils sont résorbés, passent dans le sang et sont toujours éliminés par l'urine, ce qui explique la faible proportion des sels minéraux dans la bile qui se trouve dans la vésicule distendue.

b. Distension de la vésicule par du pus.

La distension par du pus n'est pas rare, mais heureusement elle présente certains symptômes qui permettent d'en faire le diagnostic.

La suppuration de la muqueuse de la vésicule est parfois le résultat de la présence de calculs ; mais, à moins qu'il n'y ait en même temps une occlusion du canal cystique, elle ne donne lieu à aucun symptôme appréciable, car le pus est évacué par l'intestin, et sa présence n'est pas même soupçonnée. Pepper (1) a rapporté un cas où le canal cystique était obstrué par une fausse membrane et où la vésicule contenait au moins deux litres de pus teint de bile.

Brown (2) a relaté le cas d'une femme qui avait souffert d'une distension de la vésicule pendant un an, chez laquelle on retira 200 grammes de pus sans que le volume de la tumeur ait diminué.

Observation (Bryant) (3). — Une femme, âgée de 52 ans, s'était toujours bien portée jusqu'à il y a cinq ans. A cette époque, elle remarqua une petite tumeur indolente au niveau et à droite de l'ombilic. Cette tumeur augmenta peu à peu, atteignit le volume d'un œuf et fut alors ouverte au bistouri, ce qui donna évacuation à du pus. L'incision ne se ferma jamais et le pus continua à s'écouler pendant trois ans. Une seconde tumeur se forma un peu au-dessous et à droite de l'autre, on l'ouvrit également: il en sortit du pus et il se forma une fistule. Cette incision ne se ferma pas, et au bout de quelque temps elle commença à donner issue à de la bile. En introduisant un stylet par la fistule on constata la présence d'un calcul; alors, on dilata la fistule et on la retira à l'aide d'une pince. Malgré l'évacuation quotidienne d'une certaine quantité de bile, la santé s'améliora rapidement, et au bout de deux mois la fistule était cicatrisée.

Observation (Krumptmann) (4). — Un individu, âgé de 64 ans, avait de l'ictère s'accompagnant d'une inflammation subaiguë du foie. Il portait une tumeur du volume d'un œuf de pigeon située à 5 centimètres au-dessous du bord des côtes droites et à 7 centimètres de la ligne médiane. On l'incisa, et il en sortit près de 4 litres de pus. Il se forma une fistule par laquelle s'écoulaient tous les jours 250 grammes de bile pure environ. Cela dura ainsi pendant un an, puis la fistule fut obstruée par un calcul; on la dilata, et, dans l'espace de quatre jours, il sortit vingt-deux calculs. Ce malade vécut pendant huit ans, se portant relativement bien, malgré l'évacuation quotidienne de 250 grammes de bile. Il mourut de pneumonie à l'âge de 74 ans. Pendant les huit années que persista la fistule, les selles étaient décolorées, ce qui prouvait bien l'absence de bile dans l'intestin et en même temps que la chylification ne s'opérait qu'à l'aide des sucs pancréatique et intestinal.

Dans tous les cas de distension de la vésicule par du pus, le traitement consiste simplement dans l'évacuation du pus à l'aide d'un trocart et force irrigations phéniquées tièdes, à 1 pour 100.

c. Hydatides suppurées de la vésicule.

Les hydatides peuvent non seulement se développer dans la vésicule, mais aussi y suppurer et mourir. Il est vrai que les hydatides

(1) *American Journal of the Med. Sciences*, janvier 1857.

(2) *British Medical Journal*, 1878, p. 916.

(3) *Clinical Society's Transactions*, t. XII.

(4) *Centralblatt*, 14 mars 1873.

de la vésicule peuvent souvent aboutir à une suppuration si complète que, même à l'autopsie, on ne peut retrouver les débris du kyste, et l'on croit être en présence d'un abcès de la vésicule. Les hydatides déterminent quelquefois une distension considérable.

Observation (Coley) (1). — Un individu, âgé de 40 ans, portait, depuis dix ou douze ans, une tumeur qui dépassait l'ombilic. Elle était dure, sensible, fluctuante, et arrivait jusqu'au pubis. Sept jours après l'entrée de cet individu à l'hôpital, la tumeur se rompit et s'évacua par l'ombilic, donnant issue à du pus, de la bile et des flocons de lymphe. Puis, le malade mourut. A l'autopsie, on trouva le foie sain. La rate contenait des hydatides et le cas fut considéré comme une hydatide suppurée de la vésicule.

d. Distension de la vésicule par des liquides blancs.

On peut trouver dans la vésicule un liquide blanc au lieu d'être vert foncé. Cela n'a rien d'extraordinaire, ainsi que je vais le démontrer. Je dirai tout d'abord qu'il existe deux sortes de liquides blancs. L'un est une sécrétion propre de la vésicule, l'autre lui est fourni par le foie. Le premier, qu'on rencontre le plus souvent, est simplement une sécrétion muqueuse ; le second est une espèce anormale de bile blanche.

Bien souvent, dans les autopsies d'individus ictériques ou non, on trouve la vésicule biliaire pleine de liquide glaireux blanc, et parfois même distendue, dans le cas où l'occlusion du canal cystique est assez complète pour empêcher toute issue de bile. La seconde catégorie de faits comprend une forme plus rare de la maladie, car il n'existe pas d'occlusion cystique. Ces deux états ont été considérés à tort comme le résultat direct d'une seule et même modification survenue dans les fonctions de la vésicule biliaire. Cette opinion est tout à fait fausse, car, dans le premier cas, le liquide blanc provient d'un processus physiologique normal produit, il est vrai, dans des conditions anormales (l'occlusion du canal cystique). Dans le second cas, il n'y a rien de modifié dans la vésicule ni dans les canaux, il y a simplement une modification anormale d'un processus physiologique.

Distension par du mucus.

D'après ce que nous venons de voir, lorsqu'il existe une occlusion du canal cystique, la présence d'un liquide blanc dans la vésicule

(1) *Pathological Society's Transactions*, t. I, p. 272.

peut s'expliquer d'après les principes physiologiques qui suivent.

1° Il faut se souvenir que la vésicule ne fabrique pas la bile, qu'elle se borne à en être le réservoir ;

2° Que la vésicule possède une muqueuse qui est chargée de lubréfier la face interne de cet organe à l'aide d'une sécrétion de mucus, afin d'empêcher la bile d'attaquer la muqueuse.

Cela étant donné, voyons ce qui se passe quand, par suite d'une cause quelconque, il n'arrive plus de bile dans la vésicule. Si la vésicule était pleine de bile foncée quand l'occlusion cystique s'est effectuée, il est évident qu'il lui a fallu s'en débarrasser avant de se remplir de liquide blanchâtre, et, comme l'occlusion cystique l'empêchait de le faire par les voies ordinaires, cela s'est produit par un phénomène d'osmose à l'aide des capillaires ramifiés dans ses parois. La bile ainsi résorbée est éliminée par les reins et par la peau. S'il arrive que le malade meure au moment précis où la vésicule s'est débarrassée de tout son contenu biliaire, on trouve alors à l'autopsie ce phénomène bizarre d'une occlusion cystique avec une vésicule vide. Si, au contraire, le malade a vécu plus longtemps, la vésicule étant vide se remplit, mais alors ce n'est plus de bile puisqu'elle ne peut plus passer par le canal cystique, mais c'est de son mucus secrété normalement et de la même façon que s'il n'y avait pas d'occlusion cystique. Comme le mucus ne peut être évacué, il s'accumule de plus en plus dans la vésicule jusqu'à ce qu'il finisse par la distendre. Si le malade meurt à ce moment, on trouve la vésicule pleine de mucus blanchâtre.

Observation (Duckworth). — A l'autopsie, on trouve la vésicule pleine de mucus jaunâtre, épais, transparent, contenant une grande quantité d'epithélium colomnaire et des plaques de cholestérine. Il existait une occlusion cystique causée par un calcul.

L'explication scientifique que je viens de donner est la même que celle que j'ai donnée pour les cas où les canaux intra-hépatiques sont distendus par du liquide blanchâtre, comme dans les cas d'ictère par suppression. Cependant, quand la vésicule contient du mucus, il n'y a généralement pas d'ictère, car le cours de la bile dans l'intestin se fait sans obstacle.

f. **Distension par de la bile blanche.**

Au chapitre de la dégénérescence graisseuse du foie, nous avons exprimé l'opinion qu'il y avait de fortes raisons pour croire que, dans certains états pathologiques, la formation de pigment biliaire vert n'a pas lieu; car, à l'autopsie, on trouve la vésicule pleine d'un liquide blanc qui possède toutes les propriétés chimiques de la bile, excepté une, c'est-à-dire qu'il ne contient pas de biliverdine. Un échantillon de ce liquide biliaire incolore, analysé par Ritter, contenait de la cholestérine, des acides biliaires, des sels minéraux, des graisses et d'autres substances biliaires organiques, mais pas trace de biliverdine; aussi ce liquide représentait-il de la bile véritable, moins le pigment. Si les remarques de Ritter s'étaient bornées à ces considérations, j'aurais été tout à fait d'accord avec lui; mais il ajoute que, dans ces cas, il y a non seulement en général de l'ictère, mais aussi un état graisseux du foie. Cette assertion est fausse, et je crois pouvoir expliquer d'une façon scientifique et logique à la fois pourquoi on trouve la bile blanche chez des individus non ictériques, sans considérer cette circonstance comme très extraordinaire, ainsi qu'il le fait. Je pourrai montrer que, contrairement à ce qu'il croit, l'absence d'ictère est un facteur essentiel qui permet de comprendre facilement la présence de bile blanche dans la vésicule. Ma théorie explique non seulement la présence de la bile blanche, mais aussi l'absence d'ictère, et prouve ainsi que le cas de Ritter ne fait pas exception à la règle. Elle montre, en outre, que lorsque l'ictère coexiste avec une liqueur blanche dans la vésicule et les canaux, ce liquide n'est pas de la « bile blanche », mais simplement le mucus normal secrété par la muqueuse des voies biliaires. La bile blanche, au contraire, est un produit pathologique et non physiologique, car elle résulte d'un arrêt de l'oxygénation normale et de la transformation consécutive de l'hématine du sang en biliverdine dans la circulation générale. C'est pourquoi le foie, ne trouvant pas de biliverdine à excréter pour pigmenter sa sécrétion, et la peau ne pouvant retenir aucun dépôt pigmenté dans son réseau muqueux, il ne peut y avoir d'ictère; cela explique à la fois le phénomène de la bile blanche et l'absence d'ictère. Les fonctions du foie ne sont pas du tout troublées, mais il ne peut produire de la bile colorée puisque le sang ne lui donne pas le pigment nécessaire pour cela. Il ne peut donc y avoir ni ictère ni urine safran, mais les selles peuvent être décolorées.

Il n'existe aucun symptôme qui puisse révéler l'existence de liquides blancs dans la vésicule.

g. Distension par des concrétions biliaires.

La vésicule peut être distendue par des calculs biliaires de toutes formes et de toutes dimensions et même de différentes couleurs et de composition diverse, prouvant ainsi que leur formation s'est effectuée à des époques différentes et sous l'influence de processus pathologiques différents.

Il peut même arriver qu'une vésicule soit complètement remplie par un seul calcul qui peut être de la grosseur d'un œuf d'oie; dans ce cas, la masse dure peut être sentie à travers les parois abdominales.

Quand bien même la vésicule est remplie de calculs, elle n'est jamais beaucoup distendue, par la raison bien simple que, dès que le viscère s'est rempli de calculs, comme il n'y a plus de place pour laisser pénétrer la bile, les calculs ne reçoivent plus de matériaux pour s'accroître. Il n'en est pas toujours ainsi cependant, car il arrive parfois qu'un calcul conique situé à l'orifice vésiculaire du canal cystique agisse comme une valvule, laissant la bile entrer plus facilement que sortir : c'est ce qu'on observe aussi pour le bassinet.

Lorsque la vésicule est distendue par des calculs, on peut non seulement la sentir à travers les parois abdominales, mais aussi percevoir un craquement particulier à la palpation et à l'auscultation. Quoi qu'il en soit, il n'est pas difficile de diagnostiquer la présence de nombreux calculs, par ce fait que la pression exercée au niveau de l'organe s'accompagne toujours de douleur, et quand on ne peut attribuer cette douleur à rien autre chose, on peut soupçonner l'existence de calculs ayant amené la distension et la dureté de la vésicule.

III. — Distension des canaux biliaires.

Les canaux biliaires peuvent, comme la vésicule, subir une distension énorme par le fait de l'accumulation de la bile dans leur intérieur.

Todd (1) a rapporté le cas d'une jeune fille de 14 ans qui, par suite de l'occlusion de l'orifice duodénal du cholédoque, avait ce canal tellement dilaté qu'il descendait jusque dans le bassin.

Lorsqu'on soupçonne une distension du cholédoque, s'il existe en même temps une distension de la vésicule, cela rend le diagnostic plus difficile, car il peut arriver, ou que les deux organes soient distendus en même temps, ou que le cholédoque soit énormément distendu et la vésicule complètement vide. Ce dernier état s'observe quand il existe une obstruction du canal cystique aussi bien que du cholédoque, empêchant la bile d'arriver dans la vésicule. Alors la bile s'accumule seulement dans les canaux hépatique et cholédoque. Halliday (2) en a rapporté l'observation suivante.

---

(1) *Dublin Hospital Reports*, t. I.

(2) *Edinburgh monthly medical journal*, février 1852.

OBSERVATION. — Une servante, âgée de 17 ans, avait le cholédoque tellement distendu par la bile que, bien qu'on en eut évacué 900 grammes avant sa mort, on en trouva à l'autopsie près de quatre litres. La maladie avait débuté trois ans auparavant par des douleurs dans le côté droit, survenant de temps en temps avec des exacerbations paroxystiques et des frissons, jusqu'à trois mois avant sa mort; alors les douleurs furent constantes et l'ictère plus prononcé. Au niveau de la vésicule, on sentait une tumeur sensible, et la matité mesurait 13 cm. sur la ligne mamelonnaire. Il existait de la constipation, mais les selles étaient colorées. Comme la tumeur était fluctuante, on la ponctionna et on en évacua 500 grammes, ce qui causa un soulagement immédiat. Mais l'émaciation augmenta de plus en plus, et la mort arriva presque subitement un mois après la ponction. A l'autopsie on trouva un vaste sac fluctuant occupant tout le côté droit de la cavité abdominale et adhérant intimement à la face inférieure du foie. Il contenait un liquide sirupeux jaunâtre, dans lequel on constatait des cristaux de cholestérine en abondance. A l'extrémité hépatique du sac, on voyait l'embouchure des canaux cystique et hépatique dilatée au point d'admettre le doigt. La vésicule n'était pas dilatée. En fait, cette tumeur était constituée uniquement par la dilatation du canal cholédoque.

L'auteur attribue la non dilatation de la vésicule à ce que le canal cystique possédait un orifice valvulaire.

Traitement de la distension des voies biliaires.

Cette question est très importante, car, si l'on abandonne la distension à elle-même, la mort en sera la conséquence inévitable. Ce n'est pas simplement le fait de la distension qui l'amène, mais c'est le résultat de trois facteurs pathologiques combinés, ainsi que nous allons le démontrer. On verra ainsi que l'ictère par obstruction est bien moins facile à combattre que l'ictère par suppression, parce que nous nous trouvons en présence de trois facteurs contre lesquels nous avons à lutter :

1° Les troubles causés par l'absence de bile dans le canal digestif;

2° Les effets de l'accumulation de la bile dans les canaux et l'obstacle apporté ainsi aux fonctions du foie;

3° La toxémie, résultant de la résorption biliaire.

En ce qui regarde le premier de ces effets, on peut dire que, si nous n'avions à lutter que contre lui, il ne serait pas difficile de le faire avec avantage. En effet, la seule absence de bile ne constitue pas un danger, ce qui a même fait prétendre que la présence de la bile n'était pas essentielle à la vie. Les expériences faites sur les animaux et les observations cliniques ont prouvé que la vie pouvait se soutenir longtemps sans que la bile pénétrât dans l'intestin. Les seuls effets fâcheux qui semblent résulter de son absence sont de la constipation, de la flatulence et une extrême fétidité des garde-robes. Quant aux conséquences indirectes, telles que l'amaigrissement, etc., on voit qu'on peut les combattre à l'aide d'une augmentation de la ration alimentaire. La constipation, la flatulence et la fétidité sont facilement combattues par des moyens appropriés.

L'accumulation de bile dans les canaux n'est pas si facile à faire disparaître. Si l'on pouvait enlever la cause de l'obstruction, elle cesserait immédiatement. Cela est rarement en notre pouvoir, excepté dans le cas de calculs biliaires, dont on peut aider l'expulsion de différentes façons, ainsi que nous le verrons.

Quand l'occlusion du cholédoque est causée par une tumeur organique, on ne peut enlever l'obstacle, et la mort en est la terminaison fatale. Il faut alors chercher à établir une fistule biliaire permanente, ce qui permet de prolonger la vie très longtemps.

Cependant, il faut se souvenir que, dans l'occlusion du cholédoque par un calcul ou par une autre cause, la simple ponction ne donne pas de résultats durables, tandis que l'extraction du calcul ou l'établissement d'une fistule biliaire artificielle rendront les plus grands services en prolongeant la vie. Car ce qu'il faut, dans ces cas, ce n'est pas seulement débarrasser les voies biliaires de la bile qui y est accumulée, mais aussi éviter les effets pernicieux de son accumulation sur le tissu hépatique. Car, dès que ceux-ci ont disparu, la fonction biliaire se rétablit normalement d'elle-même.

Du reste, nous reparlerons de ces faits au chapitre de la cholécystotomie.

Pour moi, je crois que le jour n'est pas éloigné où nous verrons les chirurgiens enlever du cholédoque les calculs qui y sont enchâtonnés avec le même succès que cela se fait pour la pierre vésicale.

Whittaker (1) conseille l'emploi d'une longue aiguille hypodermique pour s'assurer de l'existence des calculs et de leur situation. Il relate un cas d'occlusion du cholédoque, dans lequel le diagnostic était incertain, entre des calculs biliaires et un cancer : il se servit de cette aiguille à différentes reprises sans aucun danger, et finit par toucher un calcul à une profondeur de 13 cm.

A cet égard, je ferai remarquer que j'ai bien des fois enfoncé des aiguilles dans le foie des chiens et des lapins, en les y laissant

---

(1) *New-York medical record*, 1882.

pendant dix à quinze minutes, sans que l'animal en fût gêné. Aussi, je suis certain que ce procédé doit rendre de grands services pour la recherche des calculs. Il faut employer pour cela une longue aiguille, bien acérée, de 15 cm. de long, fixée à un manche, de façon à communiquer à la main la sensation de dureté. J'ajouterai que l'issue d'une petite quantité de bile dans le péritoine est sans danger. Cela est si vrai que bien souvent la bile tombe dans le péritoine après la rupture accidentelle de la vésicule et ne donne pas lieu à de la péritonite. On a publié un cas (1) où six litres de bile furent retirés par la ponction abdominale chez un garçon dont la vésicule s'était rompue trois semaines auparavant. On fit une seconde ponction, qui donna issue à dix-huit litres de liquide à l'aspect bilieux, puis le malade guérit.

En établissant une fistule biliaire artificielle, on place le malade à peu près dans les mêmes conditions que l'animal chez lequel on pratique cette opération dans un but expérimental, et l'on peut, à juste titre, espérer obtenir le même résultat favorable, tout au moins en ce qui regarde la ponction biliaire. On fait disparaître tout d'abord les troubles qui résultent de l'obstacle au flux de la bile et par suite de la distension des canaux. Ensuite, on obvie au danger provenant des effets toniques de la résorption biliaire. J'ai négligé de parler des effets sur la sécrétion biliaire, causés par la compression exercée par une tumeur ou tout autre obstacle, car ils ne peuvent nullement être influencés par le simple établissement d'une fistule biliaire. De même que les animaux porteurs d'une fistule biliaire, le malade maigrira, s'émaciera, les cheveux auront de la tendance à tomber, les fonctions intestinales à être irrégulières, et il se fera presque constamment une émission de gaz intestinaux fétides. Enfin, au bout d'un temps plus ou moins long, la mort arrive; on peut toutefois la retarder en faisant prendre des capsules de bile de porc et en augmentant la ration alimentaire; car la mort par absence de bile n'est rien autre chose que la mort par inanition. Dans tous les cas d'obstruction des canaux, il ne faut jamais négliger d'alimenter le malade d'une façon plus copieuse que d'habitude; on peut ainsi faire vivre le malade pendant un temps très considérable. Les chances de survie seront encore augmentées si, en même temps, on lui fait prendre une quantité suffisante de bile de porc.

L'établissement d'une fistule biliaire artificielle n'est donc pas une utopie, ainsi qu'on pourrait le croire de prime-abord. Pour moi, c'est une opération qui n'est pas plus dangereuse que la

(1) *Medico-chirurgical Transactions*, t. IV.

simple ponction de la vésicule. Le procédé opératoire est le même que celui de la cholécystotomie.

Le triomphe de la chirurgie serait d'établir une fistule vésiculo-duodénale, afin de permettre à la bile d'arriver dans l'intestin (1). Je crois cette opération très praticable, car je ne vois pas pourquoi on ne pourrait faire adhérer entre eux, à l'aide de la potasse, la vésicule et le duodénum. Des adhérences se formeraient rapidement et une fistule duodénale permanente serait établie. Je crois que le seul danger consiste en ce qu'on recule l'opération jusqu'à ce que le malade soit devenu trop faible pour pouvoir la supporter. Si, au contraire, on opérait quand il jouit encore de toutes ses forces, le résultat en serait aussi favorable que chez le chien.

Dans les cas d'ictère par obstruction permanente, où l'on doit renoncer aux procédés ci-dessus, il faut éviter avec soin l'erreur si commune, qui consiste à administrer des aliments dans le but de provoquer une augmentation de sécrétion de la bile. Nous devons diriger tous nos efforts de façon à soutenir les forces du malade et à combattre autant que possible les effets fâcheux de l'absence de bile dans l'intestin. Pour cela, il faut y introduire artificiellement de la bile, *non cependant comme on le pratique, c'est-à-dire en donnant de la bile épaisse de bœuf ou de mouton avec les aliments*. Car la bile préparée selon les procédés pharmaceutiques a toutes ses propriétés détruites pendant la préparation. Puis, la seule bile dont la composition se rapproche le plus de celle de l'homme est celle du porc, qui est omnivore, et dont le processus digestif se rapproche beaucoup de celui de l'homme. Enfin, on la fait prendre habituellement au moment qui est le moins propice pour cela. En administrant la bile immédiatement après le repas, nous produisons le résultat contraire de celui qu'on cherche ; car, en se mêlant au suc gastrique, la bile annihile son pouvoir digestif. Mes recherches m'ont conduit à proposer une autre façon de préparer la bile et de l'administrer.

Préparation. — On prend de la bile fraîche provenant de la vésicule d'un porc nouvellement tué, on la filtre pour la débarrasser du mucus, on la fait évaporer aussi rapidement que possible à siccité en ne la chauffant pas à plus de 71°. Dès que la bile est sèche, on peut l'employer. Si simple que cela paraisse, il y a cependant deux points délicats dans cette manipulation : 1° la bile filtre très lentement, aussi faut-il en placer peu à la fois dans le filtre ; 2° elle est assez hygroscopique, aussi, afin de la dessécher

(1) Le desideratum de l'auteur a été rempli. — Voir l'article relatif à l'entéro-cholécystotomie *(Note du traducteur)*.

rapidement, faut-il l'étendre sur une large surface. Ainsi préparée, on peut l'encapsuler et la garder ainsi pendant des années.

On doit administrer la bile lorsque la digestion stomacale touche à sa fin; elle agira alors sur le chyme au moment propice et le rendra apte à être absorbé. Pour être certain de cela, je fais placer la bile dans des capsules de gélatine qui sont difficilement attaquées par le suc gastrique. Quand celles-ci sont dans l'estomac, elles se gonflent, se ramollissent et crèvent en passant à travers le pylore, ce qui permet à la bile d'être déversée juste au moment convenable.

Chaque capsule contient 25 centigrammes de bile, ce qui équivaut à 5 grammes de bile liquide. Deux capsules seront donc suffisantes. Cependant, si l'on jugeait qu'il en faille davantage, on pourrait en augmenter le nombre sans inconvénient.

Lorsqu'on administre de la bile sous forme pilulaire, le suc gastrique la dissout en un quart d'heure. Une pilule argentée l'est en trente minutes et une dorée en quarante; il vaut donc mieux donner la préférence aux capsules de gélatine.

Gangrène et rupture de la vésicule.

Ces cas sont très rares; cependant, je vais en reproduire quelques-uns comme types.

La vésicule peut se gangréner et se rompre sous l'influence de calculs biliaires. C'est du moins à cette cause qu'on attribua la mort par hémorrhagie survenue chez un malade de Leared (1).

Observation. — Un individu, âgé de 22 ans, après avoir éprouvé pendant quelques jours des douleurs violentes dans la région de la vésicule et à l'ombilic, mourut en quelques heures. A l'autopsie, on trouva la vésicule gangréneuse et rompue.

La rupture avait été causée par une surdistension de l'organe. Un petit calcul obstruait l'orifice duodénal du cholédoque.

Pour moi, j'émis des doutes au sujet de l'exactitude de cette appréciation. Car on voit des vésicules arriver à un degré de distension deux fois plus grand sans se gangrener ni se rompre. Il devait donc y avoir une autre cause. Quand la vésicule se rompt par suite de surdistension c'est qu'il existe une ulcération ou un épaississement des parois, et alors survient une péritonite suraiguë.

La rupture de la vésicule a été observée quand le travail de l'accouchement est prolongé et il faut attribuer cet accident bien

(1) *Pathological Society's Transactions*, 1859.

plus à un état pathologique de la vésicule qu'à la gravité du travail.

Dépôts de carbonate de chaux appelés à tort ossification de la vésicule biliaire.

On a donné à tort le nom d'ossification de la vésicule à des dépôts de carbonate de chaux amorphe qui se formaient dans cet organe, sans qu'on y ait jamais vu la moindre trace d'ossification véritable.

On a trouvé la vésicule, non seulement tapissée, mais entièrement remplie de ces dépôts. Murchison (1) a rapporté un cas de ce genre. A l'autopsie, on ne trouva pas trace de bile dans la vésicule qui était affaissée et dont la muqueuse était encroûtée d'une couche de carbonate de chaux qui, traité par l'acide nitrique, donnait lieu à de l'effervescence. L'orifice vésiculaire du canal cystique était complètement obstrué par cette substance. Le malade, âgé de 37 ans, mourut de cirrhose du foie avec hypertrophie de la rate et leucémie.

En 1858, Ogier Ward présenta à la Société pathologique une portion de vésicule biliaire contenant de petites plaques calcaires.

Observation. — Une femme, âgée de 48 ans, avait une expectoration purulente et des signes cavitaires du côté gauche depuis vingt ans. Puis apparut une tumeur, à droite, ne paraissant pas en rapport avec le foie, car elle était au centre de l'abdomen et présentait un sillon très net entre elle et le foie. Dans l'espace de douze mois, elle descendit dans la fosse iliaque droite et se rompit à l'extérieur. Il s'en écoula des hydatides et du pus. Au bout de six semaines le pus devint moins fétide. La fistule ne se cicatrisa qu'au bout de quatre mois, après une attaque bilieuse. En même temps le côté droit de l'abdomen devint tendu, sensible, et la malade eut des frissons. Quatre jours après la fistule se rouvrit et donna issue à un demi-litre de bile pure ; cet écoulement de bile continua pendant neuf jours, puis une portion de vésicule gangrénée fut expulsée. La bile continua à s'écouler pendant sept mois.

Bien qu'en général on considère les vésicules remplies de dépôts de chaux comme étant ossifiées, je puis affirmer qu'aucun caractère ne se rapproche de la véritable ossification. Car le dépôt se compose surtout de carbonates au lieu de phosphates, et il est amorphe ; c'est une simple masse hétérogène.

Cet état pathologique ne se traduit par aucun signe pendant la vie.

---

(1) *Pathological Society's Transactions*, t. VII, p. 240.

Tumeurs cancéreuses et autres de la vésicule.

De même que le foie, la vésicule peut être affectée de tumeurs bénignes et malignes dont la cause paraît être bien souvent due aux effets d'irritation des calculs biliaires. Ceux-ci, en effet, non seulement donnent lieu à des modifications organiques graves dans les parois du viscère, telles que de l'hypertrophie et des épaississements inflammatoires, mais aussi à des néoplasmes.

Dans beaucoup d'ouvrages classiques, ces modifications de tissu sont considérées comme étant secondaires aux dégénérescences du tissu hépatique ; c'est là une erreur, car les recherches modernes prouvent non-seulement que les modifications de tissu qui se passent dans la vésicule surviennent indépendamment des affections du foie, mais qu'elles sont elles-mêmes bien souvent la cause excitante de dégénérescences secondaires du foie. A l'appui de cette opinion, je citerai les cas suivants.

Observation (Markham). — Une femme, âgée de 28 ans, éprouvait des douleurs et des vomissements un quart d'heure après avoir mangé. Elle était très ictérique; l'urine était bilieuse et les garde-robes ne présentaient pas trace de bile. Il existait au niveau du pylore une tumeur dure qui fit porter le diagnostic faux d'affection pylorique. A l'autopsie, on trouva la vésicule complètement tranformée en une masse squirrheuse dure contenant un certain nombre de calculs, ce qui fit supposer qu'ils étaient la cause de cet état pathologique qui s'était propagé au foie, car on en retrouvait quelques traces dans cet organe.

Observation (Coupland) (1). — Une femme, âgée de 56 ans, portait une tumeur sous les fausses côtes et avait des douleurs vives dans la région hypochondriaque droite. A l'autopsie, on ne trouva pas trace de vésicule, mais à sa place existait une masse ovale cancéreuse, du volume d'une noix de coco, dans la substance de laquelle on trouva plusieurs petits calculs. Il semble probable que c'est à l'irritation causée par ces calculs, sur un organisme prédisposé, qu'a été due l'éclosion du cancer.

Cancer du canal cholédoque.

Les tumeurs cancéreuses du cholédoque ne sont pas rares, mais elles ne sont, pour ainsi dire, jamais diagnostiquées pendant la vie parce que leur symptomatologie ne présente aucun caractère distinctif. L'ictère causé par le cancer du cholédoque est aussi intense et aussi permanent qu'il est possible de l'être, et donne

(1) *Pathological Society's Transactions*, t. XXXI.

lieu invariablement à tous les symptômes collatéraux les plus graves qu'on observe dans l'enchâtonnement des calculs.

Observation (Vanderbyl). — Un homme, âgé de 36 ans, fut pris tout d'un coup de vomissements et de diarrhée; au bout d'une ou deux semaines, il devint ictérique. Le foie était hypertrophié et sensible. Au bout d'un ou deux mois, il diminua, et la vésicule devint perceptible à la palpation. Le malade s'affaiblit, devint œdématié et mourut. A l'autopsie, le foie pesait 1,800 grammes. La vésicule mesurait verticalement 20 centimètres et contenait 450 grammes d'un liquide pâle, d'une densité de 1,010 et de réaction alcaline. Tous les canaux biliaires étaient dilatés par un liquide semblable. On trouva une obstruction de l'orifice duodénal du cholédoque causée par une tumeur médullaire de ce canal.

CHAPITRE XXVII

DES CALCULS BILIAIRES

Remarques générales sur l'épaississement de la bile et sur les calculs.

L'ictère causé par un obstacle au flux de la bile, constitué par une matière biliaire solide ou non, est beaucoup plus fréquent qu'on ne le croit généralement. Cela tient à ce que l'histoire clinique, la signification pathologique et la constitution chimique de toutes les matières biliaires solides sont mal comprises, et aussi à ce que leur symptomatologie, telle qu'elle est décrite dans les ouvrages, est erronée à beaucoup de points de vue. Par exemple, non-seulement nous trouvons des matières biliaires solides tels que des calculs et de la bile épaissie agglutinés en une seule masse comme s'ils étaient un seul et même produit pathologique, mais on peut voir constamment dans la littérature médicale de tous les pays des assertions qui prouvent que la plupart des auteurs qui s'occupent de maladies du foie n'ont qu'une idée très grossière de la façon dont ces matières produisent l'ictère et ne se doutent pas que la bile épaissie peut, aussi bien que les calculs, amener une occlusion fatale, non-seulement des canaux biliaires, mais aussi des intestins, des abcès du foie et même une affection maligne du foie et de la vésicule.

Aussi, vais-je essayer d'élucider autant que possible cette question encore si mal connue. Pour y arriver, je vais être obligé de remonter tout à fait à l'origine et je démontrerai quelle est la différence réelle qui existe entre la composition chimique et les propriétés physiques des diverses variétés de calculs biliaires. Car je suis intimement convaincu que l'ambiguité tient en grande partie aux notions confuses qui règnent encore aujourd'hui ralativement à la nature des matières biliaires qui mettent obstacle au passage de la bile dans les canaux biliaires et dans l'intestin.

Propriétés physiques des concrétions biliaires.

Dans l'esprit de beaucoup de personnes, les concrétions de bile épaissie et les véritables calculs biliaires sont des substances constituées d'une façon identique, portant simplement des noms différents et ne se distinguant que par la forme et le volume. Aussi trouve-t-on, dans la littérature, ces deux termes employés à chaque instant comme synonymes ; c'est là une erreur énorme et qui a une très grande importance aux points de vue clinique et pathologique. Car, tandis que l'un est le résultat direct d'une formation pathologique véritablement anormale, en ce qui regarde la quantité, l'autre n'est dû simplement qu'à un écart dans les proportions relatives des substances solides et liquides d'une bile qui, secrétée normalement, a subi à d'autres égards un trouble accidentel par suite de causes étrangères. En réalité, les deux sortes de matières solides que je désigne sous le nom de bile épaissie et de calculs biliaires n'ont aucune espèce d'analogie, pas plus dans leur composition chimique que dans leurs propriétés physiques ou leur origine pathologique. La seule qu'on puisse leur reconnaître, c'est d'être toutes deux des produits de la sécrétion biliaire.

Pour éviter d'être taxé d'exagération, je vais citer un exemple qui prouve suffisamment que, même parmi nos confrères les plus distingués, on en trouve qui parlent de toutes les concrétions biliaires comme si elles avaient non seulement une origine commune, mais aussi une composition chimique semblable. Ainsi, le Dr Quain a publié l'observation d'un pensionnaire de Greennwich, âgé de 91 ans, de la vésicule duquel il retira, après la mort, « 735 pierres » tandis que, d'après la description qu'il en donne, il est certain que ce n'étaient pas des pierres, mais simplement des masses durcies de bile épaissie normale. Car il les décrit comme étant friables, de couleur gris verdâtre et possèdant des surfaces rugueuses irrégulières. Ces seuls caractères suffisent, même sans analyse chimique, pour faire naître dans l'esprit de ceux qui les connaissent l'idée que ce sont simplement des masses agglutinées de bile épaissie, et non, par conséquent, des productions morbides, pathologiquement parlant, dans le véritable sens du mot, mais seulement des agglutinations de produits physiologiques secrétés normalement.

J'ai cité ce fait uniquement pour faire voir que, si un médecin aussi distingué que le Dr Quain peut méconnaître la nature des concrétions biliaires, il ne faut pas s'étonner de rencontrer des erreurs de même genre dans les travaux publiés dans les journaux médicaux de tous les pays.

Comme il est d'un intérêt primordial de lutter contre les errements de tout genre qui ont de la tendance à se propager en médecine, je vais essayer de montrer la différence qui existe entre un calcul et une concrétion de bile épaissie.

Un calcul biliaire peut être aussi gros qu'un œuf d'oie ou assez petit pour ne pouvoir être distingué à l'œil nu. Dans tous les cas, il possède une composition invariablement définie, sinon toujours une structure définie. Les concrétions de bile épaissie, au contraire, ne sont jamais aussi volumineuses et, quelle que soit leur dimension, leur forme ou leur situation, ce sont toujours de simples agrégations de matières biliaires sans structure hétérogène. De plus, tandis que la face externe d'un calcul peut être rugueuse, mamelonnée, ou même hérissée de piquants, ou bien aussi lisse et polie que la surface d'un miroir, on n'y voit jamais cet aspect indescriptible de rugosités irrégulières que présente la simple agglutination de bile. Tout calcul biliaire a une forme descriptible. Il peut être globulaire, ovale, allongé, cylindrique, tronqué, triangulaire, ou bien il peut avoir la forme d'un hexagone, d'un polygone, ou même affecter cette forme si extraordinaire d'une branche de corail dont on trouve un spécimen à la planche V de l'*Atlas d'anatomie pathologique* de Cruveilhier.

Lorsqu'ils sont secs, les calculs biliaires sont durs, résistent à la pression lorsqu'on les comprime entre les doigts, même quand ils sont de nature stéatomateuse. Les concrétions de bile épaissie, au contraire, sont friables et se réduisent en poussière quand on les presse entre les doigts.

Je signalerai en outre ici une forme particulière très rare de calcul biliaire stéatomateux, car, en renvoyant sa description plus loin, j'exposerais le lecteur à s'en faire une idée fausse, car le terme de « pierre » semble inséparable de l'idée de dureté, et cependant il existe des concrétions biliaires parfaitement molles. Du moins, lorsqu'elles viennent d'être expulsées, et qu'elles sont encore chaudes, elles sont molles et pultacées, assez molles pour pouvoir être pétries entre les doigts et prendre la forme que l'on veut. Mais, même lorsqu'elles sont vieilles et sèches, elles ne sont pas plus dures qu'un morceau de stéarine; aussi peut-on très facilement les entamer avec l'ongle ou avec un couteau, absolument comme on le ferait d'une bougie. Cela pourrait faire croire qu'elles sont de nature graisseuse. Quant à moi, je pense que ce n'est autre chose qu'une masse de cholestérine à sa période primitive de formation cristalline. Les productions biliaires de cette sorte sont rares; mais, comme on le verra plus loin, j'en ai observé, et d'autres auteurs également, qui avaient l'aspect de grains d'orge grisâtres, de graines d'orange, de raisins, d'œufs de pigeon, pouvant ainsi induire en erreur même les médecins les plus expérimentés.

Relativement à la couleur, tandis que des masses de bile épaissie, quelle que soit leur forme ou leur dimension, sont toujours de couleur sombre, généralement vert noirâtre, ou parfois brunâtres, les calculs biliaires présentent une grande variété de couleurs, tantôt aussi blancs que la neige, tantôt noirs comme de l'encre. Ils peuvent encore être jaunes comme de la cire, verts. bruns ou même rouges. J'en possède un dans ma collection, que j'ai trouvé dans la vésicule d'une femme qui est morte, en 1862, de la maladie d'Addison ; il est du volume d'une petite noix et est revêtu, à l'extérieur, d'une croûte brunâtre, comme d'une coquille, avec une sorte de noyau intérieur d'une couleur bleu ardoise. Les spécimens de ce genre sont assez rares, je suppose, car je n'en ai jamais vu d'autres, bien que j'aie visité presque tous les musées pathologiques d'Europe, en portant mon attention principalement sur les collections de concrétions biliaires.

Certains calculs biliaires sont entièrement composés de cholestérine blanche pure, cristalline. Je possède un échantillon de cette sorte, du volume d'un œuf de pigeon. Il est légèrement nodulé à l'extérieur, cristallin à l'intérieur et de couleur d'albâtre.

Un fait plus curieux encore, c'est que certains calculs biliaires ressemblent, non seulement par la forme et la dimension, mais par l'aspect général, à des perles « de l'eau la plus pure ». Je possède dans ma collection six échantillons splendides de petits calculs biliaires perliformes, qui ont été trouvés dans la vésicule biliaire d'un bœuf danois. Ils ont tellement l'aspect de perles de l'eau la plus pure, qu'ils tromperaient l'œil de l'expert le plus exercé, si on ne les lui laissait pas toucher. J'ai également un beau spécimen de calcul biliaire très distinctement stratifié, provenant de la vésicule biliaire d'une femme danoise. Les calculs perliformes et le calcul rouge m'ont été donnés par le professeur Pannus, lors de ma visite à Copenhague en 1874 ; il en existe d'autres au musée de cette ville.

Le musée du Collège royal des chirurgiens de Londres renferme plusieurs beaux échantillons de calculs biliaires de coloration et de formes différentes. Les uns sont jaunes comme de la cire, blancs comme de la craie, d'autres violacés. Les uns sont globulaires, les autres sont columnaires ou en cylindre tronqué. L'un de ces derniers, qui mesure plus de 25 millimètres sur 18, possède une petite pierre ronde qui s'est développée à l'une de ses extrémités. Lorsqu'on les sectionne, ou mieux lorsqu'on les rompt, les calculs biliaires ont l'aspect soit cristallin, homogène, soit stratifié, tandis que les concrétions de bile épaissie ne présentent pas trace de structure.

Quelquefois, bien que très rarement, les calculs biliaires ont des noyaux constitués par des corps étrangers, tels que des caillots de sang, un entozoaire ratatiné, ou un fragment de bile épaissie. Les concrétions de bile épaissie ne possèdent jamais de nucleus.

Poids spécifique des concrétions biliaires.

Les calculs biliaires diminuent beaucoup de poids après avoir été exposés pendant quelques jours à l'air, car il en est qui, lorsqu'ils viennent d'être expulsés, contiennent jusqu'à 50 pour 100 d'eau hydroscopique. Aussi, je crois qu'il serait intéressant, pour les statistiques médicales, de ne relater le poids des calculs qu'après les avoir fait sécher. Immédiatement après leur évacuation, leur poids n'a aucune importance clinique, puisqu'il représente aussi bien la quantité d'eau qu'ils contiennent accidentellement que les substances solides dont ils sont composés. Cette observation n'est pas superflue, en raison des chiffres inexacts qui ont été si souvent publiés relativement au poids spécifique des calculs fraîchement évacués, ce qui a donné lieu à une erreur très importante dans le procédé recommandé pour leur découverte. J'ai fait, à ce sujet, quelques expériences que je vais relater.

En prenant 30 calculs biliaires indistinctement dans une collection représentant, par conséquent, des spécimens secs de toutes formes et toutes dimensions, je constatai qu'environ la moitié surnageait et que l'autre moitié allait au fond. En mettant dans le même vase 7 calculs récemment évacués — c'est-à-dire depuis quarante-huit heures environ, — il y en eut 6 qui allèrent au fond, et un seul qui surnagea ; celui-ci avait une surface blanchâtre, lisse, comme de la craie, et donnant au toucher une sensation semblable à celle d'un savon. Ayant ainsi contrôlé l'exactitude de mon opinion, à savoir que la grande majorité des calculs fraîchement évacués sont plus lourds, et que seulement la moitié des calculs secs sont plus légers que l'eau, je pris le poids spécifique de ceux qui étaient plus lourds que l'eau et je trouvai qu'il variait de 1000,1 à 1025. Le calcul le plus lourd était légèrement nodulé, à surface mûriforme, de couleur blanc grisâtre d'albâtre, du volume et de la forme d'un œuf de ramier. En en sectionnant les trois quarts avec une scie et en brisant le reste, afin de voir la différence d'aspect à la coupe et à la fracture, je constatai qu'il était formé de gros cristaux de cholestérine, agglomérés d'une façon très dense, d'une blancheur remarquable et presque chimiquement pure ; l'aspect cristallin se voyait bien plus nettement sur la partie fracturée. De cette série d'observations, faites avec soin, on peut maintenant conclure en toute sûreté que, contrairement à ce que l'on enseignait auparavant, *presque tous* les calculs biliaires, lorsqu'ils sont frais, sont plus lourds que l'eau et que leur poids spécifique varie de 1001 à 1025, mais qu'une fois desséchés, la plupart perdent leur humidité, deviennent plus légers que l'eau même distillée, et flottent à sa surface. Lorsqu'on les sectionne, on y trouve généralement un centre creux dû à la non solidification de leur substance pendant le dessèchement et à son retrait du centre à la périphérie, de même qu'une masse de silice fondue, en se durcissant à la surface, se refroidit plus rapidement qu'à l'intérieur et se creuse d'une cavité à son centre. D'autre part, les concrétions de bile épaissie, quel que soit le degré de dessèchement auquel elles puissent atteindre, n'ont jamais de cavité à leur centre, mais sont uniformément hétérogènes et toujours plus lourdes que l'eau.

Je vais rapporter ici incidemment un fait qui a son importance, car il peut contribuer à prévenir les erreurs relatives à la nature exacte des calculs évacués par l'intestin de l'homme. En 1859, j'étais en train de préparer des séries de concrétions intestinales pour les présenter à la Société Pathologique avec leur analyse (1). Le professeur Sharpey, s'entretenant avec moi dans mon laboratoire d'University College, s'écria tout d'un coup : « Oh! j'ai un calcul biliaire beaucoup plus arrondi qu'aucun de ceux-là, qui a été expulsé par le rectum; je vais vous le montrer. » Il alla le chercher immédiatement et me rapporta un corps parfaitement globulaire, mesurant exactement 3 cm. de diamètre, ayant une surface dure, lisse, de couleur vert noirâtre, tout comme un calcul biliaire noir. Je le plongeai dans un vase d'eau, et, à ma grande surprise, il se mit à flotter comme un bouchon. N'ayant jamais vu un calcul biliaire à la fois si léger et si globulaire, je dis au professeur Sharpey : « Si cela est réellement un calcul biliaire, c'est une curiosité; voulez-vous me permettre de le sectionner ». « Parfaitement », me répondit-il. Je le divisai en deux, et l'aspect qu'il présentait à la coupe me convainquit de suite que ce n'était pas un calcul biliaire, mais une concrétion intestinale formée du chevelu de graines d'avoine.

Quand on l'écarte avec des aiguilles, la substance dense de ces calculs est formée du chevelu de graines d'avoine mêlé de mucus intestinal et de sels minéraux ; leur cendre contient de la chaux, de la magnésie et un peu de soude. Ceux de la collection de

(1) *Transactions of the Pathological Society,* t. XI, p. 86.

M. Liston, au musée d'University College, ont environ 25 mm. de diamètre et sont au nombre de 20. Il proviennent tous d'un malade dont la principale nourriture consista, pendant plusieurs années, en soupes à la farine d'avoine.

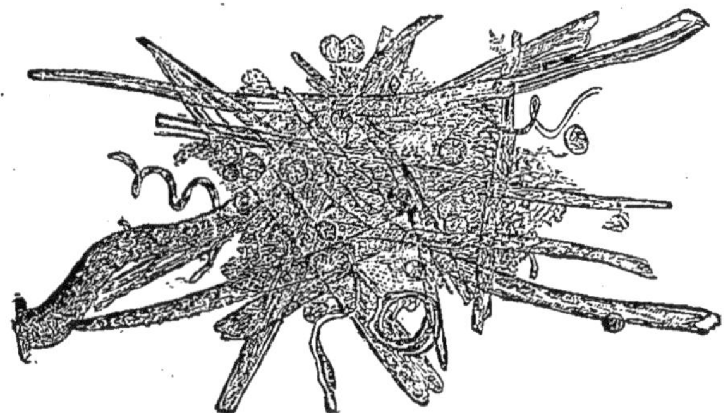

Fig. 22. — Calcul intestinal en chevelu d'avoine.

La figure 22 représente les substances qui entrent dans la composition de ces calculs, vues au microscope.

Manière de trouver les calculs biliaires dans les garde-robes.

Il semble très difficile de découvrir dans les excréments, non seulement de petites masses de bile épaissie, mais même de gros calculs biliaires. Cela tient aux méthodes défectueuses qui sont indiquées dans les livres. Par exemple, tous les auteurs disent qu'il faut ajouter de l'eau aux excréments et que, s'il y a des calculs biliaires, ils viendront flotter à la surface.

Il est difficile de donner un conseil plus absurde, car, comme je l'ai montré plus haut, la grande majorité des calculs fraîchement évacués sont plus lourds que l'eau, et même, parmi ceux qui sont secs, il peut y en avoir qui atteignent un poids spécifique de 1025. De sorte qu'on peut dire qu'un calcul fraîchement expulsé ne viendra presque jamais flotter sur l'eau. Le procédé que je recommande est de mélanger largement les matières fécales avec de l'eau, puis de décanter le liquide surnageant en rajoutant de l'eau au fur et à mesure qu'on la vide, jusqu'à ce qu'on ait entraîné toutes les matières solubles, ou mieux de les passer à travers un tamis de crin. Dans ces deux cas, les calculs biliaires ne sont pas entraînés et l'on peut facilement les découvrir.

En outre, il faut toujours expliquer à celui qui les cherche que les calculs biliaires peuvent n'être pas plus gros qu'une tête d'épingle, aussi bien qu'ils peuvent être gros comme des œufs de poule, aussi noirs que les matières fécales elles-mêmes, ou bien aussi blancs que de l'argent ou de la neige, aussi irréguliers de forme qu'un triangle ou aussi ronds qu'une bille ; aussi lisses et aussi blancs que l'ivoire poli, ou aussi rugueux et aussi noirs qu'une mûre.

Un jour, je montrai à une femme de chambre la manière de trouver les calculs en tamisant les garde-robes et, dès son premier essai, elle m'en remit un du volume d'un gros pois, alors que, depuis quatre mois, elle n'avait jamais pu en découvrir un seul en employant l'ancien procédé. Je ne puis dire combien ont pu ainsi lui échapper, mais, au bout de deux mois qu'elle eut adopté ma méthode, elle m'en remit treize, dont douze furent présentés à la Société Pathologique.

Et ce n'est pas isolément qu'on les recueille, mais par douzaines et même par centaines, de la grosseur d'un pois ordinaire, dans une seule garde-robe. Pendant une cure à Carlsbad, un malade en expulsa 300 en une seule fois, variant de la grosseur d'un grain de millet à celle d'un pois. Dans les cas de ce genre, je crois que les calculs ne passent pas par le canal cholédoque, mais s'engagent directement dans l'intestin à travers une ulcération vésiculo-intestinale.

Lorsqu'on recherche les calculs biliaires dans les déjections, il faut bien faire attention de ne pas les prendre pour des grains de fruits et réciproquement. Cette confusion est assez fréquente, et fut commise même par des médecins dans un cas que je présentai à la Société Pathologique; elle ne fut dissipée que par la section du calcul.

Malgré mes vingt années d'expérience, il m'arriva une fois de faire une confusion de cette sorte. En 1881, je vis dans mon cabinet uue dame qui avait déjà consulté plusieurs médecins distingués, sans que son état fût amélioré. Ceux-ci avaient porté le diagnostic de lithiase biliaire, qui était tout à fait exact. Il y avait des douleurs paroxystiques, de la sensibilité dans la région du foie, une urine bilieuse, des selles argileuses, des vomissements et de l'ictère. Ces symptômes alternaient avec des périodes d'accalmie, mais celles-ci n'étaient jamais assez longues pour qu'on pût considérer la malade comme étant en convalescence. Mon opinion fut que la vésicule biliaire contenait une grande quantité de petits calculs biliaires ou de la bile épaissie, dont une petite partie était évacuée et obstruait temporairement le canal cholédoque, puis sortait avec les excréments. Contre cette hypothèse on alléguait ce fait capital que l'on avait recherché avec grand soin dans les déjections sans pouvoir découvrir aucun corps étranger. Plus je vais et moins j'attache d'importance à ces affirmations. Cette dame resta sous ma direction pendant près de quatre mois; elle eut, pendant ce temps, quatre accès séparés et, comme je la voyais souvent, j'avais toute facilité pour modifier mon diagnostic, si de nouveaux symptômes s'étaient manifestés. Mais plus je l'observais, et plus j'étais convaincu de l'exactitude de mon opinion.

A un moment donné, elle présenta des symptômes d'irritation de la valvule iléo-cæcale, causés par la présence d'une concrétion; ce que la malade attribuait à une ancienne affection utérine. Comme l'on n'avait jamais trouvé de calculs, elle se montrait non seulement peu satisfaite du traitement, mais incrédule relativement au diagnostic. Après une attaque, alors que les selles étaient d'une teinte crémeuse et, par conséquent, ne renfermaient pas de bile, j'aperçus deux corps oblongs, pâles, qui ressemblaient exactement à des graines de citron, et comme elle avait l'habitude de la limonade dans la journée, j'en conclus que quelques pépins avaient été avalés et ne m'en occupai pas davantage. Quel ne fut pas mon désappointement, à ma prochaine visite, en apprenant qu'il était de toute impossibilité qu'aucun pépin de citron ait pu tomber dans le pot à limonade. Aucun doute ne subsistait plus pour moi, les soi-disant pépins n'étaient autres que des concrétions stéatomateuses ovales et molles, qui avaient pris la forme de graines de citron pendant leur passage à travers les canaux biliaires. Leur forme, leur dimension, leur mollesse, rendaient parfaitement compte du peu d'intensité des douleurs et de la facilité avec laquelle ils avaient échappé aux recherches. Aussi je recommandai bien de mettre de côté tout ce qui ressemblerait à des pépins. Naturellement, on ne tint aucun compte de la recommandation, car une occasion ne tarda pas à se présenter où la malade examina elle-même ses déjections, et trouvant de ces petits corps, les écrasa, constata qu'ils étaient mous et pultacés, et en conclut qu'il était impossible qu'ils eussent quelque rapport avec sa maladie; aussi les jeta-t-elle dédaigneusement dans les cabinets. Naturellement il était bien inutile de chercher à la convaincre, car elle était de ces personnes qui professent toujours un certain scepticisme à l'égard du diagnostic du médecin, mais qui en revanche se considèrent comme infaillibles lorsqu'elles se sont fait une opinion relativement à l'étiologie de leur maladie.

Ce fait nous montre que la meilleure façon d'éviter les erreurs, lorsqu'on recherche les concrétions biliaires dans les déjections, c'est de mettre de côté tout ce qui n'est pas matière fécale, que ce soit gros comme une tête d'épingle ou comme un œuf de poule, peu importe la couleur, la forme ou la consistance. Quelquefois de la bile épaissie est évacuée par les selles sous forme de minces lamelles ressemblant à de l'étain sombre, et l'on ne peut en reconnaître la véritable nature qu'en les traitant par de l'acide sulfurique concentré, qui leur donne de suite une brillante teinte pourpre. Au point de vue de la consistance, les concrétions peuvent être aussi dures que des pierres ou aussi molles que de la cire récemment fondue. Aussi je recommande toujours de mettre de côté tout ce qui paraît ne pas ressembler à des matières fécales. On peut, si on le désire, laver les concrétions, les sécher, en faire l'analyse physique, chimique et microscopique; alors, seulement, on pourra éviter les erreurs. Mais, même dans ce cas, un résultat négatif ne serait pas une preuve certaine que la concrétion n'est pas de nature biliaire.

Il peut, en effet, arriver qu'un calcul biliaire passant du cholédoque dans l'intestin y séjourne pendant des jours, des semaines, des mois et des années, et qu'enfin il soit évacué par le rectum au moment où on s'y attend le moins. Je citerai comme exemple de ce fait le cas d'un monsieur qui, peu de temps après avoir vu cesser tous les symptômes de lithiase biliaire dont il était atteint, en était arrivé à douter de l'exactitude du diagnostic parce qu'il ne trouvait pas de calculs dans ses selles, quand un beau jour, étant assis sur la cuvette, il entendit quelque chose de dur tomber sur les parois. En l'examinant, il vit un corps gros comme un œuf de pigeon, de couleur blanc sale; mais, ne pensant pas que ce pût être un calcul biliaire, il ne s'en occupa plus jusqu'au jour où je le vis et lui expliquai que c'était bien le calcul qu'il avait cherché si longtemps en vain.

L'histoire suivante est peut-être encore plus étrange. Une dame que je soignais pour de la lithiase biliaire me montra un jour un corps gros comme la moitié d'une noisette coupée transversalement, ayant une surface polie blanc jaunâtre, avec des facettes irrégulières. On se le transmettait dans la famille comme un héritage, et l'on croyait que c'était un morceau de la colonne vertébrale d'une de ses tantes, que celle-ci avait rendu par le rectum. On racontait à ce propos les détails suivants. Longtemps après que la malade avait cessé d'avoir des symptômes hépatiques, un jour elle expulsa par le rectum un corps dur qui la fit souffrir beaucoup, et, en regardant ce que c'était, elle s'imagina reconnaître un morceau d'os. Elle le prit, le lava, le montra à sa famille, qui confirma à l'unanimité le diagnostic porté et résolut de le conserver comme une relique. Je vis de suite que c'était simplement une concrétion de cholestérine, et j'eus la cruauté de dissiper toutes les illusions de cette famille.

Je pourrais rapporter d'autres exemples, mais ceux-là suffisent à faire voir combien il est facile de commettre des erreurs relativement à des calculs expulsés lorsqu'on ne s'y attend pas, et alors que tout symptôme de lithiase a disparu depuis longtemps.

On se rappellera que ce fait n'a rien d'étonnant, étant donnée la possibilité pour les calculs de séjourner un temps très long dans l'intestin, et même de ne jamais en être expulsés, car on en a trouvé à l'autopsie.

Pronostic du nombre de calculs existant dans un cas donné.

Autrefois j'enseignais ce que l'on m'avait appris à moi-même, à savoir que le nombre de facettes existant sur un calcul pouvait être une indication du nombre de calculs qui se trouvaient dans la vésicule. Tandis que s'il n'y avait pas de facettes, on pouvait considérer le calcul comme unique. Dans ces dernières années, j'ai appris que c'était une erreur complète ; car, bien que la présence de facettes prouve que d'autres calculs ont été en contact avec celui qui les porte, l'absence de facettes ne prouve pas du tout que le calcul soit solitaire. Je possède trois calculs du volume d'une noix et, bien qu'il y en eut quatre expulsés à quelques jours d'intervalle, aucun ne portait trace de facettes. Je rapporterai les détails de ce cas dans le chapitre concernant les calculs biliaires qui sont pris pour un cancer.

Composition chimique des calculs biliaires.

Nous allons voir encore ici combien les concrétions de bile épaissie présentent peu de similitude avec les calculs biliaires. Tandis que ceux-ci sont composés presque uniquement de cholestérine avec de simples traces de pigment, les concrétions de bile épaissie sont formées de biliverdine et d'autres matières biliaires, organiques ou non, avec à peine quelques traces de cholestérine.

De plus, le mode de formation des calculs biliaires ne ressemble en rien à celui des concrétions de bile épaissie, car, de même que les calculs vésicaux, ils sont formés de couches concentriques, tandis que, comme nous allons le voir, les concrétions de bile épaissie sont simplement des masses hétérogènes de matières biliaires solides, normales, agglutinées, résultant d'une absence de liquide dissolvant.

Composition chimique de la bile épaissie.

Voici le résultat de l'analyse que j'ai faite d'une masse de bile épaissie, pesant 7 gr. 20, ayant une forme irrégulière, une couleur verte, et un volume égal en moyenne à celui de grains d'orge :

Eau	5,4
Matières solides	94,6

Les matières solides étaient composées, pour 100 parties, de :

Pigment biliaire	84,2
Cholestérine	0,6
Sels minéraux (fer, potasse, soude)	15,2

En comparant cette analyse de bile épaissie avec celle de la bile normale que nous avons reproduite page 19, on voit que la première ne diffère de la seconde que par l'augmentation des matières solides; c'est, en réalité, de la bile normale privée de ses éléments aqueux.

Composition chimique des calculs biliaires.

J'ai fait l'analyse chimique de douze calculs biliaires séchés, pris au hasard dans ma collection, et pesant en moyenne 1 gr. 80. J'ai obtenu les résultats suivants :

Eau	4,2
Matières solides	95,8

Les matières solides étaient composées, pour 100 parties, de :

Cholestérine	98,25
Pigment et mucus	0,50
Sels minéraux	1,25

En 1856, j'ai présenté, à la Société Pathologique, un calcul qui avait ulcéré la vésicule et s'était ainsi frayé un chemin jusque dans l'intestin, où il s'était logé dans un cul de sac artificiel (1). Il était formé de trois morceaux réunis, à peu près d'égal volume, lui donnant un aspect pyriforme, comme si cela avait été un moulage de la vésicule biliaire, et pesant 25 grammes. En l'analysant, je trouvai :

Eau	2,543
Matières solides	97,451

Les matières solides étaient composées de :

Cholestérine	90,346
Mucus	2,218
Matière colorante et résine	4,242
Sels minéraux	0,661

(1) *Pathological Society's Transactions*, vol. VIII, p. 235.

La différence dans la proportion des éléments contenus dans les gros et dans les petits calculs n'est peut-être pas due tout à fait à une différence de composition, mais en partie à ce que les petits calculs venaient directement de la vésicule, tandis que le gros avait séjourné dans l'intestin, où il avait pu être soumis à l'action des sucs digestifs pendant plusieurs années peut-être.

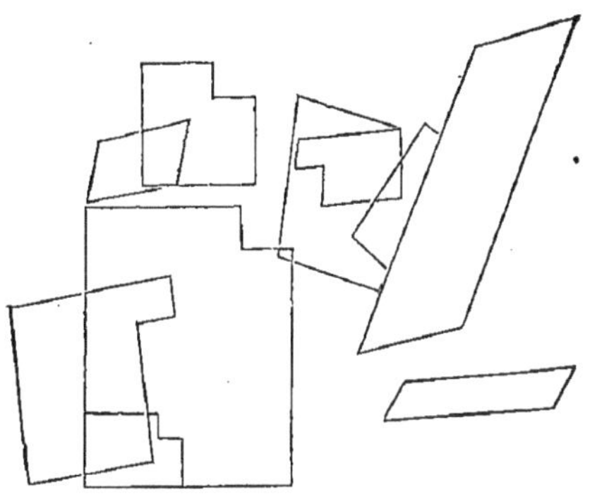

Fig. 23. — Cristaux de cholestérine en forme de plaques de diverses formes.

En 1858, le Dr Gibb me montra un échantillon curieux de calcul qu'il avait trouvé enkysté dans la vésicule d'un homme âgé de plus de soixante-dix ans. Celui-ci avait été un fort buveur, et son foie était nodulé et atrophié. La vésicule, qui était tout à fait enfouie au milieu de tissu hépatique, contenait quatre calculs. Trois étaient libres et le quatrième, le plus gros, qui pesait près de 4 grammes, était enkysté tout près de l'orifice vésiculaire du canal cystique, qu'il obstruait complètement. La vésicule ne contenait pas une goutte de bile. L'analyse chimique démontra que tous les calculs contenaient plus ou moins de cholestérine pure. Celui du poids de 4 grammes en contenait le plus. Il présentait en outre cette particularité que sa surface externe était formée de lames cristallines foliacées, en partie libres. En les examinant au microscope, j'aurais juré que c'était du sulfate de soude, mais il me suffit de les traiter par l'acide sulfurique pour reconnaître de suite la cholestérine.

Je ne veux pas parler plus longtemps des calculs biliaires sans dire quelques mots de la cholestérine.

La cholestérine, bien qu'étant un produit biliaire, semble être un des principes constituants, normaux, du sang, d'où l'on peut l'extraire facilement en traitant le sérum desséché soit par l'éther, soit par l'alcool bouillant. Extraite à l'aide de l'alcool, la cholestérine cristallise en lames rhomboïdales plates, comme on le voit dans la figure 23. Extraite à l'aide de l'éther, elle se présente sous la forme de fines aiguilles cristallines.

La cholestérine pure est insoluble dans l'eau, dans les acides dilués et dans les solutions alcalines.

Avec l'acide sulfurique concentré, on obtient la série magnifique des couleurs du prisme, dont on distingue la succession d'une façon très nette, en versant le réactif sur une capsule de porcelaine blanche.

Quand on ajoute une solution d'iode, après avoir traité par l'acide sulfurique concentré, on obtient une coloration encore plus belle.

La cholestérine apparaît quelquefois dans l'urine dans certaines affections du foie ; quand il s'en forme une grande quantité et, pour des causes encore inconnues, ses cristaux coïncident souvent avec des épanchements séreux, pleurétiques, péritonéaux, ovariens, testiculaires.

Les détails précédents n'ont pas seulement un intérêt physique et chimique, ils ont aussi une importance pathologique très grande ; aussi tout médecin doit-il les connaître parfaitement lorsqu'il se trouve en présence d'un cas douteux de lithiase biliaire, ou lorsqu'il soupçonne un cas d'épaississement de la bile. Dans le premier cas, en effet, il aura à diriger son traitement contre un trouble chimique ; dans le second, il devra chercher à maintenir la bile dans son état de fluidité normale.

Ainsi il est bien entendu que dorénavant les termes de bile épaissie et de calculs biliaires ne devront pas être confondus, mais s'appliqueront à deux états bien distincts.

Mais je dois appeler l'attention sur un fait qui a son importance clinique, à savoir que les calculs biliaires et les concrétions de bile épaissie peuvent coexister, non seulement chez le même malade, mais dans la même localité en même temps, M. Wale Hicks a rapporté un des cas les plus curieux que je connaisse, celui d'une femme, âgée de soixante ans, qui mourut d'atrophie du foie, causée par l'occlusion du cholédoque par un calcul. « La vésicule biliaire était petite et contenait une petite quantité de bile peu consistante ; le canal cystique et une partie du canal cholédoque étaient occupés par un gros calcul biliaire, qui faisait également saillie dans la vésicule. Le canal hépatique et ses branches étaient très augmentés de volume et remplis de masses noires verdâtres de bile épaissie presque solide. »

Affections causées par l'épaississement de la bile.

On entend parfois des médecins qui parlent avec la plus grande désinvolture de cas d'ictère qu'ils s'imaginent avoir observé comme le résultat de l'occlusion d'un des canaux biliaires par des concrétions de bile épaissie, comme si cela se rencontrait tous les jours. Une expérience de plus de vingt ans m'a appris, au contraire, que c'était très rare, tandis que l'occlusion par des calculs est très fréquente. Aussi je crois que la bile épaissie a été bien souvent incriminée à tort, et qu'il lui a été attribué bien des méfaits, surtout par les auteurs, qui la rendent cause de la plupart des affections hépatiques, avec ou sans ictère. D'autres, au contraire, tombant dans l'excès inverse, non seulement en ignorent l'existence comme produit morbide important, mais vont même jusqu'à confondre les symptômes auxquels elle donne lieu avec ceux d'une affection maligne. Cette erreur a été relevée non seulement à l'autopsie, mais même, dans certains cas, pendant la vie, par suite de l'évacuation des concrétions par le rectum et de la disparition subite des symptômes prétendus cancéreux, sans récidive consécutive.

Etiologie de l'épaississement de la bile.

Avant qu'une concrétion de bile épaissie puisse se former soit dans la vésicule, soit dans un des canaux biliaires il doit nécessairement exister une période préliminaire, transitoire, pendant laquelle l'épaississement de la bile s'effectue. Je vais en rapporter un cas tout à fait typique, emprunté au Dr Hunter (1).

« Quelques jours avant la mort d'un malade atteint de phtisie, il survint de l'ictère et, à l'autopsie, on trouva des signes d'inflammation superficielle sur toute la surface du foie, dont la face inférieure adhérait à l'estomac. La vésicule était pleine de bile. Le canal cholédoque était rempli d'une masse de bile coagulée noirâtre. En comprimant la vésicule, on ne put réussir ni à la déloger, ni à faire passer une seule goutte de bile liquide dans le duodénum. Ce fut seulement en introduisant un tube dans le canal et en soufflant très fort, que l'on put faire arriver de l'air dans la vésicule. Après avoir incisé le canal, on l'examina soigneusement, et l'on ne trouva pas d'autre cause d'obstruction que la présence de cette bile, épaisse comme du goudron. »

Symptômes de l'épaississement de la bile.

Les symptômes d'une occlusion par de la bile épaissie ressemblent en général à ceux causés par les calculs biliaires, c'est-à-dire qu'il y a un début brusque, avec des phénomènes douloureux très intenses. Ils éclatent généralement entre les repas, vers dix ou douze heures du matin ou du soir. Quelquefois, ils se traduisent par une sensation de douleur sourde dans l'hypochondre droit. D'autres fois, c'est un accès paroxystique aigu, tantôt augmenté

(1) *Diseases of the Army in Jamaica.*

par la pression directe, tantôt, assez souvent, soulagé par des frictions douces. Les accès d'intensité modérée ne s'accompagnent jamais d'ictère ni de vomissements ; c'est le contraire lorsqu'ils sont graves. Leur durée peut varier de douze heures à douze jours. En général, ils cessent aussi subitement qu'ils surviennent. Ceux qui en sont atteints sont habituellement des sujets qu'on peut appeler bilieux. Beaucoup d'entre eux ont des antécédents de cette nature et ont eu de l'ictère à un moment donné. Si l'accès de colique n'est pas assez fort pour amener la coloration jaune de la peau, il cause rarement un trouble gastrique notable, rien de plus que peut-être un peu de flatulence et de constipation.

Au point de vue de l'étude pathologique de cet état, l'explication en est très simple. Un état visqueux de la bile donne lieu à la formation de petites concrétions de matière biliaire dure, qui obstruent les petits canaux et les irritent assez pour causer de la douleur ; s'il n'y a qu'un petit nombre de canaux obstrués le trouble dans la sécrétion biliaire n'est pas suffisant pour produire de l'ictère. D'autre part, si les concrétions sont assez volumineuses et assez nombreuses pour obstruer de gros canaux tels que l'hépatique ou le cholédoque, l'ictère est inévitable. Les petites concrétions ne déterminent de la douleur qu'autant qu'elles restent dans les petits conduits ; et aussitôt qu'elles arrivent dans des canaux assez gros pour qu'elles ne les obstruent pas, la douleur cesse de suite. Il en est de même lorsqu'elles arrivent dans l'intestin, d'où elles sont expulsées avec les matières fécales et il n'en est plus question. Mais c'est là une circonstance exceptionnellement favorable : car parfois le malade est non seulement sujet à des accès de coliques survenant à des intervalles irréguliers par suite d'une formation continue de concrétions dans les canaux, mais d'autres fois celles-ci sont assez volumineuses pour obstruer les canaux biliaires d'une façon permanente et donner lieu à un ictère mortel ou à la formation d'abcès du foie au-dessus du siège de l'obstruction, qui peut avoir une issue fatale.

Comme exemple d'occlusion des canalicules du foie par de la bile épaissie, je vais rapporter l'observation suivante du Dr Grainger Stewart (1).

Observation. — Un homme, âgé de 24 ans, mourut ictérique avec les symptômes d'enchâtonnement d'un calcul. A l'autopsie on constata une augmentation de volume du lobe droit du foie, une atrophie du gauche, et dans tout son parenchyme de nombreux abcès variant du volume d'un pois

---

(1) *Edinburgh monthly medical journal*, t. XVIII, p. 627.

à celui d'une noix; les canaux biliaires intra-hépatiques étaient si dilatés que la plupart admettaient le bout du doigt dans leur orifice. Ils contenaient de la bile en partie épaissie et une matière noirâtre finement granuleuse mélangée de pus dans quelques-uns tandis que d'autres contenaient du pus presque pur.

Si nous interprétons ce fait d'une façon scientifique, nous remarquons qu'on n'a trouvé aucun calcul enchâtonné, que la vésicule, les canaux cystique et cholédoque étaient normaux, et par conséquent il est impossible de mettre en doute que la dilatation énorme des canaux intra-hépatiques, l'ictère et la mort n'aient été causés par l'obstacle à l'écoulement de la bile résultant de l'obstruction produite par de la bile épaissie.

Handfied Jones (1) a publié une observation d'ictère généralisé où l'autopsie démontra que la cause était due à l'occlusion de l'embouchure du cholédoque par une grande quantité de matière sablonneuse, constituée presque uniquement par du pigment biliaire.

Chez les enfants, la présence de la bile épaissie dans les canaux biliaires a été souvent fatale. Il en existe une observation très intéressante, rapportée sous le titre de : « ictère fatal chez un nouveau-né ». L'autopsie démontra que la cause de la mort était due à l'occlusion du cholédoque par un bouchon induré de bile épaissie ayant l'aspect d'une corde (2).

Il peut arriver quelquefois que la bile épaissie bouche et irrite les canalicules intra-hépatiques sans produire d'autre manifestation que la douleur. Ces cas sont très difficiles à diagnostiquer et on ne peut réellement y arriver que par élimination. Je vais en rapporter un exemple frappant.

Observation. — Un banquier de Londres, âgé de 60 ans, était pris, à des intervalles irréguliers d'un ou deux mois, d'accès de douleurs spasmodiques dans l'hypochondre droit, lesquels, après avoir duré de douze à quarante-huit heures, cessaient subitement comme ils avaient débuté. Pendant les attaques, les fonctions de l'organisme restaient normales. Le malade n'avait jamais de vomissements, ses fonctions intestinales étaient régulières; il éprouvait seulement un peu de lenteur dans les digestions. L'urine était normale, il n'y avait pas d'ictère. Quelques années auparavant, il avait eu de l'oxalurie qui avait cessé, et il n'y avait aucune raison de soupçonner l'existence d'un calcul rénal. Je soupçonnai de suite la possibilité d'un épaississement de la bile comme étant la cause des accès de coliques. En examinant ce malade, je constatai que le siège de la douleur était juste à droite de

(1) *Pathological Transactions*, t. V, p. 150.

(2) *Northern journal of Medicine*, t. I, p. 240.

l'ombilic et occupait une zone limitée en haut par une ligne transversale parallèle au bord inférieur du cartilage xyphoïde et en bas par une ligne traversant l'abdomen au niveau de l'ombilic. Le volume du foie était normal et il n'existait pas la moindre sensibilité à la pression. Du reste, lors des attaques, les frictions sur la région douloureuse le soulageaient. En questionnant le malade, j'appris qu'il était d'une famille d' « hépatiques », mais qu'il n'avait eu qu'une seule fois de l'ictère, à l'âge de douze ans. J'appris ensuite que les attaques survenaient avant le premier déjeuner. Dès lors je n'avais plus de doute sur la nature du cas. Comme le médecin ordinaire du malade s'étonnait que des particules de bile épaissie pussent causer des douleurs si violentes dans un organe non sensible comme le foie, je lui fis remarquer que, lorsque les canaux biliaires étaient irrités par la présence de corps étrangers, tels que des calculs, ils donnaient lieu aux douleurs les plus violentes. L'intensité de la douleur causée par l'obstruction des petits canaux est proportionnellement la même que celle déterminée par l'occlusion des gros canaux. J'ai fait déjà remarquer comment, dans beaucoup de cas de bile épaissie, il est facile d'expliquer l'absence d'ictère non seulement parce qu'il peut n'y avoir que quelques petits canaux obstrués, mais aussi en raison de leurs anastomoses nombreuses qui empêchent toute accumulation locale de bile de devenir assez importante pour produire de l'ictère, et aussi parce que les canaux hépatique et cholédoque restent perméables. D'autre part, la disparition soudaine des symptômes offre une analogie frappante avec ce qui a lieu dans les cas de coliques hépatiques dues à des calculs biliaires. En conséquence, nous prescrivîmes un traitement dirigé contre la cause de la maladie, qui produisit les meilleurs effets.

De la possibilité de confondre les symptômes de l'épaississement de la bile avec ceux du cancer.

De prime abord il semble impossible qu'un médecin instruit puisse confondre les symptômes d'un état morbide, en apparence aussi insignifiant que celui de l'épaississement de la bile, avec ceux d'une affection aussi grave que le cancer. Cependant cela arrive souvent et la raison en est très simple. Les deux maladies produisent rarement un ictère intense, des douleurs hépatiques diffuses ou un trouble constitutionnel considérable. Je vais en rapporter deux observations typiques.

Dans un cas où l'on avait diagnostiqué un ictère provenant d'un cancer du foie et institué un traitement en conséquence, on trouva à l'autopsie tout simplement une accumulation de bile épaissie dans les canaux; le cholédoque contenait une grande quantité de particules de bile épaissie dont une seule masse globulaire, la plus volumineuse de toutes, presque du volume d'un petit pois. En l'examinant, on la trouva simplement composée d'un grand nombre de petites particules granuleuses, semblables à celles qui remplissaient le canal cholédoque, faiblement agglutinées entre elles, mais formant une masse trop volumineuse et trop dure pour traverser l'orifice vésiculaire du canal cystique, comme les particules en liberté avaient dû le faire.

Ces spécimens de bile épaissie, pris collectivement, sont des plus instructifs, car ils montrent combien il suffit d'une petite quantité de matière biliaire, d'une composition et d'une situation anormales, pour causer la mort d'un malade ; le poids total, en effet, ne représentait pas un gramme.

Voici maintenant une observation des plus instructives et certainement un des cas d'affection hépatique des plus intéressants que j'aie jamais rencontrés.

Observation. — Un homme de 59 ans, de constitution robuste, après avoir consulté plusieurs médecins qui avaient diagnostiqué une affection organique du foie, de nature incurable, vint me consulter, et je constatai que l'augmentation de volume du foie n'était que transitoire et des plus curables. Tous les symptômes graves qu'il présentait, même l'état de collapsus qu'il avait présenté à un moment donné, étaient dus uniquement à une occlusion accidentelle des canaux hépatiques par de la bile épaissie. Le malade, en effet, se plaignait d'une douleur sourde et d'une sensibilité très marquée lorsqu'on pressait sur la région hépatique. La zone de matité était très notablement augmentée. Il était impossible de découvrir aucun nodule à la surface du foie. Le patient avait un aspect maladif, mais pas d'ictère véritable ni de teint cachectique. Les conjonctives étaient plutôt pâles que jaunes. Il avait l'air assez déprimé, mais non particulièrement malade. Il accusait une souffrance la plus marquée au creux de l'estomac. Il n'y avait que six mois que ses symptômes hépatiques avaient débuté ; il se sentit, à ce moment, pris d'une étrange sensation de malaise avec nausées, épigastralgie, sensibilité à la pression et efforts de vomissements sans résultats. Pensant qu'il ne s'agissait que d'indigestion, il s'appliqua un cataplasme et prit de l'huile de ricin.

Au bout de quelques heures, il se sentit très bien ; l'attaque n'avait pas duré plus de six heures. Quatorze jours après, les mêmes symptômes reparurent ; il employa le même traitement qu'auparavant, mais sans obtenir cette fois aucun résultat. Bien plus, son état s'aggrava au point qu'il tomba dans un état de dépression complète pendant douze heures, sans qu'il y ait d'ictère. Au bout de quatre jours, il était tout à fait guéri, et resta dans un état parfait pendant quatre mois. Tout d'un coup, il se réveilla pendant la nuit avec une douleur violente à l'estomac, des nausées très intenses qui furent suivies d'un vomissement très abondant. Pendant plusieurs heures, il éprouva un sentiment de constriction très marqué, surtout au niveau de l'appendice xiphoïde. En même temps, il existait un malaise général et une grande sensibilité au niveau de la région hépatique. Cette attaque survint juste trois semaines avant qu'il ne vint à Londres. Pendant tout ce temps, il fut incapable de vaquer à ses occupations. Le sentiment de constriction, les malaises et la sensibilité hépatiques n'avaient pas cessé, et présentaient tous les jours des exacerbations plus ou moins fortes.

Au bout de peu de temps, mon diagnostic vint se trouver confirmé de la façon la plus inattendue.

Convaincu que toutes les manifestations provenaient d'une occlusion des canaux par de la bile épaissie, je prescrivis un purgatif cholagogue, dans le but de faire affluer de la bile liquide dans les canaux, et d'y opérer ainsi une espèce de lavage qui entraînerait les masses de bile épaissie. Le malade se conforma à mes prescriptions et, quelques jours après, eut un accès de coliques hépatiques assez intense, suivi d'une garde-robe dans laquelle il trouva des concrétions semblables à celles qu'il m'avait montrées. Du reste, j'en fis l'examen chimique, et je reconnus que c'était bien de la bile épaissie. Depuis six ans, ce malade jouit de la santé la plus robuste et n'a jamais eu d'autres attaques.

La bile épaissie peut produire une occlusion intestinale mortelle.

Il peut arriver que de la bile épaissie passe dans l'intestin en ulcérant les parois de la vésicule et que ni le malade, ni le médecin n'en aient soupçonné l'existence.

Le Dr Pye Smith en a rapporté un cas très intéressant à la Pathological Society, en 1854. « Une femme, âgée de 67 ans, après avoir éprouvé pendant une quinzaine de jours de légères douleurs dans l'hypochondre droit, se mit à vomir de la bile. Quelques jours après, elle évacua environ cinq litres de liquide bilieux, puis devint constipée. Le cinquième jour, elle eut des vomissements stercoraux, bien qu'en petite quantité : on diagnostiqua une obstruction intestinale. Le lendemain, elle mourut. A l'autopsie, on trouva le cæcum complètement obstrué par un corps ovale, solide, long de onze centimètres, ayant six centimètres de circonférence, constitué par de la bile épaissie, très dure, d'une couleur noire. » La face inférieure du foie présentait des adhérences fibrineuses fermes, autour de la capsule de Glisson; celles-ci entouraient vers leur milieu et protégeaient une communication ulcéreuse du duodénum avec la vésicule biliaire, qui avait absorbé presque complétement ce dernier organe; cette ulcération se trouvait à 12 millimètres au-dessous de l'embouchure du canal cholédoque. C'était naturellement à travers cet orifice de communication que cette masse volumineuse de bile épaissie avait passé (1).

(1) *Pathological Society's Transactions*, t. V, p. 163.

Traitement de l'épaississement de la bile.

Le traitement des symptômes causés par l'occlusion des canaux biliaires, par des concrétions de bile épaissie, peut être exposé en quelques mots.

Pendant l'accès, appliquer des cataplasmes chauds au siège de la douleur. Faire prendre un bain chaud. Administrer des calmants, auxquels on ajoutera de la belladone, pour aider à la dilatation des canaux. Après l'attaque, un purgatif énergique.

TRAITEMENT PROPHYLACTIQUE. — Pour éviter la formation des concrétions de bile épaissie, il est nécessaire de faire prendre de temps en temps au malade des médicaments qui maintiennent l'état fluide de la bile. La soude, sous forme de bicarbonate ou de sulfate, est transformée dans l'organisme en glycocholate et en taurocholate de soude, qui sont les dissolvants biliaires normaux les plus actifs et, tant qu'ils existent dans la bile en quantité suffisante, on peut être certain qu'il ne se formera pas de concrétion de bile épaissie. Cette théorie n'est pas hypothétique, elle s'appuie sur des faits cliniques et expérimentaux. Aussi j'ai l'habitude de faire prendre tous les matins, avant le premier déjeuner, de 5 à 10 grammes de sulfate de soude dans une infusion amère, et tous les soirs, 1 à 2 grammes de bicarbonate de soude avec 4 grammes de suc de *taraxacum dens leonis* dans une infusion amère, pendant un mois, selon la constitution du malade et la gravité des symptômes.

Nous donnerons sur ce sujet de plus amples détails dans le chapitre relatif au traitement des calculs biliaires.

Des calculs biliaires.

L'histoire de la lithiase biliaire forme un des chapitres les plus intéressants et en même temps les plus importants de la pathologie hépatique. Non seulement, en effet, les calculs biliaires sont une des causes les plus communes d'ictère, mais leurs symptômes sont souvent confondus avec ceux d'autres affections, telles que calculs rénaux, cancer du foie, etc. De plus, bien souvent les médecins ignorent le grand nombre et la variété d'affections graves qui peuvent être causées par la lithiase biliaire ; telles qu'abcès, cancer du foie, perforation de l'estomac et des intestins, entérite et péritonite, hémorrhagies, etc.

Etiologie des calculs biliaires.

Il faut avouer que nous savons bien peu de choses à cet égard. Cependant, comme nous possédons déjà des notions importantes relatives à leur histoire clinique et à leur composition chimique, je crois être en mesure d'ajouter quelques faits nouveaux concernant leur mode de formation. Les calculs biliaires, comme du reste les concrétions biliaires de toute sorte, sont souvent héréditaires. J'ai eu bien des fois l'occasion d'observer le fait sur des membres de ma propre famille. En ce moment, je soigne une dame, âgée de 42 ans, dont la mère et le fils, âgé de 18 ans, sont également atteints de lithiase biliaire. Voilà un exemple d'hérédité portant sur trois générations. Trousseau, Prout, Budd, ont appelé l'attention sur la fréquence avec laquelle les calculs biliaires et urinaires se trouvent chez le même individu, surtout chez les goutteux. Scudamore, en 1823, et plusieurs autres auteurs anciens ont même décrit un état de congestion chronique du foie chez les goutteux, auquel ils donnaient le nom « d'hépatite goutteuse ».

Les calculs biliaires se rencontrent bien plus souvent chez les femmes que chez les hommes, dans la proportion de 3 contre 2. En Angleterre, la proportion est de 2 contre 1, ce que j'attribue à ce que les anglaises ont une tendance plus marquée à l'obésité, tant par leur constitution que par leur genre de vie moins active.

Cette plus grande fréquence de la lithiase biliaire chez la femme peut paraître extraordinaire de prime abord, attendu qu'elle est souvent une manifestation de la diathèse goutteuse et que celle-ci s'observe bien plus souvent chez l'homme que chez la femme. Ma propre famille en offre un exemple très frappant. Sur quatre générations consécutives, la goutte a atteint tous les hommes et pas une seule femme, bien que leurs descendants mâles l'aient eue sous une forme quelquefois grave.

Les calculs biliaires peuvent survenir à toutes les périodes de la vie, depuis l'extrême jeunesse jusqu'à l'extrême vieillesse. A l'autopsie d'un enfant qui n'avait pas un mois, on a trouvé un calcul biliaire, et ce qu'il y a de plus curieux encore c'est que ces calculs peuvent se former dans la vie intra-utérine. Bouisson a rapporté l'observation d'un nouveau-né dont le canal cholédoque était imperméable, et dans la vésicule duquel on trouva trois calculs. Il n'y a rien là d'étonnant, si l'on se souvient de ce que j'ai dit plus haut à propos de la sécrétion de la bile qui s'établit chez le fœtus dès que le foie est formé, c'est-à-dire vers la fin du troisième mois de la vie intra-utérine ; par conséquent, à partir de ce moment la formation des calculs biliaires devient possible.

Les calculs biliaires surviennent dans des proportions variables aux différentes époques de la vie. En comparant les statistiques données par les différents auteurs, on arrive aux résultats suivants.

Sur 1,000 cas, il y en a :

750	chez des individus	de plus de 40 ans.
200	—	entre 30 et 40 —
40	—	— 20 et 30 —
10	—	au-dessous de 20 —

Ces données relatives à l'âge viennent confirmer ma théorie que le genre de nourriture aussi bien que l'activité corporelle jouent le plus grand rôle dans la formation des calculs biliaires chez les individus prédisposés. Au début de la vie, époque où les processus vitaux ont l'activité la plus grande, les principes hydrocarbonés de nos aliments — qui servent à la formation des calculs biliaires — sont rapidement et complètement brûlés. A un âge plus avancé, les échanges vitaux sont moins actifs, il n'y en a seulement qu'une partie qui est utilisée par l'économie tandis que l'autre n'est ni éliminée ni consumée dans le corps; aussi se dépose-t-elle dans les tissus sous forme de graisse.

Chez les individus prédisposés, une partie des aliments gras est transformée par le foie en un corps gras cristallin, appelé cholestérine, qui se dépose de la bile, à l'état insoluble, sous forme de calculs biliaires. A propos de ce rôle important que jouent les aliments hydrocarbonés dans la formation des calculs biliaires, il m'est arrivé, par une étrange coïncidence, de voir le même jour deux malades atteints de lithiase biliaire et qui m'avouèrent tous deux qu'ils avaient une passion pour le lard salé ; l'un me raconta qu'il en mangeait à son premier déjeuner, tous les jours, depuis dix-neuf mois, et l'autre depuis plusieurs années. Cette circonstance m'impressionna très vivement ; aussi, depuis, lorsque je me trouve en présence de malades atteints de calculs biliaires, je leur demande toujours s'ils mangent souvent du lard, et il est étonnant de voir combien d'entre eux ont un goût prononcé, non seulement pour le lard, mais pour tous les autres aliments gras, oléagineux et amylacés. Il ne faut pas oublier qu'un régime alimentaire exclusivement amylacé ou sucré est presque aussi favorable à la formation de la graisse et aux dépôts de cholestérine qu'un régime composé uniquement de principes huileux ;

car, dans l'économie, l'amidon est converti en sucre et le sucre en graisse. Aussi, tous les animaux qui se nourrissent de sucre ou de farineux deviennent gras, et si l'on se souvient que la cholestérine est un corps gras cristallisé, on comprendra de suite pourquoi une nourriture amylacée favorise la formation des concrétions biliaires chez les individus prédisposés. Le Dr Crisp a démontré, en effet, que les moutons nourris et engraissés avec du sucre, de même que les bœufs auxquels on donne à l'étable une grande quantité de matières amylacées sont particulièrement sujets à la lithiase biliaire.

Dans un voyage que je fis en Russie, en 1874, j'ai remarqué dans les musées de Moscou et de Saint-Pétersbourg que, non seulement les calculs biliaires étaient très nombreux, mais qu'en outre on en voyait beaucoup d'une dimension volumineuse. Le plus gros que j'aie jamais vu se trouve au musée pathologique de l'hôpital civil de Moscou. Il est presqu'aussi gros qu'un œuf d'oie.

La cause de ce volume énorme est probablement en partie due à l'usage habituel que font les Russes de grandes quantités d'aliments gras. Et ici je ne veux pas parler du beurre, car c'est un objet de luxe inconnu du pauvre peuple. Le paysan russe ne connaît pas la manière de le fabriquer, il emploie à sa place de la graisse ou du suif. On peut en attribuer une certaine responsabilité au corps médical russe ; car, excepté dans les grandes villes, les médecins ne savent pas traiter convenablement les maladies du foie, ce qui peut évidemment permettre aux calculs d'atteindre des dimensions très grandes. De ce que la lithiase biliaire est plus commune dans les pays froids que dans les pays chauds, et de ce que les affections bilieuses passent pour être plus fréquentes au printemps et à l'automne, on a pensé qu'une atmosphère froide et humide favorisait leur développement. Après y avoir mûrement réfléchi, je suis arrivé à cette conclusion que ce n'est ni le froid ni l'humidité des latitudes septentrionales qui agit sur la fonction biliaire, mais bien plutôt le genre d'alimentation rendu nécessaire par un climat froid et humide. On sait très bien en effet, en physiologie expérimentale, que pour maintenir le poids du corps, dans les temps froids, il faut une quantité d'aliments gras bien plus considérable que pendant les chaleurs.

Comme nous l'avons déjà dit, les aliments gras, et ceux qui se transforment en graisse, favorisent la formation de calculs biliaires par ce seul fait que leur constituant principal est une graisse cristallisée. Cette théorie, qui consiste à faire jouer au genre de nourriture un plus grand rôle qu'au climat dans la fréquence de la lithiase biliaire chez les peuples du nord, m'a encore été confirmée par ce qui se passe en Norwège, pays certainement aussi froid et humide, sinon davantage, que les parties méridionales de la Finlande, de la Suède et du Danemark. J'ai trouvé proportionnellement moins de calculs biliaires dans les musées de Christiania et de Bergen que dans ceux d'Helsingfors, de Stockolm, de Gottenbourg et de Copenhague, ce que j'explique par ce fait que les habitants du sud de la Norwège se nourrissent bien plus de poisson que de graisses. J'ajouterai en faveur de la théorie précédente que les foies lardacés contiennent une grande quantité de cholestérine ; à tel point que, si l'on soumet à l'évaporation spontanée un extrait éthéré du tissu hépatique, il s'en dépose d'abondants cristaux. Je ferai remarquer, en outre, que j'ai été frappé de ce fait que la majorité des calculs biliaires que j'ai vus en Russie et en Finlande étaient blancs, circonstance très importante au point de vue de l'étiologie. J'avais déjà auparavant signalé ce même caractère à propos des calculs biliaires que j'avais vus dans les musées de Suède, où leur fréquence semble presque égale à celle de la Russie. Au musée pathologique de Christiania, au contraire, ils sont d'une couleur tout à fait opposée. J'ai vu en Norwège quatre calculs du volume d'une noix, complètement noirs, qui provenaient de la vésicule du même individu et, en outre, un grand verre plein de petits calculs noirs, gros comme des pois, qui provenaient d'un autre individu qui, pendant sa vie, n'avait jamais présenté le moindre symptôme qui pût faire soupçonner la lithiase biliaire. Ce seul fait de la différence de couleur des calculs observés en Norwège et en Russie prouve que dans ce dernier pays les éléments graisseux y sont prédominants, tandis que dans le premier ce sont les principes pigmentaires. C'est exactement la même chose dans les cas de concrétions de bile épaissie dont l'étiologie est différente. Je ferai incidemment observer, relativement à ce que j'ai déjà dit à propos de la tendance qui existe à la formation simultanée de calculs biliaires et urinaires, qu'en Norwège les calculs rénaux me paraissent presque aussi rares que ceux du foie (probablement en raison de la pureté de l'eau de boisson), tandis que les deux variétés de calculs étaient à peu près aussi fréquentes en Russie. Au point de vue de l'étiologie des calculs biliaires, il est bon de faire remarquer que tous les troubles de la sécrétion biliaire, tels que, par exemple, ceux qui déterminent le passage des acides biliaires dans la circulation générale, peuvent en favoriser la formation. Feltz et Ritter ont, en effet, fait remarquer qu'on trouvait des cristaux de cholestérine dans le sérum sanguin des animaux, lorsqu'on avait introduit artificiellement dans leur circulation des acides biliaires.

Le nombre des calculs biliaires qui peuvent se former dans l'organisme est infini. Morgagni rapporte qu'on en a trouvé 3645 dans une seule vésicule, et le Dr Otto a présenté une vésicule qui n'en contenait pas moins de 7802.

Naturellement, plus ils sont nombreux plus ils sont petits.

De même qu'il peut arriver que deux calculs urinaires, après avoir atteint un certain volume, s'agglutinent ensemble et s'entourent d'un revêtement unique de nature différente de leur propre composition ; de même j'ai vu, au musée anatomique de l'Université de Moscou, une pièce très rare et très belle, représentant deux calculs biliaires réunis, enveloppés d'une capsule commune de cholestérine blanche ; chacun d'eux avait 25[mm] de long sur 20[mm] de large, ils étaient d'une couleur blanc pâle et possédaient un nucleus noir verdâtre de bile épaissie.

Une fois, on m'apporta au laboratoire une vésicule biliaire contenant, outre de la bile, un grand nombre de granules ronds et durs. Le plus volumineux n'était pas plus gros qu'une tête d'épingle et ressemblait à de la boue durcie ; les plus petits n'étaient pas visibles à l'œil nu. Au microscope, on voyait parfaitement que c'étaient des calculs biliaires, et je ne crains pas de dire qu'il y en avait plusieurs milliers. Leur aspect globulaire m'avait fait penser tout d'abord que c'étaient des concrétions de carbonate de chaux, colorées en noir par du pigment biliaire ; mais, en les enflammant, je reconnus de suite leur nature graisseuse, tandis que par l'acide nitrique ils ne donnaient aucune effervescence et ne laissaient aucun résidu par la calcination.

Les calculs biliaires, de même que les concrétions de bile épaissie, se forment non seulement dans la vésicule, mais dans les canaux biliaires, même dans les canaux intra-hépatiques. On l'a constaté bien des fois, et à l'autopsie on sent très nettement, lorsqu'on fait des coupes du foie, un bruit de grattement produit par le couteau qui les touche (1). Bien que ces calculs intra-hépatiques soient très petits, ils peuvent parfois produire des symptômes tout à fait analogues à ceux des calculs enchâtonnés dans les gros canaux, à savoir : douleur, sensibilité du foie à la pression, vomissements, constipation, sans ictère cependant, car celui-ci n'existe que dans le cas d'occlusion des canaux hépatique ou cholédoque.

---

(1) Il ne faut pas confondre les calculs intra-hépatiques avec les dépôts calcaires que l'on trouve parfois, mais rarement, dans le parenchyme hépatique, et qui donnent également cette sensation de frottement. Le Dr Bristowe a présenté, en 1856, à la Société Pathologique, le foie d'un jeune homme de 16 ans, mort d'hydropisie scarlatineuse, qui était de volume normal, mais parsemé de dépôts terreux. Ceux-ci étaient rassemblés en petits groupes irréguliers dans le lobe gauche et paraissaient situés dans les cellules sécrétantes.

Quelquefois, bien que plus rarement, un calcul unique se forme dans les radicules du canal hépatique et y reste jusqu'à ce qu'il soit assez gros pour obstruer ce dernier complètement, causant ainsi non seulement une dilatation considérable de l'extrémité de ce canal, mais pouvant amener de la suppuration par ses effets irritatifs sur le parenchyme hépatique environnant.

Thomas Cole a publié une observation de cette nature (1).

Observation. — Un homme, âgé de 24 ans, entra à l'hôpital le 18 novembre et mourut le 19 décembre. Une année auparavant, il avait eu de l'ictère et avait été pris tout d'un coup de douleurs et de vomissements pendant trois semaines. Au mois d'août, ces phénomènes reparurent de nouveau La douleur cessa au bout de cinq semaines, mais la peau resta jaune. Les jambes étaient œdématiées, les selles étaient argileuses et la matité hépatique s'étendait jusqu'à l'ombilic. L'urine était très colorée et d'une densité de 1019. Le 16 décembre, il éprouva une douleur violente dans l'abdomen et la température s'éleva à 39o. Pendant la nuit, il fut pris d'un frisson qui dura une heure et demie, la température atteignit 41°, et il fut emporté par une péritonite avec hématémèse.

A l'autopsie, la vésicule biliaire contenait 10 grammes de bile épaissie. Le foie était congestionné et maculé par la bile ; au centre de l'organe était un kyste contenant 250 grammes de liquide clair, bilieux, et un grand nombre de petits calculs biliaires noirs. Le fond de ce kyste était très épaissi et recouvert d'une couche de lymphe, dure comme de la peau de chamois, qui y adhérait. Celle-ci était incrustée d'une masse de concrétions biliaires de la grosseur d'une petite noix. Le canal hépatique était normal.

Je crois donc qu'on peut établir que la grande majorité des calculs biliaires se forment dans la vésicule biliaire, leur formation étant due au dépôt des parties de la bile, normales ou non, les moins solubles. Ce fait peut se produire, soit parce que ces éléments se trouvent en excès, soit parce que les principes qui doivent les tenir en dissolution sont en quantité insuffisante. La formation des calculs biliaires me paraît suivre exactement la même loi que celle des pierres dans la vessie. La seule différence consiste en ce que, dans un cas ce sont les sels de l'urine qui forment la matière des calculs vésicaux (et beaucoup d'entre eux, tels que l'acide urique, la cystine, la xanthine, l'acide oxalique, sont fabriqués par le foie), et dans l'autre c'est la cholestérine et les produits biliaires qui constituent la substance des calculs du foie.

On peut dire que toutes les constitutions sont susceptibles d'être atteintes de lithiase biliaire. On l'observe le plus souvent chez les goutteux, mais néanmoins on la rencontre très fréquemment chez les tuberculeux et les cancéreux.

---

(1) *British medical journal*, 28 février 1880.

Toutefois, il faut reconnaître que certains individus ont une prédisposition constitutionnelle très marquée à fabriquer des calculs biliaires, de même que d'autres à faire de la lithiase rénale.

D'après l'étude étiologique que nous venons de faire, on peut, je crois, logiquement *attribuer* à cette prédisposition innée deux facteurs :

a. Une production excessive des substances composant les calculs.

b. Une insuffisance des dissolvants biliaires naturels, c'est-à-dire du glycocholate et du taurocholate de soude.

Symptomatologie des calculs biliaires.

Le symptôme le plus caractéristique des calculs biliaires est la *douleur ;* le plus visible l'*ictère.*

Tous deux paraissent si faciles à reconnaître qu'il semble que la question de diagnostic se réduise à très peu de chose. Il n'en est rien cependant, car on a écrit des volumes sur ce sujet, et j'ajouterai moi-même ici de nouveaux arguments sur cette question.

Les symptômes produits par les calculs biliaires sont nuls jusqu'à ce qu'ils produisent un trouble local, soit en mettant obstacle au cours de la bile, soit en faisant naître un processus inflammatoire dans les tissus avec lesquels ils se trouvent en contact. Ainsi, tant qu'ils sont dans la vésicule biliaire, les calculs ne causent en général aucun trouble et ne donnent lieu par conséquent à aucun symptôme. Il en est tout autrement si, au contraire, ils viennent à s'engager dans le canal cholédoque.

Dès qu'un calcul vient à s'enchâtonner dans un canal biliaire, on observe de légers frissons pouvant devenir assez marqués, accompagnés d'un état fébrile et de douleur abdominale. En même temps il y a de la flatulence stomacale et intestinale, de la dépression nerveuse, de l'irritabilité mentale, de l'inappétence et du malaise général.

Les démangeaisons à la peau sont un des symptômes les plus intolérables causés par l'enchâtonnement des calculs ; elles sont généralement le plus vives sur les bras et sur les jambes et elles peuvent même se porter sur les doigts et les orteils. Leur intensité peut être assez forte, chez les femmes surtout, pour que celles-ci se déchirent la peau au point de la faire saigner en se grattant. Elles surviennent généralement la nuit, mais, dans les cas graves, elles se montrent aussi par accès pendant le jour. Elles ne constituent pas un symptôme pathognomonique de l'enchâtonnement d'un calcul, car elles existent aussi, bien qu'à un moindre degré, dans l'ictère provenant de toute autre forme d'obstruction. D'après cela, je crois qu'elles sont dues à un effet irritatif produit sur les extrémités nerveuses de la périphérie par les acides biliaires circulant dans le sang.

La douleur causée par un calcul biliaire présente en général le caractère spasmodique ou paroxystique. Son siége est habituellement l'hypochondre droit, entre le cartillage xiphoïde et l'ombilic. Presque toujours elle est augmentée par la pression, même légère, bien qu'elle soit calmée par de douces frictions faites de droite à gauche. Elle s'accompagne en général de nausées et d'efforts suivis ou non de vomissements.

L'intensité de la douleur varie beaucoup, non seulement dans les différents cas, mais aussi aux différentes périodes du même cas. Cela peut être un simple élancement paroxystique ou bien la douleur la plus angoissante, capable de faire pleurer comme un enfant, hurler comme un fou l'homme le plus énergique, de faire prendre au corps les postures les plus invraisemblables, en se roulant sur le plancher en poussant des cris exprimant l'angoisse du désespoir le plus profond. Je connais même un magistrat d'un caractère très énergique qui était sur le point de se suicider, en se coupant la gorge, pendant un accès de coliques hépatiques.

Les mères et même les médecins ne soupçonnent pas que les cris d'un enfant au berceau, dont on ne peut saisir le motif, sont parfois occasionnés par la présence des calculs biliaires. M. Dunbar Walker (1) a publié l'observation d'un enfant, d'aspect bien portant, qui, à l'âge de trois mois, poussa des cris d'une façon continue pendant six heures ; on trouva dans ses langes trois petits calculs biliaires ovales d'une couleur verte, dont le plus gros pesait 10 centigrammes. Il aurait très bien pu arriver que ces calculs n'aient pas été remarqués, et l'on n'aurait alors jamais pu savoir à quelle cause attribuer les douleurs accusées par les cris de l'enfant.

La douleur causée par le passage d'un calcul dans un conduit biliaire dépend beaucoup plus de sa forme et de sa dureté que de son volume. Un calcul petit, dur, angulaire, produira une douleur angoissante ; au contraire, un calcul gros et mou ne causera qu'une douleur à peine comparable à la précédente.

La cessation *complète* et brusque de la douleur, pendant un accès de coliques hépatiques, provient habituellement de ce que le calcul est passé d'un canal plus petit dans un plus gros ou dans

---

(1) *British medical journal*, 22 avril 1882.

l'intestin, par exemple quand un petit calcul passe des canaux hépatique ou cystique dans le cholédoque où il peut se mouvoir facilement sans presser sur les parois ; il en est de même quand de ce canal il passe dans le duodénum. Il peut y avoir des accès de coliques sans ictère, car celui-ci ne survient qu'en cas d'obstruction du canal hépatique ou du canal cystique ; il arrive alors, plus ou moins tôt ou tard, que la peau et les conjonctives se colorent en jaune, l'urine est haute en couleur et les selles sont argileuses.

Lorsque tous les signes et symptômes des calculs biliaires cessent tout d'un coup, et qu'on ne retrouve pas ceux-ci dans les selles, c'est qu'ils sont passés dans la vésicule biliaire. Cela a donné lieu à cette opinion erronée que les calculs pouvaient suivre une marche ascendante dans les canaux ; ce qui est impossible, car ceux-ci possèdent des valvules.

De la douleur paroxystique

Il est difficile d'expliquer pourquoi la douleur causée par un calcul enchâtonné est paroxystique : cela tient à ce fait que, de même que les artères, les gros canaux biliaires possèdent une tunique musculaire contractile destinée à favoriser le flux de la bile par des contractions rhythmiques, et mettent en jeu cette contractilité de la même façon pour faire cheminer les calculs. En outre, ils possèdent des nerfs sensitifs et moteurs ; et, bien que le passage de la bile normale ne détermine aucune sensation objective, il n'en est plus de même quand c'est de la bile épaissie ou des calculs qui essaient de se frayer un chemin. Quand une masse de bile épaissie ou un calcul vient à s'enchâtonner dans un canal, la compression produite amène l'inflammation de la muqueuse et excite la sensibilité des nerfs. C'est exactement le même phénomène que celui qui se produit quand le tissu osseux est enflammé, on voit alors les nerfs de l'os devenir d'une sensibilité excessive. Cette excitation des nerfs sensitifs est le point de départ d'un réflexe qui aboutit à l'excitation de la tunique musculaire des canaux biliaires qui se contracte énergiquement pour chasser le corps étranger. A la phase d'excitation succède une période d'épuisement et par conséquent de repos, puis arrive une nouvelle excitation et ainsi de suite ; c'est ainsi que s'explique le caractère spasmodique ou paroxystique de la douleur causée par le passage des calculs.

Cependant il n'en est pas toujours ainsi, car la douleur peut être continue, ce qui arrive toutes les fois que les calculs ne cherchent pas à sortir par les voies naturelles, mais bien en se frayant un chemin artificiel dans l'estomac, l'intestin, la cavité péritonéale, par un processus d'ulcération, ou même à l'extérieur à travers les parois abdominales.

Le degré de la douleur n'est pas en rapport avec le volume ou le nombre des calculs.

On pourrait croire que plus les calculs sont gros et nombreux, plus l'ictère est prononcé et la douleur intense. Mais rien n'est plus inexact.

L'ictère, par exemple, ne dépend pas tant du volume ou du nombre des calculs que de leur situation et de leur forme. Ainsi un calcul sphérique pas plus gros qu'un pois, obstruant le canal cholédoque, déterminera un ictère mortel, tandis qu'une pierre de la grosseur d'un œuf d'oie, logée dans la vésicule, ne cause souvent aucune manifestation. Bien plus, il pourrait n'y avoir qu'un seul petit calcul dans tout le corps, et cependant se produire un ictère des plus intenses, suivi d'une mort rapide. A côté de cela, la vésicule pourrait contenir 100 ou 10,000 calculs beaucoup plus gros pendant cinq ou cinquante ans, sans le moindre trouble. Il faut donc bien se rappeler que c'est la situation des calculs et non leur volume ou leur nombre qui influe sur l'intensité de l'ictère et de la douleur.

En rapprochant le degré de la douleur et l'intensité de l'ictère, on peut, en général, pressentir la forme et le volume du calcul. Mais c'est une règle qui est sujette à de nombreuses exceptions, comme nous le verrons. Cependant, un petit calcul ou une concrétion molle, stéatomateuse, donne rarement lieu à de la douleur et à de l'ictère, dont l'intensité approche de ceux causés par un gros calcul ou même par une concrétion de bile épaissie, dure et raboteuse. Lorsque l'ictère et la douleur réunis ont un caractère très marqué, on peut craindre pour la vie du malade, mais ici encore il y a bien des exceptions, car on peut observer une douleur très faible avec peu d'ictère et, malgré cela, il pourra arriver qu'un calcul détermine une perforation mortelle.

De la douleur comme cause de mort dans la lithiase biliaire.

La douleur causée par un calcul biliaire peut être assez vive par elle-même pour produire un collapsus fatal. La mort est précédée de sueurs froides, de faiblesse du pouls, d'épuisement et de coma.

Il peut même arriver que la présence d'un calcul amène une mort subite, en s'accompagnant simplement d'un ou deux de ces symptômes.

Le Dr Arthur Sargent (1) a rapporté l'observation d'une femme qui mourut subitement sans avoir été malade plus d'une demi-heure; il existait une occlusion intestinale complète due à la présence d'un calcul. Dans la région ombilicale se trouvait une saillie de 5 centimètres de long, qu'on constata être formée par la vésicule biliaire pyriforme, qui mesurait 45 millimètres de long, 18 millimètres d'épaisseur, et adhérait complètement au duodénum. Elle présentait une fissure longitudinale à travers laquelle le calcul s'était frayé un chemin en ulcérant les tissus.

Le danger des calculs biliaires n'est pas toujours proportionné à l'intensité de la douleur.

Ce serait une erreur de croire qu'on peut pronostiquer un danger pour la vie d'après l'intensité de la douleur. Dans certains cas, la disparition graduelle d'une douleur très vive est même un signe précurseur de la mort, et c'est alors que le rôle du médecin devient délicat, car il faut prévenir la famille du danger qui approche, au moment où une accalmie semblait faire espérer la fin de l'orage.

Il est facile d'expliquer ce fait, et je vais, pour cela, supposer un cas typique imaginaire.

Un malade a, depuis plusieurs jours ou plusieurs semaines, un calcul qui est enclavé dans le canal cystique ou dans le cholédoque, donnant lieu à une douleur des plus vives, sans ictère dans le premier cas, avec ictère dans le second, puis tout d'un coup il déclare qu'il se sent très bien. En effet, après avoir enduré les souffrances les plus atroces, il n'éprouve plus qu'une douleur légère à l'endroit où, un instant auparavant, existait une sensibilité extraordinaire, et, même en pressant d'une façon modérée, il n'augmente pas la douleur. Il lui vient donc tout naturellement à l'idée, ainsi qu'à ses amis, qu'il va beaucoup mieux et qu'il ne tardera pas être guéri tout à fait. Mais c'est malheureusement le contraire qui va arriver car le calcul a perforé le canal, et une fois le processus d'ulcération commencé, on ne peut dire de quelle façon il se terminera. S'il se fait une adhérence entre le canal et l'intestin ou l'estomac ou la paroi abdominale, tout est pour le mieux, car il y a beaucoup de

(1) *British medical journal*, 7 juin 1879.

chances pour que le calcul trouve une issue facile et sans danger. Cependant, il y a encore là des dangers à redouter. Dans le premier cas, il peut avoir ulcéré un vaisseau sanguin et causé une hémorrhagie mortelle. Ou bien, après être passé dans l'intestin, le calcul peut être trop volumineux pour traverser cet organe, et alors il produira une occlusion intestinale mortelle. Enfin, le calcul peut tomber dans la cavité péritonéale et amener une péritonite fatale. Aussi, tout médecin instruit devra concevoir les plus grandes craintes lorsqu'il observera une *cessation graduelle* de la douleur. Il en sera tout autrement quand celle-ci disparaîtra tout d'un coup, car c'est en général le signe du passage du calcul dans l'intestin, sa voie d'issue naturelle.

Valeur diagnostique du siège de la douleur.

A mesure qu'un calcul chemine de la vésicule jusqu'à l'intestin, le siège du maximum de la douleur se déplace de plus en plus du voisinage du cartilage xyphoïde, d'abord en bas et en dehors, à 85 millimètres à droite du cartilage, puis en bas et en dedans, vers l'ombilic. Le point d'intersection de ces deux lignes obliques représente le point de jonction des canaux cystique et cholédoque. L'endroit où la pression dénote la douleur la plus vive indique le point exact où le calcul est enchâtonné. Comme je l'ai déjà dit, il y a longtemps que je ne regarde plus l'irradiation douloureuse dans l'épaule comme ayant une importance quelconque au point de vue du diagnostic des calculs biliaires ou de tout autre affection hépatique. Je considère de même le point dorsal comme ayant moins de valeur, car il est beaucoup plus commun dans les affections rénales, stomacales et duodénales que dans les maladies du foie. Cependant, il arrive parfois que dans les cas d'enchâtonnement d'un calcul biliaire le maximum de la douleur siège dans le dos.

Le danger des calculs biliaires n'est pas nécessairement en rapport avec leur volume.

Le danger provenant de la présence de calculs biliaires n'est pas, comme on le suppose généralement, en proportion directe de leur volume. Un petit calcul peut passer dans la cavité péritonéale et y déterminer une péritonite mortelle, tandis qu'un calcul volumineux peut, par un processus d'ulcération, tomber dans l'intestin, où il s'enkystera sans donner le moindre signe de présence. J'appellerai l'attention sur un cas d'obstruction du cholédoque par un gros calcul, ayant entraîné la mort après plusieurs semaines de douleurs. Le Dr Thomas Cole (1) l'a rapporté de la façon suivante.

OBSERVATION. — Une femme, âgée de 34 ans, très délicate, avait eu plusieurs accès de coliques hépatiques à la suite desquelles elle avait expulsé plusieurs calculs volumineux. Chaque grossesse coïncidait avec l'expulsion de calculs. Son dernier accès survint à cinq mois de grossesse. Les douleurs et les vomissements étaient continus, l'ictère intense, accompagné de frissons et de sueurs très débilitantes. On ne pouvait la soulager qu'en lui faisant trois injections de morphine par jour. Enfin, un calcul fut expulsé, mais un autre vint prendre la place du précédent et la malade s'affaissa lentement, épuisée par l'inanition. A l'autopsie, on trouva un calcul cunéiforme enclavé dans le cholédoque, juste au-dessous de la partie rétrécie qui constitue son embouchure duodénale.

Il est arrivé de trouver des calculs volumineux dans les selles, lorsqu'on s'y attendait le moins. Le Dr Ord a communiqué une observation de cette nature à la Pathological Society, le 6 janvier 1880. Le calcul venait d'être expulsé par une dame après son accouchement. Son passage n'avait été signalé que par une douleur extrême dans le dos et une diarrhée opiniâtre avec selles jaune pâle. Il mesurait 40 millimètres sur 28 et pesait 20 grammes. Il était composé de cholestérine mélangée de pigment biliaire. Une autre dame, après avoir éprouvé pendant sept jours des envies de vomir, de la douleur et de la constipation, évacua un calcul de cholestérine pyriforme qui, une fois séché, pesait 25 grammes, mesurait 37 millimètres de long et 28 millimètres de diamètre. En rapportant cette observation, le Dr Hilton Fagge (2) parla d'un calcul du poids de 28 grammes qui avait été expulsé avec les fèces par une dame qui jouit ensuite d'une très bonne santé. Comme on n'a pas signalé la présence antérieure d'ictère, il est probable qu'il n'a pas passé par le cholédoque mais qu'il s'est frayé un chemin directement de la vésicule dans l'intestin.

J'ai observé dans le service de Bennett, à Edimbourg, une femme de 36 ans, atteinte d'un ictère causé par l'enclavement d'un calcul qui entraîna rapidement la mort. A l'autopsie, on trouva un corps jaune pâle, du volume d'une bille, enchâtonné à l'orifice duodénal du cholédoque. Le foie était de volume normal, d'une couleur verte très accentuée, et, sur tout son parenchyme, les canaux biliaires intra-hépatiques étaient énormément dilatés, formant des cavités allongées, pouvant admettre l'extrémité du doigt, remplis

(1) *Loc. cit.*

(2) *Transactions of the Pathological Society*, t. XIX, p. 254.

de bile épaissie et noire. Bennett attribua la mort à la cholémie, car il y avait eu des vomissements, de la prostration et un pouls faible et rapide, la langue était sèche et noire, enfin la mort avait été précédée de délire et de coma. Il n'y eut aucune rémission dans les symptômes. Après s'être enchâtonné, le calcul produisit la douleur la plus vive, accompagnée des symptômes précédents. D'après ce que je sais des effets de la résorption biliaire, je puis dire que Bennett eut tort d'attribuer la rapidité de la mort à la cholémie, car, lorsque l'orifice du cholédoque est complètement obstrué par une cicatrice, la bile est résorbée et il y a *peu ou pas de douleur;* la vie se prolonge, en général, dix-huit mois. Aussi, pour moi, la mort de cette malade, qui survint six semaines après le début de la jaunisse, doit être attribuée bien plutôt à l'intensité de la douleur qu'à la toxémie.

Le danger des calculs biliaires n'est pas proportionné à l'intensité de l'ictère.

On ne peut, en aucune façon, baser un pronostic sur l'intensité de l'ictère ou sur sa persistance, en ne tenant compte que de ces deux caractères. La mort peut, en effet, survenir au bout de quelques heures dans un cas d'ictère léger et, au contraire, il peut y avoir une guérison complète dans des cas où l'ictère existe depuis deux ou trois ans d'une façon très marquée. Je rapporterai plus loin une observation de guérison graduelle à la suite d'enchâtonnement d'un calcul accompagné d'un ictère intense pendant plus de six ans. Dans les cas où la vie se prolonge davantage, on constate généralement que, bien qu'il y ait une obstruction permanente du canal, l'ictère présente de légères rémissions par suite des changements de position du calcul, qui permettent à la bile de s'écouler dans l'intestin.

Les calculs biliaires, même de gros volume, peuvent exister sans ictère.

J'ai bien souvent rencontré chez les médecins cette idée que tout calcul enchâtonné doit nécessairement produire de l'ictère, du moins à un moment donné. Cette opinion, comme je vais le montrer, repose sur les notions imparfaites et grossières que nos prédécesseurs possédaient sur l'histoire clinique des calculs biliaires. Comme cette erreur a donné lieu non seulement à un faux diagnostic, mais à un traitement défectueux, j'appellerai l'attention sur ce fait que des calculs biliaires peuvent exister avec les symptômes les plus graves et les plus dangereux sans que la peau présente la moindre trace d'ictère.

On voit des cas où des calculs en très grand nombre restent toute la vie dans la vésicule sans donner lieu à aucune manifestation, tant au point de vue de l'ictère que de la douleur. D'autres fois, et cela arrive quand les calculs sont petits, ils vont se loger dans le canal cystique où ils déterminent une douleur très forte, mais pas d'ictère. Car celui-ci ne se montre que lorsque les calculs arrivent dans le cholédoque. Il est bien clair, en effet, qu'un calcul a beau être enchâtonné dans le canal cystique et empêcher la bile de sortir de la vésicule, si les canaux hépatique et chodéloque sont libres, il ne pourra y avoir ni rétention ni résorption biliaires. Dans ces conditions, le patient se trouve dans le même état que les individus qui ont une absence congénitale de la vésicule biliaire et dont la fonction biliaire s'accomplit néanmoins normalement. Cela se comprend facilement si l'on se souvient que la vésicule est simplement un réservoir destiné à recevoir l'excès de bile sécrétée dans les intervalles de la digestion, mais ne constitue pas un organe indispensable à l'économie. Aussi ne peut-on soupçonner la présence d'un calcul dans le canal cystique que lorsqu'éclate une colique hépatique et qu'alors l'histoire clinique du cas nous amène à en reconnaître la cause. On a constaté parfois des occlusions permanentes du canal cystique produites par un dépôt de carbonate de chaux (1), et cette cause a pu être facilement confondue avec une occlusion due à des calculs.

Les calculs intra-hépatiques, quel que soit leur volume, ne s'accompagnent pas généralement d'ictère, mais seulement de douleur suraiguë. Quand ils sont ou nombreux ou volumineux, ils donnent lieu à une sensation de pesanteur, de malaise avec coliques hépatiques, nausées et efforts de vomissements.

Les calculs biliaires peuvent déterminer une douleur très intense sans ictère.

Comme on s'imagine souvent que l'ictère et les calculs biliaires sont deux facteurs inséparables, lorsque le premier manque et qu'il n'y a que de la douleur, on l'attribue à une foule d'autres causes telles que: gastralgie, coliques intestinales, péritonite, perforation de l'estomac ou de l'intestin, calculs rénaux, etc.

---

(1) *Transactions of the Pathological Society*, 1856, p. 238.

Quelquefois la douleur produite par un calcul biliaire, bien qu'extrêmement vive, est de très courte durée, ce qui tient à ce que le calcul a passé d'un petit conduit dans un plus gros où il ne donne lieu ni à de l'obstruction ni à de la souffrance ; il se borne donc à causer une colique hépatique très courte, sans ictère.

Celui-ci du reste ne se montre jamais que soixante à soixante-dix heures après l'occlusion complète des canaux hépatique ou cholédoque. Mais on peut constater des selles argileuses et de l'urine haute en couleur plusieurs heures auparavant.

Cette notion est très importante au point de vue du diagnostic. Que de fois j'ai vu des coliques hépatiques prises pour des crampes d'estomac ou des névralgies gastriques. Le début et la cessation brusque de la douleur faisaient naître cette idée. On a même pris des coliques hépatiques pour une perforation de l'estomac.

Nous allons donc insister un peu sur la pathologie des coliques hépatiques sans ictère. Les calculs biliaires produisent toujours une douleur plus ou moins grande, quelle que soit leur situation, lorsqu'ils compriment des tissus vivants, que ce soient les parois des canaux biliaires, l'intestin ou tout autre organe. Ils ne produisent *jamais* d'ictère que lorsqu'ils mettent obstacle au cours de la bile dans l'intestin par ses voies naturelles. Il n'y a que deux situations possibles où ils puissent agir ainsi. 1° Lorsqu'ils obstruent le canal hépatique, ils empêchent la bile sécrétée d'arriver non seulement dans l'intestin, mais dans la vésicule biliaire. 2° Lorsqu'ils viennent obstruer le canal cholédoque, ils empêchent la bile provenant du foie et celle venant de la vésicule de passer dans l'intestin.

D'autre part, un calcul logé dans le canal cystique ne pourra jamais produire d'ictère. C'est la seule raison qui permette de comprendre comment il peut y avoir des coliques hépatiques sans ictère.

J'ai eu l'occasion d'observer, au début de ma carrière, un cas de ce genre qui fit sur moi une impression très grande. En faisant la visite du soir dans une salle de la Royal Infirmary, à Edimbourg, je remarquai un malade dont la face exprimait une angoisse extrême. Les yeux sortaient de leurs orbites ; la sueur perlait sur son front, ses mains se cramponnaient aux draps. En un mot, il se tordait en proie aux souffrances les plus atroces ; l'infirmier lui faisait de légères frictions sur le ventre, s'apprêtant à lui poser des sangsues, et je remarquai que cette manœuvre paraissait le soulager. Je m'informai de ce dont il s'agissait et l'on me répondit que c'était un cas de perforation pour lequel on allait appliquer vingt-quatre sangsues, d'après la prescription du chef de service qui avait diagnostiqué une péritonite par perforation. J'exprimai mes doutes à l'égard de ce diagnostic en faisant remarquer que s'il y eut eu une péritonite cet homme n'aurait pas pu tolérer un seul instant les frictions rudes qu'on pratiquait sur son ventre. Je me mis moi-même à le frictionner doucement, d'abord entre l'ombilic et l'estomac, et au lieu d'augmenter la douleur, les pressions douces, quoique assez fortes, non seulement étaient supportées, mais même le soulageaient. Je lui demandai alors s'il avait déjà eu une attaque semblable. Il souffrait tellement que je pus à grande peine obtenir une réponse à l'aide d'un clignement d'yeux affirmatif. J'étais dès lors suffisamment renseigné. Je fis enlever les sangsues, j'administrai de la morphine à haute dose, je fis faire des fomentations chaudes et des lotions térébenthinées sur l'abdomen. Au bout d'une heure je vins le revoir et je trouvai un changement extraordinaire dans son état. Le facies était tout à fait modifié, il exprimait un calme relatif et le malade pouvait répondre facilement à mes questions. J'appris alors que son attaque antérieure avait été suivie d'ictère, ce qui me fit reconnaître que j'avais porté un diagnostic faux en croyant à une colique intestinale, alors qu'il ne s'agissait que de colique hépatique. Cependant il y avait un point embarrassant pour moi, c'est qu'il ne présentait pas la plus légère coloration jaune de la peau; je m'assurai en outre que ses garde-robes avaient leur aspect normal, de même que l'urine. Mais où je fus intrigué, c'est en le voyant huit jours après avec un magnifique ictère, sans qu'il y ait eu le moindre retour des douleurs; tout au moins s'il avait éprouvé quelque souffrance, ce n'était rien en comparaison avec celles qu'il venait d'endurer. Outre l'ictère, il avait des selles argileuses, des urines bilieuses, et tout cela en apparence sans trace de calculs biliaires.

L'absence d'ictère au début, malgré l'intensité de la douleur, en même temps que sa présence à la fin, accompagnée d'une souffrance très faible, resta un véritable mystère pour moi pendant longtemps. Lorsque je me fus livré d'une façon spéciale à l'étude des maladies du foie, je pus alors en avoir l'explication. Cet homme avait eu un calcul qui, tout d'un coup, s'était engagé dans le canal cystique; mais, étant trop volumineux pour passer d'un seul coup, il donna lieu aux douleurs angoissantes que j'ai décrites plus haut, sans toutefois empêcher la bile sécrétée par le foie d'être déversée dans l'intestin par les canaux hépatique et cholédoque : il ne pouvait donc pas y avoir d'ictère. Grâce à la morphine et aux fomentations chaudes, j'arrivai non seulement à soulager la douleur, mais à favoriser la dilatation du canal cystique et à permettre ainsi au calcul de pénétrer dans un conduit plus gros, le cholédoque. Arrivé là, le calcul, bien qu'assez volumineux pour obstruer ce canal et causer de l'ictère, ne l'était cependant pas assez pour produire les douleurs atroces auxquelles il avait donné lieu lors de son passage à travers le canal cystique.

Je crois que les détails dans lesquels je viens d'entrer permettront d'éviter de confondre une colique hépatique avec une péritonite symptomatique d'une perforation de l'estomac. Cependant, ce point me paraît assez important pour que j'y revienne plus amplement dans un chapitre spécial consacré au diagnostic.

Les calculs biliaires peuvent être enchâtonnés dans le canal cholédoque sans ictère.

Je vais maintenant appeler l'attention sur un fait qui, de prime-abord, peut paraître étrange ; à savoir qu'un calcul peut être enchâtonné dans le canal cholédoque sans cependant produire d'ictère, et cela moins en raison de son volume que de sa forme. J'ai observé un fait de cette nature chez une dame, âgée de 74 ans, qui eut un accès de douleurs épouvantables, accompagné d'une légère teinte ictérique. J'ai pu recueillir le calcul qui, par son volume (à peu près celui d'une noisette), rendait bien compte de l'intensité de la douleur et de l'absence d'ictère. Bien que cela puisse paraître paradoxal, de prime-abord, cela s'explique facilement par ce fait que sa forme affectait celle d'un triangle presque équilatéral. Sa surface était parsemée de cinq saillies aiguës, ce qui fait comprendre de suite qu'en s'enfonçant dans les parois du canal elles devaient donner lieu à de violentes douleurs, sans pour cela empêcher la bile de passer dans l'intestin. Voici donc un cas bien net montrant qu'un calcul enclavé dans le cholédoque peut ne s'accompagner ni d'ictère, ni de selles argileuses, ni d'urines bilieuses.

Du passage des calculs biliaires dans l'intestin par ulcération et des symptômes auxquels ils donnent lieu.

Lorsque les calculs biliaires se frayent un chemin dans l'intestin par ulcération de la vésicule, ils ne donnent lieu à aucuns symptômes caractéristiques. Cependant, le médecin doit avoir son attention éveillée lorsqu'il constate une augmentation notable de la douleur à la pression de la région vésiculaire, et quand le sang apparaît dans les garde-robes, c'est qu'il y a presque certainement une perforation produite par un calcul. J'ai eu l'occasion, dans un cas de ce genre, de voir mon diagnostic confirmé par l'autopsie faite quatorze ans après. Toutes les fois qu'on voit des garde-robes sanguinolentes ou grumeleuses chez un malade qui présente des symptômes obscurs de lithiase biliaire, même sans qu'il se soit manifesté un seul signe de la présence des calculs, on peut, selon moi, considérer le cas comme celui d'une perforation calculeuse. Mais je ferai observer que l'absence de sang ou de grumeaux dans les selles, dans les mêmes circonstances, n'implique nullement une conclusion négative relativement à la possibilité d'une perforation. Car il arrive parfois que celle-ci existe, sans aucun signe d'hémorrhagie apparente, ainsi que le prouve le cas suivant que m'a rapporté le Dr Lared. Une femme fut prise tout d'un coup de douleurs dans l'abdomen avec envies de vomir, mais cela dura très peu de temps, quand, trente heures après, à sa grande surprise, elle trouva dans des selles un calcul de la grosseur d'un œuf de pigeon, composé de cholestérine presque pure.

Je vais maintenant rapporter deux cas typiques qui, tous deux respectivement, bien que de manière différente, présentent les caractères les plus saillants que l'on rencontre habituellement dans ces circonstances.

Le premier, observé par le Dr Peacock, est celui d'une femme, âgée de 27 ans, qui ne fut sérieusement malade que pendant quatre jours. Il n'y eut de la tension abdominale et du tympanisme que le troisième jour. Le quatrième jour survint du collapsus suivi de la mort au bout de quelques heures. A l'autopsie, on trouva la vésicule biliaire adhérente à la courbure duodénale, et au fond de celle-là existait une ouverture qui admettait le bout du doigt et permettait la communication entre les deux organes. On trouva dans l'intestin un calcul qui était trop volumineux pour cheminer le long du duodénum.

Un calcul plus petit avait dû, au contraire, effectuer ce passage, car on le retrouva dans l'iléon. Cette perforation s'était accomplie sans provoquer la moindre perturbation, et il n'y eut réellement d'autre symptôme morbide que lorsque le calcul vint déterminer une occlusion intestinale, c'est-à-dire quatre jours avant la mort de la malade.

Le second cas, que j'ai observé moi-même, présente plusieurs points importants, non seulement parce qu'il montre les difficultés qu'on rencontre parfois dans le diagnostic et la facilité avec laquelle on peut confondre les signes de perforation avec ceux d'un cancer, mais encore parce qu'il fait voir que le diagnostic peut être confirmé dans ses moindres détails par une autopsie faite quatorze années après. Le 22 mars 1864, je fus appelé près d'une malade, chez laquelle deux médecins avaient porté le diagnostic de cancer du foie. Son état était assez grave pour que la veille elle ait fait ses adieux à toute sa famille et, en effet, lorsque j'entrai dans sa chambre, mon impression fut qu'il était difficile de trouver un cas aussi désespéré. Elle était exsangue, avait les yeux hagards et un aspect squelettique; sa faiblesse était telle qu'elle ne pouvait se soulever, la voix était à peine perceptible, l'ictère était très marqué; les selles étaient argileuses; une ou deux fois, cependant, elles avaient été mélangées de sang. Le pouls battait 120, il était très faible. La langue était très sale et l'haleine fétide.

J'essayai d'examiner le foie en le percutant, mais la malade était si faible et l'organe si douloureux que je dus renoncer à continuer cet examen très incomplet. Je me fis raconter l'historique de la maladie et j'examinai l'urine, qui était littéralement noire, épaisse, et contenait de l'albumine et des globules sanguins. Bien qu'il y eut un abondant dépôt d'urates, la quantité d'acide urique était diminuée, autant du moins qu'une évaluation très approximative peut le faire penser. Les selles renfermaient des grumeaux de sang. Le foie semblait augmenté de volume et sensible à la pression. Le point le plus sensible était, à ce que je pus en juger, le point d'embouchure du canal cholédoque. A cet endroit, la pression causait une douleur intense. Ce signe, ajouté à l'ensemble des autres symptômes, me fit diagnostiquer une perforation calculeuse du duodénum. Je communiquai mon opinion au médecin traitant, et je modifiai le traitement en conséquence. Je prescrivis des fomentations chaudes, une potion purgative, et une alimentation à la fois reconstituante et stimulante. Il se fit de suite un changement complet. Au bout d'une semaine, elle pouvait s'asseoir sur son lit; au bout d'un mois, elle pouvait rester sur une chaise longue, et au bout de trois mois, elle pouvait sortir tout à fait bien portante. Sa santé resta bonne pendant quatorze ans, jusqu'à ce qu'un nouveau calcul vint à s'engager dans le cholédoque, où il provoqua une déchirure mortelle. A l'autopsie, on trouva trois gros calculs dans le cholédoque; le plus volumineux avait la forme d'une articulation osseuse. Leur aspect n'était pas cristallin, mais ressemblait à de la gomme sèche aussi dure que le roc; ils avaient tellement distendu les parois du canal, que celles-ci s'était rompues. Une autre conséquence de cette énorme distension avait été de faire contracter des adhérences entre le cholédoque et l'intestin, mais la cause de la mort avait été la rupture de ce canal. Quatre heures seulement avant de mourir, elle sentit un peu de malaise, ce qui la décida à aller se coucher, puis elle succomba au milieu du sommeil le plus tranquille.

Cette observation est tout à fait concluante et vient confirmer pleinement le diagnostic que j'avais porté près de quinze ans auparavant. Je m'étais basé pour cela sur les caractères suivants :

a. La sensibilité indéfinissable de l'hypocondre droit;

b. La douleur violente que déterminait la pression de cette région;

c. La présence de l'ictère;

d. Les selles sanguinolentes;

e. Les symptômes fébriles accompagnés d'une prostration assez marquée pour aboutir presque au collapsus.

Les calculs biliaires, après avoir pénétré dans l'intestin par ulcération, peuvent s'y enkyster.

J'ai eu l'occasion d'observer un cas de cette nature en 1856 (1). L'un de mes élèves disséquait le cadavre d'un homme de 87 ans, quand il trouva une masse de 75 millimètres de long sur 95 de circonférence, située dans un cul de sac artificiel siégeant sur le côté droit du duodénum, à égale distance du pylore et de l'embouchure du cholédoque. La paroi externe était fortement fixée à la vésicule par d'anciennes adhérences. La vésicule biliaire elle-même était petite et rétractée et le cholédoque était anormalement dilaté. Cela démontre bien que le calcul s'était frayé un chemin de la vésicule dans l'intestin par ulcération et qu'ensuite il s'était enkysté.

Cette pierre, ou mieux ces pierres, pesaient, à l'état sec, 27 grammes, et étaient formées de trois portions distinctes, articulées et agglutinées ensemble, et, comme sur la pièce médiane se trouvaient deux facettes latérales, elle devait avoir été originellement formée de cinq parties. D'après la dimension des facettes, elle aurait dû peser les deux tiers en plus de son poids actuel, ce qui aurait fait 45 grammes pour la masse totale, ce qui est un poids énorme. L'analyse donna les chiffres suivants :

Cholestérine	90.346
Mucus	2.218
Pigment et résine	4.242
Sels minéraux	0.661

Ces résultats montrent donc bien que c'était un calcul biliaire, bien qu'il renfermât un chiffre inférieur à la moyenne de la cholestérine et des sels minéraux. Heureusement pour cet individu que cette pierre s'était enkystée, car si elle s'était engagée dans l'intestin, elle eut certainement déterminé une occlusion mortelle. L'aspect extérieur du calcul et des adhérences prouvait que l'en-

(1) *Transactions of the Pathological Society*, 1856, p. 235.

kystement avait dû se produire un grand nombre d'années auparavant. On ne put obtenir aucun renseignement sur l'histoire de cet homme, sinon que depuis cinq ans il n'avait jamais eu d'ictère ni aucun signe d'affection hépatique.

Le Dr Sidney Coupland, en faisant une autopsie, a trouvé un nombre considérable de calculs qui étaient sortis de la vésicule par une ulcération, et qui s'étaient enkystés dans des adhérences péritonéales près du pylore. Cet homme était mort, à l'âge de 40 ans, d'une tumeur cérébrale, et l'on ne put retrouver aucun antécédent hépatique.

Au musée de St Thomas's Hospital, on voit une pièce représentant deux calculs logés dans une ulcération située au fond de la vésicule biliaire, et on en trouva 75 enkystés sous les muscles abdominaux, en dehors de la vésicule.

La pénétration des calculs dans l'intestin constitue une nouvelle source de danger.

Il ne faut jamais perdre de vue qu'une fois arrivés dans l'intestin, les calculs continuent à être une source de danger pour le malade. Car, non seulement ils peuvent s'enchâtonner en un point quelconque du canal intestinal et donner lieu à des symptômes graves, mais cet accident est souvent mortel. La littérature médicale de tous les pays renferme une foule de cas de ce genre. Il y a quelques années, le Dr Vanderbyl présenta à la Pathological Society les pièces anatomiques d'un malade mort d'iléus causé par un calcul biliaire.

Le Dr Gros Clark (1) a publié un cas mortel d'enclavement d'un calcul dans l'iléon chez une femme, âgée de 58 ans, qui n'avait jamais eu d'ictère, mais qui, huit mois avant sa mort, avait été prise de douleurs dans l'hypocondre droit, où l'on pouvait sentir une tumeur dure, puis de vomissements bilieux et de tranchées intestinales. L'attaque, qui se termina par la mort, débuta par une constipation opiniâtre, suivie, au bout de quelques jours, de douleurs abdominales violentes, surtout dans la région iléo-cœcale, où l'on pouvait sentir une tumeur dure, et enfin de vomissements bilieux, qui ne tardèrent pas à devenir stercoraux. La mort n'arriva qu'au bout de huit semaines, sans qu'il y ait eu une seule garde-robe. A l'autopsie, on trouva deux gros calculs qui obstruaient l'intestin près de la valvule iléo-cœcale. Ils mesuraient environ chacun 10 centimètres de circonférence et pesaient ensemble

(1) *Medico-chirurgical Transactions*, t. 55.

36 grammes. Comme il n'y avait jamais eu d'ictère, il est probable que ces calculs se sont ouvert un chemin dans l'intestin par ulcération; cependant on ne trouva ni adhérence, ni cicatrice.

M. Lammiman a rapporté également un cas mortel de ce genre. Une femme, âgée de 54 ans, se plaignait de constipation et de douleur abdominale. On prescrivit un purgatif; le lendemain, comme il n'y avait pas d'amélioration, on en fit prendre un second. Le troisième jour, les douleurs abdominales augmentèrent, et des signes d'inflammation apparurent, puis des vomissements stercoraux suivis rapidement de la mort. A l'autopsie, on trouva une péritonite généralisée, avec très peu d'épanchement. Le canal cholédoque et la vésicule biliaire étaient disparus; mais à leur place, existait une cicatrice dense. A la partie inférieure de l'iléon était enchâtonné un calcul de 5 centimètres de long, de 37 millimètres de diamètre, et de 87 millimètres sur sa plus grande circonférence.

Le Dr Baly a observé un cas mortel où la pierre, bien que mesurant seulement 25 millimètres de long, avait 84 millimètres de circonférence.

Les calculs biliaires peuvent causer de l'entérite.

Il n'est pas rare de voir des calculs biliaires, même petits, se loger dans la valvule iléo-cœcale, et y déterminer une irritation très grande ; mais comme il est exceptionnel de les voir causer un résultat fatal, je vais reproduire une observation de M. Ward. Chez une femme âgée de 40 ans, qui mourut d'une entérite aiguë, on trouva un certain nombre de gros calculs biliaires dans le cœcum. Depuis quelques années elle avait des vomissements, de la diarrhée et une grande douleur abdominale. Avant cela, elle était habituellement très constipée. Très peu de temps avant de mourir, ses garde-robes étaient comme de la purée de pois, tant au point de vue de la couleur que de la consistance, renfermant de temps en temps des scybales, que M. Ward suppose avoir dû être en réalité des calculs biliaires.

Les calculs peuvent s'enchâtonner dans le rectum.

On a vu des calculs énormes, qui avaient traversé tout l'intestin sans accident, venir se loger dans le rectum. Le Dr Walker (1) a

(1) Flint. — *Practice of medicine*, p. 460.

extrait du rectum d'un malade un calcul biliaire qui mesurait 87 millimètres dans son plus long diamètre, et 37 millimètres dans son plus court. Ce malade avait eu quelques symptômes de péritonite causée, sans doute, par le processus d'ulcération grâce auquel le calcul avait passé de la vésicule dans l'intestin, vraisemblablement dans le côlon ; car j'ai peine à croire qu'un calcul de cette dimension eût pu passer par l'intestin grêle, puisqu'il s'est trouvé arrêté dans le rectum dont le calibre est supérieur.

Les calculs peuvent être vomis.

Il peut arriver que les calculs biliaires soient expulsés par vomissements, probablement par une action antipéristaltique de l'intestin, analogue à celle qui amène les vomissements bilieux et stercoraux. Il peut encore arriver qu'après avoir provoqué une inflammation adhésive de la vésicule avec l'estomac, le calcul perfore ces deux organes et détermine une irritation assez forte pour amener la mort. Heureusement, il n'en est pas toujours ainsi, et le passage dans l'estomac s'effectue parfois avec si peu de trouble qu'on ne s'en aperçoit que lors de l'expulsion du calcul par la bouche. J'ai rapporté un cas très remarquable (1) qui a été observé par Jeafferson. Une femme, âgée de 94 ans, après seulement deux jours de maladie, pendant lesquels elle n'avait eu que des douleurs d'estomac accompagnées de vomissements, rejeta par la bouche une masse ovale, dure, noire, mesurant 25 millimètres de long et 12 millimètres de diamètre, du poids de 4 grammes. A l'examen chimique, on constata qu'elle était composée de 90 pour 100 de cholestérine pure. C'était donc un calcul biliaire. En dehors des deux jours où elle avait été souffrante, la malade n'avait éprouvé aucun symptôme pouvant se rattacher à la migration du calcul. Dès que celui-ci fut évacué, la douleur stomacale et les vomissements cessèrent. Six mois s'étaient écoulés lorsque je vis cette malade, et, pendant ce temps, elle avait joui d'une parfaite santé, de sorte qu'il faut admettre que, si le calcul n'est pas passé dans l'intestin avant d'arriver à l'estomac, l'orifice de communication entre cet organe et la vésicule a dû se cicatriser rapidement. Il est évidemment impossible de supposer qu'une pareille masse aurait pu traverser le pylore par une action antipéristaltique du duodénum en déterminant aussi peu de douleur, car elle était certainement beaucoup trop grosse pour traverser le pylore facilement. Il

(1) *Transactions of the Pathological Society*, t. 12, p. 129.

serait de même irrationnel de penser qu'elle pouvait traverser l'étroit orifice duodénal du cholédoque sans donner lieu à de l'ictère et à des douleurs très violentes. La seule voie relativement douloureuse par laquelle elle avait pu sortir de la vésicule était donc l'ulcération de l'estomac. C'est l'opinion à laquelle je me range.

Les calculs biliaires peuvent perforer la paroi abdominale.

Il n'est pas rare de voir les calculs biliaires ulcérer la paroi abdominale et sortir par une fistule cutanée. Cela peut s'observer même chez des individus très âgés. Ainsi, un évêque, âgé de 70 ans, évacua trois calculs biliaires par l'ombilic ; le plus gros pesait près de 11 grammes. Une femme de 60 ans qui, 22 ans auparavant, avait eu de l'ictère, vit un beau jour se former près de l'ombilic une ouverture fistuleuse qui donna passage, à la suite de violentes douleurs, à un calcul de 37 millimètres de long et de 18 millimètres de diamètre. La fistule se cicatrisa rapidement et la santé se rétablit complètement. Ce cas a été observé à Saint-Thomas's Hospital, dans le service de M. Simon.

Le Dr Ogle, en 1854, rapporta l'observation d'un homme de 57 ans, qui expulsa environ trente calculs du volume d'une petite noix par une ouverture fistuleuse de l'ombilic ; après cela il se porta parfaitement et mourut dix ans après de phthisie. A l'autopsie, on trouva un petit calcul enkysté à la face externe du lobe droit du foie. L'épiploon était adhérent à l'ombilic et l'on pouvait très bien délimiter l'endroit où il s'était formé autrefois un abcès qui s'était étendu à la vésicule, car on voyait à cette place un liquide noirâtre contenant un certain nombre de concrétions biliaires agglomérées, composées de mucus et de bile épaissie, dont la masse totale pouvait avoir le volume d'un œuf de poule.

Le Dr Robertson a rapporté un cas semblable. Un homme âgé de 67 ans expulsa trente calculs du volume d'une noix. Tant que la fistule ombilicale resta ouverte, il se fit un écoulement si considérable de pus jaunâtre qu'on craignit pour la vie du malade. La fistule finit par cicatriser et le malade vécut encore trois ans après. A l'autopsie, on trouva un petit calcul biliaire enkysté à la face externe du lobe droit du foie, mais il n'en existait pas ailleurs. La vésicule était affaissée et contenait peu de bile.

A la suite d'accès de coliques hépatiques sans ictère, on peut voir s'établir une fistule biliaire, ainsi que le démontre le cas suivant. Une dame, âgée de 40 ans, avait été pendant longtemps sujette à des douleurs paroxystiques dans la région hépatique, accompagnées de vomissements, mais jamais d'ictère, quand tout d'un coup on vit apparaître une tumeur juste au-dessous et vers le milieu du rebord costal. Elle augmenta de volume en même temps qu'elle devenait plus molle. Enfin, la fluctuation apparut et on l'ouvrit, ce qui donna issue à un liquide jaunâtre, visqueux, n'ayant pas du tout l'aspect de la bile. Un mois après, un calcul de la grosseur d'un grain de chenevis sortit par la fistule, puis, trois mois après, quatre autres un peu plus gros, ce qui fut suivi de suite d'une diminution des douleurs. Cependant, deux jours après, les souffrances reparurent sous forme angoissante, surtout dans la région dorso-lombaire, accompagnées d'envies de vomir très fortes, et tout à coup il se fit un écoulement tout à fait inattendu de bile pure vert-noirâtre qui continua ainsi pendant près de deux mois, surtout après les repas, puis un autre petit calcul biliaire fut évacué et la fistule se ferma.

Le Dr Murchison explique ce cas de la façon suivante.

a. Une concrétion formée dans la vésicule biliaire avait pénétré dans le canal cystique, ce qui causa des cas de coliques hépatiques et des vomissements, mais pas d'ictère, puisque le cholédoque était libre.

b. Le canal cystique étant obstrué par le calcul, la bile ne pouvait arriver dans la vésicule. Celle qui s'y trouvait primitivement fut résorbée et remplacée par un liquide visqueux opaque. La vésicule se distendit et vint former une tumeur, entre le bord costal et l'ombilic, sur la ligne mamelonnaire. Cette tumeur fut ouverte et il en sortit cinq calculs.

c. Cela fut suivi d'un accès de coliques hépatiques. Le calcul qui obstruait le canal cystique s'en dégagea pour aller obstruer le chodéloque. La bile ne pouvait plus dès lors arriver dans l'intestin, aussi elle se déversa dans la vésicule par le canal cystique devenu libre et de là s'écoula par la fistule.

d. Une nouvelle attaque de coliques hépatiques fit passer le calcul du cholédoque dans l'intestin, ce qui rendit le canal de nouveau perméable, et la bile suivit cette voie pour arriver au duodénum, sans s'arrêter dans la vésicule. La fistule externe n'avait dès lors plus d'utilité et se cicatrisa.

Les calculs peuvent ulcérer les organes urinaires

On a signalé des cas où les calculs biliaires avaient pénétré par ulcération dans le bassinet et même dans la vessie.

Güterbock (1) a publié un cas de calcul biliaire qui avait ulcéré

---

(1) Archives de Virchow, t. 46.

la vessie et qui fut extrait par la lithotritie, chez une femme de 50 ans qui n'avait présenté d'autres symptômes que ceux de la présence du calcul. Celui-ci était composé de cholestérine, avec une petite quantité d'urée, de phosphate de chaux et de pigment biliaire ; tous ses fragments réunis pesaient 12 grammes. Cet auteur rapporte deux autres cas de pénétration de calcul biliaire dans la vessie. Dans l'un on voyait une communication oblitérée qui s'était faite entre la vésicule et la vessie, par l'ouraque qui avait donné passage pendant quelque temps à de la matière colorante biliaire qui se mêlait à l'urine.

Les calculs biliaires, après avoir pénétré dans le bassinet par ulcération, traversent l'uretère en donnant lieu à tous les symptômes de colique néphrétique, séjournent pendant un certain temps dans la vessie et sont enfin évacués avec l'urine ; on ne peut donc reconnaître leur véritable nature qu'à l'analyse chimique.

Il existe, dans les annales médicales, un cas encore plus remarquable (1). Deux calculs biliaires furent extraits du pubis d'une femme après être descendu le long des muscles droits et s'être enkystés dans le tissu sous-cutané, un peu au-dessus du clitoris.

Les calculs biliaires peuvent causer la mort par hémorrhagie.

Les calculs biliaires causent parfois la mort en ulcérant la paroi des vaisseaux. Bristowe (2) a rapporté le cas d'une femme, âgée de 32 ans, chez laquelle on constata, à l'autopsie, que non seulement le canal cholédoque était obstrué et dilaté par un calcul, mais qu'il était survenu de la suppuration et qu'une communication s'était établie entre le cholédoque et la veine porte, ce qui avait donné lieu au mélange de la bile et du sang. Il y avait eu un ictère intense avec tous les symptômes d'obstacle au flux de la bile dans l'intestin ; en outre, peu de temps avant la mort, cette femme avait présenté ce fait extraordinaire de crachats contenant du pus mélangé de bile. On peut expliquer ce phénomène par la présence dans le foie de cavités remplies de pus taché de bile, communiquant avec le poumon par l'intermédiaire de la veine cave.

Il peut même arriver qu'une hémorrhagie mortelle se produise par une rupture de la vésicule, causée par l'occlusion du cholé-

---

(1) *Gazette des Hôpitaux*, 8 octobre 1846.

(2) *Transactions of the Pathological Society*, t. 9, p. 285.

doque par un calcul. Le Dr Leared (1) a publié une observation de ce genre chez un jeune homme de 22 ans qui, à part cela, était bien portant.

Symptômes de lithiase biliaire n'étant cependant pas produits par cette cause.

Tous les symptômes de calculs biliaires peuvent avoir existé à un degré marqué, puis disparaître : la peau et les selles reprennent leur coloration normale, l'urine cesse d'avoir l'aspect bilieux, comme dans le cas de calculs, sans cependant qu'il y ait aucune espèce de concrétions biliaires. Cela provient de ce que le canal cholédoque peut être obstrué par autre chose que par des calculs.

On a vu le fait se produire pour des kystes hydatiques, des vers intestinaux.

Le Dr Dickinson (2) a publié l'observation d'une jeune fille de 16 ans, qui mourut après quelques semaines de maladie, par suite de la présence d'hydatides dans les canaux hépatique et cholédoque.

Le Dr Becker (de Berlin) (3) a rapporté un cas où il existait non seulement de l'ictère avec de l'hypertrophie et de la sensibilité du foie, mais en même temps de la douleur et des vomissements, ce qui le faisait ressembler à tous égards à un cas ordinaire d'ictère par obstruction calculeuse. Il était d'autant plus facile de croire à l'existence d'un calcul que l'ictère fut intermittent, que les garde-robes étaient argileuses et que l'urine avait une couleur foncée pendant les attaques. Le foie fut même, à un certain moment, tellement augmenté de volume qu'il descendait presque jusqu'au bassin. Tout d'un coup ce garçon, qui était âgé de 17 ans, expulsa par le rectum des débris d'échinocoques où l'on reconnut de nombreux crochets. Becker calcula qu'il avait dû passer environ 500 vésicules hydatiques en 10 jours. Après cela, tous les symptômes d'ictère disparurent, son état s'améliora rapidement, mais seulement pendant peu de temps, car il ne tarda pas à avoir une toux suffocante, suivie de vomissements de mucus visqueux, filandreux, contenant environ une cuillerée à café de bile ; on y trouva cinq hydatides de la grosseur d'une noix. Les vomissements conti-

(1) *Transactions of the Pathological Society*, 1859, p. 177.

(2) *Transactions of the Pathological Society*, t. XIII, p. 104.

(3) *Berliner Klinische Wochenschrift*, 14 juillet 1879.

nuèrent pendant plusieurs jours et l'on estima qu'il avait ainsi rendu environ 50 vésicules hydatiques. Il eut une fois un vomissement purulent de couleur verdâtre, contenant de petits caillots de sang; en même temps les caractères de l'expectoration faisaient penser que les hydatides s'étaient ouvertes dans les bronches. La mort arriva par épuisement, mais malheureusement on ne put faire l'autopsie.

On a rapporté des cas où des noyaux de cerises sont remontés de l'intestin dans le cholédoque et ont produit de la jaunisse en obstruant ce canal. Ce sont, d'après moi, des inexactitudes provenant de ce que l'on a pris de petits calculs biliaires pour des noyaux de cerise, confusion qui est d'autant plus facile que le volume et l'aspect de ces deux corps sont quelquefois tout à fait semblables. Je doute très fort que des noyaux de cerises aient pu causer de l'ictère en remontant le cholédoque, car la valvule de ce canal présente un grand obstacle à toute pénétration même de liquides provenant de l'intestin. Et, même en supposant que des circonstances accidentelles aient pu amener la pénétration dans le cholédoque d'un noyau de cerise, il est impossible d'admettre qu'une série de ces corps aient pu y entrer l'un après l'autre, en traversant l'orifice rétréci du canal cholédoque. Le diamètre de celui-ci est si petit que l'on supposait qu'une fois entrés les noyaux l'avaient obstrué complètement, déterminant ainsi de la rétention biliaire et de l'ictère.

DIAGNOSTIC

Diagnostic différentiel des coliques hépatiques et des autres formes de coliques.

Nous avons vu que les coliques hépatiques peuvent survenir sans ictère, ce qui rend facile leur confusion avec d'autres variétés de coliques. On applique ce terme général à toutes les formes obscures de douleurs siégeant dans l'abdomen, entre le cartilage xyphoïde et l'ombilic. La cause peut en être un calcul biliaire, un calcul rénal, une gastrite aiguë, une entérite, des vers intestinaux, une invagination, un étranglement, l'empoisonnement chronique par le plomb ou le cuivre, l'ovarite ou l'inflammation de tout organe du voisinage. Toutes ces différentes affections donent lieu à des douleurs qu'on caractérise par le terme générique de coliques. Il est donc nécessaire de les bien distinguer entre elles.

J'ai relaté plus haut un cas où un médecin de l'hôpital d'Edimbourg prit une colique hépatique pour une péritonite par perforation de l'estomac. Cette confusion est rare, et, en général, les médecins confondent plutôt les coliques hépatiques et les coliques néphrétiques. Les symptômes de ces deux maladies sont bien connus, mais il est important d'insister sur les signes qui différencient l'une de l'autre. Afin de faire mieux saisir cette différence, je vais rapporter deux observations qui montreront comment il est facile de commettre des erreurs de diagnostic.

Observation. — Un homme, âgé d'environ 45 ans, avait été vu par deux médecins et un chirurgien qui avaient diagnostiqué les uns une maladie de foie, l'autre une affection de l'estomac. Après l'avoir examiné, je diagnostiquai un calcul rénal logé dans le bassinet du rein droit. J'étais donc en contradiction flagrante avec mes confrères, dont l'un d'eux, très expert dans les affections des voies urinaires, avait rejeté l'idée d'un calcul rénal. Je fis donc mes prescriptions en conséquence, et huit jours après, le malade expulsait un calcul en urinant, ce qui confirmait mon diagnostic.

Observation. — Un homme, âgé de 27 ans, me fut adressé comme étant atteint de lithiase biliaire. J'analysai son urine, et, après l'avoir examiné, je déclarai qu'il n'avait aucun calcul biliaire mais bien un calcul mural du rein. Je le soumis à un traitement en conséquence, et sept mois après il expulsait par l'urèthre un calcul mural gros comme une fève.

Quels sont donc les signes qui permettent de faire le diagnostic différentiel des diverses coliques? Ce qui devra guider en premier lieu ce sont les commémoratifs qui permettront de savoir quel est l'organe dont les fonctions ont été altérées les premières et quel est l'état présent des fonctions du foie, de l'estomac, de l'intestin ou du rein. Quand il y a de l'ictère, on peut, en général, rapporter la douleur au foie, de même que la présence du sang dans l'urine indique une origine rénale.

Dans les cas où il n'y a pas de signes pouvant indiquer quel est l'organe malade, la palpation permettra d'obtenir des renseignements précieux. Par exemple, une sensibilité excessive au toucher, sur toutes les parois abdominales, exclut de suite l'idée d'une colique hépatique; car, dans ce cas, bien que les malades ne puissent supporter une pression énergique comme dans la colique de plomb, ils peuvent toujours endurer une douce pression et surtout de douces frictions sur tout l'abdomen, excepté en un point circonscrit. Dans la péritonite, l'entérite et la gastrite, la sensibilité est très marquée et généralisée à toute la région épigastrique. Dans la colique néphrétique, quel que soit le siège de la douleur, au moment où on fait l'examen, on sait toujours qu'elle a débuté dans le dos comme un lumbago; quand le calcul s'engage dans l'uretère droit, le point sensible arrive tout à fait dans le voisinage du foie, et alors le seul signe qui puisse servir à établir la distinction avec la colique hépatique, c'est que le malade éprouve constamment la sensation du besoin d'uriner.

Dans les coliques intestinales, rénales et hépatiques, la douleur est habituellement paroxystique, car, même dans le cas où il n'y a pas d'intermittence, il y a cependant des rémissions et des exacerbations suffisamment marquées. Dans toutes ces formes de coliques, on observe des vomissements. Ceux-ci sont stercoraux dans l'obstruction intestinale seule, et distinctement bilieux dans la colique hépatique seulement. Dans la colique néphrétique le vomissement présente cette particularité d'être continu, parfois pendant des semaines et non simplement pendant des jours ou des heures, comme dans les autres formes. Je citerai à ce propos le cas d'un médecin qui eut des vomissements, non seulement incessants comme dans la colique hépatique, mais continus pendant trois semaines, sans un jour de rémission. On essaya, inutilement, de le nourrir par le rectum, puis, un beau jour, tout cessa tout d'un coup : le calcul était arrivé dans la vessie, et, un ou deux jours après, il était expulsé par l'urèthre.

Les frissons se rencontrent dans les coliques hépatiques et néphrétiques, mais ils sont plus marqués dans les premières. Dans les deux cas, le pouls est faible et lent ; Flint(1) dit l'avoir vu descendre à vingt pulsations par minute. C'était probablement quand le malade était en état de collapsus. Pour moi, l'état du pouls ne peut guère donner de renseignements, tantôt je l'ai trouvé rapide et fort comme dans les maladies inflammatoires, d'autres fois petit et faible. Dans les cas exceptionnellement obscurs, je dirige, en général, mes recherches de la façon suivante.

Est-ce la première attaque ? — Dans le cas contraire, l'histoire de l'attaque précédente décidera presque certainement de la nature du cas.

La première attaque a-t-elle été suivie ou accompagnée de symptômes indiquant un trouble hépatique ou rénal ? En particulier, y a-t-il de l'ictère ou du sang dans l'urine ? Quand la réponse est négative, je recherche l'intoxication saturnine ou cuprique. Pour cela, j'examine les gencives pour tâcher de découvrir le liseré caractéristique.

Si je ne trouve rien de ce côté, je porte mon attention sur le siège exact et l'intensité de la douleur.

Lorsqu'elle est hépatique, elle débute au siège de la vésicule et s'irradie dans l'hypochondre droit et à la région épigastrique vers l'ombilic et s'accompagne en même temps de nausées et de flatulence.

Lorsqu'elle est rénale, la douleur part des lombes et se dirige en avant, en bas, suivant le trajet de l'uretère. Quand le calcul est à gauche, cela ne souffre pas de difficulté, car le siège de la douleur ne permet pas de la prendre pour une colique hépatique.

Dans la colique métallique, la douleur non seulement n'affecte pas le caractère paroxystique, mais siège dans le voisinage de l'ombilic, et, lorsqu'on exerce tout d'un coup une pression ferme, on en découvre de suite la nature; car, on procure ainsi un soulagement immédiat au malade et même la cessation complète de la souffrance dans tous les cas de colique intestinale, excepté dans l'occlusion; tandis que, dans les cas de coliques hépatiques et néphrétiques, les pressions et les frictions sont seulement tolérées et c'est tout au plus si elles apportent un léger soulagement au malade. On devra également tenir compte des commémoratifs comme nous l'avons dit plus haut.

La constipation est fréquente dans les coliques hépatiques et intestinales ; à peine si on peut la mentionner dans les coliques néphrétiques. Dans ces dernières l'urine est chargée, ce qui s'observe quelquefois dans les coliques hépatiques et bien rarement dans les intestinales.

L'urine jaune safran est très fréquente dans les coliques hépatiques, ce que l'on ne voit pas dans les coliques néphrétiques et intestinales.

Le liséré des gencives est pathognomonique de l'intoxication métallique.

La rétraction du testicule est un signe pathognomonique de la colique néphrétique ; et, tandis que son absence est un signe négatif de peu de valeur, sa présence est un signe positif qui en a une très grande. Pour éviter les erreurs, il faut bien savoir qu'un malade peut avoir une colique hépatique avec une histoire rénale, une colique néphrétique avec une histoire hépatique, et une colique intestinale avec l'un ou l'autre de ces commémoratifs. Il ne faut pas oublier non plus que les coliques hépatiques et néphrétiques se rencontrent assez souvent chez le même malade, et quelquefois en même temps. La diathèse urique est si souvent associée avec la prédisposition à former de la cholestérine, que cela explique la coexistence de calculs biliaires et rénaux chez le même individu.

Si l'on se rappelle bien ces différents signes distinctifs, on pourra généralement arriver à faire un diagnostic correct. Cependant, dans les cas obscurs, le médecin doit faire appel à toute sa perspicacité. Par exemple, dans les cas rares, comme ceux cités page 347, où des calculs biliaires avaient perforé le bassinet et avaient été expulsés par l'urèthre, comme des calculs rénaux. La difficulté est encore augmentée dans ces cas, quand la douleur débute dans les lombes, comme dans le cas rapporté plus haut, au lieu de partir de la région vésiculaire. Connaissant ces faits, lorsqu'après avoir constaté les signes distincts de la présence d'un calcul biliaire, on les voit disparaître puis être suivis immédiatement de symptômes de perforation des voies urinaires par un calcul, et ensuite de ceux d'un corps étranger dans les voies urinaires, on pourra pressentir l'existence de coliques hépatiques et néphrétiques à forme anormale.

Du cathétérisme comme moyen de découvrir la présence de calculs dans les canaux biliaires.

On s'imagine, généralement à tort, que les calculs biliaires ne sont pas dangereux, et, bien souvent, les malades meurent sans que leur médecin soupçonne un seul instant la nature de leur maladie. Cela tient à ce qu'on leur enseigne cette fausse doctrine, à savoir que tous les cas où les calculs biliaires font courir un danger au malade, s'accompagnent d'ictère et de coliques hépatiques, tandis qu'en réalité, dans la plupart des cas où la mort est causée par ces calculs, on n'observe ni l'un ni l'autre de ces symptômes. Car, lorsqu'un calcul perfore la vésicule biliaire par ulcération, on ne constate ni ictère ni coliques hépatiques, mais simplement une douleur sourde. Si le calcul tombe alors dans le péritoine, il développe une péritonite mortelle. S'il pénètre dans l'intestin, il peut tuer le malade par iléus, lorsqu'il est d'un certain volume ; s'il n'est pas très gros, il arrive facilement à la valvule iléo-cœcale où il provoque une telle irritation qu'il donne lieu à une entérite mortelle.

Un calcul, dont on ne soupçonne pas la présence, peut tuer encore plus rapidement. Car, en perforant les parois des organes, il peut ulcérer un vaisseau et produire une hémorrhagie, laquelle, si elle se fait dans l'estomac ou l'intestin, fera croire à une hématémèse ou à du mélœna. En pénétrant dans la cavité abdominale, le calcul peut provoquer tout d'un coup du collapsus et le malade meurt sans qu'aucun signe puisse déceler la cause de la mort. Il ne faudrait pas croire que ces cas mortels soient rares ; pour ma part, j'en ai observé quatre l'année dernière.

Mais ce qui vient encore contribuer à entretenir l'erreur dans laquelle on est relativement aux dangers que présentent les calculs biliaires, c'est que ceux-ci sont plus rares dans la classe pauvre que dans la classe riche et que, lorsqu'on en voit dans les hôpitaux, on s'en laisse imposer par le signe dominant que l'on traite comme maladie, au lieu de remonter à la cause. Il n'est pas rare non plus de trouver à l'autopsie des calculs d'un volume considérable qui n'ont jamais manifesté leur présence par aucun signe, ce qui a conduit les médecins à les considérer comme inoffensifs. Cette absence de manifestations révélant la présence de gros calculs s'explique par ce fait que ceux-ci, se formant lentement, ne donnent lieu à aucun symptôme tant qu'ils restent dans la vésicule, et on trouve même, à l'autopsie, des vésicules remplies de calculs, sans qu'aucun trouble fonctionnel en ait fait soupçonner la présence pendant la vie. Il faut donc bien savoir que les calculs biliaires ne provoquent des manifestations morbides qu'à partir du moment où ils cherchent à sortir de la vésicule biliaire, soit en ulcérant ses parois, soit en pénétrant dans le canal cystique.

D'autre part, il peut très bien arriver que l'on se trouve en présence de tous les signes révélant l'existence de calculs biliaires, sans qu'il y en ait en réalité un seul dans les voies biliaires de l'individu. On observe, en effet, de l'ictère, des selles décolorées, de l'urine safran, etc., lorsque les canaux hépatique ou cholédoque sont obstrués par des entozoaires, des tumeurs cancéreuses ou autres développées dans leur intérieur, de même que lorsque ces canaux sont comprimés par une tumeur de la tête du pancréas, du pylore ou du foie.

Manuel opératoire du cathétérisme.

Les instruments nécessaires sont un trocart explorateur long de 15 centimètres et un stylet mousse.

On administre le chloroforme et on procède de la façon suivante.

1° Enfoncer le trocart dans la direction du canal cholédoque.

2° Si l'instrument ne rencontre aucun corps solide, le retirer et juger de la situation de la canule d'après la nature du liquide qui en sort — bile, sérosité péritonéale, sang ou suc intestinal.

3° Après s'être ainsi assuré que la canule n'occupe pas une situation dangereuse, on introduit le stylet et on procède à la recherche des calculs dans toutes les directions; on en reconnaîtra la présence à la sensation que donne le choc du stylet contre le calcul, sensation qui est la même que celle donnée par un calcul urinaire.

On m'a objecté que ce procédé pouvait permettre l'issue de la bile dans le péritoine; il suffit, pour éviter cela, de laisser écouler un peu de bile avant de retirer la canule; et j'ajouterai même que la ponction de la vésicule, ou des canaux, est très utile quand ces organes sont distendus. On a prétendu aussi que les manœuvres exercées pour la recherche des calculs agrandiraient l'orifice de ponction, ce qui est faux, car les parois de la vésicule et des canaux sont élastiques.

Quand l'obstruction a donné lieu à une grande distension de la vésicule ou des canaux biliaires, il est préférable d'évacuer la bile par la canule avant de procéder à la recherche des calculs.

Observation. — Une femme de 36 ans souffrait depuis plusieurs mois d'une obstruction du cholédoque. Elle avait de l'ascite, et elle était dans un tel état de faiblesse que la seule chance de prolonger sa vie était de faire disparaître l'obstruction. Avant de faire appeler un chirurgien, je voulus m'assurer que l'obstruction était bien causée par un calcul. Je retirai donc quatre litres de liquide ascitique, et, deux jours après, je procédai au cathétérisme, en enfonçant le trocart en un point situé à moitié chemin du bord du foie et de l'ombilic, mais à 37 millimètres à droite de celui-ci. L'instrument fut poussé lentement, en haut, en dehors et en arrière, dans la direction du cholédoque, sans rien rencontrer. Je retirai le trocart, et il s'écoula par la canule du liquide ascitique, ce qui me fit voir que celle-ci était libre dans la cavité péritonéale. Je cherchai de nouveau le calcul dans toutes les directions sans succès. Je retirai la canule et fis une seconde ponction un peu plus haut. En arrivant sur le cholédoque, la pointe du stylet heurta une substance dure qui ne pouvait être qu'un calcul. Je cherchai à en déterminer le volume en le contournant avec le stylet, et je reconnus qu'il était gros comme une noisette. Comme l'opération ne donna lieu à aucun écoulement de sang par les orifices de ponction, on se borna à recouvrir ceux-ci d'un morceau de diachylon.

Le cathétérisme ayant ainsi complètement confirmé le diagnostic et fait voir que le volume du calcul ne dépassait pas celui d'une noisette, on décida, en raison de l'état de faiblesse de la malade, d'attendre quelques jours avant de lui faire subir l'opération de la cholécystotomie, dans l'espoir que, sous l'influence d'un traitement interne, le calcul pourrait passer dans l'intestin. Six jours après, en effet, les symptômes s'étaient très améliorés, non seulement les selles avaient déjà repris leur coloration normale, mais l'urine avait perdu sa teinte bilieuse et la peau était moins jaune. En outre, la vésicule, qui était distendue, n'était plus perceptible à la palpation. Ces changements firent conclure que le calcul était arrivé dans l'intestin et que l'obstruction n'existait plus. Mais comme on ne le retrouvait pas dans les selles, on pensa qu'il était resté dans l'intestin ; l'expérience m'ayant appris, en effet, que des calculs peuvent y séjourner pendant des semaines et même des mois.

Tout alla bien jusqu'au onzième jour qui suivit le cathétérisme, époque où la malade accusa de la douleur dans la région iliaque droite. Le pouls s'accéléra, la température s'éleva, et des signes d'entérite se manifestèrent rapidement, sans doute par suite de l'irritation développée par la présence du calcul au niveau de la valvule iléo-cœcale. Puis survint une péritonite et, bien que la malade eût repris beaucoup de forces pendant les onze jours de convalescence qui suivirent le cathétérisme, elle déclina, et mourut vingt-sept jours après l'opération.

A l'autopsie, on fit les constatations suivantes.

La vésicule biliaire ne contenait pas de bile, ce qui prouvait clairement que l'obstacle à l'écoulement de celle-ci avait cessé d'exister.

Elle renfermait treize calculs biliaires de différentes dimensions. Les trois plus gros se trouvaient dans une espèce de sillon. Le plus volumineux avait sa plus large face dirigée en bas et tout contre l'orifice du canal cystique.

Ce fait seul d'un calcul appliqué contre le canal cystique, ayant une facette inférieure de même dimension que la facette supérieure qui ne correspondait à aucune des facettes des autres calculs, permet de supposer que le calcul qui s'appliquait sur elle était sorti non seulement de la vésicule, mais aussi du canal cholédoque, pendant la vie de la malade.

Comme tous les signes d'obstruction ont disparu tout d'un coup après le cathétérisme, il est présumable que l'expulsion du calcul a été favorisée par cette opération.

Il est probable que ce calcul s'était implanté dans la muqueuse par une aspérité et qu'en le contournant avec le stylet, pour se rendre compte de ses dimensions, on le fit changer de position, ce qui lui permit de cheminer le long du cholédoque.

Cette observation présente plusieurs points importants :

a. La présence d'un calcul enclavé peut, dans les circonstances que nous venons de relater, être déterminée d'une façon certaine à l'aide d'instruments.

b. On peut de même reconnaître sa situation exacte, son volume probable et même sa forme.

c. Cette opération n'est pas plus dangereuse que la ponction d'un kyste ovarien ou d'une vésicule biliaire distendue.

TRAITEMENT DE LA LITHIASE BILIAIRE

Le traitement de la lithiase biliaire était regardé jusqu'à ces dernières années comme donnant des résultats peu satisfaisants. Grâce aux perfectionnements apportés dans les méthodes de diagnostic, on arrive à en avoir de meilleurs. Lorsqu'on est certain de la présence d'un calcul biliaire, lorsque l'on a bien déterminé sa situation et sa voie d'issue probable, le traitement devient très simple. Je ne crains pas de dire que les dangers de la lithiase biliaire sont en proportion directe de notre ignorance relativement à l'endroit précis où se trouve le calcul. Lorsqu'en effet on connaît sa situation, on peut alors instituer un traitement convenable dirigé en même temps en vue d'aider son expulsion.

Il en est pour les calculs biliaires comme pour les calculs urinaires; plus tôt ils sont diagnostiqués et plus il est facile de les traiter. Dans tous les cas, il vaut encore mieux les prévenir que les soigner; nous allons donc nous occuper de ce sujet.

Prophylaxie de la lithiase biliaire.

La prophylaxie de la lithiase biliaire n'est pas plus difficile que celle de la lithiase urinaire. Les calculs étant constitués en majeure partie par la cholestérine, on peut en prévenir la formation à l'aide d'un régime et de médicaments appropriés.

Le traitement diététique peut se résumer en peu de mots : « Eviter l'excès des aliments gras ou pouvant former de la graisse. » J'appellerai l'attention sur deux ordres d'aliments qui peuvent se transformer en graisse : les aliments sucrés et amylacés. Il faut autant que possible les exclure du régime ou tout au moins ne les y faire entrer que d'une façon tout à fait modérée. J'ai remarqué, en effet, que la moitié au moins des malades que j'ai vus étaient non seulement des grands mangeurs de beurre et de lard, mais avaient, en outre, une prédilection marquée pour les substances sucrées et farineuses.

Dans l'économie, l'amidon est rapidement transformé en sucre et le sucre en une graisse non cristallisable qui, à son tour, se transforme en cholestérine cristalline.

D'après ces données, le traitement préventif est facile à instituer. Après avoir supprimé l'excès de matières pouvant former de la cholestérine, il faut pourvoir la bile d'une quantité suffisante de glycocholate et de taurocholate de soude pour maintenir la cholestérine en état de dissolution. Pour cela, il suffit de donner des alcalins en excès sous une forme ou sous une autre. Ceux-ci, une fois absorbés, sont portés au foie par la veine porte, entrent en combinaison avec les acides biliaires et contribuent à la formation des glycocholates et taurocholates qui possèdent la propriété si importante de maintenir les sels biliaires en état de dissolution. Bien que je n'aie pas la prétention d'attribuer aux alcalins le pouvoir de dissoudre un calcul biliaire d'un volume un peu considérable, je crois cependant qu'ils agissent non seulement en prévenant la précipitation de la cholestérine, mais encore en arrêtant sa formation lorsqu'elle a commencé. L'alcalin auquel je donne la préférence est le carbonate de soude, plutôt que la potasse, car c'est le premier qui forme la base des sels biliaires. J'ai eu plus d'une fois l'occasion de constater à la surface des calculs des traces d'érosions produites par un processus de dissolution qu'il est présumable d'attribuer au glycocholate et au taurocholate de soude, car les calculs étaient évacués après l'administration prolongée des alcalins. J'ai pu contrôler la justesse de cette opinion en comparant un calcul expulsé avant le traitement alcalin avec ceux évacués après ce traitement ; le premier avait une surface rugueuse tandis que les seconds présentaient des traces d'érosion. Je crois donc qu'on peut considérer ce fait comme une preuve qu'il y a une action chimique dissolvante qui s'est produite dans l'économie.

L'administration du carbonate de soude a encore un autre avantage. Car, comme l'a fait observer le Dr Prout, il y a longtemps, la lithiase biliaire est très commune, non seulement chez les personnes goutteuses, mais aussi chez les rhumatisantes. J'ai eu l'occasion de confirmer ce fait et j'ai constaté que le carbonate alcalin avait une double action, c'est-à-dire qu'il diminuait la tendance à la formation de l'acide urique. Il m'a suffi, en effet, de faire prendre, pendant deux mois, 50 centigrammes de ce sel pour voir disparaître complètement les dépôts uriques.

Je prescris aussi souvent la lithine dans la diathèse urique, quand j'ai quelque raison de suspecter une prédisposition à la lithiase biliaire. Je l'administre sous forme de citrate, à la dose de 15 à 30 centigrammes par jour.

De la dissolution des calculs biliaires.

Le Dr Schiff conseille l'administration du cholate de soude dans le cas de concrétions biliaires, à la dose de 40 centigrammes, trois fois par jour, se fondant sur cette théorie que j'ai enseignée, il y a longtemps, à savoir que la cholestérine aussi bien que les concrétions de bile épaissie ne proviennent pas d'une sécrétion excessive des matières qui les constituent, mais bien d'une insuffisance de leurs dissolvants naturels, c'est-à-dire l'eau, le glycocholate et le taurocholate de soude. Quant à moi, au lieu de donner le cholate de soude, je me borne à donner simplement la soude, avec la pensée qu'elle formera du cholate de soude dans l'économie. Quand il y a saturation, dit-il, le pouls devient lent et irrégulier ; il faut alors cesser le médicament ou en diminuer la dose. Naturellement, pour produire une action dissolvante sur une concrétion, il est essentiel que le médicament soit administré pendant quelque temps.

Comme chacun le sait, plus une maladie est difficile à guérir et plus il existe de spécifiques contre elle.

On a vanté l'iridine comme un médicament infaillible. Le Dr

Jourg l'a essayée en vue de prévenir la formation des calculs, et il a obtenu un résultat très encourageant. Il la donnait sous forme de pilules composées ainsi :

Iridine	1 centigramme.
Poudre de rhubarbe	20 —

(En prendre une tous les soirs en se couchant, pendant douze jours). Si cela est nécessaire, on fait prendre le matin une eau minérale saline. Ce traitement est répété une fois tous les deux mois.

Il y a quelques années, on a beaucoup préconisé, surtout en France, un mélange d'éther sulfurique et de térébenthine (remède de Durande) comme dissolvant des calculs. Ce traitement était fondé sur la propriété bien connue qu'a l'éther de dissoudre la cholestérine, et l'on supposait que l'éther agirait à l'intérieur sur la cholestérine comme il le fait dans un creuset. On s'aperçut bien vite de l'inanité de la chose et l'on renonça à ce moyen.

Il y a vingt ans, le Dr Bouchut, reprenant la même théorie, lança un autre médicament, le chloroforme, qu'il administrait à l'intérieur dans le but de dissoudre la bile épaissie ou les calculs qui se trouvaient dans la vésicule. Il prétendait avoir traité un cas avec succès. Je doute très fort que cet auteur ait pris son observation convenablement. Car, en premier lieu, il n'est pas toujours facile de s'assurer d'une façon précise s'il y a une ou plusieurs concrétions biliaires, tant qu'elles restent dans la vésicule ; et, lorsque quelques-unes ont été expulsées, il est également difficile de savoir s'il en reste d'autres. Dans ces circonstances, si on administre le chloroforme à un malade, soit avant, soit après qu'on a trouvé des calculs dans les selles, il est impossible d'attribuer la cessation des symptômes à une action dissolvante que le chloroforme aurait exercée sur les calculs qu'on suppose rester dans la vésicule. Le chloroforme, de même que l'éther, pourrait certainement dissoudre une concrétion de cholestérine dans la vésicule, s'il était introduit dans ce viscère à l'état pur, en quantité suffisante. Mais il est loin d'en être ainsi, et l'on sait en particulier, pour le chloroforme, qu'immédiatement après qu'il a été absorbé il se décompose en chlore et en acide formique. Mais, même en supposant que le chloroforme et l'éther puissent se trouver dans le sang à l'état libre, il serait impossible qu'ils s'y trouvent en quantité suffisante pour agir comme dissolvants des calculs biliaires.

Mes expériences m'ont montré avec quelle rapidité arrive la mort à la suite d'injections veineuses de petites quantités de chloroforme ou d'éther (1). On peut en injecter quelques gouttes impunément, mais il est impossible d'en augmenter la quantité au-delà d'une certaine limite, ce qui rend impossible la dissolution même de quelques centigrammes de cholestérine, sous peine de déterminer une rigidité musculaire chloroformique, analogue à la rigidité cadavérique de laquelle les animaux ne se relèvent jamais. Il est donc impossible de s'expliquer comment ces agents pourraient avoir une action dissolvante sur les calculs biliaires. Je crois que leur seul effet consiste en une action anesthésique tendant non seulement à diminuer la douleur, mais aussi à dilater les canaux biliaires et, par suite, à faciliter le passage des calculs. L'éther, le chloroforme, le chloral, la belladone et l'opium agissent tous d'une façon analogue.

Bien que j'aie beaucoup parlé du podophyllin à propos du traitement général des maladies du foie, je dois appeler l'attention sur son emploi peu judicieux dans la lithiase biliaire. Dans l'ictère, par exemple, il est à la fois le poison et l'antidote. Il est le premier dans *tous* les cas d'ictère par obstruction, et le second dans quelques cas d'ictère par suppression. Ayant déjà indiqué quels étaient les cas où on devait l'administrer, je vais maintenant passer en revue ceux où il est contre-indiqué. J'insisterai en particulier sur la lithiase biliaire, contre laquelle on le prescrit souvent, quoique à tort. Quand il y a un calcul obstruant le cholédoque, et causant ainsi de l'ictère par obstruction, il est facile de comprendre que l'on ne doit pas administrer une substance comme le podophyllin, qui augmente la sécrétion de la bile. Il n'est pas aussi facile de se rendre compte pourquoi il est contre-indiqué pendant la formation ou le séjour d'un calcul dans la vésicule. C'est ce dont je vais essayer de donner l'explication. En parlant du mode de formation des calculs dans la vésicule, j'ai établi que celle-ci était dûe au dépôt des éléments les moins solubles de la bile, soit parce qu'ils s'y trouvent en excès, soit par suite de l'insuffisance des principes qui les maintiennent en dissolution. Il s'ensuit que plus la bile séjourne longtemps dans la vésicule biliaire, plus elle devient épaisse, et plus facilement la cholestérine se précipitera, venant ainsi augmenter le volume des concrétions déjà existantes, ou donnant lieu à la formation de nouvelles. Ajoutons que plus la quantité de bile secrétée sera grande et plus longtemps elle restera dans la vésicule et, par suite de

(1) HARLEY.— Comptes-rendus de la Société de biologie, Paris, 1853. (Voir la manière de produire le diabète artificiel chez les animaux par l'injection d'alcool, d'éther, de chloroforme, d'ammoniaque, etc., dans la circulation porte.)

l'osmose qui se produit, elle deviendra naturellement plus concentrée. Car c'est un phénomène bien connu qu'il y a une absorption constante des parties aqueuses de la bile pendant tout le temps que ce liquide reste dans la vésicule. Alors, si pendant les intervalles de digestion le foie sécrète simplement la quantité de bile suffisante pour subvenir aux besoins du travail digestif, lorsque ce travail touchera à sa fin, la vésicule se sera vidée complètement et sera prête à recevoir une nouvelle quantité de bile. Si, au contraire, le foie sécrète pendant les intervalles des repas plus de bile qu'il n'en faut, lorsque le travail digestif sera terminé, la quantité de bile en excès restera dans la vésicule, s'ajoutera à celle qui sera sécrétée subséquemment et viendra, par suite, favoriser la formation des calculs chez les individus prédisposés. Il n'y a rien, en effet, qui favorise plus cette formation qu'une vésicule bien remplie.

Je vais rapporter un cas très instructif relativement à l'emploi non judicieux du podophyllin. Appelé par télégramme près d'une dame qui avait un ictère très marqué, je la trouvai dans un état de prostration complète. J'appris qu'elle avait éprouvé des douleurs dans le dos environ trois semaines auparavant, avec grande sensibilité de la région vésiculaire, et qu'elle avait de temps en temps des envies de vomir après avoir mangé. En l'examinant, je trouvai le foie augmenté de volume et sensible à la pression. La vésicule biliaire, très distendue, était très perceptible. La peau avait une teinte jaune très prononcée. Les selles étaient pâles. L'urine, très foncée, était chargée d'urates. Je diagnostiquai donc de suite une occlusion calculeuse du cholédoque. En faisant part de cette opinion à la malade, elle me dit que cela était impossible, attendu qu'elle avait eu soin de prendre du podophyllin pendant un temps considérable : elle en avait, en effet, ingéré de 15 à 30 milligrammes tous les jours depuis six mois. Cela venait confirmer mon diagnostic par ce fait que le podophyllin avait eu pour effet de maintenir la vésicule constamment pleine. J'instituai donc un traitement en conséquence. Le lendemain, il y eut du mieux, bien que l'ictère fût plus marqué, les selles plus pâles et l'urine encore foncée. Le dépôt d'urates avait diminué. Je recommandai d'examiner les selles avec soin, et le lendemain on me montra un calcul du volume d'un pois. Pour moi, je ne doute pas que sa formation ait été favorisée par l'usage du podophyllin. Malheureusement, il avait été fragmenté, de sorte que je ne pus voir s'il présentait des facettes. J'ajouterai que, depuis l'expulsion du calcul, les selles ont repris leur coloration normale; les deux ou trois premières étaient beaucoup plus noires que d'habitude, en raison de l'écoulement subit de la bile emmagasinée; l'urine et la peau reprirent peu à peu leur teinte normale. Enfin, je fis prendre de l'acide benzoïque et, huit jours après ma première visite, il aurait été impossible de deviner que la malade venait d'avoir de l'ictère.

J'ai eu l'occasion d'observer cette malade à différentes reprises pendant deux ans; durant cette période, elle expulsa douze calculs, tous un peu plus gros que le précédent; l'un d'eux même atteignait le volume d'une noisette. Vingt années se sont écoulées depuis cela, et elle n'a plus jamais présenté d'ictère ni de symptômes de lithiase biliaire.

Traitement de la lithiase biliaire par les eaux minérales.

Nous ne passerons pas en revue les nombreuses stations d'eaux minérales qui prétendent guérir la lithiase biliaire. Nous nous contenterons de parler des deux seules qui méritent d'appeler l'attention, je veux parler de celles de Vittel et de Vichy; et, pour bien faire ressortir leur valeur réciproque, nous allons établir un parallèle entre elles deux.

Les eaux de Vichy jouissent, dans certaines maladies, d'une efficacité remarquable qui leur a valu la réputation universelle qu'elles ont acquises. Mais, dans le traitement des coliques hépatiques, à côté de succès incontestables, elles donnent quelquefois des résultats nuls et souvent causent au médecin des déboires auxquels il était loin de s'attendre. Du reste les observations que je vais rapporter pourront vous édifier à cet égard.

Observation I (P. Rodet). — *Coliques hépatiques très intenses. — Saison à Vichy augmentant les douleurs de façon à mettre la malade en danger. Guérison après une saison de Vittel.* — Mme M..., âgée de 42 ans, d'une constitution robuste, est d'un tempérament nerveux très prononcé.

Parmi ses antécédents héréditaires, nous trouvons un père goutteux, une mère et un frère rhumatisants et deux sœurs qui n'ont pas encore présenté de manifestation morbide.

Elle a une existence très active, mais elle a dû subir des contrariétés de ménage qui dépassent la mesure habituelle.

A l'âge de 16 ans, elle fut prise d'un premier accès de coliques hépatiques, qui fut suivi de plusieurs autres, survenant tous au moment de ses règles. Il y a cinq ans, nouvelle crise avec ictère très marqué, survenue immédiatement après le dîner et durant pendant huit jours.

Un mois après, elle eut un eczéma.

En 1885, elle fit une saison à Vichy où elle fut prise, pendant 44 jours, d'accès de coliques hépatiques d'une intensité telle que l'on craignit pour sa vie. Pendant une période d'accalmie, elle put revenir à Paris, où elle vit ses accès se reproduire presque tous les jours avec une violence extraordinaire, accompagnés de vomissements bilieux abondants, de perte d'appétit, d'ictère continu, de démangeaisons violentes. Enfin, cet état diminua peu à peu, au point qu'elle put se rendre à Vittel.

En arrivant, je constate un état général assez précaire ; le foie, qui auparavant était augmenté de volume, ne déborde plus les côtes ; la région de la vésicule est particulièrement sensible et la moindre pression éveille une douleur vive. La constipation est habituelle. Les autres fonctions s'accomplissent régulièrement.

Je pus la faire rester à Vittel pendant deux mois, où je la soumis à deux cures de quinze jours chacune.

Pendant tout ce temps, elle rendit une grande quantité de graviers biliaires et de calculs, sans accuser jamais de douleurs assez fortes pour l'obliger à s'aliter. De temps en temps, la région hépatique était le siège d'une sensibilité plus accentuée ; la malade se rendait parfaitement compte de ce qui se passait, et le lendemain du jour où ces petits incidents s'étaient produits, elle savait toujours en retrouver la cause. Elle comparait très bien elle-même les résultats qu'elle obtenait avec ceux que l'eau de Vichy lui avait procurés, et c'est en voyant combien le traitement lui était utile qu'elle se décida à rester deux mois.

J'ai revu depuis cette malade, à différentes reprises, avec son médecin, à Paris, et j'ai eu la satisfaction de constater que, depuis la saison dernière, elle n'avait *pas eu un seul accès* de coliques hépatiques. Son état général s'est amélioré complètement, au point que son médecin et ses amis considèrent le cas comme une véritable résurrection.

Observation II (Dr Patézon). — *Coliques hépatiques depuis sept ans. — Saison à Vichy sans résultat. — Reproduction des accès. — Saison à Vittel. — Guérison définitive qui s'est maintenue depuis dix ans.* — M. M..., prêtre, âgé de 65 ans, d'un tempérament lymphatico-sanguin, d'une forte constitution, est malade depuis 6 à 7 ans. Il fut pris brusquement, et sans préliminaires, de douleurs violentes au flanc droit, avec barre en ceinture, jaunisse, vomissements. Le diagnostic, indécis d'abord, ne tarda pas à se fixer dans une lésion du foie, sans soupçons de calculs. Une saison faite à Vichy ne parut pas avoir un résultat bien favorable, puisque les crises revinrent 4 à 5 fois par an. Depuis lors, à part des démangeaisons très vives dans l'intervalle des accès, M. M... jouit d'une assez bonne santé. A Vichy, on reconnut le caractère calculeux de la maladie, et son médecin lui recommanda un régime approprié, tout en faisant les réserves sur la reproduction des crises. Mais le malade, se contentant de la tranquillité dont il jouissait dans l'intervalle des crises, ne surveilla que médiocrement son régime, et pas du tout les fonctions du ventre.

Cependant ses accès n'étaient pas trop violents, et il commençait presque à s'habituer à cet état, quand tout à coup il fut pris d'une crise qui dura quarante-huit heures, avec tous les symptômes qui avaient fait explosion au début de la maladie, et une jaunisse intense. Le résultat de cette rechute fut l'expulsion d'un gros calcul du volume d'un pois chiche à facettes, à angles mousses, qui ne fut suivi d'aucun autre ; du moins on n'en aperçut pas d'autres. Un peu plus tard, il fut pris de malaise, alternant avec des périodes de calme, et, pendant deux mois, il subit ces alternatives fatigantes. sans que, pourtant, la crise ait éclaté.

Pendant ces menaces, il but, pendant les derniers jours, de l'eau de Vittel à domicile.

M. M... a un teint bilieux; la sclérotique est colorée en jaune clair; l'appétit est assez médiocre; les digestions paresseuses; il existe une constipation déjà ancienne; sommeil mauvais, sensation de plénitude dans l'abdomen, et de barre autour de la ceinture.

Le traitement à Vittel consista en eau de la Source Salée à l'intérieur, et en grands bains.

L'eau agit énergiquement sur l'intestin. Peu à peu, la figure perdit sa coloration ictérique, et l'appétit revint : l'embarras du ventre diminua beaucoup, ainsi que la sensation de barre en ceinture.

Pendant l'hiver suivant, l'état de M. M... continua à s'améliorer progressivement, et l'année suivante acheva une cure qui ne s'est pas démentie depuis dix ans.

J'ai choisi ces deux observations comme étant des types de ce que l'on constatait habituellement.

Dans l'une, en effet (obs. II), il s'agit d'un malade qui va à Vichy suivre un traitement, qui en revient dans un état de santé satisfaisant, puis, deux ou trois mois après, est repris de ses accès avec la même fréquence et la même intensité qu'auparavant, et qui ne s'en débarrasse qu'après une saison à Vittel.

Dans l'autre (obs. I), c'est au contraire une malade atteinte d'une lithiase biliaire à manifestations graves, et qui voit son état empirer à Vichy, à tel point que l'on craignit pour sa vie. Après une saison à Vittel, elle n'a plus eu d'accès de coliques hépatiques.

On ne peut s'empêcher, d'après ces faits, et d'autres analogues très nombreux, de conclure que, si les eaux de Vichy avaient une efficacité réelle, ce serait surtout dans les cas ordinaires qu'on devrait l'observer et, si cette efficacité était aussi remarquable qu'on le dit depuis trop longtemps, ce serait dans les cas graves qu'elle devrait se manifester. Or, nous venons de constater précisément le contraire, et si je ne relate ici que deux observations, c'est qu'il serait fastidieux d'entendre reproduire toujours les mêmes faits avec quelques variantes seulement.

Aussi je crois qu'il faut réformer l'opinion que l'on s'est faite relativement à l'action des eaux de Vichy dans la lithiase biliaire. Pour moi, ces eaux doivent leur grande réputation, dans les maladies du foie, à leur action extrêmement marquée dans les cas de congestion de cet organe et à la stimulation qu'elles exercent sur les fonctions digestives. Leur thermalité et les bicarbonates alcalins qu'elles contiennent agissent de la manière la plus énergique, en effet, en faisant disparaître la dyspepsie, l'état catharral des voies biliaires, qui y est si souvent lié, la congestion du foie, et ramènent à la normale les sécrétions altérées. Quand il ne s'agit que d'accidents passagers, par exemple si les coliques hépatiques sont causées simplement par des concrétions de bile épaissie, comme cela arrive assez fréquemment, elles en viennent rapidement à bout; si elles sont le fait de calculs biliaires, on en retire également de bons résultats, principalement lorsque les phénomènes sont peu accentués et lorsque la lithiase bilaire est le résultat de troubles digestifs.

Mais si, en dehors de cette lithiase peu grave et facilement curable, il existe une prédisposition diathésique à la formation des calculs, nous voyons les eaux de Vichy agir négativement, comme dans l'observation II.

Du reste, ce qui prouve d'une façon irréfutable que ces eaux ne sont pas celles qui conviennent réellement dans la lithiase biliaire, c'est qu'elles déterminent de la constipation. Elles diminuent en effet les sécrétions des muqueuses au point que Ch. Petit se demande si ce n'est pas à cette propriété que possèdent les eaux de Vichy de diminuer les sécrétions qu'il faut attribuer la rareté des selles observées chez les malades qui en font usage. Comment est-il possible d'admettre un seul instant qu'on administre des eaux constipantes contre la lithiase biliaire, quand tout le monde sait que cette affection a les rapports les plus étroits avec la constipation, et que c'est précisément cette raison qu'on invoque pour expliquer en grande partie la fréquence des calculs biliaires chez les femmes? Il y a là un non-sens thérapeutique qui frappe l'esprit le moins prévenu.

Si à côté de cela nous examinons les conditions dans lesquelles les malades se trouvent placés à Vittel, nous verrons qu'il n'y a rien de commun. Au point de vue physiologique, l'eau de la Source Salée est essentiellement laxative et le seul point qu'elle ait de commun avec les eaux de Vichy, c'est de diminuer la congestion des organes abdominaux, et de faire disparaître le catarrhe des voies biliaires. En outre, à Vichy, l'on n'administre qu'une quantité très faible d'eau, tandis qu'à Vittel on en fait ingérer des quantités considérables, circonstance importante à noter, car on établit ainsi une véritable irrigation du foie, qui dégorge les canalicules intra-hépatiques des plus petits graviers qu'ils peuvent contenir. En même temps, la bile est rendue plus fluide, ce qui prévient la précipitation de nouvelles quantités de cholestérine et par suite la formation de nouveaux calculs. Une autre conséquence de cette augmentation considérable du flux biliaire, c'est de stimuler la contractilité des canaux qui subissent ainsi une dilatation progressive extrêmement favorable au passage subséquent des calculs. La vésicule elle-même participe à cette stimulation et ses contractions plus fréquentes amènent peu à peu l'évacuation complète de son contenu. Lorsqu'il y a des calculs, ceux-ci sont entraînés avec la bile et traversent les canaux cystique et cholédoque en provoquant des douleurs de moins en moins fortes. Nous constatons en effet bien souvent, pendant le traitement, une succession d'accès de coliques hépatiques qui, au point de vue de l'intensité de la douleur, suivent une progression décroissante très sensible, et il arrive même fréquemment que des calculs assez volumineux soient évacués sans causer de souffrances au malade.

L'eau de la Source Salée possède donc une action expulsive manifeste qu'on doit chercher si l'on veut que la guérison soit complète, car, tant qu'il restera un calcul dans la vésicule, il constituera un point d'appel pour la formation de nouvelles concrétions.

En dehors de cette action spéciale de la Source Salée, ce qui la rend véritablement précieuse dans ce traitement, c'est qu'elle fait disparaître l'état de constipation habituelle et que cet effet n'est pas limité au moment où le malade prend les eaux, mais se prolonge très longtemps après.

Il y a donc dans ce traitement de la lithiase biliaire une double action thérapeutique :

1° Une action préventive, puisqu'en faisant disparaître la constipation, on supprime une des causes puissantes de la formation des calculs ;

2° Une action curative qui se traduit par l'évacuation de la vésicule et le dégorgement des canaux intra-hépatiques, de telle sorte que l'économie se trouve complètement débarrassée du moindre gravier de cholestérine.

Il est encore une autre question qui serait très importante, mais que je ne veux pas aborder, de peur d'être entraîné dans des développements trop longs, c'est celle de l'action sur la nutrition. Cependant, je ne puis passer sous silence l'action hypoglobulisante des eaux de Vichy. Je ne veux pas parler de la cachexie alcaline, que Trousseau a certainement exagérée, je veux simplement faire allusion à un état de débilitation plus ou moins marqué, qu'on constate presque toujours chez les femmes après une saison de Vichy. Je voyais même dernièrement un confrère qui me citait un cas où l'une de ses malades avait été atteinte d'épistaxis pendant huit mois, après une saison de Vichy. Ce sont là des faits qui méritent d'être pris en considération si l'on songe que la lithiase biliaire s'observe en grande majorité chez les femmes.

Nous croyons donc pouvoir conclure que les eaux de la Source Salée de Vittel jouissent d'une action spéciale dans le traitement de la lithiase biliaire, et que les succès qu'elles comptent à leur actif, dans les cas mêmes où les eaux de Vichy ont échoué, leur créent sur celles-ci une supériorité incontestable. (P. RODET).

Des moyens de favoriser l'expulsion des calculs.

Lorsqu'un calcul manifeste sa présence par des symptômes graves, il faut chercher à en favoriser l'expulsion en facilitant son passage dans l'intestin. Quand un calcul est enchâtonné dans un conduit biliaire, on peut dire qu'il a déjà parcouru une partie de son chemin, et que l'on doit simplement chercher à favoriser la dilatation du canal. Si le calcul n'est pas volumineux, et si les symptômes ne sont pas graves, on peut arriver à ce but à l'aide de la teinture de belladone et en plaçant le malade dans un bain chaud; pendant la crise, on fera respirer les vapeurs d'un mélange composé de :

Alcool........................	4	grammes.
Chloroforme................	8	—
Ether sulfurique...........	12	—

On pourra, en outre, administrer un vomitif ou un purgatif, de façon que les efforts de vomissement ou ceux causés par la purgation hâtent l'expulsion du calcul. Bien que les opiacés soient contre-indiqués dans la majorité des affections du foie, on doit faire une exception en leur faveur pour les cas de calculs enchâtonnés, et, dans tous les cas où la douleur revêt un caractère angoissant, l'injection de morphine au niveau du creux épigastrique s'impose. Mais il ne faut jamais négliger d'administrer de la belladone et, lorsqu'on l'associe à l'opium, il faut en répéter les doses toutes les deux heures, jusqu'à ce qu'on ait obtenu les effets physiologiques de ces deux médicaments. Quand je les prescris concurremment, je donne la préférence à la teinture de camphre composée, ou à la teinture d'opium ammoniacale (Pharmacopée anglaise), parce que ces deux préparations contiennent de l'acide benzoïque et que nous avons vu, dans le chapitre relatif au traitement général, que les benzoates étaient très utiles dans la circonstance.

Il est inutile d'ajouter que la belladone peut être également employée utilement sous forme de liniment, d'emplâtre et de suppositoire. On pourra également faire de douces frictions avec la main chaude, de droite à gauche, et non de gauche à droite, ainsi que de légères pressions de haut en bas, dirigées de la vésicule biliaire vers l'ombilic. Pendant tout ce temps, on permettra au malade de boire à discrétion de l'eau alcaline chaude. Je recommande habituellement une cuillerée à café de bicarbonate de soude dans un verre d'eau pure ou de lait coupé d'eau. On ne saurait donner trop de cette boisson alcaline car elle calme mieux que toute autre. D'abord elle apaise l'irritabilité de l'estomac, puis elle facilite le vomissement, enfin, elle favorise la sécrétion de la bile dont le flux abondant aide à la progression du calcul. On ne négligera jamais d'administrer un purgatif énergique contenant du mercure associé à un alcalin. Je prescris généralement la formule suivante :

Hydrargyrum cum creta..........	0gr 40
Poudre de rhubarbe.............	0 20
Magnésie.........................	1 50

On ordonne souvent l'huile d'olive pour faciliter le passage des calculs dans l'intestin et on en retire de très bons effets. Le Dr Austin Flint (1) a publié un cas où, après avoir pris un demi-litre d'huile pendant plusieurs jours, un de ses malades « expulsa un grand nombre de calculs sans douleur » ; il cite un cas de Dunglison où l'ingestion de l'huile d'olive, non seulement soulagea la douleur, mais fut suivie de l'expulsion d'un grand nombre de corps globuleux d'aspect graisseux, variant du volume d'un pois à celui d'une grappe de raisin, « et se coupant au couteau comme de la cire ». C'étaient évidemment des concrétions stéatomateuses.

De l'expulsion des calculs provoquée par les manipulations externes.

Si les découvertes modernes dans les sciences physiques n'étaient pas venues démontrer la fausseté de cet antique adage, à savoir qu'il n'y a rien de nouveau sous le soleil, les progrès récents accomplis dans les sciences médicales, surtout dans la chirurgie hépatique, auraient suffi à cette tâche. Ces dernières années ont été si fertiles en nouveautés, relativement à ce qui touche au diagnostic et au traitement des maladies du foie, que ceux qui ne se sont pas tenus au courant de la littérature hépatique auraient de la peine à reconnaître ses anciennes limites. Rien que dans ces

(1) *Practice of medicine*, p. 460.

deux dernières années, on a proposé et adopté la phlébotomie hépatique, la ponction de la capsule de Glisson, le cathétérisme pour l'enclavement des calculs biliaires, la cholécystotomie, la cholécystectomie, l'entéro-cholécystostomie. Aujourd'hui, je viens encore ajouter à cette liste quelque chose de nouveau; mais je veux auparavant faire observer qu'outre les récents progrès chirurgicaux auxquels je fais allusion, les recherches de ces dix dernières années nous ont appris que non seulement les calculs biliaires, mais même toutes les autres formes de concrétions hépatiques, c'est-à-dire bile épaissie, sable et gravelle biliaires, qui sont quelquefois l'origine de coliques hépatiques, ne sont nullement des curiosités pathologiques inoffensives ainsi qu'on a l'habitude de le croire; de même que la présence de l'ictère que l'on considérait autrefois comme un signe pathognomonique, n'est pas plus nécessaire pour faire le diagnostic d'une concrétion biliaire, dans un cas donné, que pour pronostiquer l'approche insidieuse d'une terminaison fatale.

D'après cela, je crois qu'il est bon de présenter un résumé très bref des signes que je considère comme servant au diagnostic des concrétions biliaires, avant de parler de leur expulsion.

1° Je ferai remarquer que toutes les formes de concrétions biliaires, à savoir: calculs, gravelle, bile épaissie, sable, donnent lieu, en général, à des symptômes exactement les mêmes;

2° Que chacune d'elles, sans en excepter le sable biliaire, a causé la mort sans que leur existence ait été diagnostiquée ni même soupçonnée pendant la vie;

3° Que les concrétions biliaires surviennent à toutes les périodes de la vie, depuis l'enfance jusqu'à la vieillesse;

4° Que les convulsions épileptiformes de l'enfance sont souvent causées par l'irritation locale provoquée par la présence de concrétions biliaires;

5° Qu'au lieu d'être une variété rare d'affection du foie, la lithiase biliaire en est la plus fréquente, surtout dans les classes aisées;

6° Les concrétions biliaires, surtout les calculs, sont, non seulement bien plus souvent qu'on ne le suppose, une cause immédiate de mort, mais, lorsqu'elles sont enchâtonnées dans les canaux biliaires pendant longtemps, elles déterminent de l'hépatite, de l'hypertrophie, du cancer ou d'autres dégénérescences du parenchyme hépatique, aussi bien que la cirrhose atrophique avec ascite.

Aujourd'hui, nous pouvons, dans la majorité des cas, non seulement diagnostiquer la présence de concrétions biliaires dans les canaux assez facilement, mais bien souvent nous pouvons même fixer exactement le point où elles se trouvent, ainsi qu'on peut le voir d'après la table suivante.

Enchâtonnement des concrétions biliaires dans :	Indigestion et distension flatulente de l'estomac et de l'intestin	Douleur épigastrique aiguë ou sourde	Nausées et Vomissements	Frissons	Sensibilité à la pression du foie ou de la vésicule	Ictère de la peau et des conjonctives	Selles décolorées	Urine safran	Démangeaisons	Distension de la vésicule	Augmentation du volume du foie
Canaux intra-hépatiques	1	2	—	—	3	—	—	—	—	—	—
Canal cystique..........	1	2	3	4	5	—	—	—	—	(1)	—
Canal hépatique..........	1	2	3	4	5	6	7	8	9	—	10
Canal cholédoque.......	1	2	3	4	5	6	7	8	9	10	11

Cette table montre que les concrétions biliaires ne causent *jamais* d'ictère, excepté lorsqu'elles occupent les canaux hépatique ou cholédoque, et encore à condition de mettre tout à fait obstacle à l'écoulement de la bile dans l'intestin. C'est faute de savoir cela que bien des malades ont perdu la vie parce qu'on les soignait pour des troubles stomacaux ou intestinaux, puis, la période curable de la maladie une fois passée, il est alors impossible de les sauver.

Bien que le diagnostic de la présence de concrétions biliaires se fasse avec une certitude presque absolue, il ne faudrait pas croire qu'il en est de même lorsqu'il s'agit de diagnostiquer la variété de concrétions à laquelle on a affaire. Car la similitude des symptômes produits par les quatre variétés de concrétions, se trouvant dans une situation identique, est telle qu'elle peut déconcerter le médecin le plus expérimenté. Et ce qui est non moins étrange, c'est que non seulement la petite gravelle biliaire peut causer la mort aussi rapidement qu'un calcul volumineux, mais que même le petit sable biliaire peut causer une occlusion mortelle du cholédoque, tout comme des masses dures de bile épaissie. Aussi, tant qu'une portion de la concrétion n'a pas été expulsée et soumise à l'examen, il est impossible d'en déterminer la variété. Tout ce que l'on peut affirmer, c'est qu'il y a une concrétion biliaire située dans tel ou tel endroit, mais rien de plus. Heureusement qu'il est peu impor-

(1) Bien que, dans ces cas, la vésicule biliaire ne soit jamais distendue par de la bile, si l'enchâtonnement est complet, et s'il est suffisamment prolongé, elle peut être distendue par une sécrétion muqueuse blanchâtre.

tant de connaître de quelle variété de concrétion il s'agit, l'essentiel est d'en diagnostiquer la présence. Le but principal du traitement est d'arriver à en obtenir l'issue le plus rapidement possible et avec le moins de douleurs possible. Car, plus elle reste dans l'appareil biliaire, plus son volume augmente, en même temps que les dangers qu'elle fait courir en diminuant les chances d'évacuation spontanée ou provoquée.

J'ai imaginé un procédé pour provoquer l'expulsion des calculs dont le volume ne dépasse pas celui d'une noisette, qui consiste en des manipulations digitales pratiquées à travers la paroi abdominale. J'en ai dit quelques mots dans une brochure que j'ai publiée en 1886, et plusieurs médecins l'ont essayé, mais sans succès, ce qui tient à ce qu'ils ont confondu mon procédé avec le massage qui n'a aucun rapport avec lui.

Dans un cas où le calcul était enchâtonné dans le cholédoque, chez une femme de 55 ans, depuis plusieurs mois, et avait amené un état assez grave pour faire juger la mort imminente, j'ai pu en provoquer l'expulsion par l'intestin, après avoir pétri la vésicule distendue, pendant dix à douze minutes.

Dans un autre cas, chez un homme de 52 ans, j'ai obtenu le même résultat au bout d'un quart d'heure de manipulation. L'amélioration fut si immédiate que le malade put examiner lui-même ses garde-robes et en retirer deux calculs du volume d'un haricot.

Chez une femme de 60 ans, qui avait été vue par plusieurs autres médecins qui avaient diagnostiqué de la dyspepsie avec flatulence, je constatai une occlusion du cholédoque par un calcul. Je pratiquai la manipulation digitale, et ce ne fut qu'au bout de huit jours que je pus le déloger, et ce fut seulement quatre jours après qu'on le trouva dans les garde-robes. Il avait le volume d'un petit haricot, et, bien qu'il ne possédât pas de facettes, j'étais certain qu'il était loin d'être seul, car je sentais la vésicule biliaire très distinctement, ayant la forme d'un corps dur, ovoïde, et le volume du poing, située à 75 millimètres à gauche de l'ombilic, immédiatement sous le foie augmenté de volume. Chaque jour je renouvelai mes manipulations digitales, ce qui, dans l'espace de sept mois, amena l'expulsion de plus de 70 calculs. Il était rare de trouver plus d'un calcul expulsé à la fois.

Chez un autre malade, âgé de 63 ans, que je soumis au même traitement pendant près de deux ans, j'ai pu obtenir l'expulsion de plus de 200 calculs.

Je pourrais citer un grand nombre d'autres exemples, mais ce serait répéter inutilement les mêmes faits.

Je vais donc décrire de suite le manuel opératoire.

Manuel opératoire.

Je dirai d'abord que, comme presque toutes les concrétions biliaires sont formées dans la vésicule, si celle-ci se vidait régulièrement tous les jours, comme elle doit le faire, la bile ne pourrait jamais être assez concentrée pour s'agglomérer en masses et constituer des concrétions, et aucun de ses éléments solides ne pourrait se précipiter et former des calculs stratifiés. En outre, comme l'issue de la bile s'effectue par les canaux cystique et cholédoque, si par hasard il s'était formé de petites concrétions dans la vésicule, celle-ci se vidant tous les jours, elles seraient entraînées avec la bile.

La vésicule peut être comparée à une poire en caoutchouc dont on chasse le contenu en la comprimant. Si le collet de la poire est obstrué par de la poussière ou par un obstacle quelconque, celle-ci étant pleine d'eau, il suffit d'exercer une compression plus forte pour triompher de la résistance de l'obstacle et le déloger.

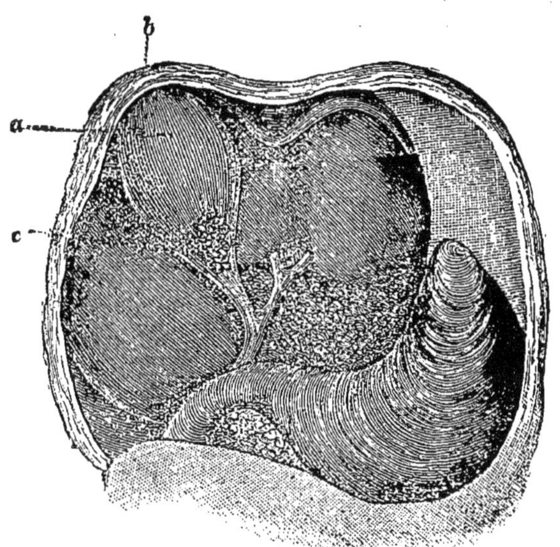

Fig. 24. — *a*. Vésicule tellement distendue par la bile (par suite de l'obstruction du cholédoque) qu'elle détermine une légère voussure de la paroi abdominale *b*.
c. Calculs biliaires situés à l'embouchure du canal cystique.

Appliquons cette donnée à la vésicule biliaire. Lorsqu'elle est remplie de bile, son fond vient s'appliquer directement contre la paroi abdominale, parfois même au point d'y former une voussure; il est donc très facile d'exercer une pression sur le fond à l'aide de l'extrémité des doigts, appliquée sur les téguments et, comme cela avait lieu pour la poire en caoutchouc, la compression ainsi exercée suffira à chasser le contenu de l'organe dans les canaux biliaires, et de là dans l'intestin, que ce soit de la bile, du sable, de la gravelle, ou même un calcul biliaire, à condition que le volume ne soit pas trop considérable.

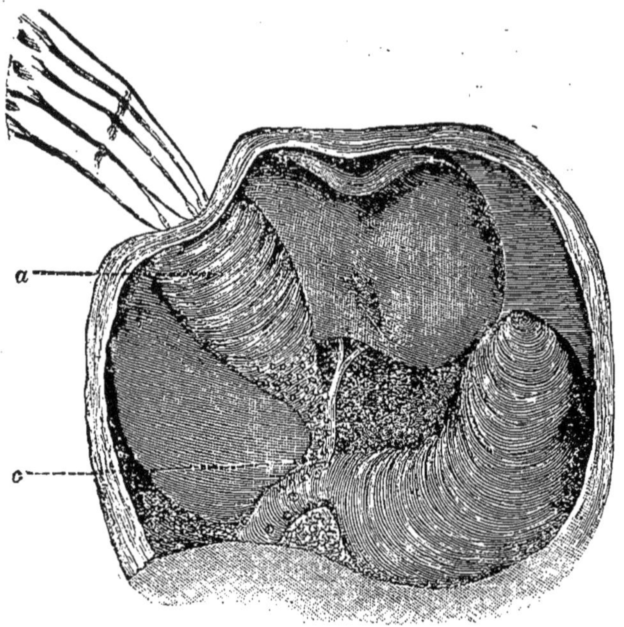

Fig. 25. — Vésicule distendue, ayant été vidée de son contenu par les manipulations digitales exercées à travers la paroi abdominale.

La figure montre comment les concrétions biliaires sont projetées de l'orifice du cholédoque dans l'intestin.

De plus, par suite de la dilatabilité des canaux biliaires, des concrétions enchâtonnées du volume d'une noisette peuvent être délogées en exerçant sur elles une pression douce et graduée, surtout si on favorise la dilatation par l'administration de médicaments appropriés. L'opération est rendue plus facile par ce fait que, quand il existe un obstacle au cours de la bile, dû à la présence d'une concrétion biliaire, la vésicule est toujours plus ou moins distendue par du liquide, ce qui présente un double avantage : d'abord celui de rendre la situation de l'organe plus facilement appréciable, puis celui de favoriser l'expulsion du calcul : car, plus la quantité de bile est grande, et plus l'on peut agir avec force contre l'obstacle.

Je ferai remarquer à ce propos que, si l'on peut facilement reconnaître une vésicule distendue à travers une paroi abdominale mince, il n'en est plus de même quand celle-ci possède une couche cellulo-adipeuse épaisse, même quand la vésicule est très volumineuse. D'autre part, lorsque la vésicule a son volume normal, il est impossible de la découvrir dans l'un ou l'autre cas, ainsi qu'on peut en juger d'après la figure 26. Mais quand le foie est augmenté de volume, la vésicule se trouve plus près ou plus loin de la ligne médiane.

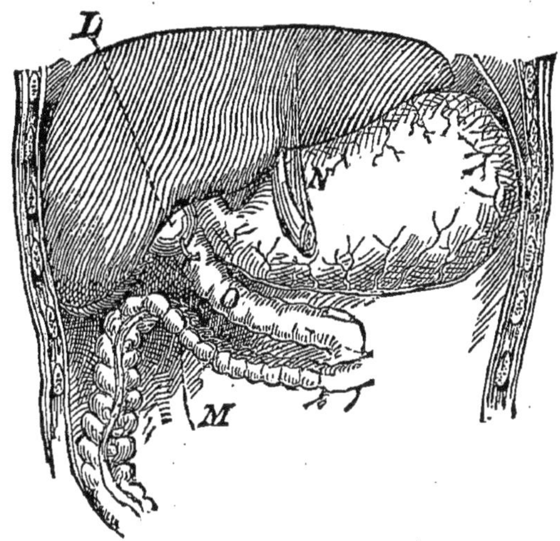

FIG. 26. — *L.* Position et volume normaux de la vésicule.
O. Duodenum.
M. Côlon.
N. Ligament suspenseur.

Pour la trouver, il faut une sorte d'*entraînement* des doigts, mais on y arrive facilement avec un peu d'exercice, et l'on peut alors mettre en pratique le procédé que je viens de décrire.

Traitement des symptômes céphaliques.

Quand il survient des symptômes céphaliques dans le cours d'une colique hépatique, j'ai toujours trouvé un grand avantage à administrer des doses répétées du mélange suivant :

Chlorhydrate d'ammoniaque.....	1 gramme.
Poudre antimoniale..............	0.15
Eau de sureau	60 grammes.

Dans les cas de délire causé par un état bilieux, on prescrira avec grand avantage l'acétate d'ammoniaque à haute dose.

Traitement de l'occlusion calculeuse du canal cholédoque.

Quand un calcul est enchâtonné dans le cholédoque, il donne lieu aux symptômes les plus alarmants, car on ne sait jamais ce qu'il en adviendra. La plupart des médecins regardent le cas comme désespéré, et portent un pronostic fatal à une échéance plus ou moins longue.

Mon expérience me permet d'atténuer singulièrement cette manière de voir. J'ai vu bien des malades ayant un calcul dans le cholédoque, pendant des années, qui finissaient par guérir. Le traitement que j'employais était très simple, il consistait à dilater le canal à l'aide de la belladone et à réduire le volume du calcul à l'aide d'agents dissolvants.

Je vais, à cet égard, relater trois cas qui sont très instructifs.

Observation du Dr George Smith. — A. B. est née dans l'Inde, en 1855. En juin 1877, elle eut une hépatite, dont elle guérit complètement. En juillet 1879, apparut de l'ictère avec des selles décolorées et une urine de couleur foncée ; un peu plus tard elle contenait de la leucine et des acides biliaires. Elle quitta l'Inde en 1880 et vint passer cinq semaines sur le continent sans profit. Elle eut de nouveau de la congestion avec hypertrophie du foie accompagnée de douleurs intenses. Pendant ces attaques la matité hépatique était augmentée en haut et en bas ; l'ictère était plus marqué, il y avait de l'hépatalgie, de la céphalalgie et des douleurs dans le globe oculaire, l'urine était foncée et les selles décolorées. Quelquefois les intervalles compris entre les deux attaques étaient plus prolongés et l'état général paraissait se rapprocher de plus en plus de la santé parfaite ; mais elle avait toujours du prurit généralisé et des insomnies. En juillet 1880, elle fut prise de fièvre, de douleurs lombaires un peu au-dessus du rein droit et dans le creux de l'estomac. La douleur devint si vive qu'on dut la maintenir sous le chloroforme pendant toute une nuit. Elle eut des vomissements de liquide vert clair mélangé d'aliments. Température 37° 5. L'attaque fut très intense, puis les symptômes cédèrent graduellement, ce qui est toujours de mauvais augure. Le 7 août, les garde-robes étaient de couleur normale, mais cela ne dura que cinq jours. Alors reparut la décoloration des selles avec malaises du côté du foie. Il y eut ainsi des alternatives de mieux et de pire. En juillet 1881, son état fut considéré comme très critique. Le pouls battait 112, il était petit et faible. La température était à 37° 5, et, outre l'ictère qui était très intense, les jambes commençaient à s'œdématier et prendre l'aspect de la phlegmatia alba dolens ; les crampes dans les jambes devinrent si fortes qu'on dut employer le chloroforme d'une façon continue. On appela le Dr George Harley en consultation. Celui-ci diagnostiqua l'existence d'un calcul enchâtonné. On sentait distinctement de la dureté au niveau des veines fémorales. Les forces s'affaiblirent, la coloration ictérique de la peau augmenta, la température s'éleva le soir. Le 24 juillet, il y eut un flux de bile qui termina l'attaque. On ne trouva pas de calcul. Pendant onze nuits, la malade put dormir sans narcotiques. En août, il y eut une nouvelle attaque légère avec de la fièvre. Pouls 103 ; température 39° 5. Le foie était hypertrophié et sensible. L'état général était mauvais : peau très foncée ; prurit général, insomnie, faiblesse du cœur. En septembre, le foie augmenta encore de volume, et il y eut un peu de fièvre. Souvent, on constatait le passage de la bile, après l'administration de pilules cholagogues. En février 1882, on vit disparaître l'ictère, l'urine cessa également d'être ictérique, les forces revinrent, et la malade se trouva tout à fait guérie.

Observation personnelle. — Je fus appelé, le 27 février 1878, près de Mme N..., qui était en proie à une violente colique hépatique. Les selles étaient décolorées, l'urine foncée et sa peau présentait une teinte singulière où l'on trouvait un mélange de noir, de vert et de jaune, ce qui faisait, du reste, qu'elle ne sortait jamais sans voile épais, pour ne pas s'exposer aux quolibets des passants. Comme il y a plus de quatre ans que je ne l'ai vue pour la première fois et comme elle a ressenti les mêmes symptômes deux années avant cette époque, il doit, par conséquent, y avoir au moins six ans que le calcul est enchâtonné dans le cholédoque. Cela ne l'a pas empêchée de vivre dans d'assez bonnes conditions ; de temps en temps, elle évacue un peu de bile, alors l'urine devient jaune paille et son teint est blanc jaunâtre. Elle fit inutilement une saison à Carlsbad et à Vichy. Le traitement consista dans l'administration d'agents destinés à faciliter la dilatation des canaux : carbonates alcalins, iodure de potassium, bromure d'ammonium, et, de temps en temps, des mercuriaux. On obtint de très bons résultats des benzoates donnés principalement de la façon suivante :

Acide benzoïque...............	8	grammes.
Potasse caustique.............	15	—
Eau distillée..................	180	—

En prendre trois cuillerées à potage, en trois fois, dans les vingt-quatre heures.

Observation. Une femme, âgée de 60 ans, me fut adressée avec le diagnostic de cancer du foie. La peau avait une teinte verdâtre plutôt que jaune, qui se rapprochait de la teinte cancéreuse. La langue était chargée, le pouls rapide, la peau chaude. Le foie était légèrement augmenté de volume, sensible à la pression, lisse et dur au toucher. Les selles étaient argileuses. L'urine était rare, très foncée et chargée d'urates. La palpation me fit distinguer une vésicule biliaire distendue, qui était très sensible à la pression. Elle n'avait jamais évacué de calculs et n'avait rien éprouvé qui put se rapprocher d'une colique hépatique, sinon de la gastralgie. Je diagnostiquai un calcul enchâtonné dans le cholédoque et j'instituai un traitement en conséquence. Quelque temps après elle expulsa un calcul gros comme une noisette ; deux jours après, un gros comme une fève ; quatre jours après, un autre gros comme une noisette; tous trois unis et lisses, sans une seule facette.

Depuis cela, la femme de chambre chargée d'examiner les selles avoua ne l'avoir jamais fait avant d'avoir découvert, par hasard, le premier calcul qu'elle me remit ; elle l'avait pris pour une bille et fut tout étonnée de voir qu'il se brisait en morceaux ; à partir de ce moment elle fit attention et put alors me remettre ceux dont je viens de parler. Cela prouve qu'il ne faut accepter qu'avec la plus grande réserve ce que les malades affirment lorsqu'ils disent n'avoir jamais trouvé de calculs dans les selles. A la suite de cela, cette femme alla très bien, elle a aujourd'hui 74 ans.

Traitement des calculs biliaires qui cherchent une issue par la perforation des tissus.

Quand, pour une raison quelconque, nous croyons qu'un calcul est en train d'ulcérer la vésicule ou un des canaux biliaires, nous devons faire tous nos efforts pour favoriser ce processus, à la fois en l'accélérant et en atténuant les conséquences fâcheuses qui peuvent en résulter.

On doit prescrire le repos le plus absolu, faire des fomentations chaudes sur l'endroit sensible, soutenir les forces du malade en choisissant des aliments facilement digestibles et non stimulants, sous forme de boissons et de potages. On proscrira les aliments solides, les matières grasses et les sucres.

Lorsqu'un calcul a déterminé la rupture de la vésicule ou d'un des canaux, lorsqu'il a ulcéré la paroi d'un vaisseau sanguin ou qu'il est tombé dans la cavité péritonéale, il faut avoir recours aux moyens qui peuvent faire éviter une issue fatale. Il est impossible d'indiquer une ligne de traitement à suivre, car les complications peuvent être trop variées.

Traitement des perforations suivies d'hémorrhagies.

Dès qu'on voit apparaître le sang dans les vomissements, dans les gardes-robes, ou lorsqu'il y a des signes d'hémorrhagie interne, peu importe dans quelle cavité ou dans quels tissus, il faut immédiatement appliquer de la glace sur le siège supposé de la rupture du vaisseau. Bien souvent les cas les plus graves sont ceux où on ne voit pas apparaître de sang à l'extérieur. Même dans ces cas, les applications externes de glace sont des plus utiles. Je recommanderai à ce sujet d'avoir soin d'humecter la face de la vessie de caoutchouc qui se trouve en contact avec la peau, car cette substance est mauvaise conductrice de la chaleur, et il faut arriver le plus vite possible à congeler les parties externes. Il est inutile de faire sucer de la glace, à moins que le patient n'en avale les morceaux avant qu'ils ne soient fondus dans la bouche. On pourra également appliquer un vésicatoire. Puis on administrera un astringent énergique, tel que le plomb, l'opium, les acides gallique et sulfurique, le krameria, le kino. J'emploie habituellement une formule que j'ai donnée plus haut et qui me rend les plus grands services. On en répète les doses selon que les symptômes sont plus ou moins urgents. Quand on redoute le collapsus, on donnera des astringents balsamiques; la térébenthine est un des meilleurs.

Dans les cas presque désespérés, on peut essayer d'injecter dans la cavité péritonéale du sang chaud fraîchement tiré. Non seulement il ne cause pas de troubles, mais il disparaît bientôt par résorption.

Traitement des calculs enchâtonnés dans l'intestin.

Nous avons vu plus haut que, lorsqu'un calcul tombait dans l'intestin, il pouvait déterminer la mort par occlusion. Quand on soupçonne un calcul d'être volumineux, il faut continuer le traitement jusqu'à ce qu'il ait été expulsé. M. Bryant (1) a publié l'observation suivante de l'extraction d'un calcul de l'iléon dans un cas d'occlusion intestinale. Une femme, âgée de 50 ans, n'avait jamais été malade jusqu'au moment où elle fut réveillée une nuit par une violente douleur abdominale avec vomissements d'une couleur verte, ce qui fit croire qu'il s'agissait d'une évacuation de bile. Le lendemain, les vomissements devinrent fécaloïdes et la douleur abdominale angoissante, vers la partie gauche de l'ombilic. Le facies était anxieux et le pouls faible. Au bout de trois jours, comme la mort semblait imminente, on ouvrit l'abdomen en faisant une incision de dix centimètres à partir de l'ombilic, et l'on découvrit un corps ovoïde dur, à la partie inférieure de l'iléon, à environ trente centimètres de la valvule iléo-cœcale. L'intestin était distendu au-dessus et affaissé au-dessous du siège de l'obstruction. On incisa l'intestin, et on retira un calcul mesurant 5 centimètres de long sur 28 millimètres de diamètre et 80 millimètres de circonférence; son poids était de 14 gr. 28; puis on sutura la plaie avec du catgut. La malade mourut huit heures après. A l'autopsie, on trouva la plaie en très bon état. La cavité abdominale contenait un peu de sérosité sanguinolente, mais pas de matières fécales. La vésicule biliaire était absente et remplacée

(1) *Transactions of the Clinical Society*, t. XII.

par une poche épaissie du volume d'une noix et fortement adhérente à l'angle hépatique du duodénum, où il existait une légère constriction annulaire en un point communiquant par un petit orifice avec la vésicule biliaire. Comme le canal cholédoque était toujours resté libre, il n'y avait pas eu d'ictère.

M. Hugh Ker enleva également, par la section abdominale, un calcul biliaire du volume d'un œuf de pigeon chez un malade qui avait une occlusion intestinale depuis trente-six heures. Le calcul était situé juste au niveau de la valvule iléo-cœcale. Le malade mourut quatre jours après, mais on ne put faire l'autopsie.

Extraction des calculs biliaires des annexes du foie.

(Voir le chapitre de la cholécystotomie.)

CHAPITRE XXIX

RÉSUMÉ DES SYMPTOMES IMPORTANTS QUI DOIVENT ÊTRE PRIS EN CONSIDÉRATION POUR LE DIAGNOSTIC ET LE PRONOSTIC DES MALADIES DU FOIE

I. — **Diagnostic.**

Ce chapitre devant être présenté d'une façon très concise, ne sera intelligible que pour ceux qui auront pris connaissance des considérations détaillées dans lesquelles je suis entré à propos de chaque point particulier. Je suppose également, à tort ou à raison, que le lecteur connaît les aphorismes cliniques suivants :

a. La science permet de faire en médecine pratique ce que l'empirisme ne peut faire.

b. La science permet d'arriver de la façon la plus sûre et la plus rapide à un diagnostic correct.

c. La connaissance scientifique, en nous apprenant ce qui est inévitable, nous empêche en même temps de tenter l'impossible.

d. Un cas obscur, au point de vue du diagnostic pratique, peut devenir aussi clair que le jour, lorsqu'on fait appel aux données de la physiologie expérimentale.

e. Les erreurs de diagnostic peuvent souvent être rectifiées par l'examen chimique des excrétions.

f. Une habileté moyenne, jointe à des connaissances scientifiques réelles, réussit souvent à élucider la pathologie d'affections hépatiques obscures, là où des talents transcendants et une grande expérience avaient échoué.

Cela étant donné, je vais maintenant passer en revue les faits principaux sur lesquels je veux appeler l'attention.

1° La plupart des affections du foie sont héréditaires. Même celles qui paraissent acquises accidentellement, comme les calculs biliaires, ne font pas exception à la règle.

2° Les enfants peuvent avoir les mêmes formes de maladies du foie que les adultes, même de véritables affections malignes.

3° Plusieurs maladies du foie ont une origine manifestement intra-utérine, non pas seulement des affections comme les malformations des canaux biliaires, mais aussi les hépatites, les hydatides, les tumeurs syphilitiques et cancéreuses, les calculs biliaires.

4° La douleur est un symptôme commun à presque toutes les formes de maladies du foie, du moins à un moment donné de leur marche ; à savoir : l'hépatite, la cirrhose, l'épaississement de la bile, les calculs biliaires, l'abcès, le cancer, etc.

5° Les affections indolentes sont les hydatides, les embolies, les dégénérescences graisseuses et amyloïdes du foie. Néanmoins, elles peuvent s'accompagner de douleurs aiguës, par exemple :

a. Quand un kyste hydatique s'enflamme ou suppure.

b. Quand des vésicules hydatiques obstruent le canal cholédoque.

c. Quand un foie gras, amyloïde ou syphilitique, devient atteint d'hépatite.

6° La nature de la douleur et les phénomènes qui l'accompagnent sont des points importants pour le diagnostic différentiel :

a. Dans les affections malignes, elle est sourde, subaiguë.

b. Les concrétions biliaires, ou les entozoaires qui obstruent les voies biliaires, donnent lieu à des accès très aigus.

c. Dans l'hépatite, la douleur est aiguë et continue.

d. Quand la capsule de Glisson est envahie par la maladie, la douleur s'accroît à chaque inspiration profonde.

e. Quand une douleur violente survient tout d'un coup sans ictère, elle provient habituellement de l'enclavement d'un corps étranger dans le canal cystique.

7° Comme il existe au moins dix causes pouvant produire une douleur hypocondriaque du côté droit, qu'on peut prendre pour celle provenant de la présence de calculs biliaires, avant de poser un diagnostic basé surtout sur le symptôme de douleur hépatique, même quand elle revêt nettement le caractère de colique, il faut se souvenir qu'elle peut être due également à :

a. Un calcul urinaire logé dans le bassinet ou l'uretère du côté droit.

b. De la pleurodynie.

c. De la pleurésie.

d. De la gastrite aiguë.

e. De la duodénite.

f. Une péritonite localisée.

8° La douleur de l'épaule est un symptôme qui n'a aucune importance dans les maladies du foie.

9° L'augmentation de volume du foie peut exister avec et sans douleur. Pour en faire la différence, on peut s'aider, dans une certaine mesure, de la connaissance des faits suivants.

a. La forme la plus rapide d'augmentation indolente — survenant parfois dans l'espace de deux mois — est la dégénérescence graisseuse.

b. La variété amyloïde, indolente également, va beaucoup plus lentement ; il lui faut six mois ou même plusieurs années pour arriver à un développement marqué.

c. Tandis qu'un foie gras descend rarement au-dessous de l'ombilic, un foie amyloïde va souvent jusqu'à la crête iliaque.

d. La seule autre forme d'augmentation de volume indolente est due aux hydatides. Celle-ci étant circonscrite, non uniforme, et impliquant en général seulement le bord antérieur du foie, sera moins facilement confondue avec les variétés précédentes qu'avec les affections que nous allons énumérer.

10° L'augmentation de volume du foie, dûe à des hydatides, se manifeste surtout à son bord antérieur parce que le kyste, se développant toujours du côté le moins résistant, fait saillie dans la cavité abdominale libre. On la distinguera des affections suivantes :

a. D'une tumeur de l'ovaire, en ce qu'elle n'est pas mobile avec l'utérus ni palpable au toucher vaginal.

b. D'une dilatation de l'estomac, en ce qu'elle ne s'accompagne d'aucun trouble gastrique.

c. D'une tumeur imaginaire, en ce qu'elle ne disparaît pas sous l'influence du chloroforme.

d. De la grossesse, par l'absence des bruits fœtaux.

e. De la distension de la vésicule par de la bile, en ce qu'il n'y a pas d'ictère ni d'autres troubles biliaires.

11° Les formes douloureuses d'augmentation de volume du foie sont toutes les variétés aiguës et chroniques d'hépatite, les concrétions biliaires, les abcès idiopathiques et traumatiques, le cancer. On en fera la distinction d'après les caractères suivants, outre les symptômes ordinaires à chaque affection.

a. Dans l'hépatite simple, aiguë ou chronique, le foie descend rarement au-dessous de l'ombilic.

b. Dans les affections malignes, il peut atteindre la crête iliaque, et sa surface est habituellement nodulée.

c. Toutes les formes d'hépatites et d'abcès s'accompagnent habituellement de troubles fébriles.

d. Les affections malignes donnent lieu à de la cachexie cancéreuse, à de l'absence de fièvre, et à des antécédents héréditaires. La douleur du cancer est continue, quoique subaiguë.

e. La douleur de la lithiase biliaire est paroxystique et aiguë.

12° Une grande augmentation de volume du foie, jointe à une douleur subaiguë, est, en général, due à un encéphaloïde.

13° Un encéphaloïde avancé et ramolli donne, à la palpation, une sensation de fausse fluctuation qui pourrait faire croire à un abcès. Mais, dans ce cas, il y aurait de la fièvre, de l'accélération du pouls, etc. Dans le cancer, il y a toujours de la cachexie.

14° La seule autre maladie du foie qu'on puisse confondre avec les hydatides, c'est l'abcès. On en fera les distinctions de la façon suivante :

a. L'abcès est douloureux, s'accompagne de troubles généraux. La partie fluctuante est en général entourée d'un bourrelet inflammatoire résistant. Il n'existe jamais de frémissement à la percussion.

b. L'hydatide suppurée présente les même signes et est passible du même traitement que l'abcès; le pronostic seul en diffère, car il est moins grave.

15° Toutes les fois que, dans le cours d'une hépatite aiguë ou chronique, surviennent des frissons, sans autre cause probable, la suppuration va se faire, car l'abcès peut survenir dans toutes les variétés d'hépatite.

16° Toutes les augmentations de volume du foie douloureuses sont invariablement suivies d'atrophie, si le malade survit assez longtemps pour que la compression du tissu cellulaire enflammé, puis hypertrophié, vienne s'exercer sur les cellules sécrétoires.

17° Comme l'ictère est, non seulement un signe d'affection hépatique, mais aussi, en ce qui regarde son apparition et sa disparition, un signe infidèle pour le diagnostic et le pronostic, en même temps qu'un guide utile pour le traitement, je vais donner quelques indications diagnostiques au point de vue de ses différentes formes et de ses phases.

18° Bien que l'ictère provienne souvent d'une suppression de la fonction biliaire causée par les diverses variétés d'hépatite — idiopathique, malariale, toxique et traumatique, les causes les plus communes de l'ictère par obstruction sont les suivantes.

19° La coloration jaune de la peau, l'urine safran et les selles décolorées apparaissent toutes les fois qu'un obstacle au cours de la bile dans l'intestin a existé pendant plusieurs jours. Ainsi, l'ictère peut provenir d'une absence congénitale des canaux, — d'une obstruction accidentelle du canal cholédoque, — de l'épaississement de la bile, — des calculs biliaires, — des hydatides et autres entozoaires, — de l'occlusion de l'embouchure du cholédoque par compression d'un utérus gravide, de tumeurs abdominales, d'accumulations fécales dans le côlon transverse, d'affection du pancréas ou des organes voisins, — du rétrécissement inflammatoire ou cicatriciel du cholédoque.

20° Sous notre latitude, l'ictère résulte de l'obstruction par des concrétions biliaires, dans 58 pour 100 des cas. Il faut se souvenir qu'il n'est *jamais* causé par la présence de calculs dans la vésicule ou dans le canal cystique.

21° Toutes les fois qu'il y a eu des antécédents d'ictère passager et que le malade accuse dans la région du foie des douleurs aiguës paroxystiques, on peut diagnostiquer un calcul biliaire enclavé, et 90 fois sur 100 on sera dans le vrai.

22° Dans chaque cas d'ictère résultant d'une obstruction causée par la présence d'une concrétion biliaire dans un canal, l'ictère est précédé et accompagné de douleurs.

23° La colique hépatique existe à peu près toujours, quand le calcul donne lieu à de l'ictère.

24° Les calculs biliaires, même volumineux, peuvent existerpendant des années dans la vésicule, non seulement sans causer d'ictère, mais aussi sans donner lieu à de la douleur, tout au moins à une douleur suffisante pour réclamer une intervention. Aussi leur existence peut très bien passer inaperçue et n'être découverte qu'à l'autopsie.

25° Dès qu'une concrétion s'engage dans le canal cystique, elle donne lieu à une colique hépatique, mais sans ictère. Quand elle arrive dans le cholédoque, et met obstacle au cours de la bile, l'ictère apparaît. Dans les deux cas, les nausées, les troubles fébriles et la dépression nerveuse sont les mêmes.

26° On reconnaît qu'un calcul biliaire est passé du canal cystique dans le cholédoque à l'apparition soudaine de l'ictère avec urine safran et selles décolorées.

27° J'ai dit qu'un calcul pouvait être enclavé dans un canal sans donner lieu à de l'ictère, mais jamais cela ne se produit sans douleur.

28° Dès qu'un calcul est sorti du cholédoque, tous les phénomènes ictériques disparaissent. La peau et les conjonctives restent jaunes pendant quelques jours.

29° Les phénomènes ictériques ne dépendent ni de la forme ni du volume des calculs, pas plus que de leur situation dans le foie ou ses annexes.

30° Les concrétions biliaires sont éliminées parfois d'une façon bizarre qui peut être dangereuse.

a. Les calculs, pressant sur les parois de la vésicule ou des canaux, peuvent faire naître un processus inflammatoire suffisant pour donner lieu à un ulcère perforant et à une fistule entre les voies biliaires et l'estomac, l'intestin, la cavité péritonéale ou le bassinet par où passe le calcul.

b. Quand un calcul passe dans l'estomac, il est en général expulsé par le vomissement; l'ulcération se cicatrise et le malade se porte bien. Il existe cependant des exceptions à cette terminaison favorable. J'ai cité, en effet, un cas où le suc gastrique, sortant par cette ouverture, digérait le tissu du foie.

c. Si le calcul passe dans l'intestin, il est expulsé avec les garde-robes. Quelquefois, il est si volumineux qu'il obstrue l'iléon ou se loge dans la valvule iléo-cœcale et amène une péritonite mortelle.

d. Après s'être frayé un chemin dans l'intestin, un calcul peut s'enkyster dans un cul de sac et ne donner lieu à aucun trouble: il n'est alors découvert qu'à l'autopsie.

e. Quand un calcul se fraye un chemin directement de la vésicule dans l'intestin, c'est en général le duodénum qui est le siège de la communication. Lorsqu'au contraire une tumeur cancéreuse détermine une fistule vésiculo-intestinale, celle-ci s'établit habituellement avec le côlon.

f. Quelquefois un calcul ulcère un vaisseau sanguin et il en résulte une hémorrhagie mortelle.

g. On a vu des cas où un collapsus subit et mortel avait été causé par le passage d'un calcul dans le péritoine.

31° Les dangers provenant de l'existence de calculs ne cessent pas, même après que ceux-ci ont été expulsés.

32° Après le passage d'un calcul dans l'intestin et son expulsion au dehors, il peut se faire une occlusion fatale de l'orifice duodénal du cholédoque. Celle-ci survient quand l'irritation causée par le cheminement du calcul à travers le canal a été assez forte pour déterminer une inflammation adhésive ou une ulcération dont la cicatrisation cause l'occlusion permanente du canal à son embouchure duodénale.

33° Il est très important pour le malade de ne pas confondre une occlusion permanente du cholédoque avec l'enclavement d'un calcul qui cause un ictère persistant, car, dans ces deux cas, le pronostic et le traitement sont différents. Dans le second cas, on

25

peut toujours espérer la guérison, tandis que dans le premier, la mort est inévitable.

34° Bien qu'il soit relativement facile de diagnostiquer une occlusion permanente du cholédoque après le passage d'un calcul, il en est tout autrement quand il faut faire la différence entre un simple rétrécissement et une ulcération cicatricielle du canal.

a. Quand, après l'issue d'un calcul, la disparition de l'ictère n'est que temporaire et que la peau reprend lentement, graduellement et *sans douleur,* une teinte ictérique bien marquée, neuf fois sur dix le retour de l'ictère n'est pas dû à ce qu'un autre calcul est venu obstruer le cholédoque, mais à ce qu'il s'est fait une occlusion permanente de ce canal, soit par rétrécissement, soit par inflammation adhésive, soit par ulcération cicatricielle.

b. Quand une ulcération de l'orifice duodénal du cholédoque se cicatrise, elle comprend presque toujours dans sa cicatrisation l'orifice du canal pancréatique. De sorte que, quand cette double occlusion a lieu, le diagnostic différentiel est simplifié, car non seulement il y a décoloration des selles, mais, en les laissant refroidir, elles se recouvrent d'une matière grasse. Quand le malade prend de l'huile de foie de morue, les selles ont l'aspect du savon de Windsor.

35° La simple inspection d'un calcul qui vient d'être expulsé peut fournir des renseignements utiles. Sa forme est importante à considérer. Ainsi, s'il possède beaucoup de facettes, c'est qu'il n'existait pas seul dans la vésicule ou les canaux, mais qu'il était accompagné d'un grand nombre; s'il n'y a que deux ou trois facettes, il est probable que le nombre des calculs est restreint. S'il est rond ou ovale, sans facettes, il y a des présomptions pour qu'il soit seul.

36° Une concrétion de bile épaissie se distingue d'un calcul en ce qu'elle prend une couleur pourpre, lorsqu'après l'avoir réduite en poudre on la traite par l'acide sulfurique.

37° Quand, en cas d'ictère, les selles cessent tout d'un coup d'être décolorées, cela peut tenir presque sûrement à deux choses : à une concrétion biliaire ou à un entozoaire qui obstrue les canaux hépatique ou cholédoque.

38° L'obstacle au cours de la bile, causé par des entozoaires, peut provenir :

a. D'une hydatide qui comprime le cholédoque extérieurement;

b. Du développement ou de la pénétration du parasite à l'intérieur du cholédoque ;

c. De la présence de douves dans l'intérieur de ce canal;

d. De la pénétration de vers intestinaux dans le cholédoque, ce qui est très rare et très difficile à diagnostiquer.

39° L'ictère par obstruction dû à des entozoaires, bien que plus lent que celui dû à des calculs, est cependant plus rapide que lorsque la cause d'obstruction est due au développement lent d'une tumeur ou à un ulcère duodénal cicatrisé.

40° Quand l'ictère survient tout d'un coup sans douleur et qu'on ne peut lui assigner une cause, il est probablement produit par la compression du cholédoque par une hydatide.

41° L'ictère par obstruction due à des entozoaires, laisse toujours planer quelques doutes sur le diagnostic, pour les motifs suivants :

a. Quand le parasite se trouve dans le cholédoque, il donne lieu aux mêmes symptômes qu'une concrétion biliaire : coliques hépatiques, démangeaisons de la peau, etc.;

b. Ces signes, qu'ils soient dûs à des entozaires ou à des calculs billaires, peuvent disparaître tout d'un coup sans laisser de traces dans les selles, de sorte qu'on peut croire, avec autant de raison, à l'existence de l'un ou de l'autre;

c. Cependant, s'il existait ailleurs d'autres hydatides, ce diagnostic deviendrait alors bien plus probable. Dans tout autre cas, on adoptera de préférence l'hypothèse de calculs biliaires, pour cette seule raison qu'ils sont bien plus souvent cause d'ictère que les entozoaires, et 99 fois sur 100 ce sera exact.

42° L'ictère permanent, très marqué, peut non seulement provenir de tumeurs malignes ou autres affectant la substance sécrétoire du foie, mais aussi exactement des mêmes formes de tumeurs qui affectent l'estomac, l'intestin, le pancréas, le rein, la capsule surrénale, celle-ci obstruant le cholédoque par compression externe. Dans la plupart de ces cas, le diagnostic différentiel entre l'ictère dû à des calculs et celui causé par une tumeur est relativement assez facile; car, dans ce dernier cas, il survient très lentement et est précédé de symptômes dénotant l'existence d'un cancer dans un des organes affectés.

43° L'occlusion du cholédoque, outre qu'elle arrive par envahissement du cancer ou compression exercée sur ses parois extérieurement, peut aussi être due à un cancer ou à toute autre tumeur qui se développe primitivement dans le canal.

44° Il est impossible de faire le diagnostic de ces deux cas; du reste, cela n'a pas d'importance, car le traitement est le même.

45° L'affection que l'on prend le plus souvent pour un cancer du foie, c'est un calcul enclavé dans le cholédoque, surtout quand il cause une fistule intestinale.

46° L'hypertrophie des ganglions qui se trouvent dans la scissure porte peut parfois produire de l'ictère par obstruction ; généralement, il y a en même temps de l'ascite.

47° L'accumulation de matières fécales dans l'angle droit du côlon est également une cause rare d'ictère, mais on la diagnostique plus facilement car elle s'accompagne toujours d'obstruction intestinale.

48° Une tumeur anévrismale déterminant de l'ictère par obstruction a été prise pour les battements normaux de l'aorte abdominale et l'ictère attribué à des calculs. L'auscultation aurait suffi à éviter cette erreur.

49° La présence des acides biliaires dans l'urine, dans un cas d'ictère quelconque, prouve qu'il y a résorption de la bile sécrétée.

50° En faisant la dictinction des cas d'ictère par obstruction, il ne faut pas oublier que :

a. L'ictère par suppression survient dans tous les cas d'hépatite;

b. Dans la plupart des cas d'atrophie, quand il y a de l'ictère, c'est par suppression, malgré la couleur foncée des selles, qui est due à du sang ;

c. Quand on s'est assuré qu'il s'agissait d'un ictère par obstruction, on peut soupçonner que celle-ci est causée par :

d. Des calculs biliaires, s'il y a en même temps des coliques hépatiques et des démangeaisons ;

e. Un cancer, s'il y a une douleur sourde, une augmentation de volume du foie .et de la cachexie ;

f. Un rétrécissement ou une occlusion ulcéreuse du cholédoque causée par le passage d'un calcul si, après des coliques hépatiques et la disparition passagère de l'ictère, la peau reprend graduellement et lentement la teinte ictérique;

g. Une cirrhose, une tumeur anévrysmale ou autre affectant les veines ,quand il y a de l'ascite ;

h. Quand l'ictère par obstruction est dû à des hydatides ou à une des affections ci-dessus, l'occlusion peut être attribuée aux causes suivantes :

i. Quand l'ictère est dû à la compression du cholédoque par une tumeur cancéreuse ou par l'hypertrophie des ganglions de la scissure porte, il y a généralement de la dilatation des veines abdominales superficielles et plus ou moins d'ascite ;

j. Quand l'ictère arrive très lentement, sans douleur, il peut être dû à un ulcère cicatrisé ou à une tumeur ;

k. Dans ce cas, l'ictère n'est pas grave, à moins qu'il n'y ait un obstacle complet au cours de la bile ;

l. Les démangeaisons sont le signe pathognomonique de l'obstruction ;

m. Dans le cas de cancer du foie, la quantité d'acide urique éliminée est souvent plus élevée qu'à l'état normal, elle lui est rarement inférieure ;

n. Les hydatides, surtout quand elles sont multiloculaires, sont souvent prises à tort pour un cancer ;

o. Il en est de même de la dégénérescence amyloïde du foie ;

p. Presque toujours, quand l'ictère survient dans l'espace de quatre jours, après une attaque de coliques hépatiques, la cause est due à l'enclavement d'un calcul dans le cholédoque ;

q. Il existe quatre formes d'ictère, en général mortelles, qui ont tellement d'analogie l'une avec l'autre, qu'on les prend souvent l'une pour l'autre. Mais il suffit de les mentionner pour mettre le lecteur en garde contre cette confusion. Ce sont :

1° L'atrophie jaune aiguë du foie ;

2° La fièvre jaune ;

3° L'ictère émotif ;

4° L'ictère d'origine toxique.

51° Il peut être utile au point de vue du diagnostic de connaître la fréquence relative de l'ictère dans les différentes formes de maladie du foie :

a. L'ictère survient, 99 fois sur 100, quand il y a un calcul dans le cholédoque ;

b. 90 fois sur 100 dans l'atrophie chronique du foie ;

c. 70 fois sur 100 dans les abcès du foie ;

d. 30 fois sur 100 dans la congestion du foie ;

e. 6 fois sur 100 dans le cancer du foie ;

f. 2 fois sur 100 dans les hydatides du foie ;

g. 1 fois sur 100 dans les dégénérescences amyloïde et graisseuse du foie, bien que dans tous les cas la peau présente une teinte sale.

52° Tandis que l'ictère est un signe pathognomonique d'un trouble du foie, son absence ne veut pas dire qu'il n'existe pas une affection grave de cet organe.

53° Beaucoup de maladies du foie, mortelles, ne s'accompagnent ni d'ictère, ni d'urine safran, ni de décoloration des selles. Telles sont le cancer, les abcès, les dégénérescences syphilitique, amyloïde et autres.

54° L'ictère par suppression s'accompagne toujours de troubles généraux graves.

a. L'ictère d'origine nerveuse, bien que l'attaque puisse être très brusque, s'accompagne de troubles cérébraux;

b. L'ictère d'origine toxique s'accompagne toujours de symptômes fébriles marqués ;

c. L'ictère dépendant d'une atrophie aiguë ou subaiguë du foie s'accompagne toujours de troubles cérébraux ;

d. L'ictère dû à l'hépatite s'accompagne toujours de symptômes inflammatoires généraux plus ou moins aigus;

e. La coloration noire des selles dans l'ictère par suppression, même quand il existe en même temps de l'urine bilieuse, indique la présence du sang et non celle de la bile dans les garde-robes.

55° Les variations d'intensité de coloration de la peau s'observent dans toutes les formes d'ictère permanent, selon que l'élimination du pigment par la peau se fait plus ou moins rapidement à un moment qu'à un autre.

56° L'intensité de la teinte ictérique est plutôt proportionnée à la durée de la maladie qu'à sa cause pathologique.

57° Dans le cancer d'une affection du foie, quand il y a de l'ascite, elle est toujours le résultat de l'interruption au cours du sang veineux causée par la compression exercée sur la veine cave inférieure soit par une tumeur, soit par un état de rétraction du foie.

58° L'œdème des membres inférieurs et la dilatation des veines superficielles de l'abdomen sont toujours absents dans les cas non compliqués d'abcès, d'hydatides, de calculs, de cancer, de dégénérescence graisseuse, amyloïde ou autres. Quand il y a une exception à cette règle, cela tient à une compression de la veine cave.

59° L'existence d'une maladie du foie n'exclut pas celle d'une autre en même temps. Ainsi, la lithiase biliaire peut se trouver associée à presque toutes les maladies du foie. De même, les hydatides peuvent coexister avec un cancer, un cancer avec la cirrhose, des gommes syphilitiques avec une hépatite, etc.

60° La présence du sang dans les garde-robes, sous forme de sang pur, ou bien de matière grumeuse ou café au lait, dans les maladies du foie, n'est pas forcément le résultat d'une hémorrhagie active, elle peut être produite par une congestion passive des veines portes ou des veines hémorrhoïdales, due à l'atrophie ou à toute autre affection du foie amenant une obstruction veineuse.

61° Le lobe droit du foie est plus exposé à être atteint que le gauche, par exemple en ce qui concerne le cancer, les abcès et les hydatides.

62° Dans les cas de tumeurs du foie, quand il existe un doute sur leur nature, il faut avoir recours à l'aiguille exploratrice, car la matière solide ou liquide que l'on retire en indique de suite la nature probable. Ainsi, si c'est une hydatide, le liquide aura une densité de 1007 à 1012, sera limpide, chargé de chlorures, non coagulable par la chaleur. S'il est ascitique ou ovarien, sa densité sera de 1012 et il sera coagulable par la chaleur et l'acide nitrique. S'il provient d'une hydronéphrose, il contiendra de l'urée et des chlorures comme l'urine, mais non nécessairement de l'albumine. S'il s'agit d'un abcès, le liquide sera purulent; mais il faut se souvenir qu'il peut exister de la suppuration dans une hydatide et dans la vésicule biliaire. S'il sort de la bile pure, c'est qu'il s'agit de la dilatation d'un canal ou de la vésicule biliaire.

II. — **Pronostic.**

1° Dans aucun cas de maladie du foie, l'intensité de l'ictère ou celle de la douleur ne peut faire présager la gravité de l'affection. Car, même dans le cas de perforation par un calcul, l'ictère peut manquer complètement et, dans le cas d'occlusion fatale du cholédoque par une cicatrice, il existe à peine de la douleur.

2° Un malade qui a déjà été atteint d'ictère dû à de la lithiase biliaire, à moins de suivre un traitement prophylactique, est presque certain d'en être affecté de nouveau.

3° Une tumeur hydatique, une fois vidée, ne se remplit jamais.

4° Bien que la suppuration d'une hydatide soit dangereuse, elle n'est pas toujours mortelle.

5° Dans les affections malignes du foie, les patients meurent habituellement une année après l'apparition de la cachexie.

6° Quand l'ictère est devenu assez persistant et assez intense pour qu'on soit certain qu'il est dû à un obstacle permanent au cours de la bile dans l'intestin, le malade peut s'attendre à succomber par les effets toxiques de la rétention biliaire, dans l'espace de deux ans à deux ans et demi depuis le début, et dans l'espace de six à dix mois après que le parenchyme hépatique a commencé à s'atrophier.

7° Quand, après un ictère qui dure depuis longtemps (s'accompagnant, vers la fin, d'une douleur sourde), la coloration des selles redevient normale, le malade mourra dans l'espace de six à dix mois après que l'amélioration passagère aura cessé, car il est très probable que la cause de l'ictère était tout d'abord un calcul enclavé dans le cholédoque, qui s'est frayé un chemin en l'ulcérant. La réapparition des selles décolorées est due alors à l'occlusion du cholédoque par un rétrécissement, par des adhérences ou par la cicatrisation d'une ulcération causée par le calcul.

8° Dans l'ictère par obstruction avec intervalles de rémissions, il n'y a pas de danger immédiat pour la vie; car, tant que la vésicule peut se vider, même partiellement, ou que la bile peut passer directement du foie dans l'intestin (comme elle peut le faire parfois, même dans les cas graves d'obstruction par enclavement de calcul, par suite de changement de position de ce calcul), la vie ne sera pas compromise. J'ai vu des cas où cet état avait duré six et sept ans.

9° Les abcès aigus du foie sont moins dangereux dans les climats tempérés que dans les pays chauds. Ils sont mortels, à moins qu'on ne les ouvre de bonne heure, c'est-à-dire avant que la fièvre hectique ne se soit déclarée.

10° Les abcès chroniques peuvent exister pendant des années et s'ouvrir spontanément dans l'intestin : alors, ou bien ils se ferment complètement, ou bien ils se reforment et s'ouvrent de nouveau dans l'intestin, le poumon, ou ailleurs; ils finissent par tuer le malade, soit subitement, soit par épuisement.

11° L'atrophie jaune aiguë n'est pas fatalement mortelle, elle peut guérir sous l'influence d'un traitement judicieux.

12° La présence de la leucine et de la tyrosine dans l'urine, dans le cours d'une affection du foie, indique une atrophie de cet organe, aiguë, subaiguë ou chronique.

13° Après l'administration d'acide benzoïque ou de benzoate de soude, quand l'acide hippurique apparaît dans l'urine, on peut dire qu'une partie du tissu hépatique remplit encore ses fonctions car, quand celles-ci sont abolies, toute transformation chimique cesse.

14° Dans le cas d'ictère persistant, quand le sucre apparaît dans l'urine, la mort n'est pas éloignée.

15° Dans le cours de l'ictère les troubles cérébraux, tels que le délire, les convulsions, sont toujours un signe grave.

16° Dans un cas d'affection hépatique il faut toujours commencer par écouter attentivement ce que le malade pense de la nature et de l'origine de sa maladie ; ne jamais l'interrompre pendant sa narration, à moins que l'on ait besoin d'éclaircissements.

En appréciant la valeur des symptômes il faut se souvenir qu'elle ne dépend pas toujours de leur nature spéciale, mais souvent de l'intelligence, du courage et de l'exagération possible, habituelle à certains malades.

Il ne faut jamais se moquer des idées du malade sur la cause ou la nature de sa maladie, car des causes insignifiantes produisent parfois des affections hépatiques très graves, par exemple une émotion, un coup, une indigestion, etc.

Ne jamais commencer l'examen avant d'avoir complètement terminé l'interrogatoire.

Ne pas énoncer une opinion sur la nature du cas avant d'avoir bien pesé les symptômes observés et les antécédents du malade.

Une fois l'examen terminé, il faut faire part de son diagnostic et de son pronostic, soit au malade, soit à sa famille.

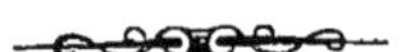

CINQUIÈME PARTIE

DE L'INTERVENTION CHIRURGICALE

DANS LES MALADIES DES VOIES BILIAIRES

Par le Dr PAUL RODET (1)

DE LA CHOLÉCYSTOTOMIE

HISTORIQUE

Première période : De J.-L. PETIT à MARION SIMS (1743-1878).
Deuxième période : 1° Précurseurs de MARION SIMS : THUDICHUM, BOBBS, MAUNDER (1859-1878); — 2° de MARION SIMS à nos jours (1878-1888).

La cholécystotomie a eu des fortunes diverses. Introduite dans la pratique chirurgicale par un chirurgien français, J.-L. Petit, elle tomba peu à peu dans l'oubli.

Dans ces dernières années elle a subi une sorte de résurrection, et aujourd'hui elle nous revient d'Angleterre et d'Amérique comme une opération nouvelle.

Nous distinguerons donc dans son histoire deux périodes :

1° La première, où l'on ne pratique l'incision de la vésicule que lorsqu'il existe des adhérences, ou bien lorsqu'on en a provoqué la formation ;

2° La seconde où, appliquant les progrès accomplis dans la chirurgie abdominale, on ne s'inquiète plus s'il existe ou non des adhérences, on ouvre l'abdomen et l'on suture la vésicule aux parois.

---

(1) Mémoire récompensé par l'Académie de Médecine (prix Amussat, 1887).

I. Première période

De J. L. PETIT à MARION SIMS

1743-1878

C'est à J.-L. Petit que revient l'honneur d'avoir proposé pour la première fois l'ouverture de la vésicule biliaire. Dans le mémoire qu'il lut à l'Académie de Chirurgie, en 1743 (1), il indique quels sont les signes des tumeurs formées par la bile et montre que, toutes les fois qu'on ouvre la vésicule sans qu'il y ait des adhérences, l'opération a une issue fatale; tandis que, lorsque celles-ci existent, il est très facile d'arriver jusqu'à la vésicule sans intéresser le péritoine.

Après avoir ainsi fait voir l'importance de ces adhérences, il indique quels sont les signes qui permettent de reconnaître leur existence. Enfin il conseille, outre la ponction et l'incision de la vésicule, l'extraction des calculs et au besoin leur broiement.

Thudichum (2) a contesté à J.-L. Petit la priorité de cette découverte, qu'il attribue à Fabricius (de Hilden). Cette opinion n'est pas soutenable, car il suffit d'examiner un peu attentivement le document sur lequel il s'appuie pour être convaincu de son erreur.

L'observation de Fabricius (3) porte pour titre : « *De duobus lapidibus ingentis magnitudinis ex vesicâ fellis repertis.* » Ce titre seul suffirait à montrer qu'il y a eu découverte fortuite de calculs dans la vésicule. A cette époque, en effet, l'existence des calculs biliaires était peu connue, les autopsies étant rares, et, lorsqu'en faisant un examen cadavérique on en constatait la présence dans la vésicule, on signalait le fait comme une curiosité. Si, en effet, nous étudions les détails de l'observation, nous voyons que la partie la plus importante en est consacrée à la description minu-

(1) J.-L. Petit. — *Mémoires de l'Académie royale de Chirurgie*, 1743, t. I, p. 176, et *Traité des maladies chirurgicales*, Paris, 1790, pp. 283 et 329.

(2) Thudichum. — *British medical journal*, 1859, et *The Lancet*, 28 oct. 1859.

(3) *Guilhelmi Fabricii Hildani opera*, Francfort, 1646, p. 320.

tieuse des calculs et qu'il n'est fait aucune espèce d'allusion à une opération quelconque. Bien plus, on y trouve relaté que le malade est mort d'une fièvre continue, à l'âge de 70 ans, et que, pendant toute sa vie, il avait joui d'une bonne santé, si ce n'est qu'à de certains moments il avait de l'ictère, et que, lorsqu'étant couché d'un côté il se retournait de l'autre, on pouvait percevoir une saillie volumineuse à la région hépatique.

Il s'agit donc bien là d'une trouvaille cadavérique. Du reste, Thudichum est le seul auteur qui ait contesté la priorité à J.-L. Petit, et tous ceux qui ont publié des observations de cholécystotomie sont d'accord pour la lui reconnaître.

En 1751, Sharp (1) venait défendre à son tour la cause de l'intervention chirurgicale dans les tumeurs biliaires. Il en démontrait l'innocuité quand il existait des adhérences et donnait des signes qui permettaient de reconnaître leur existence. Au point de vue du manuel opératoire, il conseillait de procéder de la même façon que J.-L. Petit.

Quelques années plus tard, Morand (2), secrétaire de l'Académie Royale de Chirurgie, publia deux observations d'ouverture de la vésicule suivie de succès. Il se déclare tout à fait partisan de cette opération, quand il y a adhérence de la vésicule enflammée. Tout en convenant avec J.-L. Petit qu'il ne faut pas confondre une tumeur faite par la vésicule du fiel dilatée avec un abcès du foie, il ajoute : « Mais s'il arrive une tumeur à cette dernière partie, « que cette tumeur ait les caractères du phlegmon suppuré, que « par l'ouverture qu'on y fera elle fournisse du pus, le chirurgien « ne sera point blâmé d'avoir fait cette ouverture, quand même « elle fournirait de la bile par la suite, parce que, dans ce dernier « cas, l'écoulement de la bile par la plaie est la suite de l'action de « la matière purulente sur la vésicule du fiel. »

Bloch (3), convaincu de la nécessité de n'opérer que lorsqu'il y avait des adhérences, fit faire un grand pas à la question en proposant de provoquer la formation des adhérences, dans les cas où il n'en existait pas. Il rapporte, en outre, une observation de Vogel et une de Pröbisch.

Vingt ans s'écoulèrent sans qu'il y eut le moindre progrès réalisé.

---

(1) *Recherches cliniques sur l'état présent de la Chirurgie*, Paris 1751, p. 278.

(2) MORAND. — *Mémoires de l'Académie de Chirurgie*, t. III, 1757.

(3) BLOCH. — *Medicinische Bemerkungen*, Berlin, 1774.

En 1796, Chopart et Desault (1) se déclarèrent partisans de l'opération et insistaient d'une façon encore plus précise sur les moyens de reconnaître l'existence des adhérences et sur la façon d'opérer.

La même année, Walter (2) rapportait deux observations, l'une de Kluge, l'autre de Lachmann, où ces chirurgiens avaient fait avec succès l'incision de la vésicule suivie de l'extraction des calculs.

Sabatier (3), au contraire, venait, pour la première fois, s'élever contre la manière de faire de ses devanciers en adressant à Petit la critique suivante : « Petit ne se borne pas à proposer de faire la « ponction de la vésicule du fiel. L'analogie, poussée au-delà des « bornes que la raison éclairée devait lui prescrire, lui fait avancer « que si, après avoir vidé la vésicule, on sentait, à l'aide d'une « sonde portée dans la canule du trocart, qu'il y a quelque pierre « contenue dans cette poche, on pourrait agrandir l'ouverture avec « le bistouri, porter profondément le doigt dans la vésicule pour « s'assurer de la position du corps étranger, introduire des « tenettes et faire l'extraction de ce corps. C'est ainsi que ce « grand homme s'égare. »

En 1798, Richter (4), adoptant l'idée émise par Bloch, cherchait à provoquer la formation d'adhérences dans le cas où il n'en existait pas. Pour cela, il conseillait ce procédé :

1° Faire une incision jusqu'au péritoine et appliquer de la potasse caustique sur la séreuse afin de déterminer une inflammation adhésive entre elle et la vésicule.

2° Ponctionner la vésicule et laisser en place la canule du trocart jusqu'à ce qu'il se soit formé des adhérences entre la vésicule et la paroi abdominale. Une fois cela fait, une fistule se trouve établie, par laquelle on peut explorer la vésicule, et si l'on y trouve des calculs, on les extrait en dilatant la fistule.

Morgagni (5), traitant de la lithotomie de la vésicule biliaire, cite trois cas de tumeur à l'épigastre ouverte par l'art ou spontané-

---

(1) Chopart et Desault. — *Traité des maladies chirurgicales*, Paris, an IV, t. II, p. 346.

(2) *Anatomische Museum*, Berlin, 1796.

(3) Sabatier. — *De la médecine opératoire*, Paris, 1796, t. I, p. 248.

(4) Richter. — *Anfangsgründe der Wundarzneik*, Gottingue, 1798, t. V, p. 87.

(5) Morgagni. — *De Sedibus et causis morborum*, 1779, t. II, lettre XXXVII, art. 752, p. 259.

ment : l'un, d'une femme de Bologne, opérée par Tacconus ; l'autre, d'une femme de Francfort, rapporté dans les actes des curieux de la nature ; le troisième, d'une femme de Gottingue, rapporté par Haller. Il reconnaît que, dans ces cas, l'intervention chirurgicale peut être des plus utiles ; mais, avant d'accepter définitivement cette opération, il conseille d'attendre que des observations plus nombreuses aient été publiées, afin d'en bien connaître les indications, les dangers et les difficultés ; mais, en tous cas, on ne doit ouvrir la vésicule que lorsqu'il existe des adhérences.

En 1813, Portal (1) reconnaissait l'innocuité de l'ouverture de la vésicule lorsqu'il existait des adhérences, mais faisait cependant des restrictions sur les résultats qu'on obtenait.

Delpech (2) se montrait encore plus réservé et ne conseillait d'extraire les calculs que lorsque ceux-ci avaient déterminé des fistules et s'y étaient engagés.

Good (3) prêchait l'abstention de toute intervention chirurgicale : « Autrefois, disait-il, quand on soupçonnait la vésicule d'être « complètement pleine, que ses parois étaient épaissies par une « irritation continue, que les concrétions étaient trop volumineuses « pour être expulsées et que la douleur était continue et intense, « on essaya de les enlever en ouvrant la vésicule. Mais, en géné- « ral, l'opération n'a pas répondu au but cherché et a été suivie de « la reproduction des calculs, de sorte que Morgagni et plusieurs « autres auteurs distingués ont repoussé l'emploi du bistouri et « qu'on n'y a plus recours aujourd'hui. »

Sébastian (4), reprenant le procédé de Richter, conseille d'inciser la paroi abdominale couche par couche, jusqu'au péritoine, et de provoquer ensuite la formation d'adhérences par des applications de potasse caustique ou en faisant une ponction avec un trocart dont on laisserait la canule en place pendant plusieurs jours ; ensuite on extrait les calculs avec des pinces. Il rapporte une observation de Cheselden où cet auteur aurait incisé la vésicule et extrait des calculs.

En 1829, Campaignac (5) faisait des expériences sur la ligature du col de la vésicule, et arrivait à des conclusions bien hardies

---

(1) PORTAL. — *Observations sur la nature et le traitement des maladies du foie*, 1813, p. 92.

(2) DELPECH. — *Précis des maladies chirurgicales*, Paris, 1816, t. II, p. 189.

(3) GOOD. — *Study of Medicine*, 1825, 2e éd. t. I, p. 420.

(4) SÉBASTIAN. — *De hydrapea vesica felleæ*, Heidelberg, 1828.

(5) CAMPAIGNAC. — *Journal hebdomadaire de médecine*, 1829, t. II, p. 217.

pour l'époque : « La ligature de la vésicule pourrait, à l'aide de la « ligature partielle, être pratiquée même dans les cas où cette « poche ne serait pas adhérente aux parois de l'abdomen. Suppo- « sons que des calculs biliaires nombreux, appréciables au toucher « à travers les parois du ventre, entretiennent depuis longtemps « une irritation du foie, du réservoir cystique, et déterminent des « accidents graves. Quelle sera la conduite à tenir dans ce cas ? « On pourra, je pense, extraire les calculs et s'opposer à l'issue de « la bile par une ligature partielle, ou, si l'on aime mieux, lier le « canal cystique, de sorte que la bile, ne parvenant plus dans la « vésicule, ce réservoir, à son tour, ne pourra plus désormais « devenir le siège de nouvelles concrétions, et la guérison sera « radicale. »

Boyer (1) indiquait les règles suivantes : « On ferait, dans le lieu « où l'on présumait que la vésicule est adhérente, une incision « oblique et longue d'un pouce et demi, d'abord aux parties subja- « centes jusqu'à la vésicule, on inciserait ensuite cette poche près « des limites de son adhérence, qu'il serait facile alors de con- « naître. Cette incision serait d'une moindre étendue que la « section extérieure, et, en raison du volume de la tumeur, « assez grande toutefois pour faciliter l'issue de l'humeur et « des pierres. »

Carré (2), dans sa thèse inaugurale, soutenue en 1833, n'apporte aucune idée nouvelle, mais se déclare partisan résolu de l'intervention chirurgicale ; on trouve dans son travail cette phrase qui a dû paraître une hérésie à cette époque : « La crainte d'inté- « resser le péritoine pourrait arrêter les anciens chirurgiens, mais « aujourd'hui qu'on l'incise si souvent avec succès, dans les opé- « rations de hernies, il nous est permis de ne plus être aussi « timides. »

En 1840, Meersmann (3) publiait l'observation d'un calcul biliaire énorme qui avait déterminé un abcès de la vésicule et qu'il retira en incisant cet organe, ce qui amena la guérison de la malade.

En 1842, Klemm (4) rapportait l'observation d'une tumeur fluctuante située à l'hypochondre droit et qui n'était autre que la vésicule biliaire. Il y fit une incision et en retira un calcul gros comme un œuf d'oie.

---

(1) Boyer. — *Traité des maladies chirurgicales*, Paris, 1831, t. VII, p. 580.

(2) Carré. — *Thèse de Paris*, 1833, n° 208.

(3) Meersmann. — *Gazette médicale de Paris*, 1840, p. 265.

(4) Klemm. — *Berliner Medicinische central Zeitung*, 1842.

Au sixième Congrès des savants italiens, tenu à Milan en 1842, Bancalari (1) entretint l'assemblée de quelques cas d'abcès du foie et en particulier d'un cas qu'il a guéri grâce à l'ouverture externe de la tumeur. Par ce traitement, non seulement il donna issue à une grande quantité de pus, mais aussi à une quantité considérable de calculs biliaires, dont le volume variait depuis celui d'un grain de blé jusqu'à celui d'une petite noix. La guérison a été complète. Aussi conseille-t-il aux médecins de ne pas hésiter à employer le même procédé.

Cette communication donna lieu à une discussion que nous résumerons brièvement.

Pagani affirma que ces exemples n'étaient pas rares dans la pratique chirurgicale, et que les chirurgiens italiens connaissaient parfaitement le traitement de la tumeur par l'incision externe. Il rapporte en même temps deux observations personnelles. A propos des adhérences, il trouve qu'il est parfois preférable d'employer le bistouri plutôt que la potasse caustique, parce que celle-ci ne pénètre pas assez dans les tissus et qu'alors elle ne remplit pas le but que l'on cherche.

Rossi fit observer qu'il était nécessaire, avant d'ouvrir ces tumeurs, de s'assurer de ce qu'elles contenaient, en faisant une ponction exploratrice avec une aiguille à cataracte.

Au Congrès des savants italiens, tenu à Gênes en 1846, Rossi (2) fit une communication sur une opération qu'il appela cystifelléotomie. Il fut donc le premier qui donna un nom à l'opération dont nous nous occupons. Il fit remarquer que la nature, en rapprochant la poche kystique des parois abdominales, et en l'y faisant adhérer, semblait inviter le chirurgien à en faire l'incision. Il rapportait une observation personnelle suivie de guérison. Il conclut d'une façon très nette que, dans le cas d'abcès biliaire, on doit pratiquer la cystifelléotomie, et que, bien qu'il en reste une fistule, cela vaut encore mieux que de faire courir au malade le risque d'un épanchement de bile dans l'abdomen.

En 1847, Santo Nobili (3) rapportait une observation d'incision de la vésicule après emploi préalable d'un cautère pour déterminer des adhérences. Son malade guérit.

En 1849, Obré fit une incision de la vésicule, dans un cas de

---

(1) *Annali universali di Medicina*, 1845, 3e série, t. 17, p. 287.

(2) Rossi. — *Annali universali di Medicina*, 1847, 3e série, t. 25, p. 215.

(3) Santo Nobili. — *Annali universali di Medicina*, 1847, 3e série. t. 35, p. 349.

tumeur biliaire indolente. Il donna issue à du pus et à de la bile. Le malade guérit complètement.

Fauconneau-Dufresne (1) publiait en 1851 ses beaux travaux sur la bile, mais s'occupait relativement peu de la question de l'ouverture de la vésicule. Toutefois, loin d'en être l'adversaire, il la conseillait après avoir préalablement provoqué des adhérences.

En 1857, Pepper (2) publia l'observation d'un malade portant une distension énorme de la vésicule biliaire, déterminée par une matière puriforme et par la présence de calculs. Ce malade était atteint de cancer et mourut. L'auteur s'était borné à faire une ponction exploratrice, qui fut suivie d'une amélioration temporaire, et il avoue « qu'il est évident qu'il eût été nécessaire de faire « une large ouverture, pour permettre l'issue du liquide visqueux. » Il conseille alors, dans ces cas, de provoquer la formation d'adhérences, soit par l'application d'un caustique, soit en remplissant la plaie de charpie. Pour lui, malgré les précautions ci-dessus, « il « faut admettre que la cystotomie n'est pas sans danger, à ce point « que beaucoup préfèrent attendre l'ouverture spontanée du kyste « ou du moins qu'il se soit formé un abcès externe. Il ne faut pas « oublier que le trouble pathologique existant dans la vésicule « suit son cours, et qu'il y a danger constant de rupture dans le « péritoine; aussi, toute intervention chirurgicale doit elle se faire « de bonne heure. »

II. Deuxième Période.

1° Précurseurs de Marion Sims :

Thudichum — Bobbs — Maunder.

Pour la première fois, en 1859, Thudichum (3) proposait d'adopter le manuel opératoire tel qu'il existe aujourd'hui. Dans le cas de lithiase biliaire bien caractérisée et lorsque des calculs avaient été rendus auparavant par l'anus, il conseillait de faire, au bord inférieur du foie, une incision assez grande pour permettre à

---

(1) Fauconneau-Dufresne. — *Traité de l'affection calculeuse du foie*, Paris, 1851, pp. 317 et 349.

(2) Pepper. — *American journal of the medical sciences*, 1857, p. 14.

(3) Thudichum. — *Loc. cit.*

l'index d'être introduit dans la cavité abdominale, afin de s'assurer de la présence de concrétions. Dans le cas où il en existait, il conseillait de fixer la vésicule biliaire au moyen de sutures, et, dix jours après, de faire l'incision de la paroi vésiculaire, ensuite de broyer les calculs avec un lithotripteur s'il en était besoin.

En 1863, le professeur Richet (1) eut l'occasion de faire l'ouverture de la vésicule, et il rapporte le fait en ces termes : « Je n'ai eu « qu'une fois l'occasion d'avoir affaire à l'adhérence spontanée de « la vésicule et son inflammation avait préparé la voie. J'ouvris « l'abcès, et, par l'ouverture, je pus extraire les calculs, tous d'une « grosseur égale à celle d'une châtaigne et taillés à facettes. L'opé- « ration, pratiquée à la Pitié, en 1863, eut un plein succès, et je « viens, par hasard (août 1871), de revoir cette femme très bien « portante. Il est bien clair, d'ailleurs, que s'il devenait indispen- « sable de pratiquer cette ouverture en dehors de toute inflamma- « tion préalable, ici, comme pour les abcès du foie et les kystes « hydatiques, il faudrait s'assurer d'abord de l'adhérence des deux « parois viscérale et pariétale du péritoine, soit par l'incision, soit « par l'application du caustique de Vienne ou du chlorure de zinc, « soit par l'acupuncture. »

Bobbs (2), d'Indianopolis, fut le premier qui incisa la vésicule sans avoir provoqué des adhérences et sans que celle-ci ait été adhérente à la paroi. Il pratiqua cette opération chez une femme qui portait une tumeur abdominale volumineuse. Il fit donc, en réalité, une incision exploratrice, sans avoir l'intention arrêtée d'avance d'ouvrir la vésicule. Ce n'est qu'après avoir mis la tumeur à nu qu'il en reconnut l'origine et qu'il en fit l'incision.

Maunder (3), en 1872, communiqua à la Société clinique de Londres une observation de mort due à la présence des calculs bilaires. Il émit l'opinion qu'en raison des souffrances atroces qu'avait endurées la malade, il ne voyait pas pourquoi, dans de pareils cas, on ne ferait pas une incision au niveau de la vésicule, puis la suture de ses bords à ceux de la plaie abdominale. Lorsqu'après cela des adhérences se seraient formées, on ouvrirait la vésicule et on retirerait les calculs. En faisant l'autopsie de cette malade, il se livra à des expériences dont le résultat fut tel qu'il résolut de mettre son idée à exécution à la première occasion.

---

(1) Richet. — *Anatomie médico-chirurgicale.*

(2) Bobbs. — *Transactions of the Indiana state medical society*, 1868.

(3) Maunder. — *British medical journal*, 1876, t. II, p. 604.

2° De 1878-1888.

Marion Sims (1) fut le premier qui incisa la vésicule dans le but déterminé d'avance d'en extraire des calculs. Ce fut également lui qui donna à cette opération le nom qu'elle a gardé de *Cholécystotomie.*

Son procédé fut le suivant. Après avoir ouvert le péritoine et vidé en partie la vésicule biliaire par aspiration, il l'attira au dehors, l'ouvrit avec des ciseaux, en vida le contenu, retira les calculs avec des pinces et sutura les bords de la plaie vésiculaire à ceux de la plaie abdominale.

Peu de temps après la publication de cette observation, deux chirurgiens, Blodgett (2) et Brown (3), revendiquèrent chacun la priorité, comme ayant fait une cholécystotomie avant Sims. Leur réclamation n'avait aucun fondement, car la malade de Blodgett mourut avant que l'opération n'ait été achevée, et Brown ne termina pas la sienne ; il referma la plaie abdominale sans avoir touché à la vésicule. En outre, quand bien même leur réclamation eût été fondée, il ne serait pas possible de leur attribuer la priorité, attendu qu'ils n'avaient pas publié leurs observations, et que, dans les litiges de ce genre, la priorité appartient toujours à celui qui publie la première observation.

A partir de ce moment, les observations de cholécystotomie vont se succéder de plus en plus. Mais, à mesure que l'opération pénètre dans le domaine chirurgical, nous allons assister à des tentatives de perfectionnements, sous forme de modifications apportées aux procédés de Sims.

En 1880, Winiwarter (4), se trouvant en présence d'une occlusion du canal cholédoque, et ne voulant pas adopter le procédé de Sims, qui exposait la malade à garder une fistule biliaire permanente, imagina d'établir une communication entre la vésicule et l'intestin, de façon à fournir une voie d'issue à la bile. La conception de cette idée était très ingénieuse, mais la réalisation le fut beaucoup moins, bien que le succès vint couronner sa tentative ; car il commença son opération le 20 juillet 1880 et ne l'acheva que le 14 novembre 1881 (près de seize mois !). Il avoue qu'à

(1) M. Sims. — *British medical journal,* 8 juin 1878, t. I, p. 811.

(2) Blodgett. — *Homeopathic times,* N. York, 1879-80, p. 83.

(3) Brown. — *British medical journal,* 21 déc. 1878, p. 916.

(4) Winiwarter. — *Prager Medicinische Wochenschrift,* 1882, nos 21-22.

l'avenir il modifiera son procédé de façon à le rendre plus expéditif.

En 1883, Georges Harley (1) proposait, après avoir ouvert la vésicule, d'établir une communication vésiculo-duodénale, en appliquant un caustique sur la paroi vésiculaire, après que celle-ci aurait été adossée au duodénum par une couronne de sutures.

En 1884, Gaston d'Atlanta (2), sans avoir connaissance de l'observation de Winiwarter ni de la proposition de Harley, entreprenait des expériences sur les chiens, pour arriver à démontrer la possibilité d'établir cette communication et de pratiquer ce qu'il appelait la *duodéno-cholécystotomie*. Mais ses expériences étaient tellement défectueuses qu'il fut impossible d'en tenir compte.

Tout dernièrement, Kappler (3) vint perfectionner ce procédé et le rendre pratique, en faisant avec un plein succès une entéro-cholécystostomie, à la suite de laquelle le malade se levait au bout de de dix-sept jours.

En 1883, Meredith (4), sur les conseils de Spencer Wels, pratiquait la cholécystotomie à suture perdue; mais le succès ne venait pas couronner son audace, car la malade était rapidement enlevée par péritonite.

Parmi les travaux publiés sur la cholécystotomie, nous citerons : les Revues critiques de Brun (5), de Mannoury (6); les thèses de Duriau (7), de Denucé (8); les Mémoires de Witzel (9), de Roth (10), de Musser et Keen (11), d'Hofmokl (12), de de Page (13).

---

(1) HARLEY. — *Disease of the liver*, London. 1883.

(2) GASTON. — *De la Duodéno-cholécystotomie*, trad. franç. par P. Rodet, *Journal de Médecine de Paris*. Octobre 1886.

(3) KAPPLER. — *Correspondenz Blatt für Schweizer Aerzte*, 1er sept. 1887.

(4) MEREDITH. — *British medical journal*, 28 février 1885, p. 431.

(5) BRUN. — *Archives générales de médecine*, Fév. 1885, p. 200.

(6) MANNOURY. — *Progrès médical*, 4 avril 1885, n° 14, p. 272.

(7) DURIAU. — *Thèses de Paris*, 1885, n° 267.

(8) DENUCÉ. — *Tumeurs et calculs de la vésicule biliaire*, Paris. 1886.

(9) WITZEL. — *Deutsche Zeitchrift für chirurgie*, 24 sept. 1884, t. 21, p. 159.

(10) ROTH. — *Archives de Langenbeck*, 1885, XXXII, n° 1.

(11) MUSSER et KEEN. — *Americ. journal of med. sciences*, Octobre 1884, p. 333.

(12) HOFMOKL. — *Wiener med. Press*, 1885, nos 48 à 50.

(13) DE PAGE. — *De l'intervention chirurgicale dans la lithiase biliaire*, Bruxelles, 1889.

Table donnant le résumé des 100 premières opérations de Cholécystotomie.

AUTEURS	AGE	SEXE	ANTÉCÉDENTS ET ÉTAT AU MOMENT DE L'OPÉRATION	DIAGNOSTIC	ETAT CONSTATÉ PAR L'OPÉRATION OU A L'AUTOPSIE	PROCÉDÉ OPÉRATOIRE	RÉSULTATS	CAUSES DE MORT
Bobbs	30	F	Depuis quatre ans, petite tumeur dans la région iliaque droite, qui augmenta lentement pendant trois ans, puis rapidement tout à coup ; difficile à délimiter. Pas de rapports avec les organes génitaux internes. Elle a le siège et l'aspect d'une tumeur ovarienne.	Tumeur de l'ovaire	Epiploon épaissi et adhérent aux parois. Ne pouvant le détacher, on y fait une boutonnière pour y passer le doigt. Quelques adhérences. On contourne la tumeur par en haut, mais on ne sent ni pédicule ni point d'attache. On agrandit alors l'incision. La tumeur a l'aspect d'une hydatide. Après l'avoir vidée on voit qu'elle est attachée au foie.	Incision abdominale. On attire la tumeur au dehors. Incision à son bord inférieur par laquelle s'écoule un liquide limpide entraînant plusieurs calculs du volume d'une bille. Après l'avoir vidée, et avoir reconnu que c'était la vésicule biliaire, on suture la plaie vésiculaire et on abandonne l'organe dans la cavité abdominale; puis on suture la plaie pariétale.	G	
Sims	45	F	Depuis un an, douleur dans l'hypochondre droit quand elle se baissait. Ictère tout d'un coup; gonflement énorme vers le bord inférieur du foie. Evacuation presque continue de sang par le rectum. Huit jours après l'apparition de l'Ictère, violentes démangeaisons à la peau, au point d'empêcher le sommeil. Vomissements. Le gonflement augmente et l'on aperçoit nettement la forme d'une tumeur qui était le siège des douleurs. L'augmentation s'accentue au point que la tumeur remplit l'hypochondre droit, dépassant de beaucoup l'ombilic en bas. Elle était ovale et légèrement mobile latéralement. A la palpation elle était sensible, dure, et tendue à tel point que la fluctuation en était masquée. Aspiration de la tumeur et évacuation de 960 gr. de liquide où l'analyse ne révèle ni bile ni hydatide. Disparition des démangeaisons qui reviennent au bout de deux jours. Garde-robes fétides et décolorées. Affaiblissement marqué,	Tumeur kystique en rapport avec le foie : soit 1° Kyste hydatique. soit 2° Hydropisie de la vésicule biliaire.	*Autopsie.* Il s'écoule un liquide brunâtre par l'orifice de la fistule. Plaie abdominale cicatrisée; pas de suppuration dans les points de suture. Dans la vésicule on trouve 16 calculs dont les plus gros avaient le volume d'un œuf de pigeon. Parois de la vésicule très épaissies, canal cholédoque perméable. En faisant une section dans la substance du foie, il s'écoule de grandes quantités de sérosité, et les canaux biliaires sont tellement augmentés de volume qu'on peut les distinguer à l'œil nu. L'estomac et l'intestin renferment du liquide marc de café.	Incision de 75 m/m parallèle à la ligne blanche sur la partie la plus saillante de la tumeur, à 75 m/m à droite de l'ombilic, à l'ouverture du péritoine; il s'écoule 150 gr. de sérosité. Ponction de la tumeur et évacuation de 720 gr. de liquide. On attire la poche au dehors, et, en contournant ses faces avec le doigt, on s'assure que c'est bien la vésicule.— Incision de la vésicule de 5 c/m et lavage de la cavité. — Evacuation de 60 gr. de liquide brunâtre épais, contenant une grande quantité de mucus et extraction de 60 calculs. Excision de la paroi vésiculaire située au dehors et fixation de celle-ci à l'angle supérieur de la plaie, à l'aide de huit sutures. Suture de l'incision abdominale. Durée 1 h. 16.	M	Epuisement causé par la longue durée de la maladie et les hémorrhagies répétées.

Nos	DATES	AUTEURS	AGE	SEXE	ANTÉCÉDENTS ET ÉTAT AU MOMENT DE L'OPÉRATION	DIAGNOSTIC	ÉTAT CONSTATÉ PAR L'OPÉRATION OU A L'AUTOPSIE	PROCÉDÉ OPÉRATOIRE	RÉSULTts	OBSERVATIONS
3	1878	Kocher	30	F	Voussure sphérique à droite, se déplaçant avec les mouvements du diaphragme, se perdant en haut sous le bord des côtes. Très mobile, au point qu'on peut la repousser en haut, assez loin pour que son bord inférieur se trouve au niveau de l'ombilic. Forme ovale allongée. Consistance ferme. Surface unie. Pas de démarcation nette avec le foie. Aucuns rapports avec les organes pelviens. La ponction donne issue à du liquide purulent contenant des détritus et de la graisse. A deux reprises différentes, violentes douleurs d'estomac, avec irradiation vers la tumeur. Vomissements et ictère généralisé.	1° Kyste de l'ovaire. 2° Rein mobile. 3° Empyème de la vésicule causé par l'obstruction du canal cystique par un calcul.	Les parois de la tumeur ont 1cm d'épaisseur. Le pus qui fut évacué avait l'odeur particulière aux produits de décomposition.	Procédé en deux temps.	G	
4	1879	Kœnn.	60	F	Douleurs sourdes entre les épaules, puis douleurs aiguës dans l'hypochondre droit avec inappétence, vomissements, constipation, etc, au bout de quelque temps, ictère. Foie hypertrophié. Cavité hépatique augmentée. Au-dessous du foie, tumeur molle, de forme sphérique, de 10 à 12cm de diamètre. La ponction donne issue à du liquide foncé où l'on reconnaît la présence de la bile. 2e ponction avec issue de 300 gr. de liquide. Impossible de trouver des calculs ; la tumeur augmente de volume, elle remplit presque tout le flanc droit, on peut la saisir entre les mains.		La tumeur a l'aspect d'une masse sphérique, s'allongeant jusque sous la face inférieure du foie, légères adhérences. Ponction et issue de 240 gr. de liquide foncé. Pas de calculs. *Autopsie*. Foie hypertrophié, son tissu est en état de désagrégation. Le canal hépatique dilaté admet l'index. La vésicule mesure 15cm.	Procédé de Sims	M	Hémorrhagies épuisement et shock
5	1879	Tait	40	F	Douleurs spasmodiques violentes dans le côté droit, augmentant lorsqu'elle levait des fardeaux. Puis, gonflement au niveau du siége de la douleur. Inappétence, vomissements, constipation, amaigrissement. Tumeur triangulaire, ferme, élastique, sans fluctuation, sensible au toucher, mobile latéralement, entourée de la résonnance intestinale.	1° Distension kystique d'un rein flottant. 2° Tumeur de la tête du pancréas. 3° Hydropisie de la vésicule biliaire.	Gros calcul en liberté, et calcul enchâtonné dans le canal cystique.	Procédé de Sims	G	
6	1880	Winiwarter	34	H	Symptômes de pérityphlite, selles décolorées, tumeur indolente, urine ictérique.	Occlusion du canal cholédoque.	En 15 jours, 4 ponctions avec issue de 6 litres de bile.	Entéro-Cholécystostomie.	G	L'opération a duré près de 16 mois.

Nos	DATES	AUTEURS	AGE	SEXE	ANTÉCÉDENTS ET ÉTAT AU MOMENT DE L'OPÉRATION	DIAGNOSTIC	ÉTAT CONSTATÉ PAR L'OPÉRATION OU A L'AUTOPSIE	PROCÉDÉ OPÉRATre	RÉSULTts	OBSERVATns
7	1881	Péan	40		Depuis trois ans, crises de coliques hépatiques intenses avec frissons. Pas d'ictère. Troubles gastriques très accusés depuis une année. Alors, apparition d'une tumeur du volume d'une noix au niveau du bord extérieur du muscle droit antérieur, à droite, à hauteur de l'ombilic. Peu à peu, cette tumeur qui était arrondie et profonde s'est allongée dans le sens vertical et s'est rapprochée de la peau. Il y a quatre mois, elle s'est ouverte spontanément à égale distance de l'ombilic et de la crête iliaque, en donnant issue à un liquide blanchâtre, un peu visqueux, transparent comme la salive. Il s'en écoule environ 25 à 30 gr. dans les pièces de pansement. L'analyse ne donne aucun renseignement.	Kyste sous-péritonéal enflammé et suppuré.	Calcul biliaire du volume d'une châtaigne dans le fascia sous-péritonéal. Adhérence du fond de la vésicule. Extraction de plusieurs autres petits calculs.	Procédé de Sims	G	La fistule dura plusieurs mois et nécessita des cautérisations fréquentes avec le nitrate d'argent et le rapprochement des bords de la fistule avec des bandelettes collodionnées.
8	1881	Tait	55	F		Suppuration de la vésicule.		Procédé de Sims	G	
9	1881	Burke	18	H	Douleur très vive dans le ventre toutes les fois qu'il se redressait. Petite tumeur fluctuante au-dessous et à droite du cartilage cunéiforme, du volume d'un œuf de cane. Ictère. Pas de constipation.	Abcès de la vésicule	Issue d'une grande quantité de pus et de bile.	Procédé de Sims	G	
10	1882	Rosenbach	47	F	Tumeur grosse comme le poing, lisse, fluctuante, à extrémité inférieure facile à délimiter, paraissant fixée à son extrémité supérieure située au niveau du flanc droit. Pas de déplacement appréciable dans les mouvements respiratoires.		La vésicule contient du liquide clair. Issue de 40 calculs.	Procédé en 2 temps	G	
11	1882	Ransohoff	76	H	Foie débordant de 6 cm. Tumeur du volume du poing, lisse, globulaire, mobile, pas de douleur.	Occlusion du cholédoque par un cancer ou un calcul.	La vésicule contenait deux gros calculs pesant, l'un 72 gr., l'autre 8 gr. L'un d'eux était enclavé dans le canal cystique. Plusieurs autres pesaient de 20 à 40 centigrammes.	Procédé de Sims	M	Mort 36 jours après l'opération, probablement par shock et lésions du foie
12	1882	Keith	20	F	Deux ans auparavant, augmentation du volume de l'abdomen. Pas d'ictère ni de bile dans l'urine. Tumeur du volume d'une tête de fœtus.	Tumeur de l'ovaire	A la ponction, issue de 16 litres de liquide jaunâtre, puis d'un liquide gélatiniforme et, enfin, de la bile épaisse.	Procédé de Sims	G	La fistule persista un mois et demi.

12	1882	Keith	20	F	[illegible]	[illegible]	[illegible]	[illegible]	[illegible]	

Nos	DATES	AUTEURS	AGE	SEXE	ANTÉCÉDENTS ET ÉTAT AU MOMENT DE L'OPÉRATION	DIAGNOSTIC	ÉTAT CONSTATÉ PAR L'OPÉRATION OU A L'AUTOPSIE	PROCÉDÉ OPÉRATOIRE	RÉSULTATS	OBSE
13	1882	Trendelenburg	47	F		Kyste de l'épiploon ou hydronéphrose.	Extraction de 40 calculs.	Procédé en deux temps	G	
14	1882	Tait	53	F	Pas de symptômes hépatiques. La tumeur occupe la partie antéro-supérieure de l'abdomen.	Kyste adhérent au foie.		Procédé de Sims	G	La f un moi
15	1882	Tait	28	F	Accès douloureux du côté droit. Tumeur mobile dans l'hypochondre droit. Pas d'ictère.	Distension de la vésicule par un calcul.	La vésicule renfermait 80 calculs. On évacua un demi-litre de mucus glaireux.	Procédé de Sims	G	Fistule
16	1882	Tait	39	F	Violents accès de coliques hépatiques, tumeur dans la région de la vésicule.	Distension de la vésicule.	Evacuation de 16 calculs pesant de 0,75 à 1 gr. 25.	Procédé de Sims	G	
17	1883	Tait	38	F		Distension de la vésicule.		Procédé de Sims	G	
18	1883	Tait	35	F		Lithiase biliaire.		Procédé de Sims	G	
19	1883	Tait	42	F		Lithiase biliaire		Procédé de Sims	G	
20	1883	Tait	66	F		Distension de la vésicule.		Procédé de Sims	G	
21	1883	Tait	44	F		Lithiase biliaire		Procédé de Sims	G	
22	1883	Tait	44	F		Lithiase biliaire		Procédé de Sims	G	
23	1883	Kœnig	47	F	Tumeur dans la région du foie.	Hydropisie de la vésicule.	Calcul enchâtonné dans le canal cystique.	Procédé de Sims	G	
24	1883	Burke	50	F	Douleurs très vives dans la région hypocondriaque droite, qui est très sensible au toucher. Jamais d'ictère.		Evacuation de 50 calculs.	Procédé de Sims	G	

[DA]TES	AUTEURS	AGE	SEXE	ANTÉCÉDENTS ET ÉTAT AU MOMENT DE L'OPÉRATION	DIAGNOSTIC	ÉTAT CONSTATÉ PAR L'OPÉRATION OU A L'AUTOPSIE	PROCÉDÉ OPÉRAT^re	RÉSULT^ts	OBSERVATIONS
83	Savage		H	Tumeur du foie depuis plusieurs années.	Kyste hydatique	Evacuation de 44 calculs.	Procédé de Sims	G	
83	Meredith	59	F	Douleurs dans le flanc droit, pas de coliques hépatiques ni d'ictère. Tumeur mobile douloureuse à la pression, urine normale. Six mois plus tard, tumeur fixe sensible.		La ponction donne issue à de la bile épaisse dont quelques gouttes tombent dans la cavité péritonéale. Extraction de calculs pesant 33 grammes. *Autopsie.* Présence de la bile dans les anses intestinales.	Procédé de Sp. Wells	M	Péritonite
83	Gairdner	38	F	Tumeur fluctuante dans la région iliaque droite donnant issue à du pus lors d'une ponction exploratrice. Pas d'ictère. Urine safran. Selles décolorées.	Kyste hydatique	La vésicule contenait du pus et des calculs pesant en tout 5 gr. 70.	Procédé de Sims	G	
83	Wood	31	H	Tumeur douloureuse dans la région du foie. Signes d'inflammation.	Empyème de la vésicule	Pus dans la paroi abdominale. Adhérences partielles. Occlusion du canal cystique.	Procédé de Sims	G	
83	Müsser et Keenn	31	H	Dyspepsie, ictère persistant. Douleurs dans la partie supérieure de l'abdomen. Selles liquides, décolorées. Amaigrissement. Matité hépatique s'étendant du 5e espace intercostal jusqu'à 12^mm au-dessous du rebord des côtes. Urines bilieuses. Démangeaissns très vives, fièvre, vomissements marc de café. Epistaxis. Au-dessous et à droite de l'ombilic, tumeur de 5 cm. de diamètre, ronde, élastique, molle, légèrement sensible, bien délimitable. Entre la matité du foie et celle de la tumeur, espace de 5 cm. Ponction exploratrice donne issue à du liquide séreux sans crochets.		Pas de calculs dans la vésicule. Impossible de trouver le canal cystique. *Autopsie.* Adhérence parfaite de la vésicule à la paroi et réunion complète de la plaie. La vésicule a le volume du poing. Le canal cystique est gros comme un crayon. Le cholédoque est très dilaté, de même que les canaux intra-hépatiques; le tissu du foie est en état de désagrégation. La muqueuse duodénale est épaissie, gonflée, et obstruait les conduits biliaires.	Procédé de Sims	M	La mort arriva par épuisement au bout de huit jours.
83	Boeckel	61	F	Ictère chronique datant de 5 ans. Coliques hépatiques. Foie légèrement augmenté de volume. Léger empâtement au niveau des côtes droites. Pas de tumeur.	Lithiase biliaire	Extraction d'un calcul à facettes. *Autopsie.* Dilatation considérable des gros canaux biliaires. Le cholédoque est bouché à son orifice duodénal par un calcul. Les canaux intra-hépatiques sont remplis de sables biliaires.	Procédé de Sims	M	Occlusion du cholédoque

Nos	DATES	AUTEURS	AGE	SEXE	ANTÉCÉDENTS ET ÉTAT AU MOMENT DE L'OPÉRATION	DIAGNOSTIC	ÉTAT CONSTATÉ PAR L'OPÉRATION OU A L'AUTOPSIE	PROCÉDÉ OPÉRATOIRE	RÉSULTts	OBSERVATI
31	1884	Mac-Gill		H	Tumeur dans la région de la vésicule mobile dans les mouvements respiratoires.	Distension de la vésicule par des calculs.	Extraction d'un calcul de la grosseur d'un œuf de pigeon enclavé dans le canal cystique.	Procédé de Sims	G	
32	1884	Bernays	46	F	Fréquents accès de douleur avec nausées, vomissements. Il y a 3 ans. Gonflement dur au niveau de la vésicule, lequel a augmenté depuis 6 mois. Tumeur lisse, dure, mobile dans toutes les directions.	1° Rein flottant. 2° Tumeur épiploïque ou mésentérique.			G	
33	1884	Courvoisier	64	F	Ictère subit sans douleur ni fièvre, selles décolorées. Démangeaisons très violentes à la peau. Amaigrissement. Matité hépatique descend jusqu'à trois travers de doigt au-dessous des côtes. Pas de douleur à la pression. Tumeur pyriforme, élastique, s'étendant à un travers de main au-dessous de la symphyse.	Hydropisie de la vésicule.	Tumeur fluctuante recouverte de nombreuses ramifications vasculaires. Extraction de 11 calculs, évacuation de 4 à 5 litres de liquide. *Autopsie.* Le canal cystique est obstrué par une cicatrice blanchâtre, au-dessus de laquelle est un calcul qui comprimait sans doute le canal hépatique ou le cholédoque. La vésicule est en état d'hydropisie.	Procédé à suture perdue	G	Un mois la sortie de pital, mort pneumonie.
34	1884	Tait	62	F		Lithiase biliaire.		Procédé de Sims	G	
35	1884	Tait	45	F		Lithiase biliaire.		Procédé de Sims	G	
36	1884	Tait	36	F		Lithiase biliaire.		Procédé de Sims	G	
37	1884	Tait	63	F		Lithiase biliaire.		Procédé de Sims	G	
38	1884	Taylor	43	F	Accidents dyspeptiques et gastralgiques, tumeur au côté droit de l'abdomen, arrondie, mobile, située à droite de l'ombilic, sans rapport avec le foie ou le rein. Ni ictère, ni constipation.	Tumeur de l'épiploon probablement cancéreuse.	Evacuation de 200 gr. de mucopus. Pas de calculs. Muqueuse à colonne. Oblitération du canal cystique par une inflammation ancienne.	Procédé de Sims	G	
39	1884	Langenbuch							G	

ES	AUTEURS	AGE	SEXE	ANTÉCÉDENTS ET ÉTAT AU MOMENT DE L'OPÉRATION	DIAGNOSTIC	ÉTAT CONSTATÉ PAR L'OPÉRATION OU A L'AUTOPSIE	PROCÉDÉ OPÉRATOIRE	RÉSULT.ts	OBSERVATIONS
4	Kuster	48	H	Coliques hépatiques devenues intolérables.	Hydropisie de la vésicule	Extraction de nombreux calculs. Résection d'une partie des parois de la vésicule présentant une ulcération. Mais il existait avant l'opération de la péritonite causée par la rupture de l'abcès vésiculaire dans le péritoine.	Procédé à suture perdue	M	Péritonite existant avant l'opération.
	Kuster		H	Tumeur dans l'hypocondre droit.	Hydronéphrose ou Hydropisie de la vésicule	Dans les premiers jours qui ont suivi l'opération, on pouvait sentir la vésicule fortement distendue. Extraction de deux calculs. La vésicule a la grosseur d'une tête d'enfant.	Procédé à suture perdue	G	
	Wright	44	H	Douleur dans l'aîne droite entre le rein et la vessie. Pas d'ictère. Pas de tumeur. Urine trouble.	Calcul dans l'uretère	*Autopsie.* Vésicule très augmentée de volume, adhérant à la paroi abdominale, ne contenant ni bile ni calculs. Canal cystique obstrué par la flexion résultant de la situation du foie qui était abaissé et dévié à droite. Calcul dans le bassinet droit. L'opération permit d'extraire un calcul gros comme un œuf de pigeon.	Procédé de Sims	M	Péritonite.
	Tait	50	F	Douleur prolongée au niveau du foie. Troubles gastriques, malaises généraux. Au-dessous du foie, tumeur ferme, élastique, mobile latéralement et dans presque toutes les directions, variant de volume de temps en temps au point de ne pouvoir être parfois reconnue.	Distension de la vésicule par un calcul enchâtonné.	Extraction d'un calcul situé au col de la vésicule.	Procédé de Sims	G	
	Tait	47	F		Lithiase biliaire		Procédé de Sims	G	
	Tait	31	F		Lithiase biliaire		Procédé de Sims	G	
	Tait	48	H	Coliques hépatiques de temps en temps. Tumeur mal limitée dans la	Obtruction du canal cystique	On ne trouve aucun calcul.	Procédé de Sims	G	

N°s	DATES	AUTEURS	AGE	SEXE	ANTÉCÉDENTS ET ÉTAT AU MOMENT DE L'OPÉRATION	DIAGNOSTIC	ETAT CONSTATÉ PAR L'OPÉRATION OU A L'AUTOPSIE	PROCÉDÉ OPÉRATOIRE	RÉSULTats	OBSERV
47	1885	Tait	32	F	Coliques hépatiques Tumeur dans la région de la vésicule.	Lithiase biliaire	Vésicule distendue par un gros calcul enchâtonné qu'on dut broyer.	Procédé de Sims	G	
48	1885	Tait	32	F	Symptômes de lithiase. Pas de signes de distension.	Lithiase biliaire	Extraction de 8 calculs.	Procédé de Sims	G	
49	1885	Tait	57	F	Coliques hépatiques.	Lithiase biliaire	Extraction de 84 calculs.	Procédé de Sims	G	
50	1885	Tait	43	H	Symptômes d'abcès du foie. Ictère extrêmement marqué.	Lithiase biliaire Abcès du foie	Vésicule pleine de calculs et contenant du pus. L'ictère persiste après l'opération.	Procédé de Sims	G	Mort après de foie.
51	1885	Parkes	29	F	Depuis 2 ans, accès douloureux au niveau de l'épigastre à droite avec constipation, vomissements. Retour des accès toutes deux semaines. Expulsion de calcul biliaire. Légère teinte ictérique. Matité hépatique dépasse le bord du foie de 75 m/m. Vers le milieu, matité distincte entourée d'une zône de résonnance, excepté à la partie supérieure.	Distension de la vésicule	Issue de 90 à 120 grammes de liquide. Pas de calculs. Quelques jours après l'opération, extraction de 5 calculs pesant 30 grammes.	Procédé de Sims	G	
52	1885	Robson	33	F	Tumeur du volume d'un œuf de poule, causant une sensation de tiraillements et de malaises. Jamais d'ictère.	Distension de la vésicule	Extraction de 8 calculs à facettes. Evacuation de 250 gram. de liquide aqueux. On constate l'occlusion du canal cystique.	Procédé de Sims	G	
53	1885	Robson	22	F	Vomissements persistants, constipation prolongée, tumeur au niveau de l'angle hépatique du côlon.		Evacuation de 250 gram. de liquide clair et de nombreux petits calculs.	Procédé de Sims	G	
54	1885	Keenn	45	H	Coliques hépatiques. Ictère avec démangeaisons très vives. Tumeur sous le bord des côtes, à droite de la ligne médiane. Ponction exploratrice à la suite de laquelle on constate la présence d'un calcul.	Lithiase biliaire	*Autopsie* La cavité abdominale contenait de 180 à 250 gr. de sang. La vésicule était complètement déplacée et située transversalement le le long de la colonne vertébrale et était tout à fait affaissée, aucun liquide ne s'était épanché de la plaie vésiculaire. Extraction de 2 calculs.	Procédé de Sims	M	Shock la longue pération l'hémorr

DATES	AUTEURS	AGE	SEXE	ANTÉCÉDENTS ET ÉTAT AU MOMENT DE L'OPÉRATION	DIAGNOSTIC	ÉTAT CONSTATÉ PAR L'OPÉRATION OU A L'AUTOPSIE	PROCÉDÉ OPÉRATOIRE	RÉSULTAT	OBSERVATIONS
1885	Lange	37	F	Depuis six mois, douleurs très vives dans la région du foie avec irradiation dans le dos, inappétence. Vomissements verts. Affaiblissement profond, teint jaunâtre. Constipation, selles décolorées. Augmentation du volume du foie dont la matité s'étend du 4me espace intercostal jusqu'à 25 m/m au-dessus de l'ombilic. À 10 c/m de la ligne médiane masse du volume d'une orange, juste au-dessous du bord du foie.	Hydropisie de la vésicule	Evacuation de 750 gr. de liquide purulent. Enchâtonnement dans le canal cholédoque d'un calcul qu'on ne put faire rétrograder. *Autopsie.* Cellules hépatiques en état de dégénérescence granulo-graisseuse. À la coupe, le foie présente l'aspect de l'atrophie jaune aigüe.	Procédé à suture perdue	M	Collapsus et destruction des cellules hépatiques.
1885	Alexander	28	F	Douleur dans l'abdomen du côté droit. Pas d'ictère ni de vomissements. Tumeur pyriforme au niveau de la vésicule, mais dix fois plus volumineuse que cet organe.	Hydropisie de la vésicule	La tumeur était recouverte d'un lambeau d'épiploon. Evacuation d'un demi-litre d'un liquide jaunâtre. Pas de calculs.	Procédé de Sims	G	
1885	Félizet	67	F	Coliques hépatiques. Ictère. Tumeur avec crépitation calculeuse descendant jusqu'à l'ombilic, comprimant le côlon et donnant lieu à des accidents d'occlusion intestinale.	Distension de la vésicule	Issue de 200 gr. de magma muco-purulent. Extraction de 24 calculs, puis le lendemain de 21.	Procédé de Sims	G	
1885	Hofmokl	39	F	Ictère à plusieurs reprises. En 1884, coliques hépatiques, puis tumeur sensible à la pression, qui augmente progressivement de volume et devient douloureuse, mobile. Matité à son niveau et résonnance autour. Beaucoup d'indican dans l'urine.	1° Hydropisie de la vésicule. 2° Kyste hydatique du foie ou de l'épiploon.	Evacuation de 150 gr. de liquide trouble. Extraction de 13 calculs. Issue consécutive de 24 autres.	Procédé de Sims.	G	
885	Hutchinson	40	F	Depuis deux ans accès douloureux au niveau du creux de l'estomac. Au-dessus et à droite de l'ombilic, tumeur du volume du poing, non sensible, mais déterminant de la dyspepsie à la moindre pression, mobile latéralement, fluctuante, pas de matité entre elle et le foie. Ni constipation, ni ictère.	Kyste de l'ovaire.	La ponction donne issue à un demi-litre de pus louable ne contenant pas de cristaux, de cholestérine ni aucun élément qui indiquât que la tumeur se rattachait aux voies biliaires. En l'attirant au dehors on sentit un calcul, il en existait un autre qui obstruait le canal cystique.	Procédé de Sims	G	

Nos	DATES	AUTEURS	AGE	SEXE	ANTÉCÉDENTS ET ÉTAT AU MOMENT DE L'OPÉRATION	DIAGNOSTIC	ÉTAT CONSTATÉ PAR L'OPÉRATION OU A L'AUTOPSIE	PROCÉDÉ OPÉRATOIRE	RÉSULTts	OBSERVAT
60	1885	Willett	52	F	Ictère avec démangeaison. Matité hépatique partant de la 4me côte et descendant jusque sur le rebord de la dernière. Au siège de la vésicule, tumeur sphérique, tendue, du volume d'une grosse orange, lisse, délimitable dans toutes les directions, excepté en haut, mobile avec les mouvements respiratoires.		En ouvrant le péritoine, on vit la vésicule distendue qui vint remplir tout l'espace de l'incision. Evacuation de 500 gr. de liquide visqueux pâle. Pas de calculs. Occlusion complète du cholédoque.	Procédé de Sims	G	
61	1886	Buchanan	43	F	Depuis trois mois, symptômes de rétention biliaire, émaciation très marquée. Vomissements presque continus. Tumeur ovoïde s'étendant du bord inférieur du cartilage costal à 2 m/m au-dessus de l'ombilic, légèrement mobile latéralement, ferme, résistante avec sensation d'élasticité profonde plutôt que de fluctuation.	Hydropisie de la vésicule avec rétention probable des calculs	Issue de liquide purulent brun foncé. En introduisant le doigt dans la cavité, on sent des calculs qu'on peut facilement retirer avec une curette. Impossible de pénétrer dans le canal cystique.	Procédé de Sims	G	
62	1886	Tillmann	36	F	Ictère, douleur dans la région hépatique avec émaciation depuis près de 4 mois.	Distension de la vésicule	Extraction de 223 calculs dont le plus gros avait 25 m/m de diamètre. *Autopsie*. Foie parsemé de dépôts de nature maligne. Dans la scissure transverse les canaux étaient complètement obstrués par des néoplasmes.	Procédé de Sims	G	Mort de[...] après l'op[...] d'une affect[...] ligne du fo[...]
63	1886	Parkes		F	Coliques hépatiques depuis 6 ans. Selles décolorées.	Lithiase biliaire	Malgré la longueur de l'incision on ne peut apercevoir la vésicule. Elle était tout à fait adhérente à la face inférieure du foie, très allongée et très épaissie. On peut sentir le canal cholédoque épaissie, tordu comme une corde dure, obstrué par un calcul.	Procédé de Sims	M	Mort par [...]roforme.
64	1886	Carmalt	37	F	Depuis plusieurs années, sensation de tiraillement dans la région du foie. Rein flottant. Tumeur facilement mobile quand le malade changeait de position. Aucun symptôme de gastralgie ni de lithiase biliaire.		Evacuation de 120 grammes de mucus épaissi. Extraction de 5 calculs dont on dut broyer deux.	Procédé de Sims	G	

ATES	AUTEURS	AGE	SEXE	ANTÉCÉDENTS ET ÉTAT AU MOMENT DE L'OPÉRATION	DIAGNOSTIC	ÉTAT CONSTATÉ PAR L'OPÉRATION OU A L'AUTOPSIE	PROCÉDÉ OPÉRATOIRE	RÉSULTᵗˢ	OBSERVATIONS
1886	Obage	42	F	Depuis 20 ans accès de coliques hépatiques. Ictère fréquent. Tumeur ovale du volume du poing, légèrement mobile, suivant les mouvements de la respiration, adhérente au foie. Non fluctuante. La pression la plus légère déterminait des nausées et des douleurs.	Distension de la vésicule due à l'enclavement d'un calcul dans le canal cholédoque.	La tumeur adhérait au foie, au côlon et aux organes voisins, au point qu'on ne pouvait distinguer ces organes les uns des autres. Extraction de 45 calculs. En sondant le cholédoque, on en sentit un volumineux qu'on ne put enlever.	Procédé en deux temps	G	
887	Napier	43	F	Coliques hépatiques, affaiblissement marqué. Tumeur ovoïde, mobile latéralement.	Distension de la vésicule	Issue de liquide brunâtre purulent. Impossible de pénétrer dans le canal cystique. Extraction d'un certain nombre de calculs.	Procédé de Sims	G	
886	Landerer			Coliques hépatiques violentes depuis longtemps.	Lithiase biliaire		Procédé en deux temps	G	
886	Jones				Hydropisie de la vésicule			G	
886	Jansen	28	F	Tumeur biliaire occasionnant de vives douleurs depuis 2 ans.	Hydropisie de la vésicule avec calculs	Extraction d'un calcul enchâtonné au col de la vésicule.	Procédé de Sims	G	
86	Tait	47	F		Lithiase biliaire		Procédé de Sims	G	
86	Tait	45	F	Violents accès de coliques hépatiques, pas d'ictère. Expulsion de plus de 200 calculs. Tumeur dans la région de la vésicule.	Tumeur biliaire	Extraction de 339 calculs.	Procédé de Sims	G	
86	Tait	49	F	Symptômes de lithiase biliaire. Depuis 5 ans. Impossibilité de sentir la vésicule.	Lithiase biliaire	Vésicule très rétractée sur 4 gros calculs.	Procédé de Sims	G	
86	Tait	53	F	Coliques hépatiques avec expulsion de calculs depuis longtemps.	Lithiase biliaire	Extraction de 63 calculs.	Procédé de Sims	G	
86	Tait	60	H	Menace de mort par cholémie.	Rétention biliaire	Pas de calcul. Disparition de la cholémie après l'opération.	Procédé de Sims	G	

Nos	DATES	AUTEURS	AGE	SEXE	ANTÉCÉDENTS ET ÉTAT AU MOMENT DE L'OPÉRATION	DIAGNOSTIC	ÉTAT CONSTATÉ PAR L'OPÉRATION OU A L'AUTOPSIE	PROCÉDÉ OPÉRATOIRE	RÉSULTts	OBSERV
75	1886	Tait	56	F	Etat extrême de cholémie, pupilles dilatées. Amnésie, démangeaisons très violentes. Ictère depuis 6 mois. Vésicule très distendue.	Distension de la vésicule.	Extraction de 7 gros calculs.	Procédé de Sims	M	Cholér
76	1886	Tait	24	F	Coliques hépatiques.	Lithiase biliaire.	Extraction de 3 gros calculs, persistance de l'ictère.	Procédé de Sims	G	
77	1886	Tait	37	F		Lithiase biliaire.		Procédé de Sims	G	
78	1886	Terrillon	32	F	Tumeur arrondie, tendue, se prolongeant sur la face inférieure du foie. Mobile transversalement.		Issue de 250 gr. de liquide transparent, 1 calcul libre, 1 enclavé dans le canal cystique, qu'on est obligé d'enlever par morceaux. Resection d'une partie du fond de la poche.	Procédé de Sims	G	
79	1887	Hofmokl	45	F		Hydropisie de la vésicule.	Extraction de 2 calculs volumineux.	Procédé de Sims	G	
80	1887	Courvoisier	37	H	Lithiase biliaire depuis 4 ans. Ictère permanent depuis 2 ans.	Lithiase biliaire.	Nombreuses adhérences péri-hépatiques. Calculs dans les gros canaux biliaires qu'il faut écraser avec des pinces.	Procédé de Sims	G	
81	1887	Taylor	42	F	Depuis longtemps, tumeur arrondie, mobile, située dans l'hypocondre droit, au dessus de laquelle on sentait le bord antérieur du foie.		Extraction de plusieurs calculs, enchâtonnement d'un calcul dans le canal cystique. On fit pendant 16 jours des injections répétées d'eau tiède ; le calcul devint mou et mobile.	Procédé de Sims	G	
82	1887	Elsner				Abcès de la vésicule.		Procédé de Sims	G	
83	1887	Tait			Accès de coliques hépatiques depuis 15 ans, devenus intolérables.	Tumeur calculeuse.	Extraction de 105 calculs.	Procédé de Sims	G	
84	1887	Haynes							G	
85	1887	Mac-Lead						Procédé de Sims	G	
86	1887	Page	33		Accès de coliques hépatiques suivis de l'apparition d'une tumeur dans la région de la vésicule. Tumeur de la grosseur d'une orange, lisse, dure, mobile.	Hydropisie de la vésicule	Extraction d'un calcul de la grosseur d'une noix. Evacuation d'une assez grande quantité de pus.	Procédé de Sims	G	

[D]ATES	AUTEURS	AGE	SEXE	ANTÉCÉDENTS ET ÉTAT AU MOMENT DE L'OPÉRATION	DIAGNOSTIC	ÉTAT CONSTATÉ PAR L'OPÉRATION OU A L'AUTOPSIE	PROCÉDÉ OPÉRATOIRE	RÉSULTATS	OBSERVATIONS
[1]887	Compaired			Symptôme de rétention biliaire.	Occlusion du cholédoque.	Hydatides.	Procédé de Sims	G	
[1]887	Francon			Ictère chronique, tumeur biliaire.	Tumeur de la vésicule.	*Autopsie.* Cancer de la tête du pancréas.	Procédé de Sims	M	
[1]887	Reeves						Procédé de Sims	G	
[1]887	Reeves						Procédé de Sims	G	
[1]887	Reeves						Procédé de Sims	G	
[1]887	Reeves						Procédé de Sims	G	
[1]887	Reeves						Procédé de Sims	M	
[1]887	Reeves				Lithiase biliaire		Procédé de Sims	G	
[1]887	Thornton	45	F	Ictère et affaiblissement marqué consécutif à de fréquents accès de coliques hépatiques.		Il y avait un calcul enchâtonné dans le cholédoque et la rétraction de la vésicule rendit l'opération très difficile, et il fut impossible de la suturer à la paroi.	Procédé à suture perdue	G	
[1]887	Thornton	55	F			Gros calcul enchâtonné dans le canal cystique et deux autres dans le cholédoque; même état de la vésicule que dans le cas précédent.	Procédé à suture perdue	G	
[1]887	Thilmann	65	F	Ictère très prononcé, tumeur dans la région du foie.	Tumeur de la vésicule.	Extraction de 302 calculs.	Procédé en deux temps	M	Epuisement et cancer du foie.
[1]887	Novaro			Symptômes de lithiase biliaire et coliques hépatiques depuis longtemps.	Distension de la vésicule.	Evacuation de 8 calculs et impossibilité d'en extraire un 9e enclavé dans le canal cystique. On put cependant l'énucléer avec une pince.	Procédé de Sims	G	
[1]887	Kappeler	55	H	Ictère. Tumeur de la vésicule biliaire. Matité hépatique très augmentée.	Occlusion du cholédoque.	Ponction et issue de 350 gr. de liquide brunâtre. Tumeur comprimant le cholédoque.	Entéro-cholécystostomie.	G	

Appréciation de la statistique précédente.

Le tableau précédent nous donne, pour 100 cas, 85 guérisons, 15 morts.

Si nous nous en tenons à ce chiffre brut, nous devons admettre que la cholécystotomie donne une mortalité de 15 pour 100.

Mais, avant de considérer ce chiffre comme exact, nous devons faire entrer en ligne de compte certains éléments qui doivent modifier les conclusions à en tirer.

Il est indispensable, en effet, pour bien établir la mortalité réelle de l'opération, d'examiner avec soin les cas qui ont été suivis de mort, afin de distinguer ceux qui sont réellement imputables à l'opération elle-même et ceux qui doivent être attribués à des causes tout à fait étrangères, et qui, par conséquent, ne peuvent être portés au bilan de la cholécystotomie.

Cas de Sims. — La malade souffraît depuis très longtemps; on lui avait fait plusieurs ponctions d'où on avait retiré jusqu'à 960 grammes de liquide, et l'opération ne fut décidée que comme dernière ressource. Les lésions organiques étaient tellement prononcées que les canaux biliaires intra-hépatiques étaient assez dilatés pour qu'on pût les distinguer à l'œil nu. La mort a été causée, d'une part par l'état d'épuisement dans lequel la malade était tombée, d'autre part par les hémorrhagies qui en ont été la conséquence. L'opération a apporté un grand soulagement, mais n'a pu empêcher la mort.

Cas de Keenn. — Il s'agit d'une femme de 60 ans, très émaciée, dont le foie était hypertrophié, et qui mourut par suite d'hémorrhagies, d'épuisement et de shock.

A l'autopsie, on trouva le foie en état de désagrégation.

Cas de Ransohoff. — La mort arriva 36 heures après l'opération; mais il s'agissait d'un vieillard de 76 ans. Il est regrettable que l'autopsie n'ait pu être faite, car elle aurait certainement révélé la cause de la mort. Dans son observation, l'auteur relate les particularités suivantes : « Depuis six mois, le malade avait de l'ictère et avait maigri de 50 livres. »

« Les urines étaient noires comme du goudron, et son état de faiblesse était tel qu'il ne pouvait rester assis une demi-heure. Le foie débordait les côtes de 6^{mm}, et il y avait de l'ascite. »

L'auteur exclut l'idée de cancer et fit l'opération. Il est impossible de savoir s'il y avait ou non un cancer; mais il est certain qu'il devait y avoir une lésion du foie. Il est bien probable que l'état d'extrême faiblesse dans lequel il se trouvait ne lui a pas permis de supporter le shock opératoire.

Cas de Boeckel. — La malade était depuis très longtemps atteinte de lithiase biliaire et était arrivée à un état de cachexie très marqué. A l'autopsie, on trouva les canaux biliaires dilatés et remplis de sable biliaire jusque dans leurs plus fines ramifications.

Cas de Meredith. — La malade mourut de péritonite ; mais nous nous hâtons de faire remarquer que, pendant l'opération, on avait laissé s'écouler de la bile dans la cavité péritonéale, et qu'à l'autopsie on en constata la présence dans les anses intestinales. Par conséquent, il y a eu une faute opératoire qui a causé la mort.

Cas de Müsser et de Keenn. — Le malade était dans un état d'affaiblissement marqué : il avait maigri de 10 livres. On trouva à l'autopsie les canaux intra-hépatiques dilatés et enflammés. Le tissu hépatique était mou, de couleur olive, et en état de désagrégation.

Cas de Wright. — Le malade mourut le lendemain de péritonite. L'autopsie ne révéla aucune lésion organique.

2e cas de Keenn. — La mort fut causée par le shock inhérent à la longueur de l'opération, qui dura quatre heures, et par l'hémorrhagie. Celle-là avait été extrêmement laborieuse, car la vésicule était déplacée et située profondément contre la colonne vertébrale à laquelle elle adhérait ; elle était en outre affaissée. On trouva dans l'abdomen 180 à 250 gr. de sang, en arrière du péritoine et tout autour du rein droit, provenant de vaisseaux déchirés lorsqu'on souleva la tumeur contenant les calculs.

Cas de Lange. — Le malade mourut de collapsus. A l'autopsie, on trouva les cellules hépatiques en état de dégénérescence granulo-graisseuse. A la coupe, le foie présentait l'aspect de l'atrophie jaune aiguë. L'auteur dit, du reste, que la mort pourrait parfaitement être attribuée à l'état toxémique causé par la destruction avancée des cellules hépatiques.

Cas de Parkes. — L'auteur attribue la mort à l'action de l'anesthésique qui, dès les premières inhalations, détermina immédiatement des vomissements. C'est donc une mort par le chloroforme.

Cas de Küster. — Avant l'opération, la vésicule biliaire, qui était le siège d'un abcès, s'était ulcérée, et l'issue du pus avait donné lieu à une péritonite. L'opération ne put sauver le malade qui fut emporté par la péritonite qui s'était déclarée avant toute intervention chirurgicale.

Cas de Tait. — Mort par cholémie.

Cas de Francon. — Le malade avait un cancer de la tête du pancréas.

Cas de Tillmann. — Le malade mourut d'épuisement causé par un cancer du foie.

Cas de Reeves. — La cause de la mort n'a pas été relatée.

Si nous résumons ces différentes causes de mort, nous trouvons :

9 cas.......	Affections du foie, telles que cancer ou désagrégation avancée, ou du pancréas.
2 cas.........	Anesthésique ou shock.
3 cas	Péritonite.
1 cas.........	Cause inconnue.

Dans les 9 cas où la mort a été causée par une affection grave du foie ou du pancréas, telle que le cancer ou la désagrégation de son tissu, on ne peut en accuser l'opération.

Il est possible que celle-ci ait avancé la mort, comme le fait souvent toute opération entreprise dans des cas analogues.

Dans les deux cas où la mort est survenue par suite du shock et de l'anesthésique, il est encore bien évident que la cholécystotomie ne doit pas être incriminée, car ce sont deux accidents qui peuvent arriver à la suite de toute espèce d'opération.

Nous dirons même qu'en général la cholécystotomie ne détermine qu'un shock relativement faible, et que, dans les cas où cet accident a entraîné la mort, il existait un déplacement dans les organes qui a rendu l'opération particulièrement laborieuse.

Quant aux trois cas de péritonite, il en existe deux qui sont absolument attribuables à l'opération. Dans le troisième cas, la péritonite, s'étant développée avant l'opération, ne peut être attribuée à celle-ci.

En réalité, nous avons donc deux cas de mort réellement imputables à l'opération, et, en y ajoutant celui dont la cause n'a pas été relatée, nous trouvons comme chiffre réel de la mortalité due à la cholécystotomie 3 pour 100.

Mortalité suivant les années.

Lawson Tait dit, avec une certaine apparence de raison, qu'on ne doit point admettre comme chiffre de mortalité d'une opération nouvelle celui que donnent les statistiques, groupant dans un même tableau les opérations d'un grand nombre de chirurgiens dont certains peuvent être plus ou moins expérimentés. Il s'exprime même dans les termes suivants : « C'est un parfait non sens que d'appeler cela la mortalité de l'opération ; c'est en réalité la mortalité de 30 ou 40 personnes massacrant au début de leur expérience. » Mais alors, comment se fait-il que M. Lawson Tait ait fait ses trente premières opérations sans avoir une seule mort?

D'après son raisonnement, il serait logique de s'attendre à compter un certain nombre d'insuccès parmi ses opérations du début, puisqu'il admet qu'on « massacre » les malades. Il semble alors qu'il voudrait insinuer que les autres échouent là où lui réussit. C'est, en vérité, une prétention un peu exagérée, et s'il s'était trouvé en présence de cas comme ceux de Sims, de Müsser, de Keenn, de Parkes, etc., il aurait obtenu exactement le même résultat que ceux-ci.

Du reste, depuis que M. Tait a écrit ces lignes, il a éprouvé, à son tour, la justesse de ce que je viens de dire, car il est tombé sur un malade atteint de cholémie qu'il a dû laisser mourir.

J'admets avec lui que toute opération nouvelle traverse une période de tâtonnement pendant laquelle la mortalité doit être plus élevée ; d'une part, parce que les indications de l'opération ne sont pas encore bien établies ; d'autre part, parce que l'on opère trop tard ou dans de mauvaises conditions, et parce que les dangers auxquels le malade se trouve exposé pendant ou après l'opération sont mal connus. Nous pensons donc, contrairement à Lawson Tait, que c'est en rassemblant tous les cas publiés chaque année, et en comparant les chiffres de mortalité, qu'on doit arriver à obtenir la moyenne véritable pour toute opération.

On doit assister ainsi à une période de progression décroissante du chiffre de la mortalité, au point qu'on peut définir exactement le moment où s'arrête la période de tâtonnement, et où commence ce qu'on pourrait appeler la période d'état d'une opération, c'est-à-dire celle où elle est définitivement entrée dans le domaine de la chirurgie avec ses indications bien précises et ses procédés bien établis.

Table de la mortalité par année.

1867-1881	2	morts sur	8 = 25	o/o
1882	1	—	7 = 14	o/o
1883	3	—	14 = 20	o/o
1884	0	—	9 = 0	o/o
1885	4	—	21 = 20	o/o
1886	3	—	18 = 17	o/o
1887	3	—	23 = 12,5	o/o

Cette table est instructive, car elle nous montre qu'en dehors de l'année 1884, où il y a une série heureuse, la mortalité oscillait autour de 20 o/o, et qu'il a fallu arriver jusqu'en 1886 pour la voir tomber à 17 et après à 12,5 o/o en 1887. Nous sommes donc arrivé en ce moment à cette période de progression décroissante dont je parlais tout à l'heure, et il est bien probable que cette moyenne de 12,5 o/o s'abaissera encore.

Il est bien permis de préjuger ce fait, quand on voit à quel point s'est abaissée la mortalité de l'ovariotomie, opération bien autrement dangereuse que la cholécystotomie.

Statistique particulière.

Nous devons appeler l'attention sur la statistique de Lawson Tait qui, sur 31 cas, n'a eu qu'un seul cas de mort par cholémie.

On ne peut considérer ces résultats comme ceux d'une série heureuse, car ils se répartissent sur une période de huit ans.

Ils ne peuvent pas non plus servir à établir le chiffre réel de la mortalité de la cholécystotomie, comme le voudrait ce chirurgien. Cela semblerait plutôt indiquer que celui-ci a fait l'opération peut-être sans nécessité, et qu'il a ouvert la vésicule d'individus simplement atteints de coliques hépatiques curables par des moyens médicaux. Car il est bien certain que, quelle que soit l'étendue de la clientèle d'un chirurgien, celui-ci ne rencontre pas aussi souvent des cas où la cholécystotomie soit réellement indiquée. Du reste, en jetant les yeux sur le tableau précédent, on verra combien les mêmes noms se présentent rarement.

Statistique relative à chaque procédé.

Nous distinguerons 4 procédés : celui de Sims, celui en 2 temps, celui de Spencer Wells ou à suture perdue, et enfin l'entéro-cholécystotostomie.

Procédé de Sims.........	72 guérisons,	11 morts	= 13.25 o/o	de mortalité.
Procédé en 2 temps.......	5 —	1 —	= 20 o/o	—
Procédé à suture perdue..	6 —	3 —	= 33 o/o	—
Entéro-cholécystostomie...	2 —	0 —	= 0 o/o	—

Il est difficile de tirer une conclusion de ces chiffres, car les causes de mort que nous avons discutées plus haut nous ont montré qu'il y en avait seulement trois qui pouvaient être imputées à l'opération. Mais sur ces trois on trouve deux morts survenues à la suite du procédé à suture perdue.

Il semble donc juste d'admettre que ce procédé est défectueux. C'est, du reste, la conclusion à laquelle nous arrivons plus loin.

DIAGNOSTIC

Dans tous les cas que nous avons relatés, l'intervention chirurgicale a été décidée parce qu'on se trouvait en présence d'une tumeur. Nous allons donc examiner quels sont les caractères que présente cette tumeur, et avec quelles affections on peut les confondre.

Diagnostic symptomatique.

Siège. — Le siège de la tumeur est un peu variable, ce qui dépend beaucoup de son volume ; cependant, c'est toujours à droite et dans la partie antéro-supérieure de l'abdomen qu'on en constatera la présence. Lorsque la tumeur est peu développée, on la trouve : au niveau du bord inférieur du foie, — au-dessus et à droite du cartilage ensiforme, — au-dessus et à droite de l'ombilic.

Mais à mesure que le volume augmente, la tumeur s'abaisse de plus en plus ; c'est alors qu'on la trouve dans le flanc droit, dans la région hypochondriaque, enfin jusque dans la fosse iliaque.

Volume. — Le volume est naturellement très variable et ne dépend nullement de l'âge de la tumeur, car on a vu des tumeurs rester stationnaires pendant des années, puis tout à coup augmenter de volume d'une façon progressive. Cependant, la plupart du temps, lorsque la tumeur a acquis un volume suffisant pour qu'il soit appréciable, c'est-à-dire lorsqu'elle est déjà grosse comme un œuf, on la voit s'accroître peu à peu et arriver à un degré de distension tel qu'elle remplit la fosse iliaque.

Dans quelques cas, où les dimensions ont été notées, nous trouvons comme diamètre minimum 5 cm, et comme diamètre maximum 22 cm.

Forme. — La forme est également variable ; cependant, on pourrait dire que, généralement, la tumeur ne fait qu'accentuer la forme ovoïde de la vésicule, et que c'est seulement lorsqu'elle atteint des proportions considérables qu'elle devient sphérique.

Mobilité. — La mobilité est un caractère presque constant ; elle est plus ou moins marquée, mais elle existe toujours, à moins qu'il ne survienne des inflammations qui fassent contracter des adhérences avec la paroi. Elle est généralement latérale et peut même être assez prononcée pour qu'on puisse la constater dans toutes les directions. Très souvent, on voit la tumeur suivre les mouvements d'abaissement et d'élévation du foie pendant la respiration.

D'autres fois, elle change de position, suivant que le malade se couche d'un côté ou de l'autre.

Inspection. — La tumeur n'est appréciable à la vue qu'autant qu'elle a déjà acquis un certain volume, et que les parois abdominales ne sont pas surchargées de tissu adipeux. On distingue alors, à droite de l'ombilic, plus ou moins bas, suivant le degré de développement de la tumeur, une voussure bien limitée, généralement ovale, suivant le foie dans les mouvements respiratoires.

Palpation. — La palpation permet d'apprécier les caractères suivants :

A. *Consistance.* — Elle est variable, tantôt molle, tantôt dure, ferme, élastique, selon la quantité de liquide contenue dans la vésicule.

B. *Surface.* — La surface de la tumeur a toujours été notée comme étant lisse et unie.

C. *Fluctuation.* — Elle est très variable; tantôt elle manque absolument, tantôt on la constate très nettement, tantôt, enfin, lorsque la tumeur est très tendue, cette tension empêche tout à fait de la constater. Il peut encore arriver qu'une tumeur soit dure au début, puis qu'elle devienne molle, et enfin qu'on y perçoive de la fluctuation. Il est très important de rechercher ce signe; mais il est difficile de le constater, soit parce que la tension de la tumeur est trop considérable, soit parce qu'il existe de la tympanite ou que les parois abdominales sont surchargées de graisse.

Sensibilité. — La sensibilité à la pression varie beaucoup; tantôt elle est nulle, tantôt elle est assez marquée pour déterminer des nausées, de la dyspnée, et même des accès convulsifs. Aussi, ce caractère ne peut avoir de valeur qu'autant qu'on le constate dans une zône bien limitée, répondant au siège de la vésicule biliaire. D'autre part, son absence ne peut être invoquée comme un argument en faveur de l'origine non biliaire d'une tumeur abdominale.

Percussion. — La percussion permettra, en outre, de constater un signe qui, bien que négatif, a une grande valeur pour le diagnostic : c'est l'absence de résonnance intestinale en avant de la tumeur. Jamais, en effet, dans les tumeurs de la vésicule, l'intestin ne vient se placer devant elle.

Nature de la tumeur. — Lorsqu'on a reconnu l'existence d'une tumeur formée par la vésicule, il faut en déterminer la nature. M. Dernucé cherche à résoudre ce problème en classant les tumeurs en fluctuantes ou non. Nous ne croyons pas que ce caractère soit suffisant pour constituer un élément de diagnostic.

Tout le monde sait que, dans les affections abdominales, la fluctuation est souvent difficile à percevoir. Si l'on remarque, en outre, que, dans notre tableau, la plupart des opérations ont été pratiquées sur des femmes, on reconnaîtra que la difficulté que nous signalions tout à l'heure est encore plus grande chez elles, étant donnée l'épaisseur souvent considérable de la couche cellulo-graisseuse des parois de l'abdomen.

Nous pensons donc qu'il est plus rationnel de diviser ces tumeurs de la façon suivante :

Tumeurs calculeuses,
» cancéreuses,
» par occlusion.

A. — Tumeurs calculeuses.

On reconnaîtra que la tumeur est de nature calculeuse :

D'abord par les symptômes de lithiase biliaire que le malade a dû présenter, tels que coliques hépatiques, ictère, présence de calculs dans les selles.

Au point de vue de la tumeur, on remarquera que son ampliation n'est pas très grande, à moins qu'il n'y ait un calcul enchâtonné dans le canal cystique, ce qui amène alors l'hydropisie de la vésicule.

Lorsque les calculs sont en grand nombre, la tumeur a une dureté pierreuse, et l'on peut parfois percevoir les petits chocs produits par la collision des calculs.

B. — Tumeurs cancéreuses.

Dans ce cas, on note les symptômes de troubles gastriques, accompagnés de douleurs très vives, lancinantes, partant de la tumeur. Celle-ci est globuleuse, dure, inégale, douloureuse. En général, le foie est cancéreux, et l'on sent des nodules à sa surface convexe. Enfin, l'état cachectique du malade viendra compléter le tableau.

C. — Tumeurs par occlusion.

L'occlusion peut porter, soit sur le canal cystique, soit sur le canal cholédoque.

1° *Occlusion du canal cholédoque.* — On observe une augmentation progressive de la vésicule, sans douleur trop marquée.

La fluctuation est franche, aussi bien accusée au centre qu'à la périphérie.

Le foie est augmenté de volume, et sa matité descend plus ou moins bas.

L'ictère est intense, et s'accompagne souvent de démangeaisons très vives.

2° *Occlusion du canal cystique.* — Il se produit une distension de la vésicule sans ictère, causée par l'accumulation, dans sa cavité, du liquide sécrété par la muqueuse. Cette distension forme une tumeur indolente, mobile, fluctuante.

Le foie conserve son volume normal.

Il peut arriver que le liquide devienne purulent; on observe alors des signes d'inflammation, de la sensibilité locale, de la fièvre, des frissons, la tumeur perd sa mobilité et contracte des adhérences. L'hydropisie s'est transformée en empyème.

Les causes qui sont susceptibles d'amener une occlusion des voies biliaires sont d'ordre varié.

I. — Corps étrangers.

Lorsque ceux-ci sont des parasites, il est impossible de les diagnostiquer, à moins qu'il ne s'en trouve des spécimens dans les déjections.

Dans le cas de rupture d'un kyste dans les voies biliaires, on peut arriver plus facilement à faire le diagnostic.

D'abord, il existait auparavant une tumeur hydatique, qui s'était manifestée par ses signes particuliers; puis cette tumeur a tout à coup disparu, en même temps que le malade était pris de coliques hépatiques. Enfin, la présence des hydatides détermine de la fièvre et une inflammation locale. En outre, on peut trouver des crochets dans les matières vomies ou dans le liquide aspiré.

Calculs biliaires. — Leur présence se manifeste par tous les signes de la lithiase biliaire, et, lorsqu'un calcul vient à s'enchâtonner, on peut, d'après les antécédents de lithiase, en faire facilement le diagnostic.

II. — Affection des canaux biliaires.

a. *Rétrécissement par catarrhe chronique du duodénum.* — On ne le diagnostique que par exclusion; cependant, il faut passer en revue les antécédents, noter les diverses attaques d'ictère catarrhal qui ont pu se produire.

On tiendra compte de l'âge et du genre de vie de l'individu.

On s'informera si les repas sont copieux, si le malade mange vite et à des heures irrégulières, s'il est atteint depuis un certain temps de dyspepsie gastro-intestinale.

On observera que, dans ces cas, l'ictère dure longtemps, sans amener un retentissement marqué sur l'état général. Le volume du foie est augmenté, mais légèrement, et d'une façon uniforme. Lorsqu'on exerce une pression sur l'épigastre, on ne détermine pas de douleur.

b. *Inflammation adhésive des canaux.* — Elle est due soit à un catarrhe antérieur, soit au passage des calculs. Ce sont donc les commémoratifs qui peuvent mettre sur la voie du diagnostic.

c. *Ulcérations des voies biliaires.* — Elles sont causées par le passage de calculs, ou surviennent à la suite de certaines formes de fièvres. Dans le premier cas, outre les symptômes de lithiase biliaire, il existe des frissons irréguliers, de la fièvre, ce qui n'a pas lieu à la période de début de l'enchâtonnement simple d'un calcul.

Lorsqu'après ces manifestations, ou après une fièvre grave, on observe les symptômes précédents accompagnés d'obstruction biliaire, on peut les attribuer à un rétrécissement cicatriciel.

Dans le cas d'ulcère duodénal, siégeant à l'embouchure du cholédoque et déterminant de l'obstruction cicatricielle, on sera prévenu de la possibilité du fait par l'existence des symptômes communs de l'ulcère duodénal.

III. — Tumeurs de voisinage.

a. *Cancer du foie ou des organes voisins.* — Il est souvent difficile de localiser un cancer, surtout lorsqu'il s'agit d'organes environnant la vésicule biliaire. Mais, en pratique, cela n'a pas grande importance, car, dès qu'on a reconnu qu'il existait un cancer, peu importe où, cela suffit pour s'abstenir d'opérer.

b. *Tumeurs ganglionnaires.* — On ne peut reconnaître qu'une obstruction biliaire est causée par des tumeurs ganglionnaires que s'il en existe ailleurs de même nature.

c. *Anévrysmes.* — Nous nous bornerons à signaler la possibilité d'une obstruction par des tumeurs anévrysmales, sans chercher à en faire le diagnostic, qui est la plupart du temps impossible.

Diagnostic différentiel.

Les affections avec lesquelles on peut confondre une tumeur de la vésicule biliaire sont :

Tumeurs ovariennes. — Elles se distinguent de celles de la vésicule en ce qu'elles débutent dans le bassin et n'arrivent à remplir l'abdomen qu'au bout d'un temps très long, pendant lequel la malade a pu observer très nettement le mode de développement de bas en haut. En outre, l'utérus est généralement fixé.

Dans les tumeurs de la vésicule, on constate au début, très nettement, une petite tumeur du volume d'une orange, bien limitée, qui vient faire saillie sous les côtes droites, et dont le développement se fait de haut en bas.

Les antécédents de coliques hépatiques et d'ictère pourront venir en aide au diagnostic. Enfin, les organes génitaux sont toujours indépendants de la tumeur.

Rein flottant. — Dans ce cas, on constate une résonnance anormale au siège habituel où existe la matité du rein.

La tumeur de la vésicule est plus mobile à sa partie inférieure qu'à sa partie supérieure, tandis que le rein flottant est également mobile à ses deux extrémités. Enfin, la tumeur de la vésicule suit les mouvements du foie pendant la respiration.

Tumeur du rein. — Qu'il s'agisse d'une hydronéphrose, d'une pyonéphrose, ou d'un sarcome rénal, l'examen de l'urine permettra de dissiper tous les doutes. En outre, l'intestin est toujours placé en avant des tumeurs du rein, ce qui n'a pas lieu dans celles de la vésicule.

Abcès du foie. — L'abcès du foie est la suite d'une inflammation; il est lent à se former et à se manifester; la tumeur qu'il forme n'est pas circonscrite; elle s'étend aux parties voisines et rend les téguments œdémateux. La fluctuation est tardive, difficile à juger; elle n'est d'abord apparente que dans le centre de la tumeur, puis elle s'étend à la circonférence, à mesure que la suppuration augmente. Son pourtour reste dur et gonflé, quel que soit le degré de la suppuration.

Dans le cas de tumeur de la vésicule biliaire, on note un accroissement rapide de la tuméfaction extérieure dans l'hypochondre droit; la tumeur est bien circonscrite; la fluctuation est manifeste dans toute son étendue, quand elle existe; les téguments qui la recouvrent gardent leur mollesse et leur mobilité; ils ne s'œdématisent que lorsqu'il y a de la suppuration, mais sans présenter ni dureté ni gonflement à la circonférence de la tumeur.

De la ponction et de l'incision exploratrice comme moyens de diagnostic.

En présence de la difficulté souvent très grande de faire le diagnostic exact d'une tumeur de l'abdomen, on a songé à faire la ponction de cette tumeur, pensant que l'examen du liquide pourrait mettre sur la voie du diagnostic. J.-L. Petit conseillait en outre d'introduire un stylet dans la canule du trocart afin de tâcher de reconnaître la présence de calculs. Cette méthode est loin de donner tous les résultats qu'elle paraît promettre, car on peut très bien méconnaître la présence de calculs tout en explorant la cavité avec un stylet; et on ne peut, la plupart du temps, pénétrer dans le cholédoque pour s'assurer s'il est ou non perméable, ce qui est autrement important.

En outre, l'ouverture faite par le trocart peut donner issue à du liquide. Or, ce liquide est loin d'être de la bile pure ; c'est un mélange de bile, de mucus, souvent de pus, dans lequel Lawson Tait a cru reconnaître la présence d'un ferment. Il est bien certain que la présence d'un tel liquide dans la cavité péritonéale, même en petite quantité, est loin d'être inoffensive. Du reste, lorsqu'on fait l'opération de la cholécystotomie, on prend assez de précaution pour éviter toute pénétration du liquide dans le péritoine pour qu'on ne s'expose pas bénévolement à cette introduction par l'orifice du trocart. Aussi, nous repoussons absolument la ponction, et même la ponction exploratrice, car il arrive souvent que la distension a altéré les parois de la vésicule, au point que la plus petite piqûre pourrait former un orifice béant.

Incision exploratrice. — Ce procédé, introduit depuis quelques années seulement dans la chirurgie abdominale, tend tous les jours à s'étendre de plus en plus. Il n'entre pas dans le cadre de ce travail d'en faire une étude approfondie ; nous constaterons seulement que son application s'est toujours montrée exempte de dangers, qu'il a rendu les plus grands services entre les mains des chirurgiens qui l'ont employé, et que nous nous en déclarons absolument partisan dans le cas actuel. Il est bien entendu qu'on doit toujours s'entourer des précautions antiseptiques qu'il est inutile d'énumérer, tellement elles sont maintenant d'usage vulgaire.

PROCÉDÉS OPÉRATOIRES

**Cholécystotomie proprement dite ou procédé de Sims.
Procédé en 2 temps. — Procédé à suture perdue.
Entéro-cholécystostomie.**

I. — **Procédé de Sims.**

C'est le procédé le plus habituellement employé ; les autres ne répondent qu'à certaines indications spéciales.

1er *Temps.* — **Incision abdominale.**

A. *Siège.* — On fait l'incision, soit sur la ligne médiane, soit sur le bord externe du grand droit.

L'incision médiane a un avantage lorsqu'on n'est pas certain du diagnostic, parce qu'elle donne un plus vaste champ pour explorer la cavité abdominale. Elle exposerait peut-être davantage aux hémorrhagies. Brown rapporte qu'il eut à tordre un grand nombre de vaisseaux, et même qu'il dut faire la ligature de l'épigastrique.

Comme on sait que les affections du foie créent une réelle prédisposition aux hémorrhagies, on devra, par conséquent, les éviter autant que possible.

L'incision latérale, sur le bord externe du grand droit, présente un grand avantage, c'est que cette région est pauvre en vaisseaux, et qu'elle correspond précisément au sens d'expansion de la vésicule biliaire.

Nous lui donnons donc la préférence.

B. *Direction.* — L'incision peut être verticale, oblique ou transversale.

L'incision transversale, parallèle au bord des côtes, ne présente aucune espèce d'avantage. Elle offre, en revanche, les inconvénients suivants : elle donne moins de jour que l'incision latérale, elle sectionne les masses musculaires perpendiculairement à la direction de leurs fibres, et, par conséquent, rend la réunion beaucoup plus difficile.

L'incision verticale offre, au contraire, tous les avantages ; elle permet de voir la tumeur bien plus complètement, puisque son grand diamètre est vertical, et, en outre, elle facilite l'exploration des canaux biliaires. C'est donc celle-là qu'il faut choisir.

L'incision oblique n'a aucune raison d'être.

C. *Longueur.* — En général, il est préférable de faire l'incision plutôt trop petite que trop grande, surtout si l'on fait une incision exploratrice. On doit donc lui donner une longueur de 5 cm, quitte à la porter ensuite à 7 cm ou 8 cm.

Après avoir incisé, couche par couche, jusqu'au péritoine, on lie ou on tord tous les vaisseaux qui donnent du sang; puis l'on ouvre le péritoine sur une sonde cannelée, une fois que l'hémostase est complète.

2e *Temps.* — **Exploration.**

On introduit deux doigts ou, s'il le faut, toute la main dans la cavité abdominale pour se rendre compte des rapports de la tumeur avec les organes voisins, et voir s'il existe des adhérences.

On portera surtout son attention sur les canaux vecteurs. On cherchera à savoir s'il y a des calculs engagés dans eux.

Dans ce cas, on pourra suivre le conseil d'Handfield Jones. Si le calcul est engagé dans le cholédoque, on cherchera à le faire tomber dans l'intestin, à l'aide de pressions externes, dirigées dans un sens convenable. La plupart du temps on échouera. On cherchera alors à le faire rétrograder dans la vésicule, ce qui sera plus facile; s'il est dans le canal cystique, on essayera de le faire rentrer dans la vésicule de la même façon. Si l'on constatait, dans les organes du voisinage, des productions qu'on jugerait de nature cancéreuse, on se hâterait de refermer l'incision abdominale.

A l'inspection de la tumeur, on cherchera à reconnaître la nature du liquide et à voir si les parois de la vésicule sont amincies. Si la tumeur est trop volumineuse, on évacuera une partie de son contenu en y faisant une ponction exploratrice.

3e *Temps.* — **Suture de la vésicule à la paroi abdominale, et suture de la plaie abdominale.**

Quelques chirurgiens préfèrent inciser la vésicule avant de la suturer; nous croyons qu'il est plus prudent de suivre l'ordre inverse. On évite ainsi certainement toute issue de liquide dans la cavité péritonéale.

On se sert d'une aiguille courbe, fine et ronde, qu'on enfonce dans toute l'épaisseur des parois vésiculaires, et, du côté du péritoine, à travers cette séreuse et les couches sous-jacentes. On emploie pour cela les fils d'argent, la soie de Czerny ou le crin de Florence.

On a reproché à cette méthode d'exposer à l'issue du liquide dans le péritoine, à travers les trous de suture. Cette crainte est chimérique, car on n'a jamais signalé cet accident dans aucun des cas que nous avons rapportés.

Ensuite, on referme l'incision abdominale avec des sutures, comme on le fait d'habitude.

4e *Temps.* — **Incision de la vésicule et évacuation de son contenu.**

La vésicule se trouvant donc attachée entre les deux lèvres de la plaie abdominale, on l'incise avec des ciseaux ou mieux avec un bistouri. Le liquide contenu dans sa cavité s'écoule, entraînant les concrétions qui peuvent s'y trouver.

On introduit le doigt dans l'ouverture pour explorer la cavité vésiculaire et voir s'il existe des calculs en liberté ou enchâtonnés. Quand les calculs sont en liberté, on les extrait avec le doigt ou avec une pince. Lorsqu'ils sont enchâtonnés, on essaye de les déloger par de douces pressions, en allant très prudemment, de peur de s'exposer à une déchirure de l'organe, et, si l'on ne peut y arriver, il sera préférable de les abandonner. Si le calcul est enclavé dans le canal cystique, il faut, à tout prix, le retirer, sans quoi l'opération serait inutile.

Pour cela, on se servira de pinces ou on essayera de le fragmenter, mais toujours avec les plus grandes précautions, et en dirigeant sur les morceaux un jet d'irrigation. Une fois la cavité débarrassée de ce qu'elle renfermait, il faut s'assurer que les canaux cystique et cholédoque sont perméables, en y introduisant une petite bougie molle.

Enfin, on lave la plaie vésiculaire, on place un drain, et on applique un pansement antiseptique.

Fistule consécutive.

Une fois l'opération terminée, il reste une fistule qui donne issue à du muco-pus, à de la bile et quelquefois à des calculs. Cela peut paraître tout d'abord un grand inconvénient; mais ces fistules diffèrent essentiellement de celles qui y sont formées par la nature et qui durent pendant des années.

Les premières, au contraire, cicatrisent rapidement, généralement au bout de quelques mois. Les auteurs des observations que nous avons rapportées ne mentionnent généralement pas la durée, de ces fistules, ils se bornent habituellement à dire qu'elles se cicatrisent rapidement. Parmi ceux cependant qui ont donné l'indication de la durée, nous trouvons que le temps le plus long a été de trois mois et que la généralité cicatrisait entre quatre et six semaines.

Si ce résultat tardait à se produire, on pourrait l'accélérer à l'aide de quelques attouchements au nitrate d'argent.

Ce que nous venons de dire ne s'applique pas aux fistules coïncidant avec l'occlusion du canal cholédoque; car, dans ce cas, la fistule étant la seule voie d'écoulement pour la bile, on doit, au contraire, l'empêcher de se fermer, sinon on aurait de nouveau les accidents de la tumeur biliaire.

II. — Cholécystotomie en 2 temps.

Ce procédé, très en faveur en Allemagne, ne diffère du précédent qu'en ce que l'on attend, pour inciser la vésicule, que celle-ci ait contracté des adhérences.

Quand on a fait l'incision abdominale, on bourre la plaie de charpie, de façon à maintenir la vésicule accolée aux lèvres de l'incision, celles-ci restant toujours écartées. Au bout de huit jours environ, les adhérences sont formées et l'on incise.

Ce procédé n'aurait sa raison d'être que si l'issue du liquide par les points de suture était à craindre, ce qui n'a pas lieu. Toutefois il pourrait être justifié dans les cas où les parois de la vésicule seraient tellement altérées qu'il y aurait à en craindre la déchirure en les suturant.

En dehors de ces circonstances, il a le grand inconvénient de retarder l'achèvement de l'opération sans profit pour le malade.

Par conséquent, on doit lui préférer le précédent.

III. — Cholécystotomie à suture perdue.

(Procédé de Spencer Wells.)

Ce procédé a été appliqué pour la première fois par Bobbs, mais son observation passa tout à fait inaperçue. Plus tard, Spencer Wells le proposa d'une façon théorique. C'est sur ses indications que Meredith le mit en pratique, sans succès, du reste.

Un chirurgien américain, Bernays, y eut recours, et le succès qu'il en obtint l'enthousiasma tellement qu'il lui donna le nom de cholécystotomie idéale. Courvoisier, Lange, l'appliquèrent également et eurent, l'un un succès relatif, l'autre un insuccès. Küster eut un succès sur deux opérations. Thornton opéra deux fois avec succès.

Sur 9 opérations, nous avons : { 6 guérisons,
3 morts ;

ce qui donne une mortalité de 33 %.

Ce résultat n'est pas encourageant.

Technique opératoire. — Les deux premiers temps sont les mêmes que pour les procédés de Sims.

Le 3e temps diffère en ce qu'après avoir incisé et vidé la vésicule, on suture les bords de l'incision et on abandonne l'organe dans l'abdomen.

Lawson Tait s'élève avec force contre ce procédé. Il fait remarquer que la vésicule biliaire est un organe contractile qui se remplit et se vide alternativement, et que, si un des canaux biliaires vient à être obstrué par un calcul, le liquide s'accumule dans la vésicule et arrive à un moment donné à exercer une pression assez forte sur les parois pour déchirer les lignes de suture. Cette objection paraît assez bien fondée de prime-abord.

Cependant, le cas qu'il suppose possible s'est présenté et n'a pas été suivi de l'accident qu'il redoute.

Dans le cas de Lange, en effet, il existait une obstruction du canal cholédoque, et après avoir rentré la vésicule dans l'abdomen, celle-ci redevint hydropique, comme avant l'opération ; cependant, la suture ne céda pas. Il est vrai que la malade mourut un mois après l'opération, et que, pendant ce temps, le liquide accumulé dans la vésicule n'avait peut-être pas acquis une pression suffisante pour rompre les sutures.

Il est fort possible que, si la malade eût vécu plusieurs mois, cet accident eût pu se produire. Mais comme, dans le cas d'occlusion du cholédoque, il est absolument contre-indiqué d'employer ce procédé, puisqu'il faut ménager une voie d'écoulement à la bile, il s'ensuit que cette critique, toute juste qu'elle puisse paraître, se trouve être sans fondement. Le seul avantage de ce procédé est de supprimer la fistule consécutive au procédé de Sims. Mais nous avons vu que cette fistule se fermait au bout d'un temps relativement court.

Dans tous les cas, si l'on veut éviter cela à tout prix, il est bien préférable d'avoir recours à la cholécystectomie.

IV. — **Entéro-cholécystostomie.**

Ce procédé, imaginé par Winiwarter, a pour but de remédier à l'occlusion du canal cholédoque. Il consiste dans l'établissement d'une communication entre la vésicule et l'intestin. Ce chirurgien l'a employé une fois avec succès ; mais son procédé laissait tellement à désirer qu'il l'a modifié de la façon suivante.

1° Incision de la paroi abdominale et exploration des parties.

2° Réunion de la vésicule et d'une anse d'intestin grêle, aussi rapprochée que possible du duodénum par une couronne de sutures ayant de 2 à 3 cm de circonférence. Fixer les parties ainsi réunies dans la plaie abdominale par quelques points et recouvrir le tout de gaze iodoformée.

3° 5 à 6 jours après, on fait avec le bistouri une boutonnière à l'intestin. On introduit dans la cavité de ce dernier un tampon, de manière à le maintenir distendu, et on a toute facilité pour inciser ainsi les parois abaissées. Avant d'ouvrir l'intestin, on a eu soin de placer des fils ; on retire le tampon, on serre les fils, et on referme la plaie intestinale.

4° Fermeture de l'incision abdominale.

Comme on le voit, ce procédé est encore assez compliqué ; nous lui préférons de beaucoup celui que Kappler a mis récemment en usage et qui permet à l'entéro-cholécystostomie d'entrer définitivement dans la pratique chirurgicale ; son observation est trop importante pour que nous ne la reproduisions pas, du moins dans ses parties principales.

Observation de Cholécystotomie (Kappler) (1). — Homme de 55 ans, bien portant jusqu'au milieu de décembre 1886, où, à la suite d'une chute dans l'eau, il fut pris de fièvre et d'oppression, puis, deux mois plus tard, de l'ictère, qu'il a encore maintenant, et qui s'est développé graduellement, sans autres symptômes qu'une grande lassitude, de l'inappétence et un pouls rapide privant le malade de tout sommeil. Quatre semaines après le début de l'ictère, on reconnut l'existence d'une tumeur de la vésicule biliaire. Selles argileuses, urines brunâtres, contenant la matière colorante de la bile.

La matité hépatique commence sur la ligne mamelonnaire, au niveau du bord supérieur de la septième côte, et dépasse d'un travers de main le rebord costal ; sur la ligne médiane, elle descend à mi-distance entre l'appendice xyphoïde et l'ombilic. Le bord inférieur du foie sur sa partie moyenne est débordé de 5 à 6 cm par une tumeur pyriforme, résistante, élastique, fluctuante.

Ni ralentissement du pouls, ni fièvre, ni douleurs.

Opération. — Laparotomie le 6 juillet 1887. Incision longitudinale de 20 cm le long du bord externe du grand droit, commençant au rebord costal droit et passant par le milieu de la tumeur biliaire. La palpation de la vésicule jusqu'au canal cystique ne fait reconnaître aucun calcul. Le foie et l'estomac ne présentent aucune tumeur.

En revanche, au travers de la colonne vertébrale, au niveau de l'emplacement du pancréas, on sent une tumeur bosselée, de la grosseur du poing.

La vésicule biliaire, attirée hors du péritoine et ponctionnée avec un trocart moyen, donne issue à 350 gr. de bile noirâtre, puis on lave avec l'eau sali-

(1) *Correspondenz Blatt für Schweizer Aerzte*, 1er septembre 1887.

cylée. Ne pouvant songer à enlever la tumeur qui comprimait le canal cholédoque, Kappler se résolut à établir une fistule vésiculo-intestinale.

Il choisit, à cet effet, l'anse d'intestin qui était la plus voisine et qui n'était ni le duodénum ni le côlon, ces deux portions de l'intestin étant toutes deux invisibles. Il passa à travers le mésentère deux anses de catgut, distantes de 10 cm, pour isoler cette anse, puis il l'incisa sur une longueur de 2 cm et agrandit avec les ciseaux l'ouverture faite à la vésicule par le trocart, de façon à ouvrir cet organe sur une étendue égale à celle de l'intestin. Ayant ensuite affronté les deux ouvertures, il les sutura, en commençant par les séreuses postérieures (suture interne, analogue à la gastrorrhaphie de Wolflen). Il unit ensuite les muqueuses circulairement, et finit par la suture en double rangée de Czerny, pour les séreuses antérieures. La plaie abdominale fut enfin fermée sans drainage par une triple suture au catgut. Apyrexie dès le 5e jour. Le 6e jour, selle colorée et disparition presque entière du prurit. A partir du 9e jour, plus de matière colorante dans l'urine. Le 17e jour, cet homme commence à se lever, et l'ictère a disparu.

De la cholécystotomie chez l'enfant.

Il n'existe jusqu'à présent qu'une seule observation, celle que Vincent a communiquée au congrès de chirurgie. Chez les enfants, il faut préférer l'incision médiane sus-ombilicale, car la topographie normale n'est pas conservée. Dans ces conditions, le foie est abaissé considérablement, et l'incision latérale ne fournit pas un champ d'observation assez vaste.

La laparotomie médiane permet plus sûrement de se rendre compte de l'état des conduits vecteurs, et de choisir en connaissance de cause entre l'incision ou l'ablation de la vésicule.

De plus, avec l'incision latérale, les sutures se trouvent en contact du foie, et, dans un cas de cet auteur, l'érosion du foie a déterminé une hémorrhagie mortelle.

DE LA CHOLÉCYSTECTOMIE

HISTORIQUE

La cholécystectomie, opération toute moderne, a cependant été pratiquée sur les animaux longtemps avant que J. L. Petit n'ait parlé de la cholécystotomie.

Dès la fin du XVIIe siècle, un étudiant expérimentait avec succès l'excision de la vésicule chez le chien.

C'est ce qu'Ettmüller (1) rapporte dans les termes suivants :

« Tout récemment, un de mes amis m'a écrit qu'à l'Université « batavo-Lyonnaise, un candidat à la médecine avait, trois mois « auparavant, excisé la vésicule biliaire toute entière à un chien « et avait recousu le ventre. Le chien vit encore et remplit toutes « ses fonctions sans la moindre incommodité. J'avertis que le « canal biliaire et les autres canaux sont restés intacts. »

En 1767, Herlin (2) publiait un Mémoire fort remarquable dans lequel il relatait des expériences très intéressantes qu'il avait pratiquées sur des animaux avec L'Anglas et Duchainois. Son Mémoire est assez important pour que nous en citions quelques passages :

« J'ai pris un chat; après lui avoir fait une incision à l'abdomen, « j'ai saisi la vésicule du fiel que j'ai liée à son col; puis je l'ai « ouverte, et j'ai laissé écouler dans le ventre la bile qu'elle ren- « fermait, après quoi j'ai fait la gastrorraphie, ayant eu l'attention « de laisser beaucoup de distance entre chaque point de suture et « de ne les serrer que fort peu. Par cette manœuvre, j'ai ménagé « une issue aux sucs épanchés, sans m'exposer cependant trop « à l'échappement des viscères; je me réservais un deuxième « avantage, la facilité de pouvoir injecter de l'eau tiède dans le « ventre; cette ablution, en étendant la bile épanchée, en affaiblit « l'action, et peut être regardée comme un bain favorable qui doit

(1) Ettmüller. — *Opera Medica Thoretica pratica*, 1708.

(2) Herlin. — *Journal de méd. de Rouen*, 1767, t. XXVII, p. 163.

« contribuer à éteindre l'inflammation des viscères, déjà com-« mencée par l'agacement de la bile.

« L'animal n'a eu aucun accident particulier, à l'exception du « vomissement, qui a peu duré ; tout le reste s'est passé tranquil-« lement ; en moins de quinze jours, l'animal a été parfaitement « guéri ; mais, craignant qu'on ne trouvât quelques difficultés à me « faire sur les suites de l'opération, à cause du départ de cette « partie bilieuse, qui prend dans la vésicule du fiel un intérêt par-« ticulier, utile aux vues de l'économie animale, je priai M. L'An-« glas, chirurgien, qui m'avait aidé dans mon opération et qui « prenait soin de l'animal, de le garder encore quelque temps après « l'opération, afin de voir s'il ne se passerait rien d'extraordinaire, « et si l'animal vivant comme avant l'opération, tout se réduirait « dans l'ordre accoutumé, si le ventre ne s'en trouverait pas plus « paresseux. L'animal, qui avait repris son appétit, mangea de « tout indistinctement, se refit parfaitement, et était dans l'état « le plus naturel, lorsque je fus obligé de partir précipitamment « pour Brest. Je m'étais proposé de présenter l'animal à M. Petit ; « ne pouvant le faire, je priai M. L'Anglas de se charger de cette « commission auprès de M. Petit, afin qu'il examinât le fait.

« M. Petit, d'abord étonné, ne pouvait s'imaginer que pareille « opération eût pu réussir ; il crut que je m'étais trompé, et qu'au « lieu de lier le col de la vésicule, j'avais saisi quelqu'autre partie ; « mais l'examen de l'animal ne lui laissa plus de doute. Il trouva « le col de la vésicule lié, et son corps, dont la plaie s'était cica-« trisée avec les parties voisines, en partie rempli d'une humeur « claire et muqueuse, ce qui fit conclure à M. Petit que l'animal « n'aurait pas survécu à cet amas, quoique cette liqueur soit de « nature à se résorber aisément et que sa douceur ne pût rien pré-« senter de bien fâcheux pour les suites.

« M. L'Anglas, pour trancher cette question, prit le parti de « répéter mon opération sur deux chiens ; il la perfectionna en « extirpant le sac de la vésicule biliaire, après avoir lié son col ; « ces deux animaux sont guéris.

« M. Duchainois, à l'imitation de M. L'Anglas, a fait la même « tentative sur un chien, et a eu le même succès.

« D'après ces expériences, ne suis-je pas en droit de conclure « qu'on peut tenter l'extirpation de la vésicule biliaire sans de « grands dangers, que cette découverte permet d'aller chercher « sans crainte les pierres qui sont amassées dans le sac ou bien « arrêtées dans quelqu'un des conduits biliaires, où elles produi-« sent souvent des accidents mortels. »

Ce Mémoire remarquable passa complètement inaperçu, et la

question d'extirpation de la vésicule fut, pour ainsi dire, enterrée dès sa naissance.

Ce n'est qu'en 1882 que Langenbuch reprit la question, en tentant sur l'homme la première opération, qui fut bientôt suivie de plusieurs autres.

Ses succès engagèrent d'autres chirurgiens à l'imiter, et l'on vit bientôt en Belgique, Thiriar; en Suisse, Courvoisier; en Allemagne, Riedel; en Amérique, Ohage; en Italie, d'Antona, cueillir à leur tour de nouveaux lauriers sur ce champ si vaste de la chirurgie moderne. Jusqu'à présent, l'Angleterre est restée réfractaire et semble se confiner à la cholécystotomie. Cela tient à ce qu'un des principaux apôtres de cette dernière opération, Lawson Tait, montre à l'égard de la cholécystectomie un parti pris qui n'a rien de scientifique.

Nos	DATES	AUTEURS	AGE	SEXE	ANTÉCÉDENTS ET ÉTAT AU MOMENT DE L'OPÉRATION	DIAGNOSTIC	ÉTAT CONSTATÉ PAR L'OPÉRATION OU A L'AUTOPSIE	PROCÉDÉ OPÉRATOIRE	RÉSULTATS	OBSERV.
1	1882	Langenbuch	43	H	Coliques hépatiquss graves datant de 16 ans. En 1867, ictère intense qui dura 2 mois. Puis les crises sont survenues plus fréquentes et plus fortes avec l'ictère. Trois ans à Carlsbad sans effet. Amaigrissement rapide. Vésicule non sensible. Depuis 9 mois, les crises sont presque journalières.	Coliques hépatiques rebelles à tout traitement.	En séparant la vésicule du foie, il se fit une hémorrhagie veineuse qu'on arrêta avec une ligature Catgut. Vésicule à parois épaissies contenant 2 petits calculs du volume d'un grain de mil. Au bout de 2 mois, le poids était augmenté de 7 1/2 kilogr.	Cholécystectomie.	G	
2	1882	Langenbuch		H	Coliques hépatiques depuis longtemps ; fréquents accès de fièvre ; douleur dans la région de la vésicule. Signe de maladie cérébrale.	Lithiase biliaire	Pas de calculs dans la vésicule. La guérison eût suivi son cours, si la plaie étant déjà guérie, le malade n'avait succombé à une affection du plexus choroïde gauche.	Cholécystectomie.	M	Tubercule du plex roïde g
3	1883	Langenbuch	34	F	Symptômes de cholélithiase depuis un an. D'abord de fortes coliques périodiques qui se transformèrent au bout de quelques mois en une douleur sourde permanente. La région de la vésicule devint sensible à la pression, et la malade y découvrit un jour une tumeur dure, saillante. Les douleurs l'empêchaient de se baisser, de se coucher.	Lithiase biliaire et tumeur de la vésicule.	La vésicule se trouvait soudée aux parties environnantes par des adhérences lâches et en parties par des adhérences ligamenteuses. Parois de la vésicule épaissies, contenant 2 petits calculs du volume d'une châtaigne.	Cholécystectomie.	G	
4	1884	Langenbuch			Symptômes antérieurs de lithiase biliaire.	Coliques hépatiques.	Ulcération de la muqueuse du canal cystique, près de son abouchement avec le cholédoque, qui fut le point de départ d'une ulcération, perforation avec issue de bile dans le péritoine qui entraîna la mort.	Cholécystectomie.	M	Périto
5	1884	Langenbuch		H	Depuis plus de 30 ans, coliques hépatiques des plus violentes.	Coliques hépatiques rebelles	La vésicule remplie de calculs était réunie à la paroi et au côlon par des adhérences assez étendues qu'on dut disséquer. Aucun calcul dans le canal hépatique ou le cholédoque. Quelques petits calculs dans le canal cystique qu'on put repousser dans la vésicule.	Cholécystectomie.	G	

AUTEURS	AGE	SEXE	ANTÉCÉDENTS ET ÉTAT AU MOMENT DE L'OPÉRATION	DIAGNOSTIC	ÉTAT CONSTATÉ PAR L'OPÉRATION OU A L'AUTOPSIE	PROCÉDÉ OPÉRATOIRE	RÉSULTAT	OBSERVATIONS
Courvoisier	44	F	Coliques hépatiques depuis 3 ans. Hydropisie de la vésicule.	Hydropisie de la vésicule	Calcul volumineux dans le canal cystique qu'il est impossible de déloger. Le tissu hépatique a été mis à nu en plusieurs endroits pendant l'opération.	Cholécystectomie.	G	
Thiriar	44	F	Coliques hépatiques depuis 4 ans; en 22 jours, elle avait eu 6 crises, après chacune desquelles elle éliminait un calcul arrondi du volume d'un poids.	Coliques hépatiques rebelles.	La vésicule est adhérente au duodénum, et on doit la détacher avec le plus grand soin.	Cholécystectomie	G	
Thiriar	25	F	Depuis 3 ans, coliques hépatiques.	Coliques hépatiques rebelles.	Vésicule légèrement adhérente au duodénum, complètement distendue par la bile. Nombreux calculs.	Cholécystectomie pendant la grossesse.	G	
Riedel	36	F	Coliques hépatiques depuis 4 ans.	Coliques hépatiques rebelles.	La vésicule contenait 50 à 60 calculs, dont un de moyenne grosseur enchâtonné dans le canal cystique. La présence d'adhérences rendit l'extirpation très difficile. *Autopsie.* — Péritonite; bile dans la cavité péritonéale.	Cholécystectomie.	M	Péritonite
Kronlein		F	Coliques hépatiques très violentes.	Hydropisie de la vésicule.	Obstruction du canal cystique par un calcul. La vésicule mesurait 20 c/m sur 5 c/m. Evacuation de 145 gr. de liquide gélatineux.	Cholécystectomie.	G	
Langenbuch	49	F	Coliques hépatiques depuis très longtemps. Douleurs très vives en se baissant et en travaillant. Tumeur dans la région de la vésicule.	Coliques hépatiques rebelles.		Cholécystectomie.	G	
Langenbuch	40	F	Coliques hépatiques très violentes donnant lieu parfois à des convulsions et ayant résisté à tous les traitements.	Coliques hépatiques rebelles.	La vésicule était très longue, adhérente au foie, et, lorsqu'on l'en sépara, il y eut une petite hémorrhagie qu'on dut arrêter avec le thermocautère.	Cholécystectomie.	G	

Nos	DATES	AUTEURS	AGE	SEXE	ANTÉCÉDENTS ET ÉTAT AU MOMENT DE L'OPÉRATION	DIAGNOSTIC	ÉTAT CONSTATÉ PAR L'OPÉRATION OU A L'AUTOPSIE	PROCÉDÉ OPÉRATOIRE	RÉSULTats	OBSE
13	1885	Péan	55	F	Vives douleurs depuis 2 ans, s'étendant de la vésicule aux régions lombaire et sous-claviculaire. Tumeur du volume d'une tête de fœtus, située dans l'hypocondre droit, demi-solide, demi-liquide, fluctuante.	Coliques hépatiques rebelles.	Vésicule entourée d'un foyer de péritonite enkystée. Evacuation d'un litre de liquide épais.	Cholécystectomie	G	
14	1885	Péan	75	H	Coliques hépatiques, ictère à répétition; foie petit, impossibilité de sentir la vésicule.	Coliques hépatiques rebelles.	Foie petit, atrophié, induré, inégal. Vésicule entourée d'adhérences épiploïques.	Cholécystectomie.	M	Inani
15	1886	Langenbuch	24	F	On avait déjà fait la cholécystotomie en Angleterre. Mais il restait une fistule intarissable, par laquelle s'écoulait chaque jour environ 100^{cc} de liquide clair, muqueux; après chaque repas, elle vomissait les trois-quarts de ce qu'elle avait pris. En l'explorant on constata une concrétion dans le canal cystique, empêchant la bile d'arriver dans la vésicule, tandis que celle-ci sécrétait une quantité considérable de mucus qui était évacué au dehors.	Fistule biliaire, vaste enclavement d'un calcul dans le canal cystique.		Cholécystectomie.	G	
16	1886	Langenbuch	43	F	Violentes coliques hépatiques depuis des années ayant résisté à toutes les médications. On sent la vésicule comme une tumeur dure.	Coliques hépatiques rebelles.	Aussitôt l'incision abdominale faite on vit paraître la vésicule comme une tumeur allongée; elle contenait un grand nombre de calculs et 3 p. comme une noix.	Cholécystectomie.	G	
17	1886	Langenbuch	43	F	Symptômes d'occlusion du canal cholédoque.	Occlusion du canal cholédoque.	Après avoir reconnu l'existence d'un calcul obstruant le cholédoque, on le broya à l'aide de tenettes enveloppées d'éponges imbibées de sublimé, et l'on refoula les morceaux dans la vésicule. *Autopsie.* — Péritonite normale. Foie hypertrophié. Voies biliaires dilatées.	Cholécystectomie.	M	Mort res apr ration. vre inte hépatiq

S	AUTEURS	AGE	SEXE	ANTÉCÉDENTS ET ÉTAT AU MOMENT DE L'OPÉRATION	DIAGNOSTIC	ÉTAT CONSTATÉ PAR L'OPÉRATION OU A L'AUTOPSIE	PROCÉDÉ OPÉRATOIRE	RÉSULTATS	OBSERVATIONS
[illegible]	Ohage				Hydropisie de la vésicule		Cholécystectomie.	G	
[illegible]	Dixon	42	H	Rupture de la vésicule à la suite d'une chute d'un lieu élevé.	Rupture de la vésicule.		Cholécystectomie.	M	Occlusion du cholédoque.
[illegible]	Thiriar				Coliques hépatiques rebelles.		Cholécystectomie.	G	
[illegible]	Thiriar				Coliques hépatiques rebelles.			G	
[illegible]	Thiriar	30	F	Coliques hépatiques atroces depuis 6 ans.	Coliques hépatiques rebelles.	La vésicule ne contenait pas de calculs, mais était englobée dans un manchon formé par le duodénum auquel elle adhérait intimement. La dissection du duodénum fut très laborieuse, car, en certains points, il était privé de sa tunique séreuse.	Cholécystectomie.	G	
	Tillmann			Coliques hépatiques violentes depuis longtemps.	Coliques hépatiques rebelles.	Nombreux calculs biliaires.	Cholécystectomie.	G	
	Tischendorf	32	F		Hydropisie de la vésicule.	Rein flottant adhérant à une vésicule remplie de liquides et de calculs. Après avoir isolé le rein, on le fixa par des sutures à la 12e côte.	Cholécystectomie.	G	
	D'Antona	50	H	Tumeur de la vésicule; ictère et douleurs violentes.	Hydropisie de la vésicule.	La vésicule était remplie de liquide clair. Il existait une infiltration cancéreuse des parois du canal cystique et occlusion de ce canal par un petit calcul.	Cholécystectomie.	G	Deux mois après l'opération, récidive des douleurs, a de l'ictère, et trois mois après, mort par cancer et cholémie.
	Kœberlé		F	Coliques hépatiques épouvantables depuis longtemps.	Coliques hépatiques rebel es.	Ecoulement de bile dont on ne peut pas trouver l'origine. Application de 2 pinces sur le canal cystique et torsion de ce canal. Drainage à la partie inférieure de l'incision	Cholécystectomie.	G	

Appréciation de la statistique précédente.

Ces 26 premières opérations de cholécystectomie nous donnent 20 guérisons et 6 morts.

Mortalité, 24 %.

Mais avant de considérer ce chiffre brut comme étant le chiffre réel de la mortalité fournie par l'opération, nous allons passer en revue les différentes causes qui ont amené la mort, afin de voir celles qui sont réellement imputables à la cholécystectomie et celles qui en sont indépendantes.

Cas de Langenbuch (n° 2). — A l'autopsie, on trouve un tubercule caséeux du plexus choroïde gauche. Cela seul évite toute discussion.

Cas de Langenbuch (n° 4). — Il existait une ulcération du canal cystique, près de son embouchure dans le cholédoque, qui fut le point de départ d'une perforation avec issue de la bile dans le péritoine, ce qui amena une péritonite. C'est là un accident qui serait arrivé même si l'on n'avait pas fait l'opération. Cependant, comme on pourrait arguer que, si la vésicule n'eût pas été excisée, et s'il n'y avait pas eu une ligature sous le calcul, celui-ci, au lieu de rester dans le canal cystique, eût pu cheminer vers la vésicule, nous mettrons ce cas au bilan de l'opération.

Cas de Riedel. — C'est encore un cas de mort par péritonite, attribuable à l'opération.

Cas de Péan. — Le malade ne pouvait pas tolérer les aliments, même avant l'opération, et mourut d'inanition neuf jours après. Il n'y a donc là rien qui soit le fait de la cholécystectomie.

Cas de Langenbuch (n° 17). — La malade eut une fièvre élevée qui ne doit pas être attribuée à l'infection, mais doit être considérée comme la répétition de frissons auxquels elle était sujette depuis longtemps avant l'opération. C'est ce que Charcot a décrit sous le nom de fièvre intermittente hépatique. Le péritoine était tout à fait normal.

Cas de Dixon. — A la suite de l'opération, il se fit une occlusion du canal cholédoque qui amena un ictère très prononcé. Il existait également des lésions viscérales avancées; mais il semble démontré que c'est l'occlusion du cholédoque qui emporta le malade.

Tableau résumé des causes de mort.

Péritonite	2
Tumeur cérébrale	1
Inanition	1
Fièvre intermittente hépatique	1
Occlusion secondaire du cholédoque	1

Parmi ces causes, trois ne peuvent être imputées à l'opération ; les deux autres, au contraire, qui en relèvent directement, sont l'occlusion secondaire du cholédoque et la péritonite.

Nous avons donc ainsi une rectification à faire à la moyenne de la mortalité énoncée plus haut, ce qui nous donne une mortalité de 12 pour 100.

OBJECTIONS FAITES A L'OPÉRATION

1re *Objection.* — **Inconvénients résultant de la suppression de la vésicule.**

Les adversaires de la cholécystectomie s'élèvent contre cette opération en disant qu'on prive l'organisme d'un viscère qui a certainement son utilité. Cette objection est plus spécieuse que fondée, car on ignore absolument quel est le rôle de ce réservoir, et il est bien permis d'élever quelques doutes sur son utilité, si l'on examine comment cet organe se comporte dans la série animale.

Animaux n'ayant point de vésicule :

Mammifères. — Eléphant, cheval, rhinocéros, daman, tapir, peccari, lama, chameau, cerf, rat, souris, surmulot, dauphin, marsouin, stellère.

Oiseaux. — Autruche, perroquet, coucou, pigeon-ramier, gelinotte, pintade ; — les ramphastides moins le talus.

Batraciens. — Tortue noire.

Poissons. — Lamproie-pleuronecte, raye-perche du Nil, *scomber-lenciscus*, *labeus turdus*.

Peut-on, d'après son existence ou son absence, tirer quelque éclaircissement sur son utilité ?

Cuvier admettait que la vésicule a sa raison d'être chez les animaux dont les repas sont séparés par un certain intervalle, tandis qu'au contraire, il était tout naturel que la bile s'écoulât sans cesse dans l'intestin de ceux qui mangent continuellement. Cette opinion serait juste si on constatait l'absence de la vésicule chez tous les individus d'une même classe. Mais d'après le tableau précédent, on voit que seulement certaines espèces en sont dépourvues. Par exemple, il n'y a aucune différence dans le mode de nourriture du cheval et du cerf, dans celui du bœuf et du mouton. Pourquoi les premiers n'ont-ils pas de vésicule tandis que les seconds en ont une?

Bien plus, Owen a signalé un fait remarquable; il a vu la vésicule manquer chez deux girafes mâles, et exister chez une femelle.

D'autre part, il n'est pas très rare de constater l'absence de vésicule chez l'homme. Schenck (1), Marcellus Donatus (2), rapportent les témoignages de Pline et d'Aristote qui paraissaient en avoir observé des exemples chez des individus fort avancés en âge. Littré (3), Targioni (4), Jager (5), Morgagni (6), Lemery (7), Follet (8), Montault (9), Amussat (10), Elliotson, Chomel, P. L. Berard, Honoré, Nocquard, Veigner, Leiquel, etc., en ont observé des cas incontestables.

Boulet (11) a même constaté un cas très remarquable. Faisant l'autopsie d'une femme, il nota l'absence de la vésicule, en même temps qu'une disposition particulière des conduits biliaires. Plus tard, faisant l'autopsie du fils de cette femme, il constata que la vésicule manquait complètement et que les canaux biliaires présentaient la même disposition que chez la mère, c'est-à-dire que le canal hépatique, très dilaté, « avait la forme d'un entonnoir avant de s'insérer au duodénum. »

---

(1) Schenck. — *Med. ras. liv.* 3 p., 401.

(2) Marcellus Donatus. — *Hist. med.*, liv. 6.

(3) Littré. — *Académie royale des sciences*, 1705, p. 53.

(4) Targioni Tozetti. — *Journal de médecine*, t. IV, p. 283.

(5) Jager. — *Dissert. de hepatitide, cum naturali vesicæ felleae defectus.*

(6) Morgagni. — *De sedibus et causis morborum*, p. 48-58.

(7) Lemery. — *Académie royale des sciences*, 1701, p. 58.

(8) Follet. — *Séance de l'Académie royale des sciences*, 1828.

(9) Montault. — *Bulletin de la Société anatomique*, 1829.

(10) Amussat. — *Mémoire de l'Académie royale de médecine*, 1831.

(11) Boulet. — *Commentarii de rebus in scant. natur. et med. gestis*, Leipsick, 1818.

Concluons donc :

1° Que la raison d'être de la vésicule biliaire nous échappe ;

2° Que sa présence n'est pas indispensable pour donner à la bile les qualités qui lui sont nécessaires ;

3° Enfin, que l'objection, basée sur le fait qu'on supprime de l'économie un viscère, ne doit pas être prise en considération.

2° *Objection.* — **S'il existe des calculs intra-hépatiques, on sera exposé à voir l'affection récidiver, et l'un de ces calculs pourrait amener une occlusion du cholédoque qui serait mortelle.**

Cette objection est plus sérieuse que la précédente, et mérite d'être examinée soigneusement. Dans la discussion qui a eu lieu en 1887, à l'Académie de médecine de Belgique, MM. Thiry et Hambursin appelèrent l'attention sur le fait de la possibilité d'une récidive par formation de calculs dans le foie. M. Hyernaux réfuta l'argument en disant que les calculs qui se formaient dans le foie devaient être extrêmement rares puisque, sur 6,000 autopsies faites par M. Vehenkel, à Bruxelles, on n'en trouvait pas un cas relaté. Mais cet argument n'a qu'une valeur tout à fait relative, car ces 6.000 autopsies se répartissent sur des maladies de toute nature, dont la tuberculose doit naturellement fournir le plus fort contingent, ainsi que d'autres maladies graves, telles que la fièvre typhoïde, la variole, etc., où la fonction sécrétoire du foie, du moins en ce qui regarde la sécrétion biliaire, peut très bien ne pas avoir été influencée. Il est bien évident que des calculs ne peuvent se former dans le foie qu'autant qu'il y a eu un trouble très accentué dans la sécrétion biliaire, trouble ayant amené la dilatation des canaux biliaires intra-hépatiques, en même temps qu'un ralentissement dans le cours de la bile, et par suite une modification dans la composition de ce liquide, qui a favorisé la précipitation de la cholestérine.

Mais il faut bien savoir aussi que ce ne sont pas toujours les calculs qui peuvent amener l'occlusion des canaux biliaires ; il peut arriver que la bile subisse des modifications telles qu'il se forme de véritables bouchons de bile épaissie, constituant de véritables concrétions, capables d'obstruer le cholédoque aussi bien qu'un calcul, ainsi que l'a fait remarquer justement le docteur Georges Harley.

Aussi, pour qu'un argument basé sur des constatations négatives faites dans des autopsies pût être fondé, il faudrait qu'il reposât sur des autopsies faites dans des cas de lithiase biliaire.

Mais il est un fait d'observation qui nous semble bien plus probant. Si nous examinons attentivement les détails des cas que nous avons examinés à propos de la cholécystotomie, nous trouvons, entre autres particularités, les suivantes :

Cas de Parkes (n° 4). — L'opération donne issue à 120 grammes de liquide. On ne trouva pas de calculs dans la vésicule. Quelques jours après, on extraya *5 calculs du poids de 30 grammes.*

Cas de Hofmokl (n° 55). — On extraya 13 calculs; puis, après l'opération, il y eut, les jours suivants, une issue de 24 autres. Le premier cas est tout à fait remarquable, car, après avoir ouvert la vésicule, on ne trouva pas de calculs. Il pourrait être admissible qu'un calcul passât inaperçu; mais il n'est pas possible d'admettre que 5 calculs pussent échapper à l'observation du chirurgien qui les recherche. Il est donc évident qu'ils ont dû se former ailleurs que dans la vésicule.

De même, dans le cas de Hofmokl, après avoir incisé la vésicule, on extraya 13 calculs. Evidemment, s'il y en avait eu d'autres, on ne les aurait pas laissés dans la vésicule.

Or, les jours suivants, il en sortit 24 autres.

Il fallait bien que ces 24 calculs vinssent de quelque part.

Mais, outre ces considérations qui nous semblent indiscutables, nous allons rapporter une observation qui nous paraît encore plus concluante.

Observation (Dixon). — *Rupture de la vésicule. — Cholécystectomie. — Obstruction consécutive du cholédoque par un calcul. — Mort.*

Un homme de 42 ans fit une chute d'un lieu élevé, et se fractura les 9e et 10e côtes. Deux jours après, température de 39°, sensibilité abdominale. On trouve une légère matité un peu à droite et au-dessus du cœcum. Croyant qu'il y avait de la pérityphlite, on fit une ponction exploratrice, et l'on retira du liquide jaune rougeâtre qu'on reconnut être de la bile.

Il était évident que, dans sa chute, il s'était rompu la vésicule ou un des canaux biliaires, peut-être le foie, et que la bile s'était épanchée en dehors du péritoine, derrière le bord postérieur du côlon ascendant. On décida de faire une incision exploratrice. On pratiqua une incision de 12 cm. à 15 cm. le long du bord externe du muscle droit, et une seconde incision de 10 cm. le long du bord costal, se dirigeant vers le cartilage xyphoïde. Après avoir ouvert le péritoine, on vit une tumeur de tissu conjonctif hyperplasié, du volume d'un œuf, fortement teintée de bile. La vésicule était tout à fait affaissée et enveloppée dans ce néoplasme, qui se trouvait en dehors du péritoine.

On constata l'intégrité des canaux biliaires, et l'on reconnut qu'il était présumable qu'ils ne renfermaient pas de calculs.

On sépara la vésicule du foie, et l'on vit que la déchirure était telle, qu'elle rendait douteuses les chances de cicatrisation, et l'on décida d'extirper la vésicule. On lia donc le canal cystique avec de la soie phéniquée forte, et on fit l'extirpation, partie avec le bistouri, partie avec le thermo-cautère; on réunit les tissus adjacents au-dessous du moignon, et on les sutura avec du catgut. Pendant une heure, le malade fut sous le coup du shock et des vomissements, puis il se rétablit très bien. Neuf jours après l'opération, on changea le pansement; la cicatrisiaton était faite. On nota la diarrhée; les selles étaient grisâtres, légèrement purulentes et dépourvues de bile. Avant cette diarrhée, on avait noté de l'ictère qui augmenta progressivement.

Le malade mourut dix-sept jours après l'opération.

Autopsie. — Rien d'anormal dans la cavité péritonéale.

Le moignon cystique est intact, encastré dans du tissu conjonctif hyperplasié coloré de bile. Les canaux cholédoque et hépatique sont *très dilatés.* Un peu au-dessus de l'embouchure du cholédoque, on trouva deux calculs du volume d'une aveline. Le tissu de ce canal était calleux, épaissi dans toute son étendue. Au niveau du plus gros calcul se trouvait une ulcération.

Le tissu du foie était complètement coloré par la bile. Les canaux biliaires intra-hépatiques étaient *très dilatés,* contenaient un liquide gélatineux. Le foie présentait un degré d'atrophie moyen. Léger degré de néphrite parenchymateuse ; plusieurs infarctus hémorrhagiques.

Il est probable que les calculs étaient dans la vésicule et furent poussés dans la vésicule au moment de l'accident.

Cette observation présente donc ce fait capital, à savoir, l'occlusion du canal cholédoque par des calculs après la cholécystectomie.

Dixon pense que ces calculs, se trouvant dans la vésicule au moment de l'accident, ont été, pour ainsi dire, projetés dans le canal cystique, puis dans le cholédoque, sous l'influence du traumatisme.

Nous ferons d'abord remarquer que l'auteur admet que ces calculs étaient dans la vésicule au moment de l'accident, et non pas dans le canal cholédoque, où ils auraient alors échappé à son observation.

Or, pour que ces calculs aient été projetés dans le canal cystique, il eût fallu que ce canal eût été bien béant et bien large, puisque les calculs avaient le volume d'une aveline.

Mais, en admettant la possibilité du fait, peut-on raisonnablement admettre que deux calculs pussent ainsi pénétrer dans le canal cystique en même temps. Il est bien certain que l'un eût empêché l'autre de passer, en supposant qu'ils ne se soient pas apporté l'un et l'autre un obstacle réciproque. Mais on a vu que la vésicule se rompit sur une assez vaste étendue; et alors n'est-il pas plus logique de penser que, si ces calculs se fussent trouvés dans la vésicule, ils auraient été entraînés avec la bile dans la cavité péritonéale, au lieu d'aller imaginer un fait aussi improbable que la projection simultanée de deux calculs dans le canal cystique.

Mais, d'après nous, ces calculs ne se trouvaient pas dans la vésicule, mais bien dans le canal hépatique.

Si l'on songe, en effet, qu'à l'autopsie on trouva les canaux intra-hépatiques dilatés et remplis d'un liquide gélatineux, il est bien clair qu'ils étaient le siège d'une angiocholite ancienne, condition tout à fait favorable à la formation de calculs.

Le canal hépatique lui-même était très dilaté et pouvait, par conséquent, permettre le séjour de calculs même de la grosseur d'une aveline. D'autre part, si l'on songe que l'ictère n'est apparu que vers le sixième jour après l'opération, il semble assez admissible de penser que ces calculs, se trouvant dans le canal hépatique au moment de l'accident, en ont été probablement délogés et auront cheminé lentement à travers le cholédoque jusqu'à son embouchure, et que c'est alors qu'ils auront déterminé une occlusion complète du canal avec apparition d'ictère.

Quant à supposer que ces calculs existaient dans le cholédoque avant l'opération, cela n'est pas possible. Car M. Dixon explora ce canal afin de se rendre compte qu'il n'y existait aucune cause d'obstruction, et, franchement, il n'est guère supposable que la présence de deux calculs, du volume d'une aveline, aient échappé à ses recherches, puisque son attention était attirée de ce côté, surtout si l'on songe que l'occlusion du cholédoque est une contre-indication formelle à la cholécystectomie.

Nous croyons donc pouvoir conclure de cette discussion un peu longue, mais nécessaire, qu'il est possible que *des calculs se trouvant dans le canal hépatique viennent déterminer une occlusion du cholédoque après l'opération de la cholécystectomie.*

3° Objections diverses.

A côté des deux objections précédentes, qui sont les seules sérieuses, nous en signalerons quelques autres pour mémoire seulement.

M. Lefebvre doute que la ligature qu'on applique sur le canal cystique soit solide parce qu'il y a des adossements de muqueuse et que l'adhérence de ces surfaces est tardive. Cette crainte est tout à fait d'ordre chimérique, car on place une suture sur les lèvres du moignon cystique, de façon à réunir les bords de la tunique externe du canal.

D'autres auteurs, dont nous aurons la générosité de ne pas citer les noms, prétendent qu'au moyen d'un régime végétal bien suivi, on parvient à guérir des cas de lithiase biliaire ayant duré fort longtemps et ayant occasionné des accidents graves, et, par conséquent, qu'il est tout à fait inutile de faire la cholécystectomie.

Il est bien évident que, si un régime végétal a pu empêcher la formation de calculs, jamais il n'a pu déterminer l'élimination de ceux qui existaient, et que, lorsqu'un malade est atteint de crises hépatiques violentes et répétées, jamais un régime alimentaire quelconque n'a pu avoir une influence curative.

TECHNIQUE OPÉRATOIRE

1er *Temps.* — **Incision.**

On doit s'assurer préalablement de la situation du bord inférieur du foie, qui doit naturellement servir de point de repère pour déterminer l'endroit où devra porter l'incision.

Longueur et direction. — Laugenbuch procède de la façon suivante. Il fait sur le bord externe du muscle droit une incision de 12 cm à 15 cm de long. De celle-ci en part une seconde, dirigée vers l'appendice xyphoïde, longue de 4 cm à 5 cm, de façon à donner à la première la figure de T renversé : ⊢

M. Deroubaix fait à ce procédé les critiques suivantes, qui reposent sur des expériences pratiquées sur le cadavre ; le bord droit de l'incision vient toujours faire obstacle à l'action de la main, et alors on finit par le couper transversalement, convertissant ainsi l'incision en T en incision cruciale. Mais alors les conditions de bonne réunion sont compromises, car, lorsqu'on fait tomber une incision sur une autre, on forme, au point de rencontre, un angle droit ou aigu qui ne peut plus contenir les éléments de nutrition nécessaires à la bonne réunion.

Pour remédier à ces inconvénients, il propose d'agir de la façon suivante.

Faire partir l'incision de la ligne blanche, à un pouce environ au-dessous de l'appendice xyphoïde, traverser obliquement de haut en bas le muscle droit, jusqu'à son bord externe, puis continuer à la faire descendre en traçant toujours une ligne courbe à concavité supérieure, jusqu'à 2, 3 ou 4 pouces au besoin, au-dessous du bord inférienr du thorax, pour la conduire enfin en arrière, toujours dans la même direction, jusqu'à un pouce de distance de la ligne mamillaire vers le bord inférieur des côtes asternales,

L'ensemble de cette incision circonscrirait un lambeau à concavité tournée en bas, que l'on pourrait facilement relever et rabattre sur la face externe de la poitrine. Continue et unique dans son étendue, elle se prêterait admirablement à la réunion immédiate, donnerait toute liberté aux mouvements de l'opération et éclairerait suffisamment la face inférieure du foie (1).

Ces observations sont peut-être justes; mais elles ont le tort d'être uniquement théoriques, car tous les chirurgiens ont adopté l'incision en T, et jamais on n'a signalé un obstacle à la réunion immédiate.

2e *Temps*. — **Exploration de la cavité péritonéale et isolement de la vésicule.**

Lorsqu'on a ouvert le péritoine, il faut explorer les canaux biliaires avec le plus grand soin, dans le but de rechercher s'il existe des calculs. Il est, en effet, indispensable que le canal cholédoque soit perméable, et si l'on y découvrait un calcul impossible à déloger, l'opération serait tout à fait contre-indiquée.

Ensuite, on détache la vésicule de ses connexions avec le foie et des adhérences qu'elle peut avoir contractées. Pour cela, on se sert de ciseaux courbes et mousses, et on procède, partie par de prudentes et petites incisions, partie par désunion, avec l'extrémité des ciseaux fermés. Il faut bien prendre garde de ne pas toucher au tissu du foie, car cela donnerait lieu à une hémorrhagie en nappe qui pourrait être très gênante, et, en outre, à un écoulement de bile dans la cavité péritonéale.

Une fois la vésicule disséquée, il s'agit d'isoler le canal cystique. C'est là le temps le plus délicat de l'opération, en raison du petit espace dans lequel on opère et des organes qu'on est exposé à blesser. Nous croyons donc qu'il est utile de rappeler la disposition anatomique de cette région, surtout au point de vue spécial où nous nous plaçons.

Le canal cystique et le cholédoque forment le bord de l'épiploon gastro-hépatique et ourlent, pour ainsi dire, la partie antérieure de l'hiatus de Winslow. Ces deux canaux réunis tracent une ligne courbe à concavité tournée à droite.

A environ 15mm, vers la gauche, se trouve le canal hépatique du grand lobe droit du foie, qui constitue un des côtés de l'espèce de triangle presque équilatéral qui est fermé en haut par l'artère cystique, et à droite par les canaux cystique et cholédoque. L'artère

(1) Deroubaix. — *Académie de médecine de Belgique*, 1885, p. 368.

hépatique est située sur un plan un peu plus superficiel, à environ 15^{mm}, à gauche de l'endroit ou l'artère cystique se divise en deux branches. L'opérateur a donc à sa disposition un espace de 15^{mm} où il peut manœuvrer sans crainte de blesser aucun organe important. Mais il faut remarquer que les vaisseaux de cette région et les canaux biliaires sont enveloppés d'un réseau de gros nerfs du plexus cœliaque, qui embrouille la région au point qu'on ne peut distinguer les canaux qu'au moyen d'une dissection fine et plus ou moins complète. On comprend qu'il est d'une importance extrême d'isoler le canal cystique pour qu'on agisse sur lui et non sur autre chose.

Qu'adviendrait-il, par exemple, si l'on allait couper et lier le canal cholédoque? Toute issue serait fermée à la bile, et la mort s'ensuivrait inévitablement. Si l'on intéressait le canal hépatique droit, le danger serait moindre; mais, la moitié au moins de la bile aurait son cours intercepté.

Il n'y a pas jusqu'à la lésion de l'artère cystique qui ne soit capable de jeter au moins une certaine perturbation.

Pour éviter ces dangers, Deroubaix conseille la manœuvre suivante: un aide, placé à gauche, qui, jusqu'à présent, a déprimé le bord inférieur de la plaie, le côlon et le duodénum avec la face palmaire de la main gauche, retourne cette main de manière à en faire appuyer la face dorsale sur les mêmes organes. Il introduit ensuite cette main dans l'hiatus de Winslow, porte légèrement en avant la pulpe des doigts et, en faisant faire ainsi une saillie au canal cystique, facilite et assure l'action des instruments qui doivent agir sur lui ou autour de lui.

Une fois le canal cystique isolé, on y jette deux ligatures ; Langenbuch préfère deux forts fils de soie ; Hyernaux propose d'appliquer deux longues pinces de Péan à mors, recourbées sur le canal cystique, et de faire la section dans l'intervalle. Il ajoute même qu'on pourrait pratiquer une encoche, à travers laquelle on introduirait la ligature.

Deroubaix préférerait se servir d'une de ses aiguilles courbes à crochets excentriques et à pointe mousse. L'extrémité de cette aiguille agit à peu près comme celle d'un stylet; on pénètre à travers le péritoine au moyen de frottements, de petits mouvements de va-et-vient combinés avec un effort de propulsion, et, lorsque la pointe a traversé la séreuse, on pousse la pointe, on retire le bouchon, et l'aiguille et le fil sont entraînés l'un avec l'autre.

On place donc une première ligature à l'origine du canal cystique, au-delà de son collet, et une seconde un peu plus haut, après avoir refoulé la bile qui se trouve dans le canal.

On fait alors la section entre les deux ligatures, en insinuant dans la vésicule une fine éponge pour absorber les quelques gouttes de bile qui pourraient s'écouler.

On suture ensuite les lèvres du canal cystique et on referme la plaie abdominale. A ce propos, nous signalerons la pratique de Thiriar (1), qui attache le plus grand soin à fermer complètement et hermétiquement la cavité abdominale.

Il suture isolément le péritoine d'abord, puis réunit les autres plans abdominaux ensuite.

Il rend ainsi à la cavité péritonéale et aux parois abdominales toute leur intégrité, soudant péritoine à péritoine, tissu fibreux à tissu fibreux, tissu cellulaire à tissu cellulaire, peau à peau. De cette façon, tout rentre à l'état normal. Il assure la prompte occlusion de la cavité abdominale, la met à l'abri des accidents qui pourraient atteindre la plaie superficielle, et empêche le suintement de celle-ci d'entrer dans le ventre. En outre, la suture du péritoine empêche toute éventration.

PARALLÈLE ENTRE LA CHOLÉCYSTOTOMIE ET LA CHOLÉCYSTECTOMIE

Etablissons d'abord que l'intervention chirurgicale n'est admissible que lorsque tous les traitements médicaux ont échoué.

Si l'on compare les deux modes d'intervention, on trouve que chacun a ses avantages et chacun ses inconvénients.

La *cholécystotomie* a pour elle l'avantage d'être une opération facile, entraînant une faible mortalité. Elle a l'inconvénient de laisser subsister une fistule qui peut durer plus ou moins longtemps; enfin, elle n'enlève pas la cause du mal, c'est-à-dire la vésicule.

La *cholécystectomie* est une opération plus difficile; elle exige une grande incision, et il faut une certaine habileté pour opérer dans un espace très restreint, détacher la vésicule du foie et des adhérences qu'elle a pu contracter. Au point de vue de la mortalité, l'avantage appartiendrait à la cholécystotomie; mais il est impossible, en réalité, de tirer une conclusion à cet égard, car nous ne possédons encore que 26 opérations de cholécystectomie. Mais, si nous comparons la mortalité de ces 26 premières opérations avec celles des 26 premières cholécystotomies, nous trouvons

(1) Congrès français de chirurgie, 1885, p. 567.

4 morts pour cette dernière contre 6 pour la cholécystectomie ; c'est donc, en réalité, à peu près égal.

Le grand avantage de la cholécystectomie, c'est de supprimer la cause du mal en excisant la vésicule. Mais elle a aussi un grand inconvénient, c'est de laisser subsister la possibilité d'une obstruction du cholédoque par un calcul, et alors de rendre impossible l'entéro-cholécystostomie.

Indications et contre-indications.

I. — Lithiase biliaire.

L'intervention chirurgicale n'est indiquée, nous le répétons, que quand tout traitement médical a échoué, et, en outre, quand les accès de coliques hépatiques sont violents, répétés, et rendent la vie insupportable au malade.

On donnera la préférence à la cholécystectomie, qui, en supprimant la cause du mal, assurera plus sûrement la guérison.

La cholécystotomie amènerait une guérison qui ne serait peut-être que temporaire, en raison de la possibilité d'une nouvelle formation de calculs dans la vésicule.

Toutefois, nous devons reconnaître que, jusqu'à présent, la récidive n'a été signalée qu'une seule fois.

D'autre part, lorque la cholélithiase existe depuis longtemps, les parois de la vésicule sont souvent altérées, et si l'on avait recours à la cholécystotomie, on pourrait craindre que les sutures ne fussent pas assez solides.

II, — Hydropisie de la vésicule.

S'il s'agit d'un cas d'hydropisie simple, c'est-à-dire si la vésicule n'a pas été surdistendue, si ses parois ne sont pas altérées, si le liquide n'est pas purulent, nous donnons la préférence à la cholécystectomie ; mais nous convenons que, dans ce cas, le chirurgien peut adopter l'un ou l'autre procédé avec autant de chance de succès.

Si l'hydropisie résulte d'une occlusion du canal cystique par un calcul, deux cas peuvent se présenter.

A. Le calcul est engagé dans le canal de façon que la section porterait entre lui et la vésicule.

On devra rejeter la cholécystectomie en se souvenant du cas mortel de Langenbuch, où un calcul ainsi placé ulcéra la muqueuse et amena une perforation suivie de la péritonite. On devra donc choisir la cholécystotomie.

B. Le calcul est engagé dans le col, pas assez haut pour que la section porte entre lui et la vésicule; ou bien, lorsqu'il s'agit d'une sténose cicatricielle, on donnera la préférence à la cholécystotomie.

En dehors de ces circonstances particulières, lorsque les parois de la vésicule seront altérées par une surdistention de l'organe, on préférera la cholécystectomie.

III. — **Empyème de la vésicule.**

Comme il est impossible de savoir si les canaux biliaires sont ou non le siège d'angiocholite, il sera préférable d'avoir recours à la cholécystotomie, qui permettra en outre de pratiquer des irrigations dans la vésicule.

IV. — **Occlusion du cholédoque.**

C'est la contre-indication formelle de la cholécystectomie.

On devra donc pratiquer la cholécystotomie en établissant une fistule permanente de façon à empêcher la rétention biliaire.

Nous préférerions toutefois l'entéro-cholécystostomie, qui a sur la précédente le grand avantage de permettre à la bile de passer dans l'intestin et de supprimer toute fistule externe.

INDEX BIBLIOGRAPHIQUE

CHOLÉCYSTOTOMIE

I. — **Historique**

Fabricius. Guilhelmi Fabricii Hildani opera Francfort. 1646, p. 320.

Petit J. L. Mémoires de l'Académie royale de Chirurgie, 1743, t. 1, p. 176.

Id. Traités des Maladies chirurgicales, Paris, 1790, pp. 283 et 329.

Haller Elementa phisiologiæ corporis humani, Berne, 1744, t. VI, p. 596.

Sharp. Recherches cliniques sur l'état présent de la Chirurgie, trad. franç., Paris, 1751, p. 278.

Morand. Mémoires de l'Académie de Chirurgie, 1757, t. III.

Coe. Treatise on biliary concretions or stones in the gall bladder, Londres, 1777, p. 334.

Bloch. Medicinische Bemerkungen, Berlin, 1774.

Morgagni. De sed. et causis morborum, 1779, t. II, lettre 37, art. 752, p. 259.

Walter Aug. Anatomische Museum Berlin, 1796.

Chopart et Desault. Traité des maladies chirurgicales, Paris, an IV, t. II, p. 346.

Sabatier De la Médecine opératoire ou des opérations de chirurgie qui se pratiquent le plus fréquemment, Paris, 1796, t. I, p. 248.

Richter. Anfangsgrunde der Wundarzneik. Gottingue, 1798, t. 5, p. 87.

Portal. Observations sur la nature et le traitement des maladies du foie, 1813, p. 92.

Delpech. Précis élémentaire des maladies réputées chirurgicales, Paris, 1816, t. II, p. 189.

Good. Study of medicine, 1825, 2e édit., t. I, p. 420.

Sébastian. De hydropea vesica filleæ, Thèse Heidelberg, 1828.

Campaignac. Des plaies des voies biliaires, etc.... Mémoire lu à l'Académie de Médecine en 1826, in journal hebdomadaire, 1829, t. II, p. 217.

Boyer. Traité des maladies chirurgicales, Paris, 1831, t. VII, p. 580.

Carré. Thèse de Paris, 1833, n° 208.

Meersmann. Mémoire de la Société de Médecine d'Anvers, in Gazette médicale de Paris, 1840, p. 265.

Klemm. Berliner medicinische central Zeitung, 1842.

Bancalari. 6me Congrès des savants italiens, in Annali universali di Medicina, 1845, 3e série, t. XVII, p. 287.

Rossi. Sur la cystifelleotomie, in Annali universali di Medicina, 1847, 3e série, t. XXV, p. 215.

Santo Nobili. Annali universali di Medicina, 1847, 3e série, t. XXXV, p. 349.

Fauconneau-Dufresne. Traitement chirurgical de la tumeur biliaire. Union médicale, 1847, p. 200, et Traité de l'affection calculeuse du foie, Paris, 1851, p. 317 et 349.

Pepper. Américan, journal of the medical sciences, 1857, p. 14.

Thudichum. On the pathology and Treatment of gall Stones (British médical journal), 1859, et the Lancet, 28 octobre 1859.

Maunder. Cas mortel de calculs biliaires (British medical journal), 1876, t. II, p. 604.

Handfield-Jones. Leçon clinique sur deux cas de calculs biliaires enchâtonnés (Medical times and gazette, 9 mars 1878, p. 247.)

II. — Revues critiques. Thèses.

Brun. Archives générales de médecine, 1885, n° 12, p. 200.

Mannoury. Progrès médical, 1885, n° 14, p. 272.

Witzel. Deutsche Zeitschrift für chirurgie, 1884-85, XXI, p. 159.

Roth. Archiv. fur Klinische chirurgie, 1885, n° 1, p. 87.

Warnots. Journal de médecine de Bruxelles, fév., 1886, p. 102.

Duriau. Thèse, Paris, 1885, n° 267.

Denucé. Tumeur et calculs de la vésicule biliaire, Paris, 1886.

Gaston. De la duodeno-cholécystotomie, traduction française (in journal de Médecine de Paris, octobre 1886.)

De Page. De l'intervention chirurgicale dans la lithiase biliaire, Bruxelles, 1889.

III. — Observations.

Bobbs. — Transactions of the Indiana State medical Society, 1868.

Sims (Marion). — British médical journal, 8 juin, 1878, p. 811.

Brown. — » » » 21 décembre 1878, p. 916.

Kocher. — Correspondenz Blatt fur Schweitzer Aerzte, 1er octob 1878, p. 577.

Keenn. — American journal of the medical sciences, 1879, t. I p. 125.

Tait (Lawson). — Lancet, 1879, t. II, p. 130, et Médico-Chirurgical. Transactions, Londres, 1880, t. 43, p. 17.

— British medical journal, 8 nov. 1882, p. 990.

— The Lancet, 13 février 1886, p. 296.

— British medical journal, 13 nov. 1886.

— Cholécystotomie, in Traité des maladies des ovaires traduction française, p. 453.

— British medical journal 1887.

König. — Lehrbuch der special chirurgie, t. II, p. 147.

Winiwarter. — Prager medicinische Wochenschrift, 1882, nos 21-22.

Rosenbach. — XIe Congrès de Chirurgie allemande 1882, s. 131-132.

Burke. — Medical Record New-York, 10 nov. 1883, p. 545.

Bœkel. — Gazette médicale de Strasbourg, 1883, no 6, p. 68.

— Revue de Chirurgie, 6 octobre 1885, p. 801.

Eddowes. — British medical journal, 8 décembre 1884, p. 410.

Savage. — » » » 8 mars 1886.

Müsser et Keenn. — American journal of the medical sciences, oct. 1884, p. 333

Mac-Gill. — British medical journal, 6 déc. 1884, p. 1142.

Gairdner. — Australian medical journal, n. 3, v. 1884, p. 34.

Trendelenburg. — In Witzel, loc. cit.

Langenbuch. — Berliner klinische Wochenschrift, 1885.

Wright. — Lancet 28 mars 1885, p. 563.

Hofmokl. — Viener médical Press, 1885, p. 1509, et Semaine médicale 1885, p. 197.

Parkes. — American journal of med. sciences, 1885, p. 95, juillet.

Félizet. — In Duriau, thèse de Paris, 1885, no 267.

Robson. — British medical, 31 octobre 1885, p. 833.

Bernays. — Weekly med. Rewiew 31 octobre 1885, p. 350.

Keenn. — Philadelphia med. times, 14 novembre 1885.

Alexànder. — Liverpool medico-chirurgical journal, janv. 1886, p. 221.

Lange.	New-York med. journal, 8 mai 1886, p. 872.
Buchanan.	British med. journal, 8 mai 1886, p. 532.
Carmalt.	Medical News, 8 mai 1886, p. 533.
Haslam.	British medical journal, 12 novembre 1886, p. 925.
Hutchison.	American medical association journal, 22 mai 1886, p. 569.
Willer.	British medical journal, 13 nov. 1886, p. 903.
Landerer.	München med. Wochenschrift, 1886, XXIII, p. 297.
Napier.	Glasgow med. journal, 1886, XXXVI, p. 299.
Terrillon.	Académie de Médecine, 27 décembre 1886.
Jones.	British med. journal, 1887, janv., p. 18.
Ohage.	Medical News, 1887, 19 et 26 fév., p. 202 et 233.
Page.	Lancet, 25 juin, 1887, p. 1282.
Jansen.	Comptes rendus de la Société de médecine de Riva, 16 avril, 1886.
Elsner	Buffalo med. and sug journal, 1888-87, XXII, p. 538.
Compaired.	Clinica Navarra Pampelona, 1887, IV, nº 3, et Correspondance méd., Madrid, 1887, XXII, 4-6.
Hofmokl.	Allgemein Wiener med. Zeit, 1887, XXXII, p. 367.
Haynes.	South California Practitioner. Los Angeles, 1887, p. 289.
Mac-Lead.	Indiana med. gazette, Calcutta, 1887, XXII, p. 196.
Francon.	Province med., Lyon, 1887, 11, p. 454.
Taylor.	British med. association. Session de Dublin, in semaine med. 1887, p. 330.
Langenbuch.	Berliner Klin. Wochenschrift, 1886, p. 720.
Thornton.	British med. journal, 1887.
Reeves.	The Lancet, 1887.
Courvoisier.	Correspondenz blatt fur Schweitzer, Aerzte, 1887.
Kuster.	Revue de Hayem, 1887.
Tillmann.	» » » 1887.
Kappeler.	Correspondenz blatt fur Schweitzer, Aerzte, 1er sept. 1887.
Navaro.	Gazetta Italia med. de Lomb., 1887, et Revue de Chirurgie, 1887.
Vincent.	Congrès français de chirurgie, 1888.

CHOLÉCYSTECTOMIE

Historique

Etmüller. Opera medica theorica pratica, 1708.

Herlin. Expériences sur l'ouverture de la vésicule du fiel in journal de Médecine de Rouen, 1767, t. XXVII, p. 163.

Observations

Langenbuch. Berliner Klinische Wochenschrift, 1882, n° 48, p. 725.

— Verhandlung der Deutsche gesellsch für clin., Berlin 1883, p. 98.

— Berliner Klin. Woch., 1884, p. 808.

— » » » 1886, p. 720, n° 42.

Courvoisier. In Roth archiv. für Klin, chirurgie., 1885, n° 1.

Thiriar. Académie de med. de Belgique, 1885, p. 51. (Communication de Hyernaux).

— Congrès de Chirurgie, 1885, p. 567 et 1888.

— Gazette des hôpitaux, 1887, p. 1269.

Riedel. Operative Eingriff wegen gallensteinen (Petersburger), med. Wochenschrift, 1885, 23 mai.

Krönlein. Correspondenz Blatt für Schweitzer, Aerzte, 15 avril 1886, p. 193.

Péan. Leçons de clinique chirurgicale, Paris, 1887, p. 1338.

Ohage. Medical News, 19 et 26 février 1887, p. 203 et 233.

Dixon. Annals of surgery, 1887, v. p. 321.

Tillmann. Revue d'Hayem, 1887.

Tischendorf. » » »

D'Antona. 52e Réunion de la Société italienne de chirurgie, semaine médicale, 1888, p. 147.

Kœberlé. Société de médecine de Strasbourg, in Bulletin médical, 1888, p. 437.

TABLE ANALYTIQUE

PREMIÈRE PARTIE. — GÉNÉRALITÉS

Chapitre I. — ÉTUDE CHIMIQUE, PHYSIQUE ET PHYSIOLOGIQUE DU FOIE. — Composition chimique du foie. — Poids spécifique du foie. — Poids du foie. — Poids du foie proportionnellement à l'âge et au poids du corps. — Dimensions du foie. — Des conditions susceptibles de donner lieu à la production de signes pouvant faire croire à une diminution de volume du foie. — Des causes qui peuvent faire croire à une augmentation de volume du foie qui n'existe pas. — Fonctions du foie et étude chimique de ses sécrétions : 1° Fonction glycogénique du foie ; 2° Du foie comme agent modificateur des graisses; 3° Fonction thermique du foie; 4° Fonction biliaire du foie 1 à 14

Chapitre II. — SYMPTOMATOLOGIE DES AFFECTIONS HÉPATIQUES. — De certains signes qui accompagnent l'ictère. — Etats de la peau qu'on pourrait confondre avec l'ictère.......... 23 à 31

Chapitre III. — TRAITEMENT GÉNÉRAL DES MALADIES DU FOIE. — Des Mercuriaux. — Des Alcalins. — Chlorure d'ammonium. — Des Végétaux : Podophyllin; Taraxacum ; Chionanthus virginica. — Germicides : Acide salicylique, Salicine, Salicylate de soude, Acide benzoïque et benzoates, Mercure et Quinine. — Mode d'action des eaux minérales. — Médicaments contre-indiqués dans les maladies du foie. — Du régime dans les maladies du foie. — Remarques générales sur certains traitements spéciaux.......... 34 à 61

DEUXIÈME PARTIE. — DE L'ICTÈRE ET DES AFFECTIONS DU FOIE OU IL SE RENCONTRE

Chapitre IV. — DE L'ÉTAT BILIEUX.......... 67

Chapitre V. — ETIOLOGIE DE L'ICTÈRE.......... 76

Chapitre VI. — DE L'ICTÈRE PAR SUPPRESSION DE LA SÉCRÉTION BILIAIRE : *A*. DE L'ICTÈRE D'ORIGINE NERVEUSE.......... 87

Chapitre VII. — *B*. DE L'ICTÈRE PAR TROUBLE DE LA CIRCULATION HÉPATIQUE : De l'ictère par congestion hépatique. — Hépatite. — Péri-hépatite. — Hépatite sympathique. — Hépatite interstitielle.......... 92 à 96

Chapitre VIII. — DE L'ICTÈRE D'ORIGINE TOXIQUE.......... 98

Chapitre IX. — DE L'ICTÈRE INTRA-UTÉRIN CONGÉNITAL ET HÉRÉDITAIRE.. 102

Chapitre X. — DE L'ICTÈRE CAUSÉ PAR LES AFFECTIONS HÉPATIQUES D'ORIGINE MICROBIENNE. — De l'ictère épidémique des climats tempérés. — De l'ictère dans la grossesse. — De l'ictère épidémique de la grossesse. — De la fièvre jaune. — Ictère paludéen ou fièvre rémittente bilieuse. — Des affections chroniques du foie d'origine paludéenne. — Hématurie hépatique paroxystique de nature congestive. — Atrophie jaune aiguë du foie. — Etiologie des troubles cérébraux dans les formes fébriles des affections hépatiques. — Étiologie de la fièvre .... 107 à 142

Chapitre XI. — C. DE L'ICTÈRE PAR ABSENCE DE LA SUBSTANCE SÉCRÉTOIRE.— Atrophie subaiguë du foie. — Atrophie chronique ou cirrhose... 151 à 153

Chapitre XII. — FORMES PYOHÉMIQUE ET SEPTICÉMIQUE DE L'ICTÈRE.. 160

Chapitre XIII. — DES ODEURS PATHOLOGIQUES 163

Chapitre XIV. — DE L'ICTÈRE PAR OBSTRUCTION. — De l'ictère par obstruction permanente. — Ictère par malformation congénitale des canaux biliaires. — Ictère par occlusion permanente des canaux biliaires, acquise accidentellement. — Pathologie de l'ictère par obstruction lente .... 168 à 172

Chapitre XV. — DE L'ICTÈRE CATARRHAL. — *Tableau synoptique de la pathologie de l'ictère* 174

Chapitre XVI. — ETUDE CHIMIQUE DES EXCRÉTA. — I. De l'analyse des excrétions intestinales au point de vue du diagnostic des cas obscurs d'ictère. — II. Modifications de l'excrétion rénale. — *a*. Valeur diagnostique de la couleur de l'urine. — *b*. Valeur diagnostique de la présence des acides biliaires dans l'urine. — *c*. Valeur diagnostique de la présence ou de l'absence de la leucine ou de la tyrosine dans l'urine. — *d*. De la mélanine dans l'urine. — *e*. De l'urée et de l'acide urique. — *f*. Valeur diagnostique de l'albuminurie hépatique 178 à 202

TROISIÈME PARTIE. — DES AFFECTIONS DU FOIE NE S'ACCOMPAGNANT PAS NÉCESSAIREMENT D'ICTÈRE

Chapitre XVII. — DES ABCÈS DU FOIE. — Etiologie des abcès hépatiques. — Symptômes généraux communs à toutes les formes d'abcès du foie. — Diagnostic différentiel des abcès du foie. — Des concrétions biliaires comme causes d'abcès du foie. — Abcès du foie par embolie. — Des abcès traumatiques du foie. — Des abcès métastatiques et pyohémiques du foie. — Différence des abcès métastatiques et pyohémiques. — Les abcès du foie, dits tropicaux, sont-ils dus spécialement à la dysenterie. — Traitement des abcès hépatiques. 205 à 221

Chapitre XVIII. — DU CANCER DU FOIE. — Etiologie du cancer du foie. — Symptômes négatifs du cancer du foie. — Remarques sur le diagnostic du cancer du foie. — De l'ictère provenant d'une affection cancéreuse située ailleurs que dans le foie. — Occlusion de la veine cave inférieure par le cancer du foie. — Mort par hémorrhagie dans le cancer du foie. — Traitement du cancer du foie .... 225 à 240

Chapitre XIX. — DE LA SYPHILIS DU FOIE. — Etiologie des nodules syphilitiques. — Symptomatologie. — Traitement 242

Chapitre XX. — DES HYDATIDES DU FOIE. — De l'ictère d'origine hydatique.

— De l'ictère causé par des hydatides suppurées. — Des affections qui peuvent être confondues avec les hydatides du foie. — Diagnostic différentiel. — Exploration des hydatides. — Examen du liquide. — Hydatides associées à d'autres formes de maladies du foie. — Hydatides du foie intéressant les vaisseaux sanguins. — Des hydatides suppurées et de leur mode de terminaison. — De la rupture des kystes hydatiques du foie dans le canal digestif. — Les hydatides peuvent se rompre dans les poumons sans causer la mort. — Les hydatides du foie peuvent être mortelles en déterminant une affection secondaire du poumon. — De la mort subite causée par les hydatides. — Guérison spontanée des hydatides. — Traitement des kystes hydatiques du foie. — Manuel opératoire de la ponction des kystes hydatiques. — Distome hépatique 245

Chapitre XXI. — De l'affection kystique du foie 262

Chapitre XXII. — Des dégénérescences bénignes du parenchyme hépatique. — I. Dégénérescence graisseuse. — II. Dégénérescence amyloïde. — III. Tumeurs fibreuses, embolies, épanchements sanguins ..... 264 à 270

Chapitre XXIII. — Affections traumatiques du foie. — Digestion du foie vivant 273

Chapitre XXIV. — De l'ascite d'origine hépatique. — Diagnostic différentiel des hydropisies. — De l'ascite hépatique chez l'enfant..... 275 à 277

Chapitre XXV. — Des taches hépatiques. — Xanthelasma ou Vitiligo. — Chloasma hépatique 279

Quatrième Partie. — AFFECTIONS DES VOIES BILIAIRES

Chapitre XXVI. — Affections de la vésicule et des canaux biliaires. — I. Absence ou atrophie de la vésicule. — II. Distension de la vésicule. — *a*. Distension de la vésicule par de la bile, — *b*. par du pus. — *c*. Hydatides suppurées de la vésicule. — *d*. Distension de la vésicule par des liquides blancs — *e*. par du mucus — *f*. par de la bile blanche — *g*. par des concrétions biliaires. — III. Distension des canaux biliaires. — Traitement de la distension des voies biliaires. — Gangrène et rupture de la vésicule. — Dépôts de carbonate de chaux appelés à tort ossification de la vésicule. — Tumeurs cancéreuses et autres de la vésicule. — Cancer du cholédoque.... 283 à 298

Chapitre XXVII. — Des Calculs biliaires. — Remarques générales sur l'épaississement de la bile et sur les calculs. — Propriétés physiques des concrétions biliaires. — Poids spécifique des concrétions biliaires. — Manière de trouver les calculs biliaires dans les garde-robes. — Pronostic du nombre de calculs existant dans un cas donné. — Composition chimique des calculs biliaires. — Affections causées par l'épaississement de la bile. — Etiologie et symptomatologie de l'épaississement de la bile. — De la possibilité de confondre les symptômes de l'épaississement de la bile avec ceux du cancer. — La bile épaissie peut produire une occlusion intestinale mortelle. — Etiologie des calculs biliaires. — Leur symptomatologie. — De la douleur paroxystique. — Le degré de la douleur n'est pas en rapport avec le volume ou le nombre des calculs. — De la douleur comme cause de mort dans la lithiase biliaire. — Le danger des calculs n'est pas toujours proportionné à l'intensité de la douleur. — Valeur diagnostique du siège de la douleur. — Le danger des calculs n'est pas nécessairement en rapport avec leur volume. — Le danger des calculs biliaires n'est pas proportionné à l'intensité de l'ictère. — Les calculs, même de gros volume, peuvent exister sans ictère. — Les calculs peuvent déterminer une douleur très intense sans ictère. — Ils peuvent être enchâtonnés dans le cholédoque sans ictère. Du passage des calculs dans l'intestin par ulcération. — De leur enkystement dans l'intestin. — La pénétration des calculs dans l'intestin constitue une nouvelle source de danger. — Les calculs peuvent causer de l'entérite. — Ils peuvent s'enchâtonner dans le rectum. — Ils peuvent être vomis. — Ils peuvent perforer la paroi abdominale. — Ils peuvent ulcérer les organes urinaires. Ils peuvent causer la mort par hémorrhagie. — Symptômes de lithiase biliaire n'étant pas produits par cette cause. — Diagnostic différentiel des coliques hépatiques et des autres formes de coliques. — Du cathétérisme comme moyen de découvrir la présence de calculs dans les canaux biliaires.— Traitement de la lithiase biliaire. — Prophylaxie de la lithiase biliaire.— De la dissolution des calculs biliaires. — Traitement de la lithiase biliaire par les eaux minérales. — Des moyens de favoriser l'expulsion des calculs. — De l'expulsion des calculs provoquée par les manipulations externes. — Traitement des symptômes céphaliques. — Traitement de l'occlusion calculeuse du cholédoque. — Traitement des calculs biliaires qui cherchent une issue par la perforation des tissus. — Traitement des perforations suivies d'hémorrhagies. — Traitement des calculs enchâtonnés dans l'intestin.... 300 à 378

Chapitre XXIX. — Résumé des symptômes importants qui doivent être pris en considération pour le diagnostic et le pronostic des maladies du foie.......... 380

Cinquième Partie. — DE L'INTERVENTION CHIRURGICALE DANS LES MALADIES DES VOIES BILIAIRES.

De la Cholécystotomie. — Historique. — Tableaux donnant le résultat des cent premières opérations de cholécystotomie. — Appréciation de la statistique. — Mortalité suivant les années. — Statistique particulière. Statistique relative à chaque procédé. — Diagnostic symptomatique. — Diagnostic différentiel. — De la ponction et de l'incision exploratrice comme moyens de diagnostic. — Procédés opératoires. — Procédé de Sims. — Cholécystotomie en deux temps. — Procédé à suture perdue. — Entéro-cholécystotomie. — Cholécystotomie chez l'enfant.......... 395

De la cholécystectomie. — Historique. — Statistique. — Objections faites à l'opération. — Technique opératoire. — Parallèle entre la Cholécystotomie et la Cholécystectomie 438

Index bibliographique.......... 459

TABLE ALPHABÉTIQUE

A

Abcès du foie.................. 205
Abcès du foie causés par concrétions biliaires........... 215
Abcès du foie métastatiques et pyohémiques................ 217
Abcès du foie par embolie..... 216
— — traumatiques.... 216
Absence de la vésicule......... 283
Acétate de plomb.............. 56
Acide benzoïque................ 51
— biliaire................. 182
— salicylique.............. 49
— urique.................. 192
Action des eaux minérales..... 54
Affection kystique du foie..... 262
Affections traumatiques du foie 273
Albuminurie hépatique........ 202
Alcalins (des).................. 41
Aménorrhée hépatique......... 26
Ammonium (chlorure d')....... 43
Amyloïde (dégénérescence).... 267
Ascite d'origine hépatique..... 275
Ascite d'origine hépatique chez l'enfant.................... 277
Atrophie de la vésicule........ 283
Atrophie chronique........... 153
— jaune aiguë.......... 128
— rouge................ 151
— subaiguë............. 151
Augmentation de volume du foie (Conditions pouvant faire croire à une)................ 8

B

Benzoates...................... 51
Benzoïque (acide).............. 51
Bile (Affections causées par l'épaississement de la)......... 313
Bile (composition de la)........ 19
— Epaississement de la)..... 300
— (nature de la)............ 14
— (sécrétion de la)........... 16
Biliaires (acides).............. 182
— (fonctions)............ 14
— (intervention chirurgicale dans les maladies des voies)...................... 395
Bilieuse (fièvre rémittente)..... 120
Bilieux (de l'état).............. 67

C

Calculs biliaires causes d'abcès du foie..................... 215
Calculs biliaires (composition chimique des)............... 310
Calculs biliaires (découverts dans le cathétérisme)....... 353
Calculs biliaires (dissolution des) 358
— — (enchâtonnement des — dans le rectum) 343
Calculs biliaires (enkystement des — dans l'intestin)....... 341
Calculs biliaires (manière de trouver les — dans les garde-robes).................. 306
Calculs biliaires (moyen de favoriser l'expulsion des)..... 367
Calculs biliaires (passage des — dans l'intestin)............. 338
Calcul biliaires (peuvent causer la mort par hémorrhagie)... 347
Calculs biliaires sans ictère.... 334
— — (peuvent être vomis).................... 344

Calculs biliaires (peuvent perforer la paroi abdominale).. 345
Calculs biliaires (peuvent ulcérer les organes urinaires)... 346
Calculs biliaires (pronostic du nombre de — existant)...... 310
Canaux biliaires (distension des) 291
Cancer de la vésicule.......... 298
— du cholédoque 298
— du foie 225
— — avec hémorrhagie mortelle................ 240
Cancer du foie obstruant la veine cave..................... 240
Carlsbad (eaux de) 55
Cathétérisme comme moyen de découvrir la présence des calculs biliaires................ 353
Céphalalgie dans les maladies du foie 25
Cérébraux (troubles — dans les formes fébribles des affections hépatiques) 136
Chimique (composition — du foie) 1
Chionanthus virginica 46
Chloasma hépatique 281
Chlorure d'ammonium 43
Cholécystectomie............... 438
— (objections à la) 446
Cholécystectomie (parallèle entre la — et la cholécystotomie) 454
Cholécystectomie (procédés opératoire de la)............... 452
Cholécystectomie (statistique de la)...................... 441
Cholécystentérostomie (voir entéro-cholécystostomie).
Cholécystotomie 395
— chez l'enfant.. 436
— (procédés opératoires de la)............... 406
Cholécystotomie (statistique des 100 premières) 406
Cholédoque (traitement de l'occlusion du)................. 375
Cirrhose du foie 153
Coliques hépatiques (diagnostic différentiel des — et des autres coliques) 349
Composition chimique des calculs 310
Composition chimique du foie. 1
Conditions pouvant faire croire à une augmentation de volume du foie............... 8
Conditions pouvant faire croire à une diminution de volume 6
Couleur de l'urine (valeur de la) 180

D

Dégénérescence amyloïde 267
— graisseuse 264
Dégénérescences bénignes du foie......................... 264
Digestion du foie vivant....... 274
Dimensions du foie 4
Diminution de volume du foie (Conditions pouvant faire croire à une)............... 6
Distension de la vésicule 284
— — par de la bile...................... 285
Distension de la vésicule par de la bile blanche 289
Distension de la vésicule par des concrétions biliaires 290
Distension de la vésicule par des liquides blancs 288
Distension de la vésicule par du mucus...................... 288
Distension de la vésicule par du pus......................... 286
Distension des canaux biliaires 291
Distome hépatique 261
Douleur comme cause de mort. 330
Douleur de l'épaule dans les maladies du foie 26
Dysenterie comme cause d'abcès du foie 220

E

Eaux minérales 54
Embolies 270
Entéro-cholécystostomie 435
Epaississement de la bile (Affections causées par l')........ 313
Epaississement de la bile (Etiologie de l').. 314
Epaississement de la bile (Peut produire une occlusion intestinale mortelle)............. 319

Epaississement de la bile (Possibilité de confondre l'— avec le cancer) 317
Epanchements sanguins 270
Etiologie de la fièvre 142
— de l'épaississement de la bile 314
Etiologie de l'ictère 76
— des abcès du foie 206
— des calculs biliaires 321
— des troubles cérébraux 136
— du cancer du foie 230
Etude chimique, physique et physislogique du foie 1
Excréta (Etude chimique des) .. 178
Excrétions intestinales (Analyse des) 178
Excrétion rénale 180
Expulsion (Moyens de favoriser l'— des calculs) 367
Expulsion par manipulations externes 368

F

Fer 56
Fibreuses (Tumeurs) 270
Fièvre (Etiologie de la) 142
— jaune 112
— rémittente bilieuse 120
Flatulence dans les maladies du foie 24
Fonction biliaire 14
— glycogénique 11
— thermique 13

G

Gangrène de la vésicule 296
Germicides 47
Glycogénique (Fonction) 11
Goût dans les maladies du foie 23
Graisses (Du foie comme agent modificateur des) 12
Graisseuse (Dégénérescence) ... 264

H

Hématurie hépatique 122
Hémorrhagie mortelle dans le cancer du foie 240
Hépatalgie 26
Hépatique (Aménorrhée) 26
— (Hématurie) 122
— (Névralgie) 26
Hépatite 93
— interstitielle 96
— sympathique 95
Hydatides associées à d'autres maladies du foie 254
Hydatides causant ictère 248
— causant la mort subite 257
Hydatides du foie 245
Hydatides guérissant spontanément 258
Hydatides intéressant les vaisseaux 254
Hydatides se rompant dans les poumons 256
Hydatides suppurées 255
— — de la vésicule 287
Hydatides suppurées se rompant dans le canal digestif 256

I

Ictère catarrhal 174
— congénital 103
— dans la grossesse 110
— (De certains signes de l'). 27
— (des affections du foie où on rencontre de l') 67
d'origine microbienne 106
Ictère d'origine nerveuse 88
— d'origine toxique 98
— épidémique de la grossesse 111
Ictère épidémique des climats tempérés 108
Ictère (Etats de la peau qu'on pourrait confondre avec l') .. 31
Ictère (Etiologie de l') 76
— héréditaire 103
— intra-utérin 103
— (Maladies dans lesquelles s'observe l') 77
Ictère paludéen 120
— par absence de la substance sécrétoire 151
Ictère par affection cancéreuse. 239
— par affections hépatiques
— par congestion hépatique 92

— par hydatides........... 248
— par malformation congénitale des canaux biliaires... 171
Ictère par obstruction 168
— par obstruction lente.... 172
— — permanente 170
Ictère par occlusion permanente des canaux biliaires......... 171
Ictère par suppression de la sécrétion biliaire.............. 87
— par trouble de la circulation hépatique............. 92
Ictère pyohémique............ 160
— septicémique............ 160
— (Tableau synoptique de la pathologie de l') 177
Incision exploratrice comme moyen de diagnostic........ 430
Intestin (Etat de l'— dans les maladies du foie............ 23

J

Jaune (Fièvre)................. 112

K

Kystique (Affection — du foie). 262

L

Langue dans les maladies du foie.......................... 23
Leucine dans l'urine........... 187
Lithiase biliaire (Eaux minérales dans la)............... 362
Lithiase biliaire (Prophylaxie de la)........................ 357
Lithiase biliaire (Traitement de la) 356

M

Médicaments contre-indiqués dans les maladies du foie... 56
Mélanine dans l'urine.......... 190
Mercuriaux (des)........... 35, 52
Modificateur des graisses (du foie comme agent) 12

N

Névralgie hépatique 26

O

Occlusion du cholédoque (traitement de l')................ 375
Odeurs pathologiques.......... 163
Opium.......................... 56
Ossification de la vésicule..... 297

P

Paludéen (ictère).............. 120
Paludéenne (affections du foie d'origine).................. 120
Parallèle entre la cholécystotomie et la cholécystectomie 454
Peau dans les maladies du foie. 27
Perforations (traitement des).. 376
Péri-hépatite.................. 94
Plomb (acétate de) 56
Podophyllin................... 44
Poids du foie.................. 3
Poids du foie proportionnellement à l'âge et au poids du corps...................... 4
Poids spécifique du foie........ 2
Ponction exploratrice comme moyen de diagnostic........ 430
Pouls dans les maladies du foie 25
Procédés opératoires de la cholécystectomie................ 452
Procédés opératoires de la cholécystotomie................. 431

Q

Quinine 52

R

Rupture de la vésicule......... 296

S

Salicine 49
Salicylate de soude............ 49

Salicylique (acide)............. 49
Spécifique (poids — du foie). .. 2
Syphilis du foie............... 242

T

Taches hépatiques............ 279
Taraxacum.................... 46
Température dans les maladies du foie..................... 25
Thermique (Fonction).......... 13
Traitement général des maladies du foie................. 34
Traumatiques (affections)...... 273
Troubles cérébraux dans les formes fébriles des affections hépatiques.................. 136
Troubles oculaires dans les maladies du foie 25
Tumeurs fibreuses............. 270
Tyrosine dans l'urine.......... 187

U

Urée.... 192
Urine (Acides biliaires dans l'). 182
— dans les maladies du foie 25
— (Leucine et tyrosine dans l').............. 187
— (Mélanine dans l')....... 190
— (Urée et acide urique dans l')............. 192
— (Valeur de la couleur de l')................ 180
Urique (Acide — dans l'urine).. 192

V

Végétaux (des).................. 44
Veine cave (obstruction de la — par cancer du foie).......... 240
Vertiges dans les maladies du foie.......................... 25
Vésicule (Distension de la)..... 284
— (Distension de la — par de la bile)..... 285
— (Distension de la — par de la bile blanche) 289
— (Distension de la — par des concrétions biliaires)........... 290
— (Distension de la — par des liquides blancs)............ 288
— (Distension de la — par du pus)........ 286
— (Gangrène de la)...... 296
— (Ossification de la)... 297
— (Rupture de la)....... 296
— (Tumeurs de la)...... 298
Vichy (eaux de)........... 55, 363
Vitiligo........................ 279
Vittel (eaux de)........... 55, 363
Volume du foie (conditions pouvant faire croire à une augmentation de).......... 8
Volume du foie (conditions pouvant faire croire à une diminution de)............. 6

X

Xanthelasma.................. 279
Xanthome..................... 279

TROYES - PARIS — IMPRIMERIE DUFOUR-BOUQUOT

www.ingramcontent.com/pod-product-compliance
Ingram Content Group UK Ltd.
Pitfield, Milton Keynes, MK11 3LW, UK
UKHW020312200726
13857UKWH00001B/150